全国高等医药院校药学类第四轮规划教材

U0267217

中药生物技术

（供中药、药学及相关专业用）

第 2 版

主　编　刘吉华

副主编　唐晓清　于荣敏

编　委　(以姓氏笔画为序)

于荣敏 (暨南大学)

刘吉华 (中国药科大学)

刘秀峰 (中国药科大学)

杨　然 (中国药科大学)

张　剑 (中国药科大学)

赵思思 (中国药科大学)

唐晓清 (南京农业大学)

盖晓红 (中国药科大学)

熊　枫 (中国药科大学)

樊梦霖 (中国药科大学)

中国医药科技出版社

图书在版编目（CIP）数据

中药生物技术/刘吉华主编．—2 版．—北京：中国医药科技出版社，2015.10
全国高等医药院校药学类第四轮规划教材
ISBN 978 - 7 - 5067 - 7447 - 5

Ⅰ．①中…　Ⅱ．①刘…　Ⅲ．①中药学—生物工程—医学院校—教材　Ⅳ．①R28

中国版本图书馆 CIP 数据核字（2015）第 186835 号

中国医药科技出版社官网　www. cmstp. com　　医药类专业图书、考试用书及
　　　　　　　　　　　　　　　　　　　　　　　健康类图书查询、在线购买
网络增值服务官网　textbook. cmstp. com　　医药类教材数据资源服务

美术编辑　陈君杞
版式设计　郭小平

出版　中国医药科技出版社
地址　北京市海淀区文慧园北路甲 22 号
邮编　100082
电话　发行：010 - 62227427　邮购：010 - 62236938
网址　www. cmstp. com
规格　787×1092mm $^1/_{16}$
印张　21
字数　409 千字
初版　2006 年 1 月第 1 版
版次　2015 年 10 月第 2 版
印次　2021 年 2 月第 2 次印刷
印刷　北京市密东印刷有限公司
经销　全国各地新华书店
书号　978 - 7 - 5067 - 7447 - 5
定价　**42. 00 元**

全国高等医药院校药学类第四轮规划教材

常务编委会

出版说明

　　全国高等医药院校药学类规划教材，于 20 世纪 90 年代启动建设，是在教育部、国家食品药品监督管理总局的领导和指导下，由中国医药科技出版社牵头中国药科大学、沈阳药科大学、北京大学药学院、复旦大学药学院、四川大学华西药学院、广东药学院、华东科技大学同济药学院、山西医科大学、浙江大学药学院、复旦大学药学院、北京中医药大学等 20 余所院校和医疗单位的领导和专家成立教材常务委员会共同组织规划，在广泛调研和充分论证基础上，于 2014 年 5 月组织全国 50 余所本科院校 400 余名教学经验丰富的专家教师历时一年余不辞辛劳、精心编撰而成。供全国药学类、中药学类专业教学使用的本科规划教材。

　　本套教材坚持"紧密结合药学类专业培养目标以及行业对人才的需求，借鉴国内外药学教育、教学的经验和成果"的编写思路，20 余年来历经三轮编写修订，逐渐形成了一套行业特色鲜明、课程门类齐全、学科系统优化、内容衔接合理的高质量精品教材，深受广大师生的欢迎，其中多数教材入选普通高等教育"十一五""十二五"国家级规划教材，为药学本科教育和药学人才培养，做出了积极贡献。

　　第四轮规划教材，是在深入贯彻落实教育部高等教育教学改革精神，依据高等药学教育培养目标及满足新时期医药行业高素质技术型、复合型、创新型人才需求，紧密结合《中国药典》、《药品生产质量管理规范》（GMP）、《药品非临床研究质量管理规范》（GLP）、《药品经营质量管理规范》（GSP）等新版国家药品标准、法律法规和 2015 年版《国家执业药师资格考试大纲》编写，体现医药行业最新要求，更好地服务于各院校药学教学与人才培养的需要。

　　本轮教材的特色：

　　1. 契合人才需求，体现行业要求　契合新时期药学人才需求的变化，以培养创新型、应用型人才并重为目标，适应医药行业要求，及时体现 2015 年版《中国药典》及新版 GMP、新版 GSP 等国家标准、法规和规范以及新版国家执业药师资格考试等行业最新要求。

　　2. 充实完善内容，打造教材精品　专家们在上一轮教材基础上进一步优化、精炼和充实内容。坚持"三基、五性、三特定"，注重整套教材的系统科学性、学科的衔接性。进一步精简教材字数，突出重点，强调理论与实际需求相结合，进一步提高教材质量。

3. 创新编写形式，便于学生学习 本轮教材设有"学习目标""知识拓展""重点小结""复习题"等模块，以增强学生学习的目的性和主动性及教材的可读性。

4. 丰富教学资源，配套增值服务 在编写纸质教材的同时，注重建设与其相配套的网络教学资源，以满足立体化教学要求。

第四轮规划教材共涉及核心课程教材 53 门，供全国医药院校药学类、中药学类专业教学使用。本轮规划教材更名两种，即《药学文献检索与利用》更名为《药学信息检索与利用》，《药品经营管理 GSP》更名为《药品经营管理——GSP 实务》。

编写出版本套高质量的全国本科药学类专业规划教材，得到了药学专家的精心指导，以及全国各有关院校领导和编者的大力支持，在此一并表示衷心感谢。希望本套教材的出版，能受到全国本科药学专业广大师生的欢迎，对促进我国药学类专业教育教学改革和人才培养做出积极贡献。希望广大师生在教学中积极使用本套教材，并提出宝贵意见，以便修订完善，共同打造精品教材。

全国高等医药院校药学类规划教材编写委员会
中国医药科技出版社
2015 年 7 月

全国高等医药院校药学类第四轮规划教材书目

教材名称	主　编	教材名称	主　编
公共基础课		26. 医药商品学（第3版）	刘　勇
		27. 药物经济学（第3版）	孙利华
1. 高等数学（第3版）	刘艳杰	28. 药用高分子材料学（第4版）	方　亮
	黄榕波	29. 化工原理（第3版）*	何志成
2. 基础物理学（第3版）*	李　辛	30. 药物化学（第3版）	尤启冬
3. 大学计算机基础（第3版）	于　静	31. 化学制药工艺学（第4版）*	赵临襄
4. 计算机程序设计（第3版）	于　静	32. 药剂学（第3版）	方　亮
5. 无机化学（第3版）*	王国清	33. 工业药剂学（第3版）*	潘卫三
6. 有机化学（第2版）	胡　春	34. 生物药剂学（第4版）	程　刚
7. 物理化学（第3版）	徐开俊	35. 药物分析（第3版）	于治国
8. 生物化学（药学类专业通用）		36. 体内药物分析（第3版）	于治国
（第2版）*	余　蓉	37. 医药市场营销学（第3版）	冯国忠
9. 分析化学（第3版）*	郭兴杰	38. 医药电子商务（第2版）	陈玉文
专业基础课和专业课		39. 国际医药贸易理论与实务	
		（第2版）	马爱霞
10. 人体解剖生理学（第2版）	郭青龙	40. GMP教程（第3版）*	梁　毅
	李卫东	41. 药品经营质量管理——GSP实务	梁　毅
11. 微生物学（第3版）	周长林	（第2版）*	陈玉文
12. 药学细胞生物学（第2版）	徐　威	42. 生物化学（供生物制药、生物技术、	
13. 医药伦理学（第4版）	赵迎欢	生物工程和海洋药学专业使用）	
14. 药学概论（第4版）	吴春福	（第3版）	吴梧桐
15. 药学信息检索与利用（第3版）	毕玉侠	43. 生物技术制药概论（第3版）	姚文兵
16. 药理学（第4版）	钱之玉	44. 生物工程（第3版）	王　旻
17. 药物毒理学（第3版）	向　明	45. 发酵工艺学（第3版）	夏焕章
	季　晖	46. 生物制药工艺学（第4版）*	吴梧桐
18. 临床药物治疗学（第2版）	李明亚	47. 生物药物分析（第2版）	张怡轩
19. 药事管理学（第5版）*	杨世民	48. 中医药学概论（第2版）	郭　姣
20. 中国药事法理论与实务（第2版）	邵　蓉	49. 中药分析学（第2版）*	刘丽芳
21. 药用拉丁语（第2版）	孙启时	50. 中药鉴定学（第3版）	李　峰
22. 生药学（第3版）	李　萍	51. 中药炮制学（第2版）	张春凤
23. 天然药物化学（第2版）*	孔令义	52. 药用植物学（第3版）	路金才
24. 有机化合物波谱解析（第4版）*	裴月湖	53. 中药生物技术（第2版）	刘吉华
25. 中医药学基础（第3版）	李　梅		

"*"示该教材有与其配套的网络增值服务。

前 言

随着科技的迅猛发展，现代生物技术手段已经渗透到中药研究与生产的各个领域，在中药资源的可持续利用、中药鉴定及质量控制、中药活性成分及作用机制研究、基于中药的创新药物研制等方面发挥着越来越重要的作用。中药生物技术已经成为中药学、中药资源开发等相关专业人员必备的知识和技能。

作为全国高等医药院校药学类规划教材，《中药生物技术》自 2005 年出版以来，在教学使用中取得了较好的效果，但也发现了一些不足之处，本版教材对内容进行了修改、补充和调整，使其更适宜于教学计划的实施及相关研究人员参考。

本书以"基因工程技术与中药现代研究""药用植物细胞工程技术""发酵工程技术与中药现代研究""生物转化技术及其研究进展""酶工程技术与中药现代研究"，以及"中药现代研究中的其他技术方法"六篇内容，探讨了现代生物技术手段在中药生产、中药鉴别及中药现代研究各个领域中的应用。鉴于目前中药学相关专业学生的课程设置中生物学专业课程开设较少，学生生物学基础相对薄弱，在编写和修订本教材时对相关生物学基础知识也进行了概括性介绍，供读者学习时参考及教学过程中选用。本教材可作为高等医药院校中药生物技术相关课程的教材，也可供研究生和有关科技人员参考。

本书在编写和修订过程中得到了中国药科大学、暨南大学、南京农业大学的大力支持，使用 2005 版教材的教师及学生对本书的修订提出了宝贵的意见及建议。在此对大家给予的关心、支持和指导表示衷心的感谢！

希望本版教材的编写和修订能够与国内同类教材和资料起到相得益彰的作用，并能共同促进中药生物技术课程的建设。本书虽然较修订之前有所进步，但限于编者的学识和写作水平，还存在诸多不足，甚至难免有错漏之处，敬请专家、读者批评指正。

编 者
2015 年 4 月

目 录

第一篇　基因工程技术与中药现代研究

第二篇　药用植物细胞工程技术

第三篇　发酵工程技术与中药现代研究

第四篇　生物转化技术及其研究进展

第五篇　酶工程技术与中药现代研究

第六篇　中药现代研究中的其他技术方法

绪　论

一、生物技术的含义

（一）生物技术的定义

生物技术（biotechnology，BT）一词是1917年由匈牙利工程师 Karl Ereky 提出的，即利用生物将原材料转变为产品的方法。经过半个多世纪的发展，生物技术的范畴远超过了当时的含义，1982年国际合作及发展组织将生物技术重新定义为：**生物技术是应用自然科学及工程学的原理，依靠微生物、动物、植物体作为反应器将物料进行加工以提供产品来为社会服务的技术。**也有认为生物技术，即生物工程（bioengineering）是指以现代生命科学为基础，结合先进的工程技术手段和其他学科的科学原理，按照预先的设计，改造生物体或加工生物原料，为人类生产出所需的产品或达到某种目的的技术。因此，生物技术是一门与生物学、生物化学、化学工程等多学科密切相关的综合性学科。

近年来，生物技术已广泛地应用于中医药研究和生产的各个领域。因此，生物技术已成为中医药现代化研究与开发人才必备的知识和技术；为适应中药现代化研究的需要，我们开设了中药生物技术课程。**中药生物技术是以植物学、动物学、微生物学、生物化学、天然产物化学等现代生命科学为基础，结合先进的工程技术手段和其他学科的科学原理，针对中药和天然药物及其活性成分研究、开发和生产中存在的具体问题，按照预先的设计，进行生物体改造或生物原料加工，使其符合中药现代化和产业化要求的一门科学技术。**

中药生物技术（biotechnology of Chinese traditional medicine）为生物技术学科的分支，它利用生物技术的基本研究思路和方法，以为人类生产出所需的产品或解决生命发展中的某种具体问题为目的，进而推动社会进步。同时，由于中药生物技术的研究主题是中药，它也同中药化学、中药鉴定学、中药制剂学、中药药理学一样，为中药学科的分支学科，也是推动中药现代化必不可少的研究手段。因此说，中药生物技术是生物技术与中药研究生产密切结合的产物。由于它大量应用现代生物学的理论并综合利用了如生物化学、细胞和分子生物学、基因工程、细胞工程、酶工程、发酵工程、化学工程等现代科学的研究方法和手段，所以被列入高新技术的范畴。

（二）生物技术涉及的学科领域

近几十年来，科学技术发展的显著特点就是人们越来越多地采用多学科的方法和手段来解决各种问题。生物技术就是在这种背景下产生的一门综合性应用学科，它综合运用了生物学、化学、数学、信息学、工程学等大学科的手段，并在研究实践中逐步形成了自己独特的概念和实验方法，成为一个新兴的高技术领域。

根据生物技术操作的对象的不同及操作技术的不同，生物技术主要包括以下技术。

1. 基因工程

生物体的遗传性状都是由基因决定的，而基因的物质基础是 DNA。基因工程（gene engineering）是通过对基因的重组、转移、定位等方法人为改变生物的形状和功能，使其为人类需求服务的技术。

2. 细胞工程

细胞是生命的基本单位。将不同的生物细胞用无性的人工方法进行直接融合，产生能表达亲本细胞有益性状的杂交细胞的技术，为细胞工程（cell engineering），也称细胞融合技术。

3. 发酵工程

发酵工程（fermentation engineering），传统上指利用微生物的作用并通过近代工程技术来实现有用物质的工业化生产或向其他产业过程转化的技术体系。随着其他技术的发展，利用植物细胞、动物细胞及 DNA 重组技术改造的微生物来进行工业化生产的过程也列入现代发酵工程的范畴。

4. 蛋白质工程与酶工程

蛋白质是生命活动中的重要物质。蛋白质工程（protein engineering）是指通过蛋白质化学、蛋白质晶体学和动力学、生物信息学的研究获得关于蛋白质物理、化学等各方面的信息并在此基础上对通过基因工程等手段将其进行表达和分离纯化，最终实现产业化的技术过程。酶是具有特异催化功能的高分子物质，利用酶的催化作用进行物质的转化来生产有用物质的技术，称之为酶工程（enzyme engineering）。

此外，还涉及抗体技术和组织工程，在此不详细介绍了。

实际上，现代生物技术在应用过程中，已难以分清不同生物技术的界限了。例如我们在对某种生物活性物质进行生物转化的研究过程中，发现了生物转化的关键催化酶，通过蛋白质测序，了解了氨基酸序列，进而发现其 cDNA 序列，并将其在大肠埃希菌中表达，获得工程菌，实现对该关键催化酶的高效表达。再通过发酵、分离获得大量的该关键催化酶，最后实现该生物活性物质转化的酶工程生产。在这样一个研究与生产的过程中先后利用了发酵、基因、蛋白质、细胞、酶等多项生物技术来实现产品的工业化生产。因此，现代生物技术的研究与应用经常是多种生物技术手段综合的结果。

二、生物技术发展简史

实际上，人类利用生物技术已有着悠久的历史。在我国，石器时代后期人们就会利用谷物造酒，周代后期又发明了豆腐、酱和醋的制作工艺，并一直沿用到今天。传统中药中豆豉、神曲等都利用了发酵技术。在西方，苏美尔人和巴比伦人在公元前6000 年就开始啤酒发酵。但直到巴斯德证实发酵是由微生物引起的之后，才使传统的生物技术纳入了科学的轨道。此后的一千多年中随着酶工程、细胞工程、基因工程的发展，生物技术进入了崭新的发展时代。现在我们提到生物技术应是指以基因工程、细胞工程、酶工程、发酵工程为主体的现代科学技术；生物技术发展的相关大事记于

表绪 -1。

表绪 -1　生物技术发展大事记

时间	事件	时间	事件
1856 年	巴斯德通过发酵研究证明微生物的存在；发现免疫作用	1978 年	在大肠埃希菌中表达出胰岛素
1917 年	Karl Ereky 提出 "生物技术" 名词	1981 年	第一台商业化生产的 DNA 自动测序仪诞生
1943 年	青霉素大规模工业生产	1981 年	第一个单克隆抗体诊断试剂盒在美国被批准使用
1944 年	Avery, Mac Lenod 和 Macarty 证明 DNA 是遗传物质	1982 年	用 DNA 重组技术生产的第一个动物疫苗在欧洲获得批准
1950 年	利用微生物对甾体化合物的结构改造	1983 年	基因工程 Ti 质粒用于植物转化
1953 年	Watso 和 Crick 发现了 DNA 双螺旋结构	1986 年	有机相酶催化转化试验成功
1961 年	破译遗传密码	1988 年	PCR 方法问世
1972 年	合成了完整的 tRNA 基因	1990 年	美国批准第一个体细胞基因治疗方案
1973 年	建立了 DNA 重组技术	1997 年	英国培养出第一只克隆绵羊多利
1975 年	建立了单克隆抗体技术	1998 年	日本培养出克隆牛，英美培养出克隆鼠
1970 年	生物转化技术取得重大进展，大规模酶分离；酶和细胞固定化；如重组 DNA 技术和双相生物催化系统	2001 年	完成人类基因草图
1976 年	DNA 测序技术诞生	2002 年	干细胞技术成为研究热点，以此为基础的组织工程开始进入应用阶段

三、中药生物技术发展概况

生物技术在 21 世纪将对生命科学的各个领域产生十分深刻的影响，这已是毋庸置疑的事实。中医药研究属于生命科学的研究范畴当然也不例外。但由于中药具有中医传统疗效作用的特点，因此有专家指出有关中药生物技术的研究必须结合这个特点，"既要积极，又要慎重"。生物技术在建立药用动、植物基因库，保存药材品种，中药的绿色栽培，紧缺天然活性成分的转化生产，微量成分的转化增量，紧缺药材资源的二次利用，发现新的活性先导化合物，鉴定中药材，中医药药理模型的建立，中药加工、制剂工艺改造等方面均有广泛的应用前景。

（一）生物技术在高质量中药原料的研究和生产，以及中药材资源的可持续利用中有巨大应用的潜力

1. 基因研究是中药资源保护、种植和可持续利用的重要手段

我国中药资源达 12807 种。其中药用植物涉及 383 个科，2309 属，11146 种（含亚种、变种）；药用动物涉及 415 科，861 属，1581 种；药用矿物 80 种。这些中药材涉及珍稀濒危物种，因此对珍稀濒危中药材物种的挽救、保护与合理利用迫在眉睫。迁

移珍稀濒危动、植物到饲养地和植物园是保证物种的重要方法，建立相应的基因库用于保存药用动、植物的基因，考察物种的变异具有重要意义。如云南省拟建立药用植物种质资源的试管保存方法及试管苗基因库。有报道用带有^{35}S-luc 嵌合基因质粒包被的钨颗粒轰击石斛原球茎，3 周后向转化组织中加入荧光素，通过筛选和数轮生长，证明荧光素酶基因已整合到植物基因组中。这项研究给我们一个提示，我们可将影响名贵和需要共生生物的物种生长的相关基因整合到该植物中去形成新的高抗性或变共生生长条件为单独生长条件，使那些需要特殊生长环境的名贵紧缺中药材能在通常环境下生长。

就中药材栽培而言，基因技术在中药材优良品种选育、道地性药材遗传特征分析、绿色种植等方面正在逐渐发挥重要作用，如优良品种选育、道地性药材遗传特征分析、抗性基因的转基因药用植物等方面。有关转基因植物反应器以生产外源基因编码的产物（如α-栝楼素、干扰素等），随着表达效率的提高和受体植物范围的不断扩大，将有可能在传统中药材中加入有用的新遗传特性，增加植物的抗病能力等，将为中药材的绿色栽培奠定良好的基础。如 Kuehnle 等用由质粒 pGA482GG/cpPRV4 包被的带有植物表现型的 Nos-NPT II 基因和番木瓜病毒（PRV）膜蛋白（CP）基因的微粒轰击石斛原球茎，多次杂交后，用 PCR 分析转基因植株，证明可实现转基因目的。

寻找中药活性成分生物合成关键酶的相关调控基因已成为学术界关心的热点之一，如日本科学家发现天仙子胺 - 6β - 羟基化酶是合成莨菪胺的关键酶，将此酶的基因通过 Ri 质粒转移到富含天仙子胺的莨菪毛状根中，莨菪胺的含量比对照者增加了 5 倍。

2. 细胞工程技术为中药和天然药物人工资源的开发提供了有效途径

中药发挥药效活性的成分往往含量很低，如紫杉醇、三尖杉酯碱、喜树碱等含量在万分之几或更低，且合成困难；而天然野生资源随着药物的开发利用储存量不断下降，所以仅依靠从现有野生植物中寻找原料资源难于满足工业化生产需要。因此，针对特定有效成分或组分生产的天然药物人工资源开发生产技术引起了研究者极大关注。为合理利用其资源，利用生物技术的方法和手段进行一些珍稀濒危品种的快速繁殖，研究其在自然或人工控制条件下个体更新的速率及规律等，已引起人们的关注，如石斛试管苗的快速繁殖；以生物个体的扩增及大规模培养为主要目标的生物技术有，利用植物培养技术将植物的分生组织进行离体培养，建立无性繁殖系并诱导分化植株，此方法对一些珍稀濒危中药的保存、繁殖和纯化是一条有效途径。利用大规模培养技术来进行中药繁殖也有很好前景，目前已有石斛、人参、百合等利用器官大规模培养试验成功的报道。近年更有采用发根农杆菌感染植物组织，形成毛状根，扩增速度十分快速，近年已发展一种新的培养系统，如用 20 吨发酵罐生产的人参毛状根已可商品化生产。20 世纪 90 年代人类首次运用"无性繁殖"，成功地诞生了一头名叫多利的绵羊，为 20 世纪利用生物技术来繁殖濒危药用动物，如犀牛、麝、虎、穿山甲等带来希望及新的热点。

发酵工程利用生物细胞在人工条件下的快速增殖以及次生代谢产物的产生，为人工资源的生产提供了技术平台。目前，以冬虫夏草菌发酵生产的菌丝体及产物已形成产业化规模，并有相应的下游产品畅销。采用经选育的猪苓 PU-99 菌作为生产菌株，在 1 吨罐中生产，菌丝体干重达 2.3%，粗多糖含量为 31.0%。

　　以微生物、植物、动物细胞为反应器，进行天然活性物质的生产和加工，也已引起研究者的极大兴趣，如利用人参细胞中的糖苷化酶能将对羟基苯醌生物合成熊果苷，利用转基因羊的乳腺细胞能够生产细胞因子，利用高山红景天培养细胞生物转化外源酪醇生产红景天苷等。紫杉醇作为一种作用机制独特的天然抗癌药物，自发现以来受到了人们的广泛重视；但其在植物红豆杉中的含量极低，而红豆杉生长缓慢，资源匮乏，因此严重限制了紫杉醇的进一步开发应用。为此，近年来各国科学家在寻找及扩大紫杉醇的药源途径上进行了大量的工作。为解决紫杉醇的资源问题全世界的科学家分别从筛选高产红豆杉栽培品种、微生物生物合成、化学合成、生物合成途径探索、生物合成关键酶的发现及其基因表达等多途径进行资源研究，而这些研究中生物合成与生物转化技术起着极为重要的作用。

　　3. 蛋白质工程和酶工程是中药和天然药物活性成分生产追求的最佳技术手段之一

　　就疗效明确的单一天然活性成分而言，能够通过工业化生产获得天然复杂结构单一产物是人们追求的目标；但天然化合物结构复杂，常有多个不对称碳原子，合成难度较大或合成条件苛刻；而酶工程为这类成分的获得提供了新的途径。如利用酶转化方法将人参中的主要皂苷成分转化成含量只有十万分之几的人参皂苷 Rh_2，并达到了月产 30 公斤的生产规模。利用酶法进行左旋伪麻黄碱的生物合成也实现了产业化。

　　（二）生物技术为提高中药和天然药物品质评价水平提供了新的实验方法

　　中药的质量控制涉及从原料到成品的每一环节，这就决定了中药质量标准规范存在着其不同于西药的特殊性。中药的质量标准规范除与西药相同的质量标准规范外，还包括中药材质量、中药饮片（炮制）等质量标准。中药材是中药生产的源头，各种中药制剂来源于中药材，这是中药不同于西药的特殊性之一。中药材是中药研究开发的基础，基础的质量标准无法控制，以后的研究和开发均属无本之木，其质量标准的制定也就失去了意义。基因鉴别技术为中药材品种鉴定提供了新手段，使中药材鉴定的方法从传统的形态表征分析推进到对生物遗传物质的分析。在中药的分子鉴别研究中目前主要有以下几个方面：①基于 PCR 方法的 DNA 分子标记技术，如 RAPD、AFLP 等；②基于分子杂交的 DNA 分子标记技术，如 RFLP；③基于 DNA 序列分析的分子标记技术，如 DNA 直接测序法、PCR-RFLP 法。通过对 rDNA 内转录间隔区（ITS）序列的比较，可分析野山参和栽培参的遗传差异性；采用扩增片段长度多态性（AFLP）分子遗传标记技术，能分析人参、西洋参基因组 DNA 多态性，并构建了相应的指纹图谱。由此可见，利用基因鉴别方法对了解和分析药用动（植）物的遗传特性，基因与药材产地、化合物积累的相关性等均具有重要意义。此外，抗体技术为中药中专一性成分的分析提供了高专属性的方法。

　　（三）生物技术为中药和天然药物新药研究与开发提供了新的工具和途径

　　中药现代新药的研发是中药现代化和国际化的关键，要研制符合国际标准规范的现代中药，应用现代先进的科学技术势在必行。

　　1. 生物芯片为中药新药的研究提供了有力的武器

　　生物芯片是指能对生物分子进行快速并行处理和分析的固体薄型器件，它只有指甲盖大小。生物芯片可以广泛应用于疾病的诊断、中药成分的真伪鉴定、有效成分的筛选及药理药效的研究等领域。目前位于北京、上海的两个国家级药物筛选中心均已采用此项技术对中药提取物和天然化学成分进行药物筛选。浙江江南生物科技有限公司也已经研制出中药鉴定和筛选基因芯片。其中，中药鉴定基因芯片，可以对中药材的产地、质量进行鉴定；中药筛选基因芯片，可以搞清楚中药的作用分子机制，筛选出中药的有效成分。

2. 生物转化及建立生物组合化学为以天然活性组成分为先导发现新的药物提供了新的思路与方法

对于复杂结构的天然活性成分来说，利用化学合成来进行结构修饰存在着得率低、反应专一性差、副产物多等缺点，特别是有些反应（如醚键的断裂等）目前利用化学手段较难实现。生物转化技术可以弥补化学合成的不足，1997 年 Khmelnitski 等利用盐活化生物催化剂（salt-actived themolysin）和 candida antarctia 酯酶成功地在有机相中进行了紫杉醇系列衍生物的生物合成。由此可见，生物转化技术在以天然活性成分为基础的创新药物研究与开发中具有重要的意义。

组合化学（combinatorial chemistry）是近年来在国际化学和药物基础研究领域兴起的一门新研究分支，被化学家认为是合成大量供生物活性筛选化合物最有效的新技术。组合化学结合了固相有机化学（solid phase organic chemistry）、组合合成、快速直接的活性分析和结构自动分析与指纹鉴别、计算药物化学等的理论和技术。将天然药物的生物转化研究与组合化学理论相结合建立生物组合化学（bio-combinatorial chemistry）研究方法，并将其用于复杂天然药物的筛选和研制，通过与高效快速药物筛选手段结合，发掘便于知识产权保护的、具有中国研究特色的新天然高效活性先导化合物。通过实验研究，已能利用多种含不同催化功能酶体系的微生物对延胡索中镇痛活性成分延胡索乙素进行了生物转化研究，转化所得的新组合型天然化合物群，经与等量底物进行镇痛活性比较，活性优于底物，说明新产生组合型天然化合物群转化产物中可能有活性高于底物的转化产物。

3. 生物技术为天然微量活性成分的生产提供了新的技术平台

中药中微量高效成分的研制开发一直是困扰医药产业界的核心问题，利用定向生物转化技术可将天然药物中的高含量成分转化成微量高活性成分，大大提高微量成分的含量，使其达到产业化的要求。如喜树果中生物碱含量约为万分之几，且以喜树碱为主要成分，10-羟基喜树碱仅占十万分之二，依靠从天然资源中提取分离费时、费力、浪费资源；而利用微生物能定向地将喜树碱转化成 10-羟基喜树碱。利用糖苷水解酶，将人参二醇组皂苷 Rb_1 等降解成原人参中微量成分人参皂苷 Rh_2 和 Rg_3，使其达到产业化规模。利用人参毛状根成功地实现了对羟基苯醌生物合成天然熊果苷。这些研究为实现中药和天然药物微量高效活性成分的开发与产业化提供了可能并构筑了新的技术平台。

4. 生物技术是解决天然活性成分生物利用度的办法之一

天然活性成分的体内外药效学常常活性差异较大，其中一个重要的影响因素是较高纯度的天然活性成分的溶解度差或体内吸收不好。在解决这类问题的过程中生物技术和纳米技术将发挥更大的作用。如我国首创的抗疟药物青蒿素类的水溶性就与其活性有关，利用微生物生物转化手段在青蒿素及其衍生物蒿甲醚、双氢青蒿素结构中引入了羟基，而其抗疟作用活性中心过氧桥未发生任何改变；而这在有机合成中是较难做到。皂苷类成分常常因其极性过大，不易体内吸收；可通过适当的降解提高其生物利用度，利用酶法选择性地降解大豆皂苷的糖基而获得低糖基大豆皂苷。由此可见，利用生物技术实现天然结构复杂活性化合物的结构修饰（如羟基化、糖苷化、酯化、酰胺化等），对提高这类成分的生物利用度，进而实现产业开发具用重要意义。

四、生物技术相关学科与中医药现代化发展的关系

生物学是研究生命物体现象和本质的科学；中医药是中华民族长期以来防病治病的手段和物质基础，中医药学是中国人民在长期与疾病作斗争的经验总结和理论基础，是中华民族卓越的历史文化和现代文明的重要组成部分。两者研究的对象都是生命体，有着必然的联系。由于东西方文明和文化思想的差异，在对生命和疾病的认识过程中走了两条截然不同的研究路线。在西方，科学与哲学逐渐剥离，从西方科学发展起来的生物学由对生物体的表观观察逐步深入到对物体内在的微观结构和功能的分析研究。而中医药学则仍延续着东方哲学思想，注重对人体整体状态和功能的分析判断，在理论中还保留着大量含有神秘哲学色彩的内容。这种东西方文化背景的差异和理论体系构筑基础的不同，加之中国历史上的闭关锁国，严重阻碍了东西方医药学和生物学的交融，也阻碍了中医药国际化。近50年来，中国政府为继承和发展中医药事业，并使之现代化和科学化，倾注了大量的人力物力。特别是在人才培养方面，通过成立中医药大学，使中医药发展走向了正规化和现代化。为了促进东西方医药学的交流，中医药院校也进行了不懈的努力，如设置中西医结合专业，开设现代科学课程等等。但与此同时，西方现代生物学也取得了迅猛的发展，细胞生物学、分子生物学、免疫学、生理学、基因组学、生物信息学、生物能学、生态学、神经生理学、整体生物学、心理学、宏观生物学等不断发展；特别是基因组学、生物信息学、整体生物学，宏观生物学的兴起和发展为中医药理论的发展和与西方医学的沟通提供了新的切入点。沟通传统中医药学和现代生物学，将现代生物学的理论和技术导入中医药学，促进中医药理论、应用的现代化和国际化的同时，利用中医药学的理论势在必行。

（一）细胞和分子生物学与中医药发展的关系

细胞和分子生物学是基础医药学各学科间联系的纽带，细胞和分子生物学的诞生归功于人类对生命现象的认识由宏观向微观转变，观察视野由粗放向细微转变。纵观生命科学的发展历程，主要包含以下三个方面的不同层次的发展。①宏观论证：其主要兴趣在对生命现象的终极关怀，但不研究生命现象的成因、过程、问题和机制，其主要研究成果是生物进化论的诞生和发展。②问题研究：兴趣在研究生命现象中的各种问题和机制，是从分类学入手，到胚胎学水平，再深入到生理学、生物化学、病理学等的过程研究，目前归结于遗传学。③技术手段：兴趣在提供研究问题和机制的方法学。技术方法研究的发展历程大致由开始的形态解剖学方法过渡到细胞学方法，再发展到分子学方法。

中医理论实际上早已在使用现代科学哲理中的两大宝剑：宏观平衡和模糊逻辑；它还应利用第三把宝剑：亚宏观调节。由于传统中医理论的封闭性和较少证伪性，使

其与现代科学缺少共同语言。严格说传统中医理论属朴素整体论的范畴。要想完成从朴素整体论向科学整体论的飞跃，就必须借助还原论指导下的研究方式和技术手段。应当指出，当人类尚不具备科学整体论指导下的研究方式和技术手段时，还原论指导下的研究方式和技术手段不仅可行，而且大有裨益。分子生物学把生命现象中的形态还原为分子，把分子进一步还原为亚分子、结构域、结构域单元和原子基团，把功能还原为"结构"；把现象还原为"调控"；把"效应"与"信号传导"相联系。主要研究内容：①遗传现象→遗传物质→遗传信息传递→基因表达→基因表达调控；②蛋白质→基因→基因组；③功能→结构→结构生物学；④效应→信号传导。因此，从事中医药研究有必要掌握细胞和分子生物学的理论和研究方法，即使是在关于中药的物质基础与作用机制的研究中也应借助于还原论的基本思路，将复杂体系分割成若干个较简单的体系进行深入的研究，在此基础上再进行高一层次上的相关性研究和体系整合研究。

（二）基因组学与中医药发展的关系

人体基因组计划（human genome project，HGP）是美国科学家在 1985 年率先提出的，目的是阐明人类基因组的核苷酸序列，破译人类全部遗传信息。目前人体基因组 23 条染色体上基因的作图和 DNA 全长的作图已接近完成。在人类获得基因组的全部序列后，人类遗传密码的破译将进入全新的信息提取阶段。更进一步研究是在生物学、医学上重要基因的定位、克隆、结构与功能，随之孕育而生的基因组学（genomics）作为一门新兴学科受世人瞩目。其中疾病基因组学，主要研究内容有定位克隆、多基因病、疾病相关基因的网络概念；功能基因组学是以生物学整体观的角度进行研究，其核心问题有基因组的多样性和进化规律，基因组的表达和调控，模式生物体基因组研究等。这里不论疾病基因组学中的多基因病（即多基因疾病的发生和发展是多基因或多通路间平衡失调的结果，疾病基因组学的研究已突破了以往一个基因一种病的思维模式）、疾病相关基因的网络概念（利用生物大分子相互作用和网络调控的思维模式来研究和分析疾病基因的作用）；还是功能基因组学中基因组的多样性和进化规律（研究群体和个体在生物学形状以及在对疾病的易感性/抗性上的基因差异）；基因组的表达和调控（研究群体和个体在整个生长发育过程或反应通路的基因表达网络机制，如一方面大多数细胞中基因的产物都要与别的基因产物相互作用，另一方面在发育过程中大多数基因产物都在多时间和空间表达并发挥其功能，形成基因表达的多效性）等观点和研究思路，都与中医药理论中整体观念、辨证施治、阴阳学说等有许多相似之处，这为中医药现代化研究的方法学研究提供了契机；如能将中医药基本理论主动地应用于基因组学的研究思路，将中医药基本理论与尚未成熟的基因组学研究方法和理论相比较、相交融，将会使中医药学在未来医学和生物学中占有一席之地，同时也可为中医药现代研究跨越式的发展提供崭新的研究思路。

此外，我们可以想象，未来的基因组和后基因组学研究将把医疗保健带入一个崭新的时代：医疗方面，将由目前主要是依赖经验转向以特异的分子病理学为依据；治疗方面，不断地把患病后高成本、低疗效的治疗转变为以患病前预测疾病为依据的预防式治疗。而这种"以人为本""预防为主"的医学模式与中医辨证施治的诊治模式不谋而合。如能将中医证候诊断与现代的基因诊断相结合；把证候诊断观察到的表观现象与基因诊断发现的疾病发病基因相关联；不论对研究功能基因组学、疾病基因组学、蛋白组学中相关基因组或蛋白组的异常表达，还是研究中医证候外观表象的内在发病机制，均有着极为重要的意义，两者的结合必将发展成双赢的局面。

（三）整体生物学、宏观生物学与中医药发展的关系

整体生物学（integrative biology）是在有机体整体水平上研究生物的结构、功能和生命活动过程，进而解释从细胞、组织直至生态系统的生命现象。它是后基因组学研究的高层次发展。宏观生物学（macrobiology）是以种群、群落、生态系统及全球系统的生命现象为研究对象，所涉及的研究领域有动物 - 植物相互作用关系、生物多样性、进化与系统发育、生物超微结构与功能形态学、生物通信等等。近些年，随着生物学科的迅猛发展，其研究内容又有新的分化。例如美国的洛克菲勒大学将生物科学系分为分子生物学、生物化学、细胞生物学、系统发育与进化、发育生物学、微生物与病毒学、宏观生物学等部分。以上这些变化给我们一些新的启示，生命科学的研究领域将向微观和宏观两个方向发展。鉴于医学模式已经由以往的"生物医学"向"生物 - 心理 - 社会医学"转变，由单纯的疾病治疗转变为预防、保健、治疗、康复相结合的模式，宏观生物学必将引起医药相关领域的广泛重视。中医药基本理论形成在两千多年前，限于当时人们对世间各种现象的认识，只能以"阴阳"代表世间万物两极间的平衡关系，以水木金火土这"五行"形容事物间的相生相克；但这里面包含着朴素唯物主义的认识观，同时在对疾病的观察和治疗中注重整体观念及机体内各种状态间的相互关系，如能将中医药理论思想与现代宏观生物学的学术思想交互融合，必将有助于中医药现代化。

（四）现代生物技术与中医药发展的关系

生物技术一词自 1917 年 Karl Ereky 提出，经过近 80 年的发展，其范畴远超过了当时的含义。生物技术逐渐成为与微生物学、生物化学、化学工程、微电子学等多学科密切相关的综合性边缘学科。近年来，生物技术已广泛地应用于中医药研究和生产的各个领域，详见图绪 - 1。

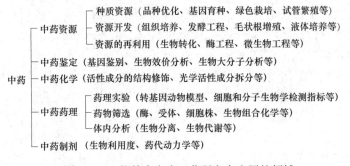

图绪 - 1　生物技术在中医药研究中应用的领域

五、中药生物技术发展展望

生物技术已经深入到中药和天然药物研究与开发的各个领域；虽然大多数研究尚

处于起步阶段，但不难看出，其影响正在不断扩大，所显示出的潜在社会价值和经济效益也日益得到重视。归纳起来生物技术在中医药研究的以下几个领域中大有用武之地。

（1）中医药基础研究将更加借助于生命科学技术手段。中医药理论的基础研究是目前中医药现代研究的瓶颈，理论的现代化是一个学科发展之根本。在中医药理论中阴阳学说、整体观念、辨证施治是其理论的基础，但这些学说均缺乏现代的科学理论与实验结果的支撑，对现代社会说服力不强。而后基因组学、蛋白组学、宏观生物学、整体生物学等新兴的生命科学学科研究结果在许多处与中医药理论的观点有相似之处；如能将这些交互融合，将极大地促进中医药理论基础研究的现代化，并很可能为这些新兴学科理论和实验方法的建立提供有益的借鉴。

（2）生物技术将使原始的中药农业步入现代经济农业产业的轨道。随着多倍体技术、转基因技术、快繁殖技术的发展，一批以生物技术研究与产业化相结合的中药材种子公司或种植公司将在我国主要药材产区涌现。其现代化的管理和经营模式，将会对现有的农户式种植模式产生巨大的冲击；不久的将来，掌握现代生物技术的中药材种子公司或种植公司将左右中药材种植业的发展。

（3）细胞和酶工程技术将使部分名贵、濒危、难于繁殖的中药材和天然活性成分的生产从原始的、毁灭性的采挖式农业过渡到工业化生产。对于名贵、濒危、难于繁殖的中药材，鉴于社会对产品需求和资源保护的双重压力，将通过利用发酵工程、酶工程、组织培养技术的生物技术方法实现其工业化生产。生物转化技术和酶工程将为从大量易得的天然化合物中转化或生物合成微量高效活性成分并实现其产业化提供技术平台。功能基因组、关键酶的研究为改善现有中药材质量、定向获得活性物质提供了可能。

（4）生物技术将深入到中药新药研制的各个环节。体现在以下几个方面：生物组合化学为从天然药物中获得高活性药物先导化合物提供了捷径；基因和蛋白芯片将为天然活性物质的发现提供快速的筛选方法；发酵工程相关技术将会在提高中药提取物成分含量及去除杂质成分进而获得高含量有效组成分的提取工艺等的研发中发挥越来越重要的作用；在日益重视建立化学与生物效应相关质量评价体系的研究中基因、抗体、细胞生物学技术将有用武之地；转基因动物模型将有助于阐明中药和天然药物的作用特点；生物技术将使药物与功能性辅料合而为一形成新药物或新制剂。

众所周知，现代技术的竞争就是人才的竞争；培养符合社会发展需要的、掌握世界先进技术和知识的人才是提高国家竞争力所必需的。中国作为传统医药应用大国，根据国家对经济发展的需要，医药产业特别是与生物学和生物技术密切相关的中医药产业将成为国家经济发展的重要支柱之一。为适应21世纪中医药学发展的需要，我们认为从事中医药研究开发的科学工作者应密切关注和学习分子生物学、细胞生物学、基因组学、生物技术、生态学、神经生理学、整体生物学等现代生物学知识和研究方法，通过将传统中医药理论与现代科学技术的有机结合，开创中医药研究的新纪元。

第一篇

基因工程技术与中药现代研究

JIYINGONGCHENGJISHUYUZHONGYAOXIANDAIYANJIU

第一节 基因工程概述

一、基因工程的定义

简单地讲，基因工程是指在体外将核酸分子插入病毒、质粒或其他载体分子，构成遗传物质的新组合，并使之加入到原先没有这类分子的宿主细胞内，而能持续稳定地繁殖。

上述基因工程的定义，首先强调了外源核酸分子在另一种不同的寄主生物细胞中进行繁殖的问题。这种跨越天然物种屏障的能力，和把来自任何一种生物的基因放置在与其毫无亲缘关系的新的寄主生物细胞中去的能力，是基因工程的重要特征之一。

二、基因工程的主要研究内容

基因工程包括以下几个主要步骤：

（1）从复杂的生物有机体基因组中，经过酶切消化或 PCR 扩增等步骤，分离出带有目的基因的 DNA 片段。

（2）在体外，将带有目的基因的外源 DNA 片段连接到能够自我复制的并具有选择记号的载体分子上，形成重组 DNA 分子。

（3）将重组 DNA 分子转移到适当的受体细胞（亦称寄主细胞），并与之一起增殖。

（4）从大量的细胞繁殖群中，筛选出获得了重组 DNA 分子的受体细胞克隆。

（5）从这些筛选出来的受体细胞克隆，提取已经得到扩增的目的基因，供进一步分析研究使用。

（6）将目的基因克隆到表达载体上，导入寄主细胞，使之在新的遗传背景下实现功能表达，产生出人类所需要的物质。

转基因植物工程在改变植物特别是农作物的品种改良方面具有无可比拟的优越性，因此植物基因工程近年来得到了迅速的发展。在植物抗病、抗虫、改变植物的某些成分及生产药用蛋白质方面都有成功的报道，为提高农作物的产量、抗性、改良农作物品质提供了一条全新的途径。在中药的研究中，利用转基因植物工程可培育抗虫、抗病毒、抗菌的转基因中药材，从而实现中药的绿色无公害栽培。

三、基因工程的主要操作技术

1. 聚合酶链反应技术

聚合酶链反应技术（DCR）原理：单链 DNA 在互补寡聚核苷酸片段的引导下，可以利用 DNA 多聚酶按 $5' \rightarrow 3'$ 方向复制出互补 DNA。这时单链 DNA 称为模板 DNA，寡聚核苷酸片段称为引物（P），合成的互补 DNA 称为产物 DNA。双链 DNA 分子经高温变性后成为两条单链 DNA，它们都可作为单链模板 DNA，在相应的引物引导下，用 DNA 聚合酶复制出产物 DNA。

PCR 反应应用以上的基本过程，分别在待复制的已知序列 DNA 分子两端各设计一条引物，其中在 DNA 5′端的引物（P_1）对应于上链 DNA 单链的序列，3′端的引物（P_2）对应于下链 DNA 单链的序列，P_1 和 P_2 按 5′→3′方向相向配置（图 1 – 1）。在含有引物、DNA 合成底物 dNEPs（dATP、dCTP、dGTP、dTTP、四种脱氧核糖核苷酸等摩尔数混合物）的缓冲液中，通过高温变性，使双链 DNA 变成单链 DNA 模板，降低温度复性，使引物与模板 DNA 配对，利用 DNA 聚合酶便可合成产物 DNA。引物和 dNTPs 过量，则在同一反应体系中可重复高温变性、低温复性和 DNA 合成这一循环，使产物 DNA 重复合成，并且在重复过程中，前一循环的产物 DNA 可作为后一循环的模板 DNA 参与 DNA 的合成，使产物 DNA 的量按 2^n 方式扩增，所以这一反应称为链式扩增反应。在理论上，如果引物及 dNTP 的量能够满足，则这一过程可无限重复，使模板 DNA 无限扩增。此法能在很短的时间内，用特异性的引物使几个 DNA 模板分子扩增到数百万倍以上，因此它能用微量样品获得目的基因，同时也完成了基因在体外的克隆，从而大大地节省了人力物力。

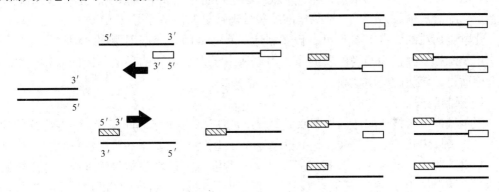

图 1 – 1 PCR 循环示意图

PCR 方法只能用于已知序列的基因或与其同源性高的未知序列基因，且扩增后的产物 DNA 序列发生差错的几率高达 4%。尽管如此，PCR 扩增因其快速简便的优点仍得到广泛的应用。

2. 自基因组文库中分离

基因组文库是将某种生物体的基因组，通过工具酶的作用，利用 DNA 体外重组技术，分别将该基因组的各个片段进行一系列的克隆，这种克隆的群体即为基因组文库，或 DNA 文库，亦称克隆库；库中含有足够量的重组 DNA 的细菌噬菌体克隆，利用合适的探针进行杂交筛选，即可获得目的基因。该法主要用于原核细胞基因的分离。

对真核细胞基因，用此法建立的基因组文库含有非转译和非翻译序列，当以原核细胞作为表达系统时，由于缺乏 mRNA 转录后的加工系统，这种自基因组文库中获得的基因无法拼接为成熟的 mRNA。因此在分离真核生物基因时，常采用互补 DNA 文库 cDNA，它是以 mRNA 为模板，在反转录酶的作用下形成互补 DNA，这种 DNA 与载体连接后，进行噬菌体的包装与转染或质粒 DNA 的转化而构建成 cDNA 文库。由于不含有相当于内含子的间隔序列，这样构成的克隆群体复杂性比基因组克隆低得多，因此大大降低了筛选的工作量。

cDNA 文库的构建一般分为以下几步：①总 RNA 提取及 mRNA 的制备，利用真核细胞 mRNA 的 Poly（A）尾巴的特点，采用亲和吸附［将 Oligo（dT）吸附于惰性物质上］的方法获得各种 mRNA 分子；②cDNA 文库第一链的合成，由于 mRNA 都带有 Poly（A）尾巴，可用 Oligo（dT）12～18 作为引物，mRNA 为模板，逆转录合成与 mRNA 互补的 DNA，作为 cDNA 的第一链；③cDNA 文库第二链的合成，将模板 mRNA 用 RNase H 降解，以 cDNA 的第一链为模板合成第二链形成双链 cDNA 分子。

3. 化学合成法

DNA 的合成就是将核苷酸单体按 3′—5′磷酸二酯键连接，合成具有二个单链上下各重叠一部分（6～10 个碱基）的寡聚核苷酸，再将合成的寡聚核苷酸片段分别在 5′端加磷酸基因，退火拼接，通过 DNA 连接酶连接缺口，得到合成的完整基因。合成基因通过载体克隆，便可得到克隆化的合成基因。

目前化学合成法有磷酸二酯法、磷酸三酯法、亚磷酸三酯法及在后两种方法的基础上建立起来的固相合成法和自动化方法等。固相合成法是目前最为常用的方法。由于核苷酸片段均为多功能团化合物，反应过程中需将不需要参加反应的基团加以保护，以便定向缩合成磷酸二酯键，产物经酸或碱处理移去保护基即得目的产物。

化学合成法的优点主要是可以任意制造、修饰基因，在基因两端方便地设立各种接头以及选择各种宿主偏爱的密码子，因而适用于人工设计的目的基因的获得。对于大基因而言，该法的费用偏高。

4. 限制酶法

限制酶在一定核苷酸序列切断双股 DNA，把 DNA 分子切成许多带有一定序列的片段，平均长度为几千个核苷酸，这一方法称为"鸟枪法"。对于高等动物的 DNA，因一种限制酶降解所产生的片段为数甚多，单用"鸟枪法"很难分出目的基因，可用凝胶电泳、逆相层析等方法，先把片段按分子大小分成几个组，然后再分别对各组进行"鸟枪"实验。

5. 物理分离法

不同基因的结构与物理性质存在一定差异。如：不同基因中 G—C 碱基对含量与 A—T 对有差异，含 G—C 对高者密度高于总体 DNA 及其他 DNA 片段，否则相反；因此可用极精密的平衡密度离心法或凝胶电泳分离，溴乙锭染色，通过荧光显微镜观察各 DNA 片段区带位置，取出相应区带进行基因鉴定；用限制酶切产生的 DNA 片段，可根据其大小，用琼脂糖凝胶电泳加以分离。如供体基因是来自转化率很高的细菌，可在电泳后将凝胶切成许多小部分，将每一部分的 DNA 洗下，与载体在体外重组进行克隆，从而测出目的基因在凝胶中的位置。

四、目的基因与载体的体外连接

为了实现 DNA 的体外重组，在提取到符合酶切的纯化的并已知浓度的质粒载体 DNA 与目的 DNA 之后，要将不同来源的 DNA 片断组成新的杂种 DNA 分子，还必须将它们彼此连接和封闭起来。目前通常有三种方法可以用来在体外连接 DNA 片断：①用

DNA 连接酶连接具有互补黏性末端的 DNA 片断；②用 T_4DNA 连接酶直接将平头末端的 DNA 片断连接起来，或用末端脱氧核糖核酸转移酶给具有平头末端的 DNA 片断加上 poly（dA）-poly（dT）尾巴之后，再用 DNA 连接酶将它们连接起来；③先在 DNA 片断末端加上化学合成的衔接物或接头，使之形成黏性末端之后，再用 DNA 连接酶将它们连接起来。这三种方法虽然互有差异，但共同点都是利用 DNA 连接酶所具有的连接和封闭单链 DNA 的功能。

五、基因工程常用的工具酶

基因工程的基本操作是 DNA 分子的体外切割与连接，这一基本操作是由一系列的酶促反应所完成的，其中涉及许多重要的核苷酸酶，如核酸内切酶、核酸外切酶、逆转录酶等，这些酶是基因操作中的基本工具。其中最为重要和常用的是限制性内切酶、DNA 连接酶及修饰酶。

（一）限制性内切酶

限制性内切酶（restriction endonuclease）是一类能识别和切割双链 DNA 分子中特定碱基序列的核酸水解酶，其主要用途是通过切割 DNA 分子，对含有特定基因的片段进行分离、分析。基因工程中常用的为 II 型限制性内切酶，这种内切酶能够识别特定的核苷酸序列并在该序列的特定位点对双链 DNA 进行切割，由此产生出特定的酶切末端。

1. 限制性内切酶的命名及类型

至今已从不同微生物中分离出 2300 种以上的限制酶，可以识别 230 种不同 DNA 序列。限制酶的命名是依据来源的细菌而制定的。取细菌属名的第一个字母（大写）及种名前两个字母（小写）组成的 3 个符号来表示，如同一种菌中含有几种酶，则在 3 个字母后加罗马数字表示。

根据识别、切割特性、催化条件及是否具有修饰酶活性可将限制性内切酶分为 I 型、II 型和 III 型。I 型限制酶具有核酸内切酶、甲基化酶、ATP 酶及 DNA 解旋酶四种活性，在 DNA 链上没有特定的切割位点；III 型酶在 DNA 链上有特异切割位点，但又兼具甲基化酶功能，因此这两种酶在 DNA 重组中应用价值不大。II 型内切酶切割作用具有序列特异性，而且在 II 类限制 - 修饰系统中，甲基化酶是独立的；因此 II 型限制酶在基因工程中使用最为广泛。

2. 限制性内切酶的基本特性

（1）识别位点 大多数 II 型限制性内切酶结合并切割的 DNA 序列是一种回文序列的 DNA，又称为识别序列或识别位点，其长度一般为 4、5 或 6 个核苷酸。限制性内切酶的识别位点可以是 4 个、5 个、6 个、8 个甚至更多的碱基对。识别位点的长度决定了其在 DNA 分子中出现的频率，即识别位点序列短的限制性内切酶切割 DNA 分子的频率就较高。因此，在基因工程中使用最普遍的是识别位点为 4 个或 6 个碱基对的限制性内切酶。

（2）对 DNA 分子的切割 II 型限制性内切酶的切割位点处在识别位点内，有些限制性内切酶切割 DNA 后产生 5′- 磷酸突出的末端，如 EcoR I 切割产生的末端（图 1-2），有些则产生 3′- 羟基突出的末端，它们统称为黏性末端酶；还有一些酶在切割两条链时会产生两端平整（平末端）的 DNA 分子（图 1 - 3）。

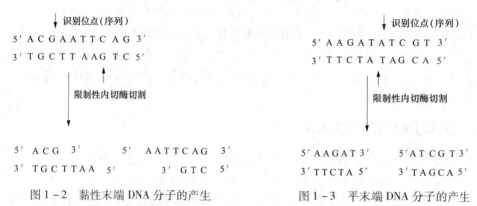

图 1 - 2　黏性末端 DNA 分子的产生　　图 1 - 3　平末端 DNA 分子的产生

有些限制性内切酶来源不同，但可以识别和切割同样的核苷酸序列，称为同裂酶（isoschizomers），又称异源同工酶；有些限制性内切酶识别序列不同，但切割 DNA 后产生的黏性末端相同，这样的酶称为同尾酶（isocaudamer）。如 *Taq* Ⅰ、*Cla* Ⅰ 和 *Acc* Ⅰ 为一组同尾酶，切割 DNA 分子后都产生 5′ - 端 CG 突出的黏性末端。同尾酶在 DNA 重组中十分有用。

3. 限制性内切酶的应用

（1）用于 DNA 重组　两个不同的 DNA 样品用同一种限制性内切酶或同尾酶酶切后，能产生相同的黏性末端，把酶切后的分子混在一起时，由于黏性末端的碱基配对作用，这两个片段就会互补相连，再通过 DNA 连接酶封口，就会产生一个新的嵌合 DNA 分子。两个平末端的 DNA 片段也可以进行相互拼接。

（2）构建出基因的限制性内切酶图谱　用限制性内切酶酶解 DNA 样品时，能够产生一系列 DNA 片段，如果用不同的限制性内切酶酶解同一个 DNA 分子，然后用琼脂糖凝胶电泳的方法对酶解过的 DNA 片段的大小进行比较，最后将这一 DNA 片段上的限制性内切酶位点的顺序标出来，即构建出基因的限制性内切酶图谱。由于这种图谱反映了特定的核苷酸序列在基因中的排列位置，因此比较基因的限制性内切酶图谱可以大概看出基因间的同源性。

（3）制备 DNA 探针　使用限制性内切酶将标记的大片段切割成小片段，作为核酸探针。

（4）其他　另外在 DNA 分子杂交、DNA 序列分析、基因定位等研究中都离不开限制性内切酶。

（二）DNA 连接酶

用于将两段乃至数段 DNA 片段拼接起来的酶称为 DNA 连接酶，它能催化 5′ - 磷酸基与 3′ - 羟基之间形成磷酸二酯键，可用于消除 DNA 分子之间的间断性以及参与 DNA 合成、DNA 损伤的修复和 DNA 重组中 DNA 的连接。基因工程中常用的连接酶有以下 3 种。

1. T₄DNA 连接酶

是一种由 T₄ 噬菌体分离出来的 DNA 连接酶，作用底物必须是双链 DNA。T₄DNA 连接酶催化 5′ - 磷酸基与 3′ - 羟基之间形成磷酸二酯键，可以连接带匹配黏性末端或平末端的两条 DNA 链，也可用于平端的双链 DNA 分子与合成的寡核苷酸接头相连接，以进行 DNA 分子的体外重组。

2. E. coli 连接酶

是一种来自大肠埃希菌的 DNA 连接酶，它所行使的催化反应与 T_4 DNA 连接酶基本相同，只是反应系统中需供给 NAD^+，主要用于正常 DNA 的合成及损伤 DNA 的修复，在体外基因重组中用于 DNA 连接，但只能连接黏性末端 DNA 片段，不能连接平头末端 DNA 片段。

3. T_4 RNA 连接酶

催化单链 DNA 或 RNA 的 5′ - 磷酸与另一单链 DNA 或 RNA 的 3′ - 羟基之间形成共价连接。

（三）DNA 聚合酶

DNA 聚合酶的作用是以 DNA 或 RNA 为模板，催化 dNTP 连续加到双链 DNA 引物链 3′ - OH 末端，合成与模板互补的 DNA 或 RNA。大多数聚合酶作用时需要模板和引物，优先作用于 DNA 模板，作用于 RNA 时效率较低。还有一种 DNA 聚合酶不对模板进行拷贝，只是将核苷酸加到已有的 DNA 分子末端，这种 DNA 聚合酶称为末端转移酶。常用的 DNA 聚合酶为依赖于模板的 DNA 聚合酶，主要有以下几种：

1. 大肠埃希菌 DNA 聚合酶（全酶）I 及其大片段（Klenow 片段）

来源于噬菌体 NM_{964} 整合的溶原性大肠埃希菌，由单条多肽链（分子量为 109 000D）组成，具有 3 种活性，即 5′→3′ DNA 聚合酶活性，5′→3′ 及 3′→5′ 外切核酸酶活性。此酶可用于 DNA 探针的标记。

2. Taq DNA 聚合酶

自嗜热水生菌中纯化出来的一种聚合酶，目前以基因工程方式生产并出售（Ampli Taq^{TM}，Perkin Elmer Cetus）。该酶具有 5′→3′ 核酸外切酶活性。可用于 DNA 测序及通过酶链式反应（PCR）对 DNA 分子的特定序列进行体外扩增。该聚合酶的最佳作用温度为 75～80℃，60℃时活性仅剩 1/2，37℃时活性仅余 1/10；在作用时需要 Mg^{2+}；扩增反应通常在 Tris 缓冲液中进行；磷酸缓冲液抑制 Taq 聚合酶活性，忌用。

3. 经过修饰的 T_7 噬菌体 DNA 聚合酶（测序酶）

T_7 噬菌体聚合酶是由两种紧密结合蛋白组成的复合体，经化学修饰后去除其大部分的 3′→5′ 核酸外切酶活性，但合成能力无明显改变，因此是用双脱氧链终止法对长段 DNA 测序的理想用酶。修饰后的 T_7 噬菌体 DNA 聚合酶已有商品投放市场，商品名测序酶（Sequenase）；最近通过基因工程手段生产出一种经改进的测序酶，即测序酶 2.0 版，已完全去除了外切酶活性。

第二节　植物基因工程载体

一、基因工程载体种类

大多数的 DNA 片段不具有自我复制的能力，为了能够在寄主细胞中进行繁殖，必须将这种 DNA 片段连接到一种在特定系统中具备自我复制能力的 DNA 分子上，这种

DNA 分子就是基因克隆载体（vector）。在 DNA 体外重组中，载体同外源 DNA 在体外重组成 DNA 重组分子，在进入受体后形成一个复制子，即形成在细胞内能独自进行自我复制的遗传因子。目的基因只有与合适的载体相连接，并由其引入相应的受体细胞，才能在新的受体细胞内得到增殖。没有合适的载体，外源基因很难进入受体细胞；即使能进入，一般也不能进行复制和功能表达，因为所分离的外源 DNA 一般并不带有复制控制系统及在新的受体细胞中实现功能表达所需的调控系统。

依据使用目的的不同，载体可分为克隆载体和表达载体。以繁殖 DNA 片断为目的的载体通常称为克隆载体，用来将克隆的外源基因在寄主细胞内表达成蛋白质的载体称为表达载体。

根据载体类型不同，植物遗传转化载体可分为病毒载体和质粒载体；其中病毒载体介导的遗传转化属于瞬时表达转化，即利用病毒载体感染植株，高效表达目的基因进而产生大量的蛋白质。与病毒载体介导的瞬时表达转化相对的是稳定遗传转化，它是指将一个或多个 DNA 拷贝导入到植物细胞并整合到植物染色体上，通过筛选转化细胞并再生植株而稳定遗传的。在生物载体介导的转化体系中，研究者大多利用农杆菌（如根癌农杆菌和发根农杆菌）载体作为稳定遗传转化的载体。研究表明这两种农杆菌带有 Ti 质粒或 Ri 质粒，具有把特定区域的 DNA 转入植物染色体的能力。

不管是病毒载体还是质粒载体，作为植物转化载体必须具备以下几个条件：①能够将目的基因成功导入受体植物细胞中；②具有能够被受体植物细胞复制和转录系统所识别的有效 DNA 序列（包括复制子起始位点、启动子和增强子等顺式作用元件），以保证导入的外源基因能在受体植物细胞中正常复制和表达。

二、常用载体简介

（一）克隆载体

克隆载体一般较小，在细胞内的拷贝数较高，一个理想克隆载体的必备条件是：①具备复制原点，携带外源 DNA 进入受体细胞后能游离在细胞质内进行自我复制，或整合到受体细胞染色体 DNA 上，随染色体 DNA 的复制而复制。②具备合适的限制性内切酶酶切位点，而且这些酶切位点不在复制原点区域内；在载体上单一的限制性内切酶位点越多越好，易于目的基因片段与载体的连接、重组与筛选。③有一个或多个利于检测的遗传表型（如抗药性、营养缺陷型或显色表型反应等）作为筛选标记。④拷贝数多，易与宿主细胞的 DNA 分开，便于分离提纯。

现在有多种载体，它们分别由从细菌质粒、噬菌体 DNA、病毒 DNA 分离出的元件组装而成。其中质粒是目前最广泛使用的一种载体。

1. 质粒载体

是以细菌质粒（plasmid）的各种元件为基础组建而成的基因工程载体。细菌质粒是细胞内一类独立于染色体而能自我复制的环状双螺旋小分子 DNA，其分子量通常较小（通常为 1~200kbp），因而易于在宿主间转移和迁移；每个质粒都有一段 DNA 复制起始位点的序列，它帮助质粒 DNA 在宿主细胞中复制。

（1）质粒的类型　质粒按复制方式分松弛型质粒和严紧型质粒。松弛型质粒的复制完全依赖于宿主细胞所提供的酶来进行，不需要质粒编码的功能蛋白。利用这一性质，可利用氯霉素或壮观霉素等抗生素来抑制蛋白质合成，从而阻断细菌染色体的复制，此时质粒的复制依然进行，这样细胞内的质粒拷贝数就迅速增加，有时可达上千拷贝，这一过程称为质粒的扩增。大多数的基因工程载体使用松弛型质粒进行构建，因为它们在单位体积的培养物中得到的DNA收率高，用此类质粒构建的表达载体，外源基因表达产物的得率也较高。严紧型质粒的复制要求同时表达一个由质粒编码的功能蛋白，因此其拷贝数不能通过上述质粒扩增的方法来增加，以这类质粒构建的载体可用于表达一些产物对宿主细胞有毒害作用的外源基因。

（2）以质粒构建的克隆载体　没有经过修饰的自然状态的质粒，通常缺乏一个好的克隆载体所必需的一些特性，如：①不能太大，质粒过大将影响重组体的转化效率；②缺乏单一的限制性内切酶酶切位点；③缺乏选择标记。因此要将质粒进行遗传改造，使之变成合适的克隆载体或表达载体。

目前通过DNA重组技术已构建了许多克隆载体，下面介绍几个常用的质粒载体。

①pBR322　这是至今仍广泛使用的克隆载体。其大小为4363bp。在pBR322上有36个单一的限制性内切酶酶切位点，包括 *Eco*R Ⅰ、*Hind* Ⅲ、*Eco*R Ⅴ、*Bam*H Ⅰ、*Sal* Ⅰ、*Pst* Ⅰ、*Pvu* Ⅱ等常用酶切位点，还含有两个抗生素抗性基因（抗氨苄青霉素和抗四环素）（图1-4）。

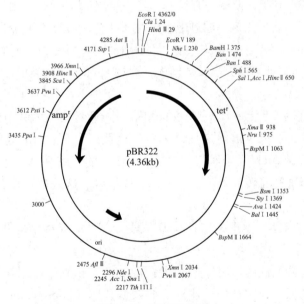

图1-4　pBR322图谱

②pUC18/pUC19　为小分子质粒载体，长度约2.7bp，带有一个氨苄青霉素的抗性基因和一个lacZ′基因，还插入了一段含有 *Eco*R Ⅰ、*Sac* Ⅰ、*Kpn* Ⅰ、*Ava* Ⅰ、*Sma* Ⅰ、*Bam*H Ⅰ、*Xba* Ⅰ、*Sal* Ⅰ、*Acc* Ⅰ、*Hinc* Ⅱ、*Pst* Ⅰ、*Sph* Ⅰ和 *Hind* Ⅲ的多克隆位点（图1-5）。pUC质粒分子量较小且具有较高的拷贝数，同时它便于重组体的检测。pUC质粒应用较pBR322质粒载体广泛。

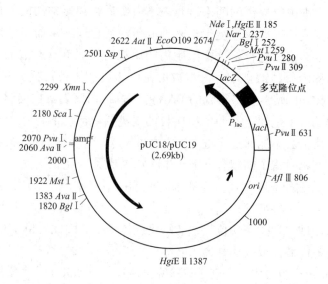

图 1-5　pUC18/19 图谱

2. λ-噬菌体

是最早使用的克隆载体。λ-噬菌体是一种大肠埃希菌病毒，其基因组是一长度约为 50kb 的双链 DNA 分子，两端各有长 12 个核苷酸的互补单链突出序列（黏末端）。λ-噬菌体进入宿主细胞后，黏末端通过碱基配对而结合，形成环状分子，连接处（称 Cos位点）的两个交错切口很快被宿主细胞内的 DNA 连接酶封闭，形成一个闭环 DNA 分子。该 DNA 分子在感染早期充当转录模板，通过 λ-噬菌体的裂解性生长或溶源性生长进行复制。

λ-噬菌体具有以下特点：①λ-噬菌体基因组中 60 的区域为噬菌体裂解性生长的必需区，其余约 1/3 的区域可被外源 DNA 置换，因此以 λ-噬菌体构建的载体容量比质粒载体大，可插入长达 20kb（实际有效范围为 15kb）的外源 DNA；②噬菌体转染宿主细胞的效率比质粒 DNA 的转化效率高 2~3 个数量级。这些使其成为构建载体的适合原料。

（1）λ-噬菌体载体　由于 λ-噬菌体 DNA 分子较大，基因结构复杂，因此还需要进行以下改造。

①去除多余的限制性内切酶位点，只保留 1~2 个识别位点；若只保留 1 个识别位点以供外源基因的插入，这样的载体称为插入型载体（insertion vectors），一般适用于 cDNA 的克隆及小片段 DNA 的克隆，如 λgt10（图 1-6）及 λgt11；如保留 2 个识别位点，则可用酶切除去非必需区域，外源基因以代之，这样的载体称为取代型载体（substitution vectors）或置换型载体，可容纳较大的外源基因（5~24kb）。

②用合适的内切酶去除非必需区，但由此构建的载体必须大于 38kb；当插入外源 DNA 后的重组分子的大小是原来噬菌体长度的 78%~105% 时，可进行体外包装成为有感染性的噬菌体颗粒，并在感染的细菌体内繁殖（图 1-7）。

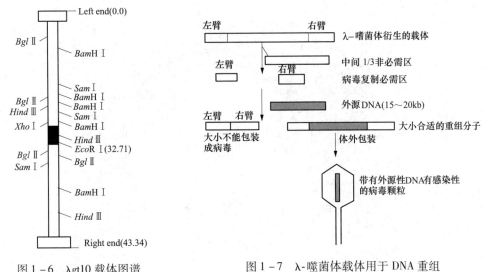

图 1-6 λgt10 载体图谱　　　　图 1-7 λ-噬菌体载体用于 DNA 重组

③在合适的区域插入选择性标记。

（2）柯斯质粒（cosmid）　为克隆更大的外源基因，人们又找到了具有更大容量的柯斯质粒载体，又称黏尾质粒，是一种人工构建的特殊类型质粒载体。由质粒 DNA 接上 λ-噬菌体 COS 区域的黏性末端序列构建而成，具有质粒与 λ-噬菌体载体双重性质。

特点：①可插入更长的外源 DNA，多数黏粒载体约为 5kb，而噬菌体最多可容纳 52kb 的 DNA，因此插入的外源基因最长可达 47kb，最小约为 33kb。重组黏粒体外包装成噬菌体颗粒，可高效转导对 λ-噬菌体敏感的大肠埃希菌寄主细胞。②具有质粒载体复制子，可以在寄主细胞内进行转化复制；此外具有质粒载体抗药性标记的特性。③具有一个或多个限制性内切酶识别位点。④如接上真核生物一些元件如复制区、启动子及选择标记，则可在真核生物中生存及表达。

（3）M13 噬菌体载体　M13 噬菌体是一种丝状大肠埃希菌噬菌体（图 1-8）。其基因组为闭合环状 DNA，长度为 6.5kb，以单链形式存在于噬菌体内。该噬菌体能感染雄性大肠埃希菌细胞，进入细胞后在宿主细胞内酶作用下，以单链 DNA 为正链复制出互补的负链，形成复制型双链环状 DNA（RFDNA），当 RFDNA 的拷贝数达到 100~300 时，M13 只能合成单链 DNA，并形成含有单链 DNA 的噬菌体颗粒而分泌到体外。利用这一特点，可以 M13 作为载体，插入外源 DNA，使其在细菌内形成单链 DNA，此单链 DNA 可作为模板进行 DNA 序列分析或标记后作为核酸探针。

3. 酵母人工染色体

λ-噬菌体的容量虽然较大，但仍然只能插入一定范围内大小的外源基因，许多基因特别是真核细胞基因因为过于庞大而不能作为单一片段而克隆进载体中。因此自 20 世纪 80 年代起人们又发展了以酵母人工染色体为基础的载体（yeast artifical chromosome，YAC）（图 1-9）。这种载体可以克隆极大的 DNA 片段（1Mb）。

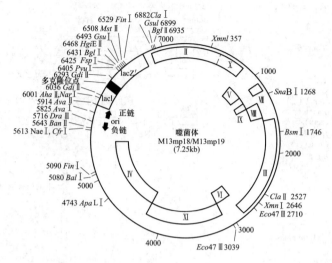

图 1 - 8　M13 噬菌体载体

（二）表达载体

可将克隆的外源基因在原核或真核生物中表达的载体称为表达载体。除具有一般载体所必需的复制原点和灵活的酶切位点外，表达载体还必须含有：

（1）强的且能为寄主的 RNA 聚合酶所识别的启动子，一个强的可诱导的启动子可使外源基因有效的转录。

（2）在启动子下游区和起始密码子上游区有一个好的核糖体结合位点序列（SD）。

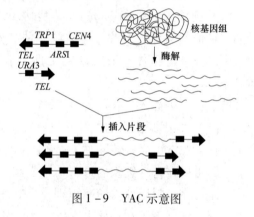

图 1 - 9　YAC 示意图

（3）在外源基因插入序列的下游区要有一个强的转录终止序列，即要有一个强的终止子，以保证外源基因的有效转录和质粒的稳定性。

（4）所产生的 mRNA 必须具有翻译的起始信号，即 AUG 和 S - D 序列。常用的表达载体有 pBV221、pTA1529 等。

第三节　植物遗传转化技术和方法

一、利用农杆菌的 Ti 质粒进行转化

土壤农杆菌（*Agrobacterium tumerfaciens*）是一种植物病原菌。20 世纪 70 年代末人们发现这种细菌在侵染植物细胞后，能将它的一段 DNA 插入到被侵染的细胞基因组中，并稳定地随着植物遗传给后代，是一种天然有效的载体（图 1 - 10）；因此早期的植物基因工程实验都是通过土壤农杆菌的 Ti 质粒来完成的。

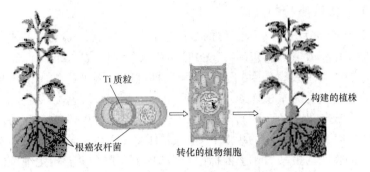

图1-10 根癌农杆菌对植物细胞的转化

（一）Ti质粒的特点

土壤农杆菌中含有一些很大的质粒（约200～800kb），称Ti质粒（tumor-inducing plasmid）。该质粒上有一段DNA，称为T-DNA（transfer-DNA），长度在12～24kb之间，它能转移并整合到植物基因中并导致冠瘿瘤的形成。

T-DNA区域上有3套基因，即 *tms*、*tmr* 和 *tmt*，分别编码合成植物生长素、分裂素和生物碱的酶系（图1-11）。其中 *tms* 基因（由 *iaa*M 和 *iaa*H 两个基因组成）编码色氨酸单加氧酶和吲哚乙酸水解酶，这两种酶催化合成吲哚乙酸（即生长素）；*tmr* 基因编码异戊烯转移酶，该酶利用异戊烯焦磷酸腺嘌呤合成细胞分裂素的前体。生长素与细胞分裂素的大量合成导致植物冠瘿瘤的生长，因此 *tms* 和 *tmr* 基因被称为致瘤基因（oncogenes）。去除这些致瘤基因造成T-DNA大段缺失或在T-DNA上插入外源基因不影响T-DNA的转移和整合

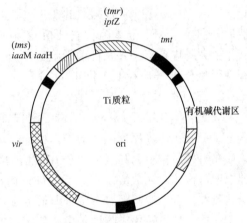

图1-11 质粒Ti的图谱

功能，*tmt* 基因编码冠瘿碱合成酶，这种酶能催化一个氨基酸分子或一个酮酸分子与一个糖分子缩合成冠瘿碱，冠瘿碱可以为土壤农杆菌的生长提供碳源和氮源。目前已分离出章鱼碱（octopine）、胭脂碱（nopaline）和农杆碱（agropine）三大类冠瘿碱。

Ti质粒上与植物感染和致瘤有关的另一个重要部分是 *vir* 区，该区大约为35kb，其编码产物作为反式蛋白因子促进植物细胞的转化。*vir* 区对T-DNA的转移是必需的，但不与T-DNA直接相连。

农杆菌侵染植物的第一步是吸附于植物表面的伤口部位，之后 *vir* 在酚类化合物如乙酰丁香酮及 α-羟基乙酰丁香酮（由植物的伤口部位分泌）的诱导下得到表达，表达产物诱导Ti质粒产生T-DNA区域的单链线性拷贝。该单链T-DNA从Ti质粒上脱离，然后在 *vir* 表达产物（如 *vir* D2蛋白等）的引导下穿过农杆菌的内膜、外膜、细胞壁、植物细胞的细胞壁、细胞模及核模，最后整合到植物细胞的染色体中。

（二）野生型 Ti 质粒的改造

野生型 Ti 质粒作为植物基因工程的载体还有一些缺点，需要对其进行改造，使之更加适合转化操作。改造内容包括：①去除导致冠瘿瘤形成的 *tms* 和 *tmr* 基因，代之以抗生素抗性基因，因为致瘤基因的表达产物能抑制转基因植物细胞的再生，导致转化的植物细胞难以再生为完整植株或植株不正常。②删除编码冠瘿碱合成酶的 *tmt* 基因，因为有机碱的合成与 T-DNA 的转化无关，而且其合成过程消耗大量的精氨酸和谷氨酸，直接影响转基因植物细胞的生长代谢。③加入大肠埃希菌复制子和选择标记，以便于重组分子的克隆与扩增。④引入标记基因如 *NPT* Ⅱ 等便于转化细胞的选择。⑤插入人工接头片段，以利于外源基因的克隆。

改造过的 Ti 质粒仍然较大，且难以在大肠埃希菌中复制，给外源 DNA 引入 Ti 质粒带来困难。为此人们构建了共整合载体系统和双元载体系统，克服了体外直接操作 Ti 质粒的障碍。

1. 共整合载体

共整合载体（cointegrate vector）是一种仅能在大肠埃希菌中复制的克隆载体，将删除了 *tms*、*tmr* 和 *tmt* 基因组的 T-DNA 片段克隆在大肠埃希菌载体质粒 pBR322 上，然后分别插入 NPT Ⅱ 基因和农杆根瘤菌筛选标记；当有外源基因的 pBR322 衍生中间载体由大肠埃希菌进入农杆菌细胞后，两者相同的 pBR322 序列发生同源重组，导致外源基因整合到 Ti 质粒上（图 1-12）。

2. 双元载体

双元载体（binary vectors）是一种既能在大肠埃希菌中又能在农杆根瘤菌中复制的含有 T-DNA 边界序列的小质粒。由于 Ti 质粒上的 *vir* 区可不与 T-DNA 相连，因此可以放在另一质粒上，甚至可以放在细菌的染色体上，而不影响 T-DNA 的转移。基于此原理可构建双元载体，方法是：首先构建含 T-DNA 区的农杆根瘤菌-大肠埃希菌穿梭质粒，以外源基因、NPT Ⅱ 基因和多克隆位点取代 T-DNA 上的 *tms*、*tmr* 和 *tmt* 基因组；重组分子转化大肠埃希菌，鉴定扩增后再导入携带一个 Ti 辅助质粒的农杆根瘤菌中，该辅助质粒含有 *vir* 区但 T-DNA 区缺失；将上述农杆菌转化子悬浮液涂布在植物根部愈伤组织上，辅助质粒中的 *vir* 表达产物便会促使重组 T-DNA 片段进入植物细胞内（图 1-13）。

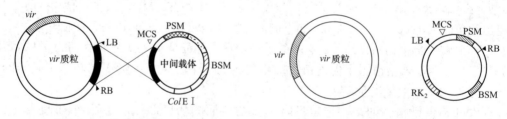

图 1-12　共整合载体系统　　　　　　　图 1-13　双元载体系统

LB，RB. 左边界，右边界；MCS. 多克隆位点；PSM. 植物选择标记；RES. 细菌选择抗性标记；*Col*E. 复制起始位点；RK_2. 广宿主复制起始区

（三）转化方法

Ti 质粒用于植物基因转化，主要有以下两种方法。

1. 原生质体共培养法

用农杆菌转化已再生细胞壁的原生质体，通过选择获得再生植株。这种方法需要有效的原生质体再生方法，因此使用范围很有限。

2. 叶盘法

将叶片或其他组织切割成段或用打孔器打成直径为 1～1.5cm 的圆盘，浸入土壤农杆菌培养液中几分钟，将组织表面多余的菌液吸去，然后置于合适的培养基上培养。外植体在培养基上与农杆菌共培养 2 天或 2 天以上，经过选择获得转化植株。外植体通常选择在组织培养中再生能力高的部分。也有人利用分生组织即茎尖作为转化受体，取得了较好的效果。这一方法的缺陷是容易产生大量嵌合体。利用叶盘法转化时，并非所有在选择培养基中再生的芽都含有 T－DNA，这时可在选择压力下对其生根能力进行第二次选择，或测试报告基因来选择转化芽。一旦转化芽能在选择培养基上生根，T－DNA 的插入就是稳定的。

土壤农杆菌介导的基因转移是目前最常用的获得转基因植物的方法，其优点是不需要分离原生质体，操作简单、方便，而且植物细胞再生效率很高；利用这种方法转入的外源基因拷贝数较低，大多为单拷贝转移，外源基因转入并整合到植物基因组中后不被修饰改变。该法的最大缺陷是难以转化大多数单子叶植物，这大大限制了其应用。

二、利用病毒感染进行转化

许多植物病毒能感染所有的组织，不受单子叶或双子叶限制，因此以病毒 DNA 作为载体转化植物细胞日益受到人们的重视。目前较为成熟的病毒载体是花椰菜病毒（CaMV）和番茄金花叶病毒（TGMV）。

CaMV 含有双链 DNA，将外源 DNA 片段取代有关的致病基因，重组分子包装为有感染力的病毒颗粒，以此病毒颗粒转染植物细胞原生质体，进而再生为整株植物。

TGMV 是一种含单链 DNA 的双生病毒。成熟的病毒颗粒呈双颗粒状，每一颗粒各含有一条不同 DNA 单链。其中 A 链能单独在植物细胞中复制，并携带部分病毒包衣蛋白基因，B 链则含有另一部分包衣蛋白基因和感染基因，两条链必须同处于一个植物细胞中才能构成感染力。

利用 TGMV 病毒将外源基因转入植物体内的程序是：从成熟的病毒颗粒中分离出 A 链 DNA，在体外复制成双链形式；以外源基因和标记基因（NPT Ⅱ）取代 A 链 DNA 上的病毒包衣蛋白基因；将上述重组子克隆在含有 T－DNA 和农杆根瘤菌复制子的载体质粒上，转化含有 Ti 辅助质粒的农杆根瘤菌；将上述农杆根瘤菌注射到植物的茎组织中（该植物的染色体上已含有 B 链 DNA），此时重组 DNA 分子在植物体内被包装成具有活力的病毒颗粒，后者分泌后再感染其他细胞和组织，使外源基因迅速遍布整株植物。

病毒载体的优点是比较小，因此易于在实验室中进行操作。但这些病毒所载有的外源基因易被排斥出来或被消灭，而且病毒插入外源基因后容易丧失感染力，再加上寄主范围窄等问题，目前还没有真正可用的病毒载体；但是这一方面的研究仍然是植物转化方面的一个重要领域。

三、物理转化方法

1. 基因枪法

用 $CaCl_2$、亚精胺或聚乙二醇沉淀 DNA，然后将 DNA 包被于直径约为 $1 \sim 4\mu m$ 的金粉或钨粉微粒表面，利用基因枪装置把包裹了 DNA 的微粒加速到 $300 \sim 600m/s$ 的高速度，穿过植物细胞壁及细胞膜进入细胞（图 1-14）。目前最先进的基因枪是杜邦氦气加速枪（PDS-1000/He 型加速枪），其操作如图 1-14 所示。通过基因枪技术，很多植物都可以得到转化，因此是目前最有前途的植物 DNA 转移系统之一。但基因枪技术也有一定缺陷，就是外源基因整合到植物细胞基因组上的效率极低。

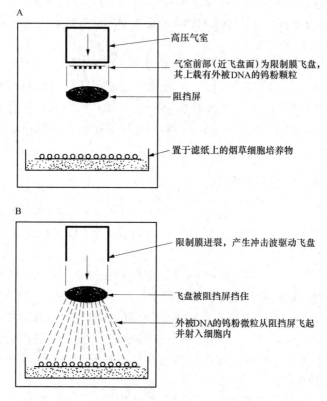

图 1-14　氦气加速枪（PDS-1000/He 型加速枪）的操作
A. 氦压（1100psi）在限制膜（可裂圆片）后产生；
B. 限制膜破裂，推动飞盘（可选用不同强度的限制膜）

2. 电击法

植物细胞膜在适当的外加电压作用下，可能被击穿，移去外加电压后，膜孔在一定时间内可以自动修复。根据这一原理，将植物细胞原生质体与外源基因混合置于电击仪的样品室中，然后在一定的电压下进行短时间直流脉冲，将电击后的原生质体转至培养基中培养，进而筛选转化细胞并诱导植株分化。

3. 激光微束穿孔法

一定波长的激光束聚焦后达到细胞膜平面时其直径约为 $0.5 \sim 0.7\mu m$。这种直径很小但能量很高的激光微束可引起膜的可逆性穿孔。利用激光的这种特性可进行遗传操作。在荧光显微镜下找出适当的细胞，然后用激光光源代替荧光学源，聚焦后发出激光微束脉冲，细胞壁被击穿，DNA 分子进入细胞。

4. 显微注射法

利用显微注射仪，将外源 DNA 或 mRNA 通过机械方法直接注入细胞核或细胞质。这一方法的关键是原生质体、带壁细胞或细胞团的固定。

5. 脂质体介导法

将 DNA 包裹在脂质体中，这样 DNA 可免受 DNA 酶的降解。脂质体内含物通过融合方式或吞噬过程转运到原生质体的细胞质或细胞核内，从而完成基因转移。

6. 多聚物介导法

一些多聚物，如聚乙二醇（PEG）、多聚赖氨酸、多聚鸟氨酸等和二价阳离子（如 Mg^{2+}、Ca^{2+}、Mn^{2+}）及 DNA 常常在原生质体表面形成沉淀颗粒，再通过原生质体的内吞作用而被吸收。

7. 花粉管通道法

将外源 DNA 涂于授粉的柱头，则 DNA 沿花粉管通道或传递组织通过珠心进入胚囊，转化还不具备正常细胞壁的卵、合子及早期的胚胎细胞。花粉管通道法技术操作简单，而且能避免体细胞变异等问题，因此有一定的价值和应用前景。

第四节　其他植物转基因技术

药材在生长过程中常遭受病原生物的侵害或不良环境条件的影响，造成中药材产量下降，品质变劣，甚至失去药用价值。引起植物病害的病原生物主要有真菌、病毒、类菌质体、线虫和寄生种子植物。药用植物的病虫害一般为害比较普遍，有些病虫害为害很严重，如人参、西洋参，病虫害严重，病害多，使老参地不能再利用，产量损失相当严重，比一般农作物造成的损失高几十倍甚至几百倍。

药用植物病害和其他植物病害没有本质上的不同，区别仅仅在于不同的作物种类而已。因此，一般植物病理学中所论述的植物病害的概念、症状、分类、病原及特征均适用于药用植物病害。

长期以来人们普遍使用化学药剂杀虫，所用的化学杀虫剂主要是有机氯，如滴滴涕（DDT）、六六六（BHC），及有机磷等。这两类杀虫剂在近半个世纪内在控制害虫方面起到了巨大的作用，但经过长期、大量、连续、大范围的使用之后，化学杀虫剂已暴露出一系列严重问题：首先，上述两类杀虫剂对整个生态系统有很强的副作用，而且会长期滞留，以 DDT 为例，它在环境中可存留 15～20 年，并且可以在很多生物的脂肪组织中蓄积；其次，化学杀虫剂的长期使用，使许多害虫产生了一定的抗性，为了达到控制害虫的效果，人们不得不使用更高浓度的杀虫剂，结果对环境造成了更大的危害；再者，由于化学杀虫剂的特异性不高，在杀死害虫的同时，也杀死了其天敌，结果使得害虫更加泛滥，造成了自然界的恶性循环。以 DDT 和 BHC 为代表的有机氯及有机磷农药曾广泛用于中药材栽培生产中，20 世纪 80 年代初我国就已禁用 DDT 及 BHC，但由于该类农药半衰期长，至今在中药材中检出率仍相当高。中药是人们防病治病的特殊商品，农药残留可能会造成人体蓄积中毒，不仅影响药效的发挥，而且会对人体产生潜在的威胁。

由于化学杀虫剂的诸多缺点，近几十年来人们一直致力于寻找更为安全有效的抗虫方法。从20世纪70年代起，利用生物体产生的具有抗虫功能的物质进行生物防治开始受到人们的重视，用微生物或动、植物制成的生物杀虫剂在各国都得到了广泛的应用。其优点是特异性高、可进行生物降解，但杀虫效果差，成本高，因而限制了其广泛应用；现代分子生物学的迅速发展，为防治害虫提供了一条新的途径，即利用基因工程的手段，把抗虫基因转入植物，培育出抗虫新品种。这一方法具有以下优点：①抗虫品种一旦培育成功就可能获得对害虫的连续抗性，在植物的整个生长周期都有保护作用，不用像化学或生物杀虫剂那样在一个生长季节需喷洒6~8次，因此成本较低。②保护作用遍及全株，故可使化学或生物杀虫剂很难接触的部位（如根部）受到保护。③抗虫基因存在于植物体内，扩散的可能性很小，因此比较安全。④多数抗虫基因具有很强的特异性，只杀死摄食害虫，而对其他生物没有影响。

一、植物抗病毒基因工程

病毒是一种很微小的非细胞形态的生物，它能够在寄主细胞内进行复制，改变寄主的正常代谢途径。病毒存在于病株的汁液中，能随着汁液在植物体内运输至全株，使受害植物全株表现出系统性病变，因此是一种寄生性强、致病力大的病原生物。在药用植物的栽培生产中，病毒病的发生相当普遍，如沙参病毒病、白术花叶病、地黄黄斑病等。许多病毒寄主范围很广，可感染多种药用植物，如黄瓜花叶病毒可感染桔梗、白术、百合、牛蒡、蒲公英、青葙等11种药材，烟草花叶病毒组病毒可引起白花曼陀罗花叶病、黄花败酱皱缩花叶病、八角莲花叶病等。

植物的病毒为害到目前为止还没有很有效的方法来防治，通常采用以下方法进行防治：①用农药来杀死、控制传染病毒的昆虫，保护植物免受病毒侵染。这种方法既费时又会造成严重的环境污染。②组织脱毒法，利用茎尖培育出大量的无毒苗，用于田间生产。目前在马铃薯、草莓等生产上已经应用。其缺点是成本高，工作量大，而且由于病毒的田间再侵染，维持无毒的有效期不长，两三年后产量又会严重下降。③利用传统育种方法培育抗病毒品种，这种方法存在种质资源贫乏、抗病基因和劣质性状基因连锁、周期长、工作量大、抗性基因的遗传不稳定等不足。④利用病毒的交叉保护特点建立的防病毒方法，我国从20世纪70年代开始，将此法用于防治番茄的病毒病。这一方法存在以下问题：首先，找到一株弱病毒往往需要几年时间；其次，选用的弱病毒在一定程度上会降低此种作物的产量；再者，弱病毒株只能与和它相类似的病毒有交叉免疫作用，而对相距较大的病毒种类没有什么作用，有时甚至还能和这些病毒相互影响，加重病害，使作物遭到更大的损失。加之工作量大，成本高，此法难以广泛使用。

抗病毒植物基因工程是利用植物基因工程的方法，将抗性基因转入植物体内，使植物获得遗传保护功能，它为防治病毒提供了一条新的途径。自1986年Powell等人首次将烟草花叶病毒（tobacco mosaic virus，TMV）的外壳蛋白基因导入烟草并获得抗TMV的烟草以来，植物抗病毒基因工程已取得了很大成功，并展现出美好的前景。

1. 抗病毒策略及分子机制

病毒侵入植物细胞后要经历以下几个过程：病毒的脱壳；病毒基因组的复制、蛋白质的合成；新病毒颗粒的组装；细胞到细胞的运输；长距离运输等。干扰或阻断其中任何一步都能达到抗病毒的目的。基于这一思路产生了多种策略，包括外壳蛋白介导的抗性；复制酶介导的抗性；病毒卫星 RNA 策略；缺陷型运动蛋白介导的抗性等等。其中以外壳蛋白介导的抗病毒策略比较成熟，一些重组植株已进入大田实验，有些已应用于农业生产。其他策略的抗病毒基因工程正在发展中，同时不断有新的发现和策略出现。

2. 转入病毒的外壳蛋白基因

外壳蛋白是一种存在于绝大多数病毒中的结构蛋白，也是病毒中含量最多的一种蛋白。病毒感染植物后首先在植物细胞内脱外壳，因此在病毒感染早期，被侵染细胞内存在很多游离的外壳蛋白。

1986 年，美国科学家将编码烟草花叶病毒外壳蛋白的 cDNA 置于花椰菜花叶病毒（CaMV）35S 启动子下，转化烟草和番茄，在转化植株中外壳蛋白得到稳定的表达，表达量可达总蛋白的 $0.01\% \sim 0.5\%$，转基因植株后代在 TMV 感染时表现症状出现时间迟或不显症。其后这种转基因番茄在美国的几个不同地区进行了大田实验，实验数据表明：有 TMV 外壳蛋白的番茄，在接种 TMV 后，只有 5% 左右的植株得病，而对照植株的发病率是 99%。在产量上与无病株相比，含 TMV 外壳蛋白的番茄几乎不减产，而对照组的产量损失达 26%~35%。

TMV 外壳蛋白基因的抗病毒机制目前还不是很清楚，推测可能是由于 CP 在细胞中的存在，能抑制 TMV 在寄主细胞中的复制，并能阻止或降低 TMV 在植株体内的传递。

继抗烟草花病毒的外壳蛋白基因工程成功之后，现在已经完成的还有黄瓜花叶病毒（CMV）、马铃薯 X 病毒（PVX）、马铃薯 Y 病毒（PVY）、苜蓿花叶病毒（AlMV）等的外壳蛋白基因工程。使用转入病毒的外壳蛋白基因（CP-gene）方法培育出来的抗病毒植物比较安全，因为外壳蛋白本身并没有毒性。但这一方法也有一定的危险性：首先，转入一种病毒的外壳蛋白基因，其表达产物可能包装另外一种病毒或其他致病因子的基因组，从而形成一种新的致病因子造成危害；其次，病毒能否通过种子传递，是由病毒基因产物控制的，如果外壳蛋白参与这一作用，则转入外壳蛋白基因可能使病毒通过种子传递而造成新的传染；最后，在转 CP 基因的植株中，CP 不能进入叶绿体，但如果有其他病毒侵染，则 CP 可能在其他病毒基因产物的配合下进入叶绿体，这时 CP 不但不能抗病，且可能加深症状。这一问题已引起人们的重视。

用转 CP 基因工程获得抗病毒植株的方法是：先从病毒体内提出核酸（建立 CP 的 cDNA 文库），转到 Ti 质粒上，再转入植株体内，使植株获得抗性。此方法较简单，容易得到抗性植株，但获得的抗性有限。

3. 转入病毒的卫星 RNA

病毒的卫星 RNA 是包在病毒颗粒中的一种小分子 RNA，它自身不能复制，需要在病毒复制酶的帮助下才能复制，同时又能干扰病毒的复制，又称分子寄生物。

1983 年，田波等用卫星 RNA 接种作物，使卫星 RNA 起到相当于疫苗的作用，来防治烟草花叶病毒。实验结果表明，在病毒侵染不严重的情况下，90% 多的植物症状减轻。1987年英国的科学家把CMV的卫星RNA转成cDNA，再将它转进植物中去，得到了抗黄瓜花叶病毒的转基因植物。转化的植株能正常生长，再接种CMV，发现有大量单位长度的卫星RNA产生，而病毒基因组减少95%，证明植株对CMV的侵染产生一定程度的抗性。

关于卫星RNA影响病毒复制的机制有两种假说。其一是：病毒复制酶对卫星RNA的亲和作用远远高于对病毒本身RNA的亲和作用，而且由于卫星RNA分子小，复制周期短，随着复制循环的增加，卫星RNA的复制量远远大于基因组RNA的复制量，大量卫星RNA占据复制酶，使病毒基因组复制减少，从而起到干扰病毒基因组复制的作用。另一种假说是：有些卫星RNA能够与编码病毒外壳蛋白的RNA部分区域形成碱基配对，抑制外壳蛋白的表达，从而使病毒的复制和积累降低。

使用病毒的卫星RNA存在几个问题：①不能彻底地抑制它的互补病毒的复制；②本身具有很高的突变率；③与他种病毒互补后会加强被补病毒的危害。因此，目前这方面的研究存在着一些困难。

4. 转入病毒的反义RNA

反义RNA是人为设计的与mRNA互补的序列。将反义RNA转入植物细胞，当病毒侵染植物后，反义RNA即与病毒RNA配对，使病毒RNA不能表达，这样便将转录基因产物这一环节掐断。

具体的做法是：将病毒的基因组反向地结合在启动子后，这样就能在转基因的细胞里编码出反义基因。当外源的病毒RNA侵染进入植物细胞之后，和这些细胞里编码出来的反义RNA形成互补，构成双链的RNA，使得病毒无法复制，从而减轻了病毒的危害。

利用植物基因工程的技术已经成功地将植物的一些病毒基因组反过来接在植物的启动子后面，转到植物细胞里去，出现了能抵抗这些病毒侵染的结果。但是，反义RNA技术是针对单一病毒设计的，因此不如CP介导的抗性广谱；此外该技术需要比较大量的反义RNA才能彻底抵抗外源病毒的入侵。它的产量起码还要提高50倍，而目前的植物启动子都还达不到这个水平。所以，这个方法可以抵抗不太严重的病毒侵染；当入侵病毒的数量大时，它所起的作用就很小了。

5. 缺陷型运动蛋白介导的抗性

细胞间运动蛋白（cell-to-cell movement protein，MP）可与胞间连丝结合，使胞间连丝的孔径增大，以便病毒或基因组核酸通过胞间连丝进入邻近细胞，实现病毒在细胞间的运动。将缺陷型的TMV MP（dMP）基因转入烟草中，转基因烟草对TMV及烟草花叶病毒组的成员都有抗性，而且对其他种类病毒也有不同程度的抗性。这表明各种病毒的MP具有共同的功能，用一种缺陷型MP占据胞间连丝可以阻断其他种病毒MP的功能。

6. 利用植物自己编码的抗病基因

有些植物在受病毒侵染时，表现出一定的抗病能力。最明显的例子是有的番茄品种能抗烟草花叶病毒。这些抗病毒性状多数是由单个基因控制的，通过克隆这类基因，可得到抗某种病毒的转基因植物。由于植物基因组庞大而复杂，因此分离抗病基因的工作十分艰巨。但是如果这种方法成功，这种转基因植物的危险性应该最小。

在上述几种方法中，比较成功的还是前三种，已在国外都达到能得到转基因植物的阶段；尤其是利用病毒外壳蛋白介导的抗性，效果最好，方法也最为成熟，已经进入大田实验。其他各种方法有的还处于试验阶段，有的处于起步阶段。今后的发展方向是针对不同病毒选择最有效的抗病毒方法或将几种方法结合，以获得最佳的抗病毒效果。

二、植物抗虫基因工程

虫害是中药材生产上的另一大敌。一般农作物上的很多害虫都可危害栽培中药材，如棉铃虫可为害牛蒡、酸浆、穿心莲等药材；同时中药材还受不少特有的虫害危害，如红花实蝇、肉桂木蛾等。常见的药用植物害虫有：①蚜、蚧、螨等刺吸口器害虫，可吸食寄主汁液，造成黄叶、皱缩，甚至叶、花、果脱落，严重影响植株生长甚至造成死亡。而且它们常为传播病毒的媒介，致使病毒蔓延。这类害虫发生量大，世代多，用药水平普遍较高，而且发生期常与药用部位采收期一致，因此很容易造成农药污染问题。②咀食叶片等害虫，包括鳞翅目、鞘翅目及少数膜翅目害虫，它们主要咀食药用植物的叶片。③钻蛀性害虫。④地下害虫。

向植物中转入的抗虫基因主要有两种：一是利用具有杀虫活性的毒素基因，如苏云金杆菌毒素基因、某些昆虫毒素基因等；二是利用蛋白酶抑制剂的编码基因，它们具有很广的杀虫谱，因为蛋白酶抑制剂能够影响昆虫对食物的消化吸收，通过干扰昆虫对植物蛋白的水解作用，导致昆虫食欲不振，食量减少，直至死亡。

（一）苏云金杆菌毒素基因

苏云金杆菌最早发现于 1902 年，但直到 1951 年人们才发现它的商业价值。随着人们对化学杀虫剂造成的环境污染的重视和对"绿色天然"商品的需要，苏云金杆菌作为一种有效的细菌杀虫剂日益受到人们的欢迎。最近 10 年，苏云金杆菌已成为加拿大控制枫色卷蛾的主要手段。但这种细菌杀虫剂的最大问题是成本较高，是化学杀虫剂的 1.5~3 倍。

苏云金杆菌（*Bacillus thuringiensis*）是革兰阳性菌，可寄生于 130 多种鳞翅目幼虫及一些膜翅目、双翅目和鞘翅目昆虫体内。苏云金杆菌体内有一种结晶的蛋白质毒素——*Bt* 毒蛋白（*Bt - toxin*）。*Bt* 毒蛋白通常以原毒素的形式存在，进入昆虫肠道后，在碱性环境和蛋白酶水解作用下降解为 60KD 左右的活性小肽并与昆虫肠道表面的受体结合，破坏细胞的离子平衡，引起细胞肿胀和裂解，最终导致昆虫死亡。

苏云金杆菌里编码这种毒素结晶蛋白的基因多数位于杆菌体内一个很大的质粒上，少数在杆菌的染色体上。人们已经分离出许多不同种的苏云金杆菌毒素基因（*Bt-ICP*），根据结构的相似性及抗虫谱的不同可将这些基因分为四大类：类型 I 编码的蛋白质具有抗鳞翅目昆虫的作用，类型 II 抗鳞翅目和双翅目，类型 III 抗鞘翅目，类型 IV 抗双翅目昆虫。对其基因的克隆及结构分析表明，*Bt - toxin* 的 N 端是其活性部位，最小活性片段存在于 N 端 29~607 位氨基酸残基上。

随着对 *Bt - toxin* 基因结构与功能的逐步了解，人们开始把 *Bt - toxin* 基因转入烟草、番茄和几种蔬菜中，取得了较好的杀虫效果。*Bt - toxin* 基因也存在一些问题：①抗虫谱窄，主要对鳞翅目昆虫起作用；②*Bt - toxin* 在高等植物中表达量很低（占植株内全部可溶性蛋白的 0.001% 以下），所以只对敏感昆虫如菜青虫、烟青虫等起作用；③昆虫易对 $Bt-toxin$ 产生耐受性。因此人们从以下几个方面进行了研究。

1. 分离新的 $Bt-toxin$ 基因

抗虫基因越多，可供选择的范围就越广。如 1995 年 Michaels 等分离纯化出新的具有广谱性的 Bt 毒蛋白菌株 PS201T6，克服了以前大多数 Bt 毒蛋白杀虫范围窄的问题。

2. 对 $Bt-toxin$ 基因进行改造，提高其表达量

主要包括以下措施：①用 35S 启动子融合毒素基因，通过农杆菌 Ti 质粒转化烟草，获得表达量较高的转基因烟草；②使用植物偏爱的密码子；③灭活内源启动子，提高蛋白质表达量，从而提高转基因植物的抗性；④对不同来源的 $Bt-toxin$ 基因进行人工拼接和重组。

3. 多基因转化

使用两种或两种以上的 $Bt-toxin$ 基因转化植物或将 $Bt-toxin$ 基因与其他抗虫基因联合进行转基因。

4. 引入特异表达机制

使导入植物的 $Bt-toxin$ 基因只在受害虫侵害时或只在植物受侵害部位高效表达，降低对抗虫种群的环境选择压，减少抗性昆虫出现的频率。

（二）植物来源的酶抑制剂基因

1. 蛋白酶抑制剂基因

蛋白酶抑制剂（proteinase inhibitor，PI）是自然界中含量最为丰富的蛋白种类之一，在植物对抗昆虫及病原体侵染的天然防御系统中起着重要作用。昆虫饲喂实验表明，纯化的蛋白酶抑制剂具有明显的抗虫作用。其杀虫机制为：蛋白酶抑制剂能与昆虫消化道内的蛋白质消化酶相互作用，形成酶–抑制剂复合物（EI），削弱或阻断消化酶对蛋白质的水解作用，同时 EI 复合物能刺激消化酶的过量分泌，通过神经系统的反馈，使昆虫产生厌食反应，最终导致昆虫的非正常发育或死亡。

在植物中发现的蛋白酶抑制剂可分为三类：丝氨酸蛋白酶抑制剂、巯基蛋白酶抑制剂和金属蛋白酶抑制剂。其中与抗虫关系最为密切的是丝氨酸蛋白酶抑制剂。大多数丝氨酸蛋白酶抑制剂有 2 个活性位点，可同时抑制胰蛋白酶和胰凝乳蛋白酶的活性。因为大多数昆虫（如大部分的鳞翅目、直翅目、双翅目、膜翅目及某些鞘翅目昆虫）的消化酶就是丝氨酸蛋白消化酶，因此利用不同来源的丝氨酸蛋白酶抑制剂可使植物获得对这些害虫的抗性。巯基蛋白酶抑制剂在抗虫谱上与丝氨酸蛋白酶抑制剂互补。金属蛋白酶抑制剂的研究比较少，而且对昆虫的生长没有什么不良影响。

目前已有多种蛋白酶抑制剂基因被克隆并导入植物，获得了具有良好抗虫效果的转基因植株。其中以豇豆胰蛋白酶抑制剂（cowpea trypsin inhibitor，CpTI）的抗虫效果最为理想。CpTI 属于丝氨酸胰蛋白酶抑制剂，是由 80 个氨基酸残基组成的小分子多肽，其优点是抗虫谱广泛，覆盖了许多能给农业造成损失的害虫。

蛋白酶抑制剂基因优点：①从杀虫机制看，它作用于昆虫消化酶活性中心，这是酶的最保守部位，产生突变的可能性极小，基本上可排除昆虫通过突变产生抗性的可

能；②抗虫谱广泛；③蛋白酶抑制剂在进入肠道之前先在胃的酸性条件下被降解，因此对人、畜没有副作用。

蛋白酶抑制剂基因抗虫的问题在于，要达到理想的抗虫效果，在转基因植物中的表达量要远远高于转 *Bt* 毒蛋白基因植物所需的表达量。

2. α-淀粉酶抑制剂基因

α-淀粉酶抑制剂（α-amylase inhibitor，α-AI）在植物界中普遍存在，它能抑制昆虫消化道内淀粉酶的活性，使昆虫摄入的淀粉无法消化水解，阻断昆虫主要的能量来源。

3. 外源凝集素基因

外源凝集素是一类非免疫性球蛋白，存在于多种植物中，在豆科植物的种子中含量尤其丰富；它能够特异地识别并可逆地结合糖类复合物的糖基部分，而不改变被识别糖基的共价结构。外源凝集素主要储存在植物细胞的蛋白粒中，一旦被昆虫摄取后，外源凝集素就从植物细胞中释放出来，与昆虫肠道周围细胞壁膜糖蛋白结合，影响营养物质的正常吸收；同时它还能在昆虫的消化道内引发病灶，促进消化道内细菌的繁殖，对害虫造成危害。豌豆凝集素（pea lectin，P–Lec）和雪花莲凝集素（GNA）对一些害虫有很强的抗代谢作用，对人、畜的毒副作用很小。

豌豆外源凝集素基因不含内含子，为单拷贝基因，其编码产物是一个长为 275 个氨基酸的前体蛋白，该前体蛋白在内质网裂解产生成熟外源凝集素的 α 和 β 亚基。昆虫饲喂实验表明，P–Lec 能抑制豇豆象的产生。P–Lec 基因已被导入烟草和马铃薯，获得了抗虫（主要是抗稻飞虱、蚜虫）的转基因植株。将能稳定表达外源 P–Lec 基因的转基因烟草与转 CpTI 基因植株杂交，获得既能表达 P–Lec 又能表达 CpTI 的双价转基因烟草，它的抗虫能力比单独转入一种基因植株的抗虫能力有显著提高，说明基因间的协同作用能大大提高作物的抗性。

4. 几丁质酶

昆虫围食膜中含有几丁质物质，一旦昆虫摄食几丁质酶（chitinases）后，几丁质酶就会作用于围食膜，从而影响昆虫的消化。把菜豆几丁质酶基因转化至马铃薯中，可降低蚜虫的生殖力。例如将来自长春花的色氨酸脱羧酶转化烟草，其表达产物使烟草合成色胺或色胺类生物碱，抑制了昆虫的生长和繁殖。

第一节 生物遗传多样性与 DNA 分子标记

一、生物的遗传多样性与 DNA 多态性

中药所依赖的生物资源是"物种"的生物多样性，生物多样性是 DNA 多态性（polymorphism）的结果。DNA 多态性是指染色体等位基因中核苷酸排列顺序的差异。遗传性状是由基因组上某一位点的基因决定的，如果该位点上可以由多个基因占据，这些基因相互之间就成为等位基因。

DNA 多态性是基因突变的结果。基因突变可分为三类：①有利突变，促进机体对环境的适应和生物进化；②中性突变，不影响基因的表达，往往只是作为一种遗传标记；③不利突变，遗传性疾病的来源。在真核生物的 DNA 分子上，不同区域编码的基因对物种存活有着不同的重要性，这些不同区域在生物进化过程中所受到的选择压力不同，与物种存活紧密相关的基因编码区域所受选择压力大，表现出高度保守，另一些区域所受选择压力小，表现出较大的变异，最终导致 DNA 分子的不同区域表现出不同程度的遗传变异。

二、DNA 分子标记技术

对 DNA 多态性的检测是采用 DNA 分子标记的方法。广义的分子标记（molecular marker）是指可遗传的并可检测的 DNA 序列或蛋白质。常用的是狭义的分子标记概念，即 DNA 分子标记。常用的 DNA 分子标记主要有以下三类。

1. 基于分子杂交的分子标记技术

（1）限制性片段长度多态性（RFLP） 是发展最早的分子标记技术。

（2）DNA 指纹技术 是在 DNA 探针和 RFLP 技术的基础上发展起来的一项新技术。

（3）PCR - RFLP 通过 PCR 扩增出特异的 DNA 片段，经过多种限制性内切酶酶切，分析限制性位点变异。

2. 基于 PCR 的分子标记

根据引物的选择可分为随机引物扩增和特定序列位点扩增，主要技术有以下几种。

（1）随机扩增多态性 DNA（random amplified polymorphic DNA，RAPD） 或称随机引物扩增 PCR（arbitrary primer - PCR，AP - PCR）。

（2）DNA 扩增产物指纹分析（DNA amplification fingerprinting，DAF） 与 RAPD 技术不同的是引物浓度更高，长度更短（5~8 个 bp），只有 2 个温度循环（在 RAPD 中是 3 个温度循环），一般用聚丙烯酰胺凝胶电泳。

（3）特征扩增区段测序（sequence – characterized amplified regions，SCAR）　先做RAPD分析，然后克隆目标RAPD片段进行测序，根据RAPD片段两末端的序列设计特定引物（一般比RAPD引物长，24bp），再进行PCR扩增，可把与原RAPD片段相对应的单一位点鉴定出来，可重复性高。

（4）扩增的限制性内切酶片段长度多态性（amplfied fragment length polymorphism，AFLP）

（5）DNA条形码技术　因为每个物种的DNA序列都是唯一的，DNA条形码通过测定基因组上一段标准的、具有足够变异的DNA序列来实现物种鉴定。理论上这个标准的DNA序列对每个物种来讲都是独特的。

3. DNA 序列测定

DNA序列测定（DNA sequencing）是分子进化研究最为彻底的方法，适用于任何等级水平上的系统学研究；但由于成本太高，目前应用序列分析进行系统学研究的仅限于一些小片段和一些序列资料较为丰富的基因，如叶绿体基因组rbcL基因，marK基因，核基因组的rRNA、ITS等（internal transcribed spacer，植物类），线粒体基因组的cty – b（动物类）等。

三、DNA 分子标记用于生药鉴定的优点

运用DNA分子标记技术对中药及其基源植物进行真伪优劣的鉴定，是中药鉴定与分子生物学相结合的产物，它标志着传统生药鉴定学从细胞和亚细胞水平向遗传物质DNA分子水平发展。

作为遗传信息的直接载体，DNA分子具有较高的遗传稳定性，不受环境因素和生物体发育阶段及器官组织差异的影响，每一个体的任一体细胞均含有相同的遗传信息。与蛋白质、同工酶等生物大分子相比，DNA分子还有较高的化学稳定性。在陈旧标本中保存下来的DNA仍能够用于DNA分子遗传标记的研究；特别是PCR技术建立并得到发展以来，甚至可以从古代骨骼标本中提得微量的DNA，经PCR扩增后对其特定的DNA片段进行分子遗传标记的研究。DNA分子遗传标记技术用于生药及其基源物种的鉴定，具有特异性强、稳定性好、微量、便捷、准确等特点，特别适合于近缘品种、易混淆品种、珍稀品种、动物药材、破碎药材、陈旧药材、腐烂药材及植物模式标本、中药出土标本、古化石标本等珍贵样品的鉴定，是生药鉴定在方法学上的重大突破。

第二节　基于分子杂交的分子标记技术

限制性内切酶切片段长度多态性（restriction fragment length polymorphism，RFLP）是20世纪70年代发展起来的DNA片段分析技术。该技术不仅在生物学、医学、农学的许多领域都有了成功的应用，而且在中药材品种基源及其地理品系、栽培品系的质量评价方面也有许多应用。

一、基本原理

生物在进化过程中，由于种种原因引起基因突变和DNA分子结构重排，造成了分

子内核苷酸排列顺序的改变，当这种改变涉及限制性酶切位点时，酶切后产生的 DNA 片段长度将发生变化，限制性片段的长度在不同个体间呈多态性现象，即称为限制性内切酶切片段长度多态性。

DNA 多态性根据其产生的方式基本分为两种：一是碱基对突变类型（基因点突变），即限制性内切酶识别位点上发生了单个碱基替换（转换或颠换），使原有切点消失或产生新的切点。另一类是结构重排型，这是由 DNA 内部发生较大的顺序变化所引起的。引起这种变化的原因包括两个方面：一是 DNA 顺序发生了突变，如缺失、倒位或插入等；二是近年来发现的高变区（highly variable region），高变区由多个串联重复顺序组成，不同个体高变区内串联重复顺序的拷贝数相差悬殊，因而高变区长度变化很大，这就使得高变区两侧限制性内切酶识别位点的固定位置随高变区而发生相对位移。这一类型的 RFLP 是由于高变区内串联重复顺序的拷贝数不同所产生的，其特征是限制性内切酶识别位点本身的碱基没有发生改变，改变的只是它在基因组中的相对位置。

RFLP 的获得是用已知的限制性内切酶消化 DNA，然后对酶切片段进行检测。对一些小的基因组 DNA，如动物线粒体、植物叶绿体和细菌染色体 DNA 可直接酶解后进行琼脂糖凝胶电泳分离，染色后在 UV 下直接观察。但对于较大的染色体如高等植物的核基因组 DNA，用限制性内切酶消化后，会产生许多长度不同的 DNA 片段，这些片段经过电泳以后是连续排列的（呈涂布状）。因此常选取特定的核酸探针，标记后与酶切产生的一系列 DNA 片段进行杂交，所得的图谱显示出与探针同源的 DNA 序列长度上的差异。

二、基本步骤

RFLP 技术及从中发展起来的相关技术包括以下基本步骤。

1. 靶 DNA 的准备

提取基因组 DNA，选用合适的限制性内切酶酶切基因组 DNA，酶解后的 DNA 经琼脂糖凝胶电泳分离，将分离后的 DNA 片段变性后转移至硝酸纤维膜或尼龙膜上，80℃烘烤或用长波紫外线照射，将 DNA 固定在膜上。

2. 核酸探针的标记

将核酸探针纯化后用放射性核素或非放射性核素标记。

3. 杂交显示

将标记好的探针与硝酸纤维膜或尼龙膜上的单链靶核酸杂交，洗膜去除未杂交的标记探针，进行放射自显影或加入酶的底物进行显色反应，再对显示出来的谱带进行分析。

DNA 指纹技术：利用多位点小卫星探针与 RFLP 电泳图谱带的 DNA 杂交，经放射自显影产生具有许多条带的复杂图谱，这种图谱的带型在不同种属，甚至在同一群体中不同的个体间也有明显的差异，与人的指纹相似，表现出高度的个体特异性，可用于进化和分类地位的研究。

PCR - RFLP：PCR - RFLP，又称 CAPS（cleaved amplified polymorphic sequence）技术，是先对模板进行 PCR 扩增，然后将 PCR 产物用限制性内切酶酶解，用凝胶电泳

将 DNA 片段分开，用 EB 染色，观察。可采取两种思路进行：一是选择少量或个别基因，用尽可能多的酶进行酶切，即在单一基因上获得丰富的信息；另一种思路是选择较多的基因，用少量的内切酶分析即可获得足够的信息。这一技术与 RFLP 相比，具有不需使用同位素，不需经 Southern 杂交等繁琐的步骤便能得到相似结果。

三、影响因素及注意事项

（一）影响因素

1. 限制性内切酶

在一定的反应条件（包括反应液中的甘油、乙醇浓度、DNA 的质量和浓度）下，限制性内切酶的性质会发生变化，表现出非特异性酶切活性。为防止这种非特异性酶切活性，一般要求反应液中甘油浓度 <5%，乙醇浓度 <12%，DNA 浓度 <1g/L；一般情况下，1U 的酶 1h（37℃）能消化 1μg 的 DNA，但通常要使酶过量，以保证 DNA 消化完全。

2. 探针

不同的核酸探针会显示出不同类型的 RFLP 图谱，作为探针的核酸片段可以来自叶绿体基因组、核糖体 DNA、单拷贝基因（如 ADH-1）或高变序列。其中核糖体 DNA（rDNA）在植物 RFLP 分析中十分适用。在高等植物中，rDNA 以串联重复序列的多拷贝形式存在，每一个重复单元由高度保守的 18S、5.8S 及 25S RNA 编码区及可变的基因间隔区（intergenic spacer regions，IGSs）组成。以 rDNA 作为探针检测由 IGSs 引起的种内或种间 RFLP 十分容易。

能成为分子标记的重复序列还包括：①小卫星（minisatellite）序列，重复单位约为 10 ~ 60 个碱基，在基因组中多次出现；②微卫星（microsatellite）或简单重复序列（simple sequencerepeats，SSR），重复单位为 1 ~ 5 碱基。这类探针对反应条件的变化非常敏感，存在重复性差的问题，而且在植物中能高效检测 DNA 多态性的重复序列很少，此外用小卫星 DNA 做探针需要大量的 DNA 样品，这在一定程度上限制了该技术的应用。

（二）注意事项

在 RFLP 分析时要注意以下问题：①在抽提 DNA 的过程中应避免 DNA 分子被机械性切割成小片段的 DNA；②酶切必须彻底；③杂交前探针必须充分变性；④根据探针标记的情况及探针与靶 DNA 序列互补的程度和 G + C 的含量决定杂交和洗膜的条件；⑤在进行 PCR – RFLP 时要知道模板的序列才能进行酶切，对模板的纯度要求较高，否则酶切效果不理想。

四、RFLP 的优点及局限性

1. 优点

（1）普遍性 从 DNA 病毒到高等真核生物，RFLP 普遍存在。

（2）稳定性 传统的形态学和同工酶标记研究的是基因转录翻译后加工的产物，甚至是多基因控制的表现型，而 RFLP 研究的是遗传物质本身，因此不受显隐性关系、环境条件、发育阶段的影响，没有组织器官特异性。

（3）共显性 大多数 RFLP 带型呈共显性，可容易地将杂合体和纯合体分离开来，进而可以得到更多的遗传信息。

（4）探针与限制酶的组合数量无限，即使异源基因也可以作为探针。

2. 局限性

（1）在 DNA 中，单个碱基的替换大量存在，但用 RFLP 仅能检测出影响到限制性内切酶识别位点的突变，这在很大程度上限制了 RFLP 技术的应用。

（2）RFLP 需进行多种酶切、标记、转移、分子杂交等工作，步骤多，工作量大，而且接触的放射性污染也多，给大量研究带来一定困难。

（3）RFLP 分析技术要求 DNA 无显著降解，因此只适用于新鲜的材料，难适用于干燥药材的鉴别。虽然对 PCR 产物进行 RFLP 分析（PCR – RFLP）能在一定程度上克服药材中 DNA 降解的问题，但 PCR 产物的片段长度有限，一般在 1.5bp 以下，因此找到的合适的限制性酶切位点数有限。

（4）限制性内切酶价格较贵。

五、在中药材鉴别中的应用

RFLP 标记具有高度的品种和种质特异性，因此是居群内和居群间遗传变异、亲缘关系研究强有力的工具。在多源性中药材的基原鉴定、资源分析及其地理品系（居群）间亲缘关系的研究方面有许多报道。

（一）地理品系的鉴别

【例 2 – 1】 三岛柴胡（*Bupleurum falcatum*）不同地理品系的鉴别

三岛柴胡产于日本，以九州为主要栽培地，但它是一个地理多样性品种。根据产地不同，叶序、染色体数目、皂苷含量均存在明显的差异。以水稻 rDNA 做探针，用限制性内切酶 *Dra* Ⅰ，*Kpn* Ⅰ，*Taq* Ⅰ 酶解进行 RFLP 分析，最后可将秋吉台、平尾台、香春、汤布院为代表的山口、北九州地理品系与其他品系区分开来（图 2 – 1）。

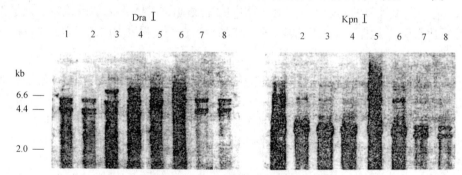

图 2 – 1　标记探针 pRR217 与不同地理品系三岛柴胡 *Bupleurum falcatum* 酶切片段的杂交图谱
左：*Dra* Ⅰ 酶切；右：*Kpn* Ⅰ 酶切
1. Godenba；2. Nekoyama；3. Akiyoshidai；4. Kawara；5. Hiraodai；6. Yufuin；7. Aso；8. Hyuga

（二）近缘种的鉴别

【例 2 – 2】 海马的 PCR – RFLP 分析

中药海马为名贵中药材，具有温肾壮阳、散结消肿的功效，《中国药典》收载药材一直沿用海龙科动物线纹海马（*Hippocampus kelloggi* Jordan et Snyder），刺海马（*H. histrix* Kaup），大海马（*H. kuda* Bleeker），三斑海马（*H. trimaculatus* Leach）和小海马

（*H. japomicus* Kaup）的干燥体。药材破碎或呈粉末状时很难鉴定。用 PCR 技术扩增 5 种药典收载海马干标本中 12S rRNA 基因片段和细胞色素 b 基因部分片段，用 RFLP 分析技术可鉴别出 2 种海马。

[实验方法]

（1）DNA 的提取和检测：海马 0.5g，经洁净、紫外灭菌后，剪碎，加入约 20 倍 0.5mol/L EDTA（pH 8.0），56℃脱钙 48h，离心倒去 EDTA 液，加入 5ml 裂解液（含 Tris – HCl 0.01mol/L，pH 8.0；EDTA 0.01mol/L；NaCl 0.1mol/L；SDS 2%；蛋白酶 K 20g/ml，DTT 0.039mol/L），56℃保温 2～4h，苯酚 – 三氯甲烷抽提后，异丙醇沉淀，离心后分别用 200μl 双蒸水溶解沉淀；取提取液 10μl 在 1% 琼脂糖凝胶电泳上电泳，EB 染色，紫外透射仪观察。

（2）PCR 扩增：扩增 12S rRNA 基因片段的引物为 L1091（5′ – AAAAAGCT-TCAAACTGGG ATTAGATACCCCACTAT – 3′），H1478（5′ – TGACTGCAGAGGGTGACG GGCGGTGTGT – 3′）；扩增细胞色素 b 基因片段的引物是 L14724（5′ – CGAAGCTT-GATATGAAAAACCA TCGTTG – 3′），H15149（5′ – AAACTGCAGCCCCTCAGAAT-GATATTTGTCTCA – 3′）。反应体系 100μl，含 10mmol/L Tris – HCl，pH 8.3；50mmol/L KCl；0.1% Triton X – 100，2.5mmol/L MgCl$_2$；200μg/ml 小牛血清蛋白（BSA），100μmol/L 4 种 dNTP；15pmol/L 引物；2μl DNA 提取液；5U Taq 酶，反应在 PE2400 型 PCR 仪上进行。循环参数为：95℃变性 40s，50℃退火 60s，72℃延伸 120s。循环 40 次，结束后 72℃延伸 300s。提取液和提取对照液同时进行扩增，另设 1 管扩增对照。扩增后，取 PCR 产物 5μl，以 DNA – *Eco*R Ⅰ – *Hind* Ⅲ 为分子量标记，在 1% 琼脂糖凝胶上电泳，EB 染色，紫外透射仪观察。

（3）PCR 产物的限制性片段多态性分析：取 PCR 反应的阳性产物，纯化后，各取 10μl 分别用 *Rsa* Ⅰ、*Msp* Ⅰ、*Mbo* Ⅰ、*Dde* Ⅰ、*Sau* 96 Ⅰ等 5 种限制性内切酶 37℃消化 2h，以 PBR322 – *Hae* Ⅲ 为分子量标记，5% 聚丙烯酰胺凝胶上电泳，EB 染色，紫外透射仪观察。

[结果] 对 12S rRNA 基因片段扩增产物（5 种海马均得到阳性扩增带，分子量约 450bp）进行分析（图 2–2，2–3），5 种限制性内切酶中只有 *Msp* Ⅰ可以检测到限制性片段长度多态性，其中刺海马和三斑海马一致，小海马、大海马和线纹海马一致；细胞色素 b 基因片段扩增产物（仅 4 种海马均得到阳性扩增带，分子量约 490bp），除 *Msp* Ⅰ外，其余 5 种限制性内切酶均可以检测到多态性，但没有一种酶可以检测到 4 种海马之间的差异。

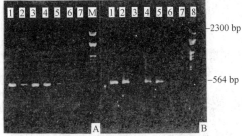

图 2–2 PCR 扩增产物的琼脂糖凝胶电泳图谱

A. 12S rRNA；B. 细胞色素 b

1. *H. japonicus*；2. *H. histrix*；3. *H. kuda*；4. *H. trimaculatus*；5. *H. kelloggi*；

6. 空白对照；7. 扩增对照；M. marker，以 *Eco*R Ⅰ – *Hind* Ⅲ 消化的 λ – DNA

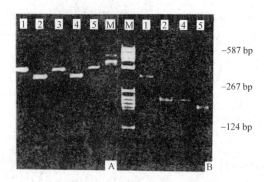

图 2-3　PCR 扩增产物的聚丙烯胺凝胶电泳

A. 以 *Msp* Ⅰ 消化的 12S rRNA 基因片段；B. 以 *Mbo* Ⅰ 消化的细胞色素 b 基因片段

1. *H. japonicus*；2. *H. histrix*；3. *H. kuda*；4. *H. trimaculatus*；5. *H. kelloggi*；

M. marker，*Hae* Ⅲ 消化的 PBR322 片段

（三）药用植物亲缘关系的研究

【例 2-3】　羽扇豆属植物系统发育关系及与生物碱分布的关系

羽扇豆（*Lupinus L.*）是一个种类繁多，分部极广的植物属。其野生种分布于南北美洲和地中海地区。该属中有几个种已经被完全驯化成了重要的栽培种。喹诺里西啶类（quinolizidines）生物碱羽扇豆碱（lupine）为羽扇豆种子中的重要活性成分，然而不同种的羽扇豆种子中的羽扇豆碱的含量差异较大。采用 RFLP 的方法可以研究该属植物系统发育关系与有效成分分布之间的联系。

[实验方法]　从树苗的胚轴中提取总 DNA，取 DNA 0.5μg 用限制酶 *Bg* Ⅲ、*Dra* Ⅰ、*Eco*R Ⅰ、*Eco*O109 Ⅰ、*Hind* Ⅲ、*Nco* Ⅰ 及 *Xba* Ⅰ 进行酶解反应，反应产物在 0.5% ~ 1.0% 的琼脂糖凝胶中进行电泳，然后转移至 Hybond 硝酸纤维滤膜上，与 ^{32}P 标记的探针进行杂交。将含有完整 rDNA 序列的 pRR217 以 *Eco*R Ⅰ 酶切后产生的 7.8kb 的片段作为探针。最后用 0.1×SSPE，0.1% SDS 于 65℃ 洗膜 10min，放射自显影观察。

[结果]　由 *Dra* Ⅰ、*Eco*R Ⅱ、*Eco*O109 Ⅰ、*Hind* Ⅲ 及 *Xba* Ⅰ 产生的 RFLP 酶切图谱显示，含羽扇豆碱的种（*L. luteus L.*）与不含的种（*L. albus L.*，*L. termis*，*L. polyphyllus* Lindl）间 RFLP 有明显区别。由 RFLP 结果构建了系统树，该系统树表明 *L. albus* 和 *L. termis* 是近缘种并且含有四环生物碱 1，2，5。*L. polyphyllus* 和 *Russel lupin* 含有生物碱 1，2 并且在分子发育上与 *L. albus* 亲缘关系较近；*L. luteus* 中含有双环生物碱 3 及衍生物，它与 *L. alubus L.*，*L. hirsutus* 及 *L. polyphyllus* Lindl 组的亲缘关系明显较远。

第三节　基于 PCR 的技术

一、随机扩增多态性 DNA

随机扩增多态性 DNA（random amplified polymorphic DNA，RAPD）技术是 1990 年由杜邦公司 Williams 和 Welsh 两个研究小组同时发展起来的一项 DNA 多态检测技术。该技术高效、灵敏、简便、快速，一经出现就被普遍用于物种种属分类、亲缘关系分析、物种起源鉴定、目的基因筛选、农作物育种等。近年，RAPD 技术又进入了中药材

的鉴别研究领域，并得到广泛应用，已成为目前用于中药材鉴定报道最多的分子遗传标记技术。

（一）基本原理

RAPD 的核心技术是 PCR 反应，但又不同于经典的 PCR，它是以任意序列的寡核苷酸为引物进行 PCR 扩增，Williams 称之为 RAPD，引物通常为 10 个碱基；Welsh 称之为 AP - PCR（arbitrary primer PCR），引物为 20 ~ 30 个碱基。对于任一引物，如在一定范围内模板 DNA 上有与之互补的反向重复序列时，就可扩增出此范围的 DNA 片段。

RAPD 作为单引物的 PCR 扩增，其机制是引物首先结合到模板链，沿模板 5′端方向延伸而产生不同长度的 DNA 片段，然后以这些片段为模板继续大量扩增。由于 RAPD 反应中，在 3′端没有相应引物和模板互补，这样必然存在一个由引物沿模板 DNA 5′端方向延伸后再在 3″端形成同一引物互补序列的过程。有人提出，在 RAPD 反应过程中，扩增可能存在一些这样的分子模式：①5′端带有引物的单链 DNA 分子在 3′端发生折转、自身结合和延伸，并在 3′端形成同一引物的互补序列，变性展开后即可成为单引物 PCR 扩增的模板分子。②通过两条 5′端各带同一引物的单链 DNA 分子拼接来实现。③对基因组 DNA 分子的颠倒重复序列而言，如果引物的结合位置正好处于这些序列的 3′端，那么在其 DNA 片段的两条单链上就分别具有一个引物的结合位置和它互补的序列，成了 RAPD 扩增的模板分子。在双引物通用 PCR 中这种情况很少，但由于 RAPD 所用引物短，又在低温下退火，这增加了引物和颠倒重复序列结合的机会，因此完全有可能产生 RAPD。

在不同物种基因组 DNA 中，这种反向重复序列的数目和间隔的长短不同，就可导致这些特定的结合位点分布发生相应的变化，而使 PCR 扩增产物增加、减少或发生分子量的变化。通过对 PCR 产物的检测（扩增产物以琼脂糖凝胶电泳分离，EB 染色，紫外灯下测试，拍照）和比较，即可识别这些物种基因组的 DNA 的扩增多态性片段。Williams 等已用实验证明这种短的随机引物可用于扩增从低等至高等各种生物的基因组 DNA，并已证明这种多态性是按孟德尔方式遗传的，因而可以此作为遗传标记，研究物种的亲缘关系。

（二）基本步骤

1. 模板 DNA 的制备

利用 RAPD 进行中药材的鉴别，必须对药材的 DNA 进行完全提取。对新鲜药材，苯酚 - 三氯甲烷法、CTAB 法较适用；对干品药材，上述两种方法的提取纯度不高，且苯酚法中酚易氧化，每次提取前要对酚进行提纯和水平衡，操作繁琐；高盐低 pH 法比较简便，无需再进行纯化就可用于 PCR 扩增，比较适合。

通常 RAPD 扩增条件：93℃预变性 200s，开始如下循环；94℃变性 1min，36℃退火 1min，72℃延伸 2min；经过 40 个循环后，72℃延伸 5min；循环结束后反应产物置于 4℃保存。

2. 扩增产物的检测

扩增产物 20μl 走凝胶电泳，经溴化乙锭染色检测扩增的情况。

3. RAPD 图谱的数据处理

目前多采用同工酶或 RFLP 数据的统计方法。常用的有 2 种：①计算基因相似系数（genotypesssimilary，又称共享度），以 Nei 公式计算，公式为：$F = 2N_{xy}/(N_x + N_y)$，其中，N_{xy} 为 X 和 Y 扩增的共享片段数，N_x 和 N_y 是各自扩增的总带数；亲缘关系越近，共有片段越多，共享度越大。②利用 DNA SIMDEX 程序计算，求其相似度指数（similarity indexes）。

（三）影响因素

1. 提取材料

在植物的不同组织或器官中，细胞核、叶绿体、线粒体 3 个基因组的比例可能不同，故采样部位不同可能导致 RAPD 指纹的差异。但由于叶绿体基因组和线粒体基因组在总 DNA 中所占比例极小，被随机扩增的几率也极低，因此采样部位对 RAPD 的影响可忽略。

2. 模板的质量

DNA 的提取方法对 PCR 的效果有很大影响，如用乙醇沉淀 DNA 效果明显好于用异丙醇沉淀；在一定范围内模板纯度对结果基本无影响，但纯化后的 DNA 所做的 RAPD 扩增好于 DNA 提取原液；浓度在 3～100ng 之内所得 RAPD 电泳图谱的主条带一致。

3. 扩增条件（循环参数）

退火温度，Welsh 的实验表明：在较低的退火温度（35～50℃）下循环 2 次，然后在标准 PCR 条件下进行 40 个循环，能够产生特异性的条带，AP – PCR 在较宽的温度范围内能获得较好的重复性。

较适合中药材的循环参数：预变性 94℃，180s；94℃，60s；39℃，45s；72℃，60s；35 个循环；最后延伸 72℃，180s。每次实验中应设不加模板的阴性对照，以防止假阳性。

4. 引物的选择

在中药材 RAPD 研究中，引物的选择是非常重要的。由于中药材多数为干品，DNA 降解程度不一，要得到稳定、清晰、重复性好的中药材 RAPD 指纹图谱，应选用能在 200～1500bp 扩增出条带的引物。在引物的组成上，Williams 指出在 10 个寡核苷酸组成的引物中 G + C 含量应为 40% 或更高；国内学者经过比较研究，指出 G + C 含量在 50%～70% 较好，在此范围内，引物的重复性较好，对同一药材容易扩增出相同的条带；对 6～10 个碱基组成的一系列引物进行比较，确定有用的引物长度最小为 9bp。

在 RAPD 中，引物与模板的比例也是十分重要的。引物或模板 DNA 浓度的变化可能会导致不连续位点的不一致扩增，增加背景，或使扩增失败。在琼脂糖凝胶上有时可见部分的模糊斑点或完全模糊的扩增带，这往往是由于 DNA 模板没有被引物饱和引起的，可通过调整引物与模板的比例来解决。

除上述因素外，反应体系中的各种因子，包括 DNA 模板浓度、酶浓度、引物浓度等均对 RAPD 的结果有一定影响。

（四）RAPD 分析方法的优越性和不足

1. 优越性

（1）无需预知被研究的生物基因组核苷酸顺序，也无需专门设计 RAPD 扩增反应的引物；引物是随机合成或是任意选定的，长度一般为 9～10 个寡核苷酸；现在 RAPD 引物已可商品化生产。

（2）每个 RAPD 反应中，仅加单个引物，通过引物和模板 DNA 链随机配对实现扩增，扩增没有特异性。

（3）退火温度较低，一般为36℃，这能保证短核苷酸引物与模板的稳定配对，同时也允许了适当的错误配对，以扩大引物在基因组DNA中配对的随机性。

（4）简便易行，省力省时，不需要RFLP分析的预备工作，如克隆制备、同位素标记、Southern印迹和分子杂交。

（5）RAPD检测灵敏方便，用荧光染料或同位素标记均可检测，这大大增加了其分析速度。如使用序列胶来分析RAPD，单独一人仅用36h就能完成120个样品的分析，而RFLP至少要花1周时间。

（6）RAPD分析所需样品DNA量极少，仅为10ng，为RFLP的1/1000~1/2000。

（7）RAPD分析能自动化，减少了像RFLP那样的麻烦步骤。

2. 不足

（1）重复性不高。RAPD在扩增反应时使用的是低温复性（通常为36℃），特异性不高，引物与模板间有较高的错配率，结果容易受到多种因素的影响，不同的实验室之间有时不能重复。即使在同一实验室内，每次检测样品时，均需用已知的正品药材作为对照，同时进行RAPD扩增反应和电泳检测，才能比较正品药材与待检样品扩增产物电泳图谱的异同，得到较为准确的鉴定结果。

（2）对模板DNA质量要求高，操作要求严格，检验成本相对较高。

（3）由于存在共迁移，分子量相同的片段可能不是同源的；另外所用的琼脂糖凝胶电泳不能分开大小相同但碱基序列不同的片段，因此一条带中可能含有不同的扩增产物。

（4）RAPD标记难以区分开杂合子和纯合子基因型，不能有效地鉴定出杂合子。

（五）RAPD分析在中药鉴定中的应用

RAPD主要用于种下等级如不同居群、品种、品系间亲缘关系的研究，也可以应用于近缘种间或属之间亲缘关系的研究。

1. 道地药材的评价（种下等级划分）

道地药材是传统公认且来源于特定产区的具有中国特色的名优正品药材，是中药在长期复杂的系统演变过程中所形成的最高级、最优化的物质形式。在中医药的长期医疗实践中，道地药材一直是评价药材品质独特的综合性标准。

道地药材的生物内涵是同种异地，即同一物种因其具有一定的空间分布，能在不同的地点上形成不同的群体单元，这样的群体在生物学上称为"居群"。如果某一居群产生质优效佳的药材，即为道地药材。不同的居群往往具有不同的基因型，这些基因型是由于不同的生态或地理条件长期选择作用塑造而成，是产生道地药材的遗传本质；道地药材的形成是基因型与环境改变共同作用的结果。

药材的道地性不仅仅是一个地理意义上的概念，同时具有广泛的生物学内涵，更具有丰富的遗传特质。DNA分子遗传标记方法使人们有可能从居群和分子水平上阐明道地药材和非道地药材之间的遗传变异，从而揭示出道地药材的生物学实质。

【例2-4】　厚朴正品的RAPD研究

厚朴为木兰科植物厚朴（*Magnolia officinalis* Rehd. et Wils.）和凹叶厚朴［*M. officinalis*（Rehd. et Wils.）Cheng subsp. *biloba*（Rehd. et Wils.）Law］的树皮、根皮和枝皮。正品厚朴分3个类型：①道地"川朴"，原植物为*M. officinalis*，主产四川东部和湖北西部；②道地"温朴"，暂称为中间类型，主产浙江和福建；③分布于广西北部和江西的一类，原植物为 *M. officinalis var. biloba*。本研究对 11 个主产区的 33 个样品进行 RAPD 研究。

［实验方法］

（1）DNA 提取：厚朴芽去外皮，在液氮环境下研磨成细粉状约 0.3g。加入 2 × CTAB 3ml，65℃恒温 45min，振摇，离心，取上清液加三氯甲烷 - 乙醇（24:1）3ml，离心，取上清液加 2/3 体积的异丙醇，－20℃冷藏 1h，取出，离心，取沉淀晾干，TE 100μl 溶解。

（2）PCR 扩增：反应体系 25μl，模板 DNA 5μl（5～10ng），10 × Reaction Buffer 2.5μl，2.5mmol/L dNTP 2μl，25mmol/L Mg^{2+} 2μl，Taq 酶 0.5μl（1.5U），引物 1μl（15ng）。扩增程序：预变性，94℃ 10min；扩增循环，94℃ 1min，36℃ 1min，72℃ 2min；延伸，72℃ 10min。

［结果］ 从 74 个随机引物中筛选出 17 个条带清晰、多态性强且重出性好的引物。对扩增条带（图 2 - 4）进行 UPGMA 法进行聚类分析，根据分析结果认为应将厚朴分为 3 个地理宗：典型厚朴、典型的凹叶厚朴及中间类型，与叶的分化类型基本一致。此外由研究结果可见不同群体的遗传变异比较明显，这从遗传学的角度支持"厚朴药材的道地性主要来源于遗传差异"的观点。

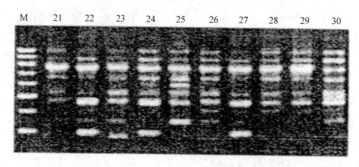

图 2 - 4 S20 引物对部分样品的扩增结果

2. 野生与栽培种及不同农家品种

近年来随着人类对中药材需求量的不断增大，野生药材的资源已迅速减少，尤其是常用中药材的野生资源已十分稀少，因此这些常用中药主要来源于栽培品种。目前栽培的大宗中药材已有 150 余种，而且形成了大量的农家品种。由于生态环境的改变与人们生产活动的影响，栽培品种的遗传特性与野生种之间有一定的差异。利用 DNA 分子遗传标记技术对野生与栽培品种的遗传背景进行分析，对野生与栽培品种的鉴定及优良品种的培育有重要的参考价值。

RAPD、RFLP 技术已广泛应用于农作物野生与栽培品种的遗传背景研究。近年在中药材的研究中也已有这方面的研究报道，如人参、天麻等野生与家种药材的研究，栝楼 3 个农家品种间亲缘关系的 RAPD 分析等。

【例 2 - 5】 人参及山参 RAPD 指纹

人参（*Panax ginseng* C. A. Meyer）按来源可分为野生人参（山参 *Wild ginseng*）和栽培人参（园参 *Garden ginseng*）。山参是珍贵药材，有许多优良性状，如药效好、人参皂苷含量高、抗病抗逆性强、外形美观等。采用 RAPD 技术对 7 个产地的山参和 1 个园参样品进行分析，可能揭示山参与园参的遗传差异，并探讨山参品质形成的原因。

［实验方法］

（1）DNA 的提取：山参为珍稀药材，价格昂贵，为从少量根须中提取 DNA 而不破坏其整体形态，研究者对山参 DNA 提取方法做了专门的研究，在 CTAB 法的基础上设计了一种简便的 DNA 提取方法，用于 RAPD 分析。步骤如下：取干燥须根 0.001 ~ 0.025g，研磨后加 2 × CTAB 0.5 ~ 1.5ml，收集于 1.5ml Eppendorff 管，65℃水浴振荡 30min，用等体积 CHCl$_3$ 抽提，离心，取上清液用试剂盒纯化，溶于 50μl 0.1 × TE。

（2）PCR 扩增：采用近年发展起来的毛细管 PCR 方法，在 Idahol 605 型毛细管气浴式 PCR 仪上进行。毛细管 PCR 法的优点是反应体系小，因此节省试剂和材料，在 RAPD 分析中可节省模板几十倍；此外由于毛细管管壁感温灵敏、传热快，反应介质与反应环境接触面积大，提高了 Taq 酶效率，反应时间仅为普通 PCR 的 1/3[16]。反应体系为 10μl，内含模板 1 ~ 10ng，引物 1μmol/L，dNTP 各 200μmol/L，Ficoll 1%，酒石黄 1mmol/L。PCR 扩增条件：94℃ 2s，35℃ 10s，72℃ 1min，45 个循环后接 72℃ 5min。PCR 反应产物在 1.5%琼脂糖凝胶电泳上电泳，紫外成像仪照相，记录谱带（图 2 - 5）并进行聚类分析。

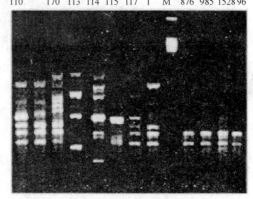

图 2 - 5　野山参指纹图谱
引物：G19

［结果］　用 14 个引物获得 111 条谱带，相当于对基因组上 111 个位点进行了检测，其中多态性位点占 67.6%（76/111），远大于园参内的多态性位点比例（56.9%，40 个园参样品），这表明山参的遗传变异大于园参，蕴藏着比园参更为丰富的遗传多样性；对环境因素对山参形态建成的作用进行分析后认为，环境因素和遗传因素在人参形成中均有一定的作用，但环境因素尤为重要。

3. 近缘种的鉴别

RAPD 可用于同属不同种或不同属近缘植物的鉴别。

［例 2 - 6］　山麦冬属 4 种植物的 RAPD 分析

百合科沿阶草族山麦冬属含多种药用植物，其中湖北山麦冬［*Liriope spicata* (Thunb). var. *prolifera* Y. T. Ma］、阔叶山麦冬（*L. platyphylla* Wang et Tang）、短葶山麦冬［*L. muscari* (Decne.) Bailey］和山麦冬［*L. spicata* (Thunb.) Lour.］4 个种为近缘种，在种或变种的划分上存在争议。以沿阶草（*Ophiopogon bodlinien* Lévl.）为组外比较，采用 RAPD 技术对这 4 种植物进行分类研究。

［实验方法］

（1）DNA 提取：取 2.5g 新鲜叶片在液氮中研成粉末，加入 5ml DNA 提取缓冲液，搅匀后加入 1.5ml 10% SDS，60℃保温 10min，加入 2ml 酚、3ml 三氯甲烷 - 异戊醇（24:1），60℃保温 15min 后离心分取上清液，上清液中加入等体积三氯甲烷 - 异戊醇再离心（反复操作至上下相间无沉淀物）。上清液中加入 2/3 体积异丙醇，析出 DNA 沉淀，加入 0.4ml TE 于 4℃溶解 2d，作为 RAPD 反应模板。

（2）扩增：选用 20 个随机引物（10bp）。扩增体系为 3μl 10 × buffer，Mg^{2+}

45mmol，4 种核苷酸 4.75mmol，引物 16.5ng，100ng 基因组 DNA，Taq 酶 1U。扩增条件：94℃变性 80s，36℃退火 100s，72℃延伸 160s，40 个循环，72℃延伸 7min。

扩增产物在 1% 琼脂糖凝胶中电泳，溴化乙锭染色，UV 下观察。

［结果］ 20 个引物中筛选出 8 个引物在所有个体中得到较好的结果，能很好地区别 4 种植物。采用 SPSS 3.1 软件对数据进行分析，所得结果见图 2-6，表 2-1。

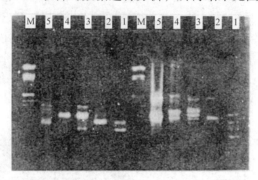

图 2-6　引物 G-13、G-12 对不同种样品的扩增图谱
M. Marker；1. 湖北麦冬；2. 山麦冬；3. 阔叶山麦冬；4. 短葶山麦冬；5. 沿阶草

表 2-1　5 种植物的遗传距离

	1	2	3	4	5
1	28	11/13	16/37	16/31	11/51
2	58.49	25	17/32	15/30	15/40
3	53.62	48.48	41	28/30	22/42
4	49.20	50.00	39.47	35	17/46
5	69.86	57.14	48.83	57.5	45

4. 动物药的鉴定

【例 2-7】　蛇类药材分子遗传标记鉴别的研究

蛇类药材与其他多种动物类药材鉴定现状类似，由于外观性状相似，品种混乱，而且大部分为贵重紧缺药材，所以各种伪品屡见不鲜，是鉴别的难点。近几年 RAPD 技术的应用，给其鉴定带来了准确可靠的方法。

［实验方法］

PCR 扩增：随机引物（Operon 公司）I-07（5′-CAGCGACAAG-3′）和 I-08（5′-TGCCCAGCCT-3′）反应总体积为 40μl，含模板 DNA 约 25ng，引物 15ng，dNTP 各 0.1mmol/L，Taq 酶 2U，Tris-HCl（pH 8.0）10mmol/L，KCl 50mmol/L，$MgCl_2$ 2mmol/L，明胶 0.001%，以 25μl 石蜡油覆盖。扩增条件：预变性后，94℃变性 3min，36℃复性 5min，72℃延伸 5min；2 个循环后改为 94℃变性 50s，40℃复性 1min，72℃ 2min；39 个循环后于 72℃延伸 7min。PCR 扩增产物于琼脂糖凝胶中电泳，紫外检测，结果见图 2-7。

［结果］　对不同属的 8 种 11 件药材标本进行了检测，结果表明蛇类药材 DNA 扩增片段多数在 450~1000bp 之间；同种药材扩增图谱高度相似，不同种药材图谱差异较大。用两种引物得到的 RAPD 图谱可准确检出乌梢蛇和金钱白花蛇的混淆品和伪品。

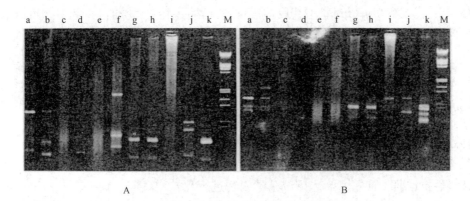

图 2 - 7　蛇类药材 RAPD 电泳图谱

A. 引物Ⅰ-07 扩增结果；B. 引物Ⅰ-18 扩增结果

a，b. *Zaocys dhumnades*；c，d. *Elaphe taeniura*；e. *E. rufodorsata*；f. *E. carinata*；g，h. *Sinonatrix annularis*；

i. *Dinodon rufozonatum* junior；j. *Bungarus multicinctus*；k. *Sinonatrix annularis* junior；M. *Molecular marker*

二、扩增片段长度多态性

扩增酶切片段多态性（amplified restriction fragment polymorphism，AFLP）是一种基于 PCR 的 DNA 指纹技术。该技术由 Zabeau 等（1992 年）发明，并于 1993 年获得欧洲专利，其专利权现在由荷兰 Keygene 公司拥有。AFLP 是近几年来继 RFLP、RAPD 之后发展最快的 DNA 分子标记技术。由于其简便、有效，因而在农业、林业、畜牧业、渔业、医学等生命科学领域得到广泛应用，被誉为新一代的分子标记技术，近年来已应用于中药鉴定。

（一）基本原理

AFLP 的基本原理是对基因组 DNA 限制性酶切片段进行选择性扩增。首先将基因组 DNA 用限制性酶消化，产生黏性末端。然后使用人工合成的双链接头（artificial a-dapter，该接头的一端具有同样的内切酶识别黏性末端）与基因组 DNA 的酶切片段相连接形成扩增反应的模板。接头和与接头相邻的酶切片段的几个碱基序列作为引物的结合位点。引物由三部分组成：①核心碱基序列（core sequence，CORE），该序列与人工接头互补；②限制性内切酶识别序列（enzyme specific sequence，ENZ）；③引物 3′端的选择性（selective extension，ENT）碱基。选择性碱基延伸到酶切片段区，这样只有那些两端序列能与选择碱基配对的限制性酶切片段被扩增。扩增片段通过变性聚丙烯酰胺电泳分离检测。被扩增的 DNA 限制性酶切片段由两个限制性内切酶产生，一个为酶切位点较少的限制性酶（如 *Eco*RⅠ），另一个为多酶切位点的限制酶（如 *Mse*Ⅰ）。所以 AFLP 反应的结果是主要扩增那些由上述两种酶共同酶切的片段。

AFLP 分析一般采用双酶切，原因是：①多位点酶切产生小的 DNA 片段，这些片段易被扩增且片段长短适宜在变性胶上分离；②切点数少的酶可减少扩增片段的数目。由于扩增片段是由多切点酶和切点数较少的酶酶切后产生酶切片段，这样就可将选择扩增时所需的选择碱基数目限制在一定的范围内；③利用双酶切使对 PCR 产物的单链进行标记成为可能，从而防止胶上由于扩增片段双链迁移率不一致而造成的双带现象

（doublets）；④双酶切可以对扩增片段的数目进行灵活调节；⑤通过少数引物可产生许多不同的引物组合，从而产生大量的不同的 AFLP 指纹。

（二）基本步骤

1. 模板的制备

该步骤包括 DNA 的酶切及人工接头的连接。AFLP 技术成功的关键在于 DNA 的充分酶切，所以对模板的质量要求较高，应避免其他 DNA 污染和抑制物质的存在。通过热变性对内切酶进行灭活处理，然后在 T_4 连接酶作用下进行连接反应。

2. 限制性片段的选择性扩增

选择性扩增前，首先用单选择碱基的引物进行预扩增反应，预扩增产物稀释后用于选择性扩增反应。采用这种两步法为以后的分析提供大量的模板，同时对模板起到选择性纯化的作用，从而使产生的指纹图谱更清晰和具有更好的重复性。

3. 扩增产物凝胶电泳分析

扩增产物通常在 4%~6% 的变性聚丙烯酰胺凝胶上分离，然后根据引物的标记物质进行相应的产物检测。也可以采用同位素（$r-^{33}P$）ATP，T_4DNA 连接酶进行末端标记。也可以采用生物素标记，由于 AFLP 是扩增反应，所以产生的 DNA 量用银染法（silver staining AFLP）也足以得到较高的分辨率。

（三）可选择的因素

1. 限制性内切酶

AFLP 分析可以采用的限制性内切酶有多种，包括 *EcoR* Ⅰ，*Hind* Ⅲ，*Pst* Ⅰ，*Bgl* Ⅱ，*Xba* Ⅰ，*Taq* Ⅰ，*Mse* Ⅰ等。由于真核生物中 A、T 的丰度较高，*Mse* Ⅰ（识别序列为 TTAA）相比其他的内切酶可以产生分布均匀的较小的片段，因此 *Mse* Ⅰ是一种较理想的多切点酶。AFLP 分析时要确保 DNA 完全酶切，当 DNA 不完全酶切时，反映的并不是真实的多态性；所以实验时对 DNA 纯度及内切酶的质量要求较高。

AFLP 分析可以采用的限制性内切酶及选择碱基的种类、数目很多，所以理论上说 AFLP 可产生的标记数目是无限的。

2. 接头的设计

接头是人工合成的一段短核苷酸双链，接头应遵循随机引物的设计原则，避免自身配对并具有合适的 G、C 含量，另外在不同的酶切反应中还需要对接头进行不同的设计。

双酶切组合：需要在接头两端分别连上两种限制性内切酶的识别位点，酶切片段与接头连接反应之前应对内切酶灭活，以防止二者连接后再被内切酶消化。

单酶切：为防止人工接头的自身连接，可在接头 5′端设计 3 个碱基的突出；另外为防止内切酶消化连接产物，可将接头所含识别序列置换一个碱基。如将 *Pst* Ⅰ酶切识别序列 CTGCA—3′的 C 碱基用 A 碱基置换，这样就不被消化。

采用上述两种处理后，酶切和连接反应可在同一反应体系中进行，从而简化实验手续。

3. 引物的设计

引物的设计主要取决于人工接头的设计，扩增结果较好的引物都具有 5′端以 G 碱基开始的特点，这样可以有效地防止双链的形成；引物 3′端寡核苷酸的掺入受 dNTP 浓度的影响，dNTP 浓度过低时容易产生双链结构。

对于双酶切反应来说，引物的组合数共有 $(2^n)^2$ 种（n 为选择碱基的数目），选择性碱基的数目一般不超过 3 个。在分析较为复杂的基因组时，扩增反应可分为两步，即先用单选择碱基引物进行预扩增，然后再利用多选择碱基（如 3 个）的引物进行扩增，这样既可以提高指纹图谱的清晰度，也可减少非特异性扩增的发生。

4. DNA 模板和浓度要求

AFLP 要求较高的 DNA 模板质量，模板的质量将影响充分酶切及以后的连接扩增反应，应避免其他 DNA 污染和抑制物质的存在。模板浓度要求不高，在浓度相差 1000 倍的范围内，得到的结果基本一致。但模板浓度低于一定极限时（约为 1pg），无论基因组重复度如何，得到的图谱同样可靠。

5. 产物检测

扩增产物检测分辨率直接影响统计分析结果。目前，可采用 1.8% agarose gel 电泳或 4%~6% 变性 PAGE 电泳。典型 AFLP 分析的每次反应产物经变性 PAGE 胶电泳后测到的谱带在 50~100 条之间。

由于同位素对人体有害，现在已发展出了银染 AFLP 技术，同样具有较高的分辨率，安全可靠；但要求有熟练的凝胶操作技巧，较费时费事。

（四）AFLP 技术特点

AFLP 实质上是 RFLP 和 RAPD 的结合和发展，它继承了 RFLP 的可靠性和 RAPD 的方便敏捷，具有以下的技术特点：①扩增效率高，多态性比例高；②FLP 标记稳定可靠，不受基因组来源和复杂度的影响，没有种属特异性；③AFLP 技术较简便易行，不需要 Southern 杂交，不需要预先知道 DNA 的顺序信息，对模板浓度的变化不敏感，允许一定程度的共扩增，且只需要极少量的 DNA 材料；④AFLP 是一项专利技术，受专利权保护，其分析试剂盒价格偏高。

（五）在中药鉴别中的应用

AFLP 技术可产生丰富而稳定的遗传标记，它可以用于药用植物遗传分析的各个方面，如分类、系统发育、品种鉴别、遗传图谱构建及目的基因的定位等。

【例 2-8】 AFLP 法构建人参、西洋参基因组 DNA 指纹图谱

人参（*Panax ginseng* C. A. Meyer）和西洋参（*Panax quinquefolium* L.）同为五加科（*Craliaceae*）人参属（*Panax*）多年生草本植物。利用 AFLP 方法从基因水平上进行人参、西洋参的基因组 DNA 多态性分析，从而构建人参、西洋参丰富多态性的 DNA 指纹图谱，为人参、西洋参等药用植物的鉴定、生物进化、系统发育研究及指导道地性药材的科学栽培等方面发挥重要作用。

［实验方法］

（1）基因组 DNA 制备：采用改进的 CTAB 法提取。以琼脂糖凝胶电泳检测 DNA 浓度及纯度。

（2）基因组 DNA 的 *Eco*R I /*Mse* I 酶切：反应体系 25μl，含 5×5μl 反应缓冲液，待测样品基因组 250ng，*Eco*R I /*Mse* I 2.5U，37℃ 反应 2h 后，70℃ 孵育 15min 以灭活限制酶活性，收集反应体系，并置于冰上。

（3）*Eco*R I /*Mse* I 酶切片段与人工接头的连接：在酶切后产物中加入人工接头溶

液及 T₄DNA 连接酶 1U，混匀，20℃反应 2h，取连接反应产物 10μl 用 TE 稀释 10 倍，作为 AFLP 预扩增的模板，其余连接产物于 -20℃保存。

（4）AFLP 预扩增反应：反应体系 50μl，含上述稀释模板 5μl，预扩增引物混合物 40μl 10×PCR 反应缓冲液及 Taq DNA 聚合酶 1U。离心混匀，在反应体系表面覆盖 2～3 滴矿物油，94℃ 30s，52℃ 1min，72℃ 1min，循环 20 次。

（5）选择性 AFLP 扩增反应：选择性 AFLP 扩增反应体系 20μl，含 Mix1 5μl，Mix2 10μl，预扩增反应产物 5μl，离心混匀，在反应体系表面覆盖 2～3 滴矿物油，94℃ 1min，65℃ 1min，72℃ 1.5min，接着每循环一次降低退火温度 1℃，循环 9 次；再接着 94℃ 30s，56℃ 30s，72℃ 1min，循环 23 次。

（6）聚丙烯酰胺凝胶电泳及 AgNO₃ 染色：选择性 AFLP 扩增产物分别加入等体积（20μl）甲酰胺染料，离心混匀，94℃加热变性 3min，立即置于冰上，取上样缓冲液 3μl 于 6% 聚丙烯酰胺凝胶，40W 恒功率预电泳 20min 后，再取 PCR 产物 10μl 上样于凝胶孔中，40W 恒功率电泳，直到二甲苯菁迁移至凝胶 2/3 长度，停止电泳，时间约 2h。将凝胶与玻板分离，再将凝胶牢固吸附于黏合硅烷处理的玻板上，浸入固定液中孵育 3min，接着在含 0.2% AgNO₃ 的上述固定液中孵育 5min，双蒸水漂洗 20s，迅速置显色溶液中染色至背景均匀，DNA 带清晰，固定溶液孵育 5min，蒸馏水淋洗后于蒸馏水中漂洗 10min，自然干燥，阅片灯下拍照（图 2-8）。

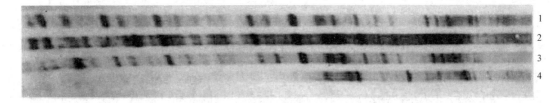

图 2-8 用 E-AA 及 M-CAG 选择性引物获得的不同药材的 AFLP 图谱
1. 人参；2. 西洋参（Wiscosin, USA）；3. 西洋参（吉林）；4. 拟南芥菜

［实验结果］ 使用 E-AA 和 M-CAG 选择性引物时，构建的栽培人参、西洋参、引种西洋参干燥根组织基因组 AFLP 指纹图谱，多态性比 RAPD、RFLP 高得多；应用分析软件对 DNA 指纹进行图像处理及相似度计算，结果表明人参与西洋参基因组指纹相似度指数较高，二者有较近的亲缘关系；西洋参与引种到我国的西洋参指纹相似度为 0.76，表明引种西洋参的 DNA 有一定的变异。

三、DNA 条形码技术

（一）基本概念

1. 定义
DNA 条形码是利用基因组中一段公认标准的、相对较短的 DNA 片段来进行物种鉴定的分子诊断新技术，是近年来生物分类和鉴定的研究热点。DNA 条形码概念于 2003 年由加拿大分类学家 Paul Hebert 首次提出。

2. DNA 条形码的原理
因为每个物种的 DNA 序列都是唯一的，DNA 条形码通过测定基因组上一段标准的、具有足够变异的 DNA 序列来实现物种鉴定。理论上这个标准的 DNA 序列对每个物种来讲都是独特的，每个位点都有 A、T、G、C 4 种碱基的选择，15bp 的 DNA 序列就有 415 种组合编码，从理论上来讲完全可以编码地球上的所有物种。

3. DNA 条形码筛选标准

（1）标准的短片段。

（2）要有足够的变异可将物种区分开来。作为 DNA 条形码的序列必须是种间差异比较大，便于进行种与种的区分；种内序列变异尽量小，从而使种间和种内变异有一个明晰的界定。

（3）序列两端相对保守，以方便引物的设计。

（二）中药 DNA 条形码鉴定的目的和意义

中药 DNA 条形码鉴定的目的是建立一种新的分子生物学方法用于中药基原鉴定，即通过建立一套标准化的中药 DNA 条形码鉴定流程，构建中药 DNA 条形码数据库，从而实现中药鉴定的标注化、自动化。中药应用 DNA 条形码技术鉴定有以下重要意义。

1. DNA 条形码鉴定技术是传统鉴定方法的有效补充

与传统的鉴定方法相比，DNA 条形码技术用短的、标准的 DNA 片段作为物种标记进行鉴定，不受个体形态、大小等特征和完整性的影响，能直接从基因水平上提供丰富的鉴别依据，可以实现对中药材原植物、饮片、粉末及细胞、组织等材料来源的准确鉴定，尤其适合以不同部位入药的中药材的物种鉴定。例如通过对药用植物的部分叶片、种子或粉末，药用真菌的菌丝、孢子，以及药用动物的毛发、血液或部分组织等，提取较为完整的 DNA，利用通用引物扩增短的 DNA 条形码序列可实现动植物物种的快速准确鉴定。这不仅能弥补经典鉴定方法的不足，而且能推动传统形态分类工作的深入发展，是传统鉴定方法的有效补充。

2. 建立中药 DNA 条形码数据库实现中药基原鉴定的标准化

不同物种形态的差异归根结底都可追溯到 DNA 序列上的差异，因此，对基因片段差异的比较无疑为植物分类和中药鉴定提供了最本源的依据。

3. 中药 DNA 条形码鉴定方法有助于缓解鉴定人才缺乏的现状

4. DNA 条形码技术促进中药新资源的开发利用

亲缘关系相近的药用植物往往含有相同的化学活性物质，通过 DNA 条形码序列构建系统发育树确定物种间的系统发育关系、分化过程及进化地位，验证动植物及其高阶元的系统演化，还可应用多个条形码序列同时进行分析，从分子水平探讨物种间的遗传关系，发现分子水平上密切联系的物种，从而发现可替代的新的资源物种，这将大大加快中药新资源寻找的进程。

5. DNA 条形码技术对中药资源生物多样性的保护

6. DNA 条形码技术为中药材流通管理带来巨大革新

（三）中药 DNA 条形码鉴定技术流程

1. 样品采集及 DNA 提取

（1）植物药材样品　新鲜材料采集后最好及时提取 DNA，如在野外不便提取，应尽快放在避光的冷环境中。在远离实验室、交通不便的边远地区，采集和及时运输新鲜材料提取 DNA 十分困难，目前普遍采取取样和保存植物样品的方法是硅胶干燥法。

（2）动物药采样　动物样品的常用取样方法有三种，即伤害性取样、非伤害性取样和非损伤性取样。动物样品取样后，可以及时提取 DNA，或者进行处理后可有效保存一段时间。对动物新鲜样本或买回的动物药材可以晒干或晾干，然后再保存起来（最好冰冻保存），注意避免吸潮。

组织在非低温下的常用保存方法有以下几种：乙醇保存、DMSO 盐溶液保存、硫氰酸胍缓冲液保存。

2. DNA 提取

DNA 提取在 DNA 条形码研究中非常关键。DNA 的有效提取要求是材料中的 DNA 尽可能少的降解。但实际上用于研究的中药材在干燥、加工、贮藏等过程中不可避免的会有 DNA 不同程度的降解，所以一般来说其 DNA 的含量会比较低。另外药材中次生代谢产物含量较高，也会干扰提取；同时还应避免微生物引起的外源 DNA 的污染问题。

（1）DNA 条形码研究中提取植物类样品 DNA 的常用方法

①CTAB 法　该法工作原理是 CTAB（十六烷基三甲基溴化铵）与 DNA 形成的复合物溶解于高盐溶液中，转至低盐溶液时沉淀析出，从而与蛋白质及多糖等分离。

②使用试剂盒提取　其 DNA 提取原理是在特定溶液环境下（高盐、低 pH）使核酸吸附在固相介质（如硅胶膜）上，洗去杂质后，再改变溶液环境使 DNA 溶解到纯水或 TE 缓冲液中。使用试剂盒与其他方法相比较更省时省力，其成本也较低，对于普通样品大多数实验室可采用商业化的试剂盒提取 DNA。

③高盐低 pH 法　该方法较方便省时，所需样品量少，适用于濒危植物 DNA 或干燥药材的提取；但在多数情况下，该法的提取效果不如 CTAB 法。

（2）DNA 条形码研究中提取动物 DNA 的常用方法

①Chelex－100 制备 DNA　Chelex－100 是一种由苯乙烯、二乙烯苯共聚体组成的化学螯合树脂，含有成对的亚氨基二乙酸盐离子，可螯合多价离子，特别是对高价金属离子有很高的亲和力和螯合作用。在低离子强度、碱性及煮沸的条件下，可以使细胞膜破裂，并使蛋白质变性，通过离心除去 Chelex 颗粒，使与其结合的物质和 DNA 分离。

②硅胶或硅胶膜 DNA 提取（试剂盒法）　各种硅胶或硅胶膜方法均可提取相对纯化的 DNA，同时适合有 DNA 降解的样品，其原理基于 DNA 在高浓度的裂解液中会结合硅胶。此类方法提供了一种备选的非破坏性提取 DNA 方法，首先将样品浸泡在异硫氰酸胍中，随后使 DNA 与硅胶结合。

③磁珠法（试剂盒法）　磁珠法提取核酸是通过细胞裂解液裂解细胞，从细胞中游离出来的核酸分子被特异地吸附到磁性颗粒表面，而蛋白质等杂质不被吸附而留在溶液中。反应一定时间后，再在磁场作用下使磁性颗粒与液体分开，回收颗粒，再用洗脱液洗脱即可得到纯净的 DNA。

（3）中药材样品 DNA 提取

①植物类药材 DNA 提取　重要的是对药用植物材料中酚类物质的去除，一般是在提取液中加入适量的抗氧化剂和螯合剂，防止多酚类氧化褐变。在提取 DNA 过程中加入 β－巯基乙醇，用量一般在千分之四，可以抑制氧化反应，避免褐化。对于多糖含量高的类群 CTAB 浓度可提高至 3%。高浓度盐也可以去除多糖，稀释 DNA 提取液也是

排除多糖抑制作用的最有效途径。

②动物类药材　动物类药材前期处理非常重要，动物肌肉类药材如海龙、蛇类、蛤蚧、蛤蟆油等，在消化前需进行紫外杀菌处理，充分捣碎。含有脂类较多的动物内脏器官如蛤蟆油，消化前取适量用不含蛋白酶 K 和 SDS 的缓冲液浸泡，在消化液中 SDS 含量需多一些。骨甲类药材如龟甲、鳖甲等，由于这类药材 DNA 含量少，样品量需增大，在消化前还需进行脱钙处理。动物胆汁等分泌类药材，在消化前同样需要进行必要的处理。

③真菌类药材　对真菌 DNA 的提取关键是破碎细胞，通常采取酶解破壁法或以液氮冷冻处理增加细胞壁脆性的物理破壁法。两种方法中酶解破壁法较为简单，易于操作和控制。

（4）DNA 的检测

对提取的 DNA 在进行 PCR 扩增前，应进行质量检测，主要包括浓度鉴定、纯度鉴定及完整性鉴定，以保证后续试验的顺利进行。

①浓度鉴定　常用的方法是凝胶电泳法和紫外分光光度法

②纯度鉴定　DNA 的纯度鉴定通常采用紫外分光光度法。A_{260}/A_{280} 比值是纯度检测的重要指标。纯 DNA 比值应在 1.80，低于此值表明制备物中留有蛋白质成分，高于此值表明有 RNA 的残留。

③完整性鉴定　通常采用琼脂糖凝胶电泳。

（四）应用 ITS2 作为通用条形码序列进行鉴定

作为分子系统进化研究中最重要的标记之一，ITS2 序列在物种水平或种下水平具有明显的序列变异性，其二级结构可提高系统发育树重建的准确性，为在更高水平上分析物种提供了更多的有用信息。此外，ITS2 已被提出作为药用植物鉴定的标准条形码序列，同时也作为条形码序列应用在动物药的鉴定研究中。ITS2 序列作为 DNA 条形码序列有以下优点：其序列两端具有保守区便于通用引物的设计；序列容易扩增；序列具有足够的可变性以区分密切相关的物种。

例如，对羌活及其混伪品进行分子鉴定，以确保该药材的质量以及临床疗效。利用 PCR 测序法对样品进行核基因 ITS2 片段扩增并双向测序，所得序列经 CodonCode Aligner 拼接后，用软件 MEGA 4.0 进行相关数据分析，并构建邻接（NJ）树。利用已建立的 ITS2 数据库及其网站预测 ITS2 二级结构，结果显示羌活与宽叶羌活 ITS2 序列长度均为 228bp，二者种内平均 K2P（Kimura - 2 - parameter）遗传距离均远远小于其与混伪品的种间平均 K2P 遗传距离；由所构建的系统聚类树图（图 2 - 9）可以看出，羌活与宽叶羌活均表现出了单系性，而同时又

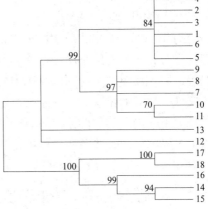

图 2 - 9　基于 ITS2 序列构建的羌活及其混伪品的邻接树图

与其他混伪品明显分开；比较 ITS2 二级结构发现（图 2 - 10），羌活植物与其混伪品在 4 个螺旋区的茎环数目、大小、位置以及螺旋发出时的角度均有明显差异。

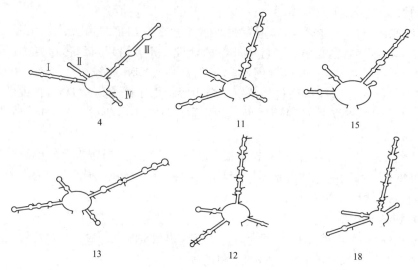

图 2-10　羌活及其混伪品的 ITS2 二级结构比较

第四节　DNA 测序技术及应用

由于中药材的加工和储藏过程不利于 DNA 的保存，用 RFLP 等技术进行中药分析比较困难，而 DNA 测序技术的应用使中药材 DNA 分析鉴定有很大进展。

一、测序原理

双脱氧链末端终止法是 1977 年 Sanger 等人在加减法的基础上发展起来的一种测序方法，它利用 DNA 聚合酶将 2'3'ddNTP（双脱氧核苷酸）作为底物掺入到正在增长的寡核苷酸链的 3'末端，由于 2'3'ddNTP 没有 3'羟基，不能同后续的 dNTP 形成磷酸二酯键，正在增长的链的延伸被终止。在 4 组独立的 DNA 合成反应中分别采用 4 种不同的 ddNTP，在每一组 DNA 合成混合物含有 4 种普通 dNTP 和一种少量的 ddNTP，在 DNA 聚合酶作用下，ddNTP 和 dNTP 能同时掺入增长的 DNA 链中，链的延伸将与偶然发生但却十分特异的链终止展开竞争。由于 DNA 上的每一个碱基出现在可变终止端的机会均等，因此反应产生的寡核苷酸将分别终止于模板链上的每一个 A、每一个 C、每一个 G 或每一个 T 的位置上。反应产物是一系列具有 5'引物端和以 ddNTP 残基为 3'端结尾的长短不一的带放射性标记的 DNA 片段。将 4 组混合物平行点样于变性聚丙烯酰胺凝胶上，电泳分离，放射自显影曝光，产生出可见的谱带；由此谱带即可直接读出与模板 DNA 互补的核苷酸碱基序列。

二、测序的试剂、材料及实验条件

1. 模板的制备

用作 Sanger 法测序的模板可以是单链 DNA 或经过热变性或碱变性的双链 DNA。早期测序所用的单链 DNA 模板多从重组 M13 噬菌体颗粒中分离得到，这样获得的模板测序效果很好，但大于 3kb 的 DNA 片段克隆到 M13 载体上时不稳定，容易丢失。后来发展了将基因克隆到质粒上直接测序的方法；这种方法较简便，但效果较差。近年来人们利用 PCR 这一新技术扩增出大量的 DNA，用作测序的模板，而且得到了广泛的应用。

利用 PCR 获得测序模板的方法主要有以下几种：①常规的 PCR，其中所用的两种引物均过量，然后以凝胶电泳的方法纯化扩增产物，去除剩余的寡核苷酸引物。②常规的 PCR，其中至少一个引物带有噬菌体启动子。这种方法的缺陷是需要合成一个含有启动子的长寡核苷酸长引物，代价较高。③不对称 PCR 技术，所用的 2 个引物的浓度比、摩尔比相差悬殊（通常为 50:1 或 100:1），经过约 15～20 个扩增循环，其中一种引物基本耗尽，双链 DNA 合成速率受到制约，另一引物则继续引导单链 DNA 的合成，扩增出以单链为主的 DNA 片段。以此单链 DNA 作为模板，用双脱氧链终止法对扩增产物直接测序。

2. 引物

测序反应中要利用一个与模板 DNA 特定序列互补的合成寡核苷酸作为引物。通常将要测序的 DNA 片段克隆到 M13 或噬菌体载体上，这样测序的引物可以利用市售的通用引物，适用于 M13 噬菌体重组克隆的通用测序引物一般长 15～29 个核苷酸。这些通用引物也可用于"双链"DNA 测序。

在中药材的研究中，一般选择待测物种已知 DNA 序列中 20～30 个碱基的保守片段作为引物；如果待测物种的 DNA 序列未知，可选择近源或同源物种的已知序列的某一片段为模式合成引物，以该同源或近源物种作为阳性对照。

3. DNA 聚合酶

目前应用较广的有：①T_7DNA 聚合酶［测序酶（sequenase^{TM}）和测序酶 2.0 版（sequenase version 2.0）］，测序酶是经化学修饰后去除大部分 3′→5′外切酶活性的 T_7 噬菌体 DNA 聚合酶，其持续合成能力可达 2000 核苷酸，合成速率为 300 核苷酸/秒，是测定长段 DNA 序列的首选；测序酶 2.0 版是测序酶的基因工程产品，完全去除了 3′→5′外切酶活性，极为稳定而且比活性较测序酶高 2 倍。②从嗜热水生菌分离的耐热 DNA 聚合酶（Taq）适用于测定在 37℃ 易形成大段稳定二级结构的单链 DNA 模板序列。因为 Taq 的最适反应温度为 70～75℃，在此温度下模板分子内二级结构无法形成，从而提高测序的质量。Taq 的持续合成能力可达 7000 核苷酸，聚合速率为 30～100 核苷酸/秒。

4. 标记物

由于放射性同位素对人体的危害，许多实验室开始利用非放射性标记物，如生物素、银染法、荧光标记、地高辛等。这些标记物比传统的放射性同位素检测容易、安全、快速、费用也较低。

5. dNTP 类似物

二重对称的 DNA 区段（特别是 GC 含量高时）容易形成链内二级结构，这种二级结构在电泳过程中不能充分变性，导致不规则迁移，使邻近的 DNA 条带压缩在一起，影响序列的判读。这时可采用 dNTP 类似物如 dITP（2′-脱氧次黄苷-5′-三磷酸）或 7-脱氧-dGTP（7-脱氧-2′-脱氧鸟苷-5′-三磷酸）等。这些类似物与普通碱基的配对能力较弱，而且是 DNA 聚合酶的合适底物。

6. 电泳方法

采用变性聚丙烯酰胺凝胶进行电泳。这种凝胶在碱基配对抑制剂存在下聚合。在最佳条件下，从单块变性聚丙烯酰胺凝胶中可读出 500 个核苷酸的序列。近年发展起来的电泳方法还有毛细管电泳法，如陈列毛细管电泳法，每只毛细管在 1.5h 之内可读出 350bp，测序速率达 6000bp/h；其次有超薄层电泳法，采用 50～100μm 凝胶板，场强提高至 250V/cm，使电泳时间大幅度缩短。

三、测序的自动化

为适应大规模测序的需要，以 Sanger 双脱氧链终止法为基本原理的自动测序仪也得到了发展。1987 年，美国 Applied Biosystem 最早推出了 DNA 自动测序仪（370A、373A 型）。其原理为 Sanger 双脱氧链末端终止法，采用非放射性的荧光标记物（共有 4 种）。掺入方式有 2 种：一种是标记引物（5′端标记）；另一种是标记 ddNTP（3′端标记），反应完成后采用四标记单泳道法分离，一次读出的 DNA 长度为 400～500bp。近年来 ABI 公司又推出了更高效的 377 型测序仪。20 世纪 90 年代，欧洲分子生物学实验室（EMBI）和瑞典 Pharmacia LKB 公司联手推出了最新型的全自动激光序列分析仪，与 ABI 测序仪不同的是它采用单荧光标记四泳道分别加样的方法，可提高测序结果的准确性，每克隆可测 1000bp，两条 DNA 模板分别测序后准确率 >99.7%。

四、优点及不足

优点：DNA 测序技术重现性好、结果准确清楚，而且可以利用已测物种的 DNA 序列建立"对照序列"文库，避免设立对照品。新测定的 DNA 序列也可加入此对照文库中，供他人参考。

不足：操作相对复杂，成本高，不易普及。

五、在中药研究中用于测序的基因

目前用于 DNA 测序的基因主要有以下几种。

（一）叶绿体基因组

（1）核酮糖 – 1，5 – 二磷酸羟化酶大亚基（ribulose – 1，5 – bisphosphate carboxylase large subunit，*RbcL*）　*RbcL* 基因是分子系统学中最为常用的基因，这一基因很容通过 PCR 进行扩增，基本上没有插入或缺失突变，长度和碱基替代率都较适合于远缘属间及科级以上分类群的研究。近年来已从不同的种子植物中得到了 1000 多个 *RbcL* 基因序列，在中药的鉴别中应用相对较少。

（2）编码赖氨酸转移核糖核酸酶 K（transfer RNA for lysine，*trn*K）及其内含子中编码一种成熟酶基因（maturase for lysine，*mat*K）　*mat*K 位于基因的内含子中，长约 1500 碱基，其编码的成熟酶参与 RNA 转录体中 II 型内含子的剪切，其长度保守，因此极易扩增。*mat*K 是叶绿体基因组蛋白编码基因中进化速率最快的基因之一，变异较为均一，一般用于科内、属间甚至种间亲缘关系的研究。

【例2-9】 多基原药材大黄叶绿体K基因序列分析及鉴定研究

大黄（*Rhei Rhizoma*）是一种重要的常用中药材，具有泻下攻积、清热泻火、凉血解毒、逐瘀通经、利湿退黄等功效。《中华人民共和国药典》（2010年版）规定，正品大黄来源于蓼科大黄属（*Rheum*）的掌叶大黄（*R. palmatum* L.）、唐古特大黄（*R. tanguticum* Maxim. ex Balf.）或药用大黄（*R. officinale* Baill.）的干燥根及根茎。大黄为多基原药材，其混淆品种类很多，传统的药材鉴定方法无法实现对药材基原种的鉴别。

［实验方法］

DNA提取：应取大黄药材其根的中间部位约20mg，置入事先预冷的研钵中，加液氮充分研磨成细粉。然后采用广谱植物基因组提取试剂盒进行DNA的提取。提取过程中将水浴时间延长至20~120min，缓冲液AP3抽提之后再离心1min，取上清液，后期用漂洗液多漂洗1次。得到的DNA-20℃保存。

PCR扩增及测序：大黄*mat*K PCR扩增的引物采用日本Research Center for Ethnomedicines Institute of Natural Medicine，Toyama Medical and Pharmaceutial University 设计的3对引物，由上海生工生物工程技术有限公司合成。

反应体系：灭菌ddH$_2$O 30μl，10×Buffer 5μl，2.5mmol·L^{-1} MgCl$_2$ 4μl，dNTP 4μl，引物各2μl（表2-2），DNA模板2μl，TaqDNA聚合酶1μl。扩增程序：95℃预变性5min；94℃变性30s，50℃退火50s，72℃延伸1min，共35个循环；72℃延伸10min。PCR扩增结果经琼脂糖凝胶电泳检测合格后送上海生工生物工程有限公司北京测序部进行双向测序。

表2-2　研究中使用的PCR扩增引物

Number	Sequence 5′-3′	Tm/℃
*Pt-trn*K692F	GACTGTATCGCACTATGTATC	51.0
*trn*K1544R	GGATAACCCCAGAATGCTTAG	51.0
*mat*K592F	TCCTACCGTGTGTGAATGCG	52.0
*mat*K8R	AAAGTTCTAGCACAAGAAAGTCGA	52.0
*trn*K1895F	GACATCCCATTAGTAAGCC	50.0
*trn*K2R	AACTAGTCGGATGGAGTAG	50.0

序列分析及数据处理：所得序列用Conting Express校对拼接，去除低质量序列及引物区。用DNAman软件对新测得序列和文献的大黄序列进行碱基分析，100%相同的序列即为同一基因型，任意碱基序列有变异者均分别列为不同基因型。

［结果］　大黄所有种的平均遗传距离为0.0421，3种正品大黄与6种伪品的种间最大遗传距离为0.4159，发生在唐古特大黄和六盘山唐古特大黄之间；最小遗传距离为0.0038，发生在掌叶大黄和条裂大黄之间。掌叶组、波叶组、圆叶组和塔黄组的组间最大遗传离为0.3764，发生在掌叶组和塔黄组之间；最小遗传距离为0.0060，发生在波叶组和圆叶组之间。在掌叶组内，3种正品大黄与2种混淆品的最大遗传距离为0.4159，发生在唐古特大黄和六盘山唐古特大黄之间；最小遗传距离为0.0014，发生在掌叶大黄和药用大黄之间。（表2-3）

表 2 – 13　种间及种内遗传距离

Specimens	Interspecific genetic distance								Intraspecific genetic distance（mean）
	1	2	3	4	5	6	7	8	
R. palmatum									0 ~ 0.0026（0.0013）
R. tataricum	0.0051								—
R. officinale	0.0014	0.0044							0 ~ 0.0013（0.0008）
R. laciniatum	0.0038	0.0077	0.0038						0 ~ 0.0086（0.0050）
R. tanguticum	0.0032	0.0062	0.0024	0.0047					0 ~ 0.0046（0.0017）
R. nobile	0.3732	0.3721	0.3725	0.3754	0.3736				—
R. tanguticum var. liupanshanense	0.4159	0.421	0.4154	0.418	0.419	0.4773			—
R. hotaoense	0.0088	0.0079	0.0081	0.9995	0.0063	0.3743	0.4267		—
R. undulatum	0.0051	0.004	0.0044	0.0077	0.0058	0.3699	0.421	0.004	—

（二）线粒体基因组

植物线粒体基因组的研究相对较晚，因为植物线粒体的 DNA 经常发生序列重排，基因组也比动物的线粒体基因组大，因此有关的资料较少；动物线粒体基因组研究较多，因此在中药中多用于动物类药材的鉴定。较常用的为 12S rRNA 基因。

【例 2 – 10】　比较 DNA 序列分析不同猪苓菌种的亲缘关系

猪苓［*Polyporusu umbellata*（Pers.）Fr.］，俗称猪粪菌、猪苓芝和野猪苓，为担子菌门（*Basidiomycota*）、层菌纲（*Hymenomycetes*）、非褶菌目（*Aphyllophorales*）、多孔菌科（*Polyporaceae*）、多孔菌属（*Polyporus*）的大型食药用真菌。主要产于陕西、云南、甘肃等地区。猪苓菌核已有 2500 多年的药用历史，是传统的真菌药物之一，具有利水渗湿之功效，并对炎症、糖尿病、癌症等具一定疗效。随着猪苓药用需求不断增加，野生资源日益匮乏，人工栽培或半人工栽培方法生产的猪苓稳步增加。利用 18S rDNA、ITS1 – 5.8S rDNA – ITS2 和 B – tub1 的 DNA 序列探讨了秦巴山区不同形态菌核猪苓间的亲源关系，为猪苓 GAP 栽培提供科学的种质分析依据。

［实验方法］

（1）DNA 的提取　采用 CTAB 法提取供试菌丝体的基因组 DNA。

（2）PCR 扩增

ITS 引物：ITS1（5c – 3c）TCCGTAGGTGAA – CCTGCGG，ITS4（5c – 3c）TCCTC-CGCTT – ATTGATATGC；18S rDNA 引物：P1（5c – 3c）AGCGAAACT – GCGAATGGC，P2（5c – 3c）CATCCTTGGCAAATGCTTTC。

B – tub1 引物：P1（5c – 3c）TTCCCCCGTCTCCACTTCTTCATG，P2（5c – 3c）GACGAGATCGTTCATG – TTGAACTC。

PCR 扩增程序：94℃预变性 5min；然后 94℃变性 1min，55℃退火 1min，72℃延伸 80s，35 个循环；最后 72℃延伸 10min。

（3）构建系统发育树　将所测的序列提交到 GenBank 数据库中并进行 BLAST 检索，下载相同性较高的数据，生成 Fasta 格式的文件。用 Clusta – l X 软件对所得序列进行人工校正及比对分析。利用 Mega 3.1 软件构建系统发育树。

（4）序列比对　利用 PCR 分别扩增 3 种材料的 rDNA（ITS1 – 5.8S rDNA – ITS2）和 B – tub1 片段，测得片段序列比对如下：3 种材料的 ITS1 – 5.8S rDNA – ITS2 扩增片

段均为537bp，部分18S rDNA扩增片段均为882bp，部分B-tub1扩增片段长度均为480bp，且扩增的3种材料同源片段碱基序列完全一致。因此，尽管3种供试猪苓菌核在形态上差别显著，但在本研究中上述序列没有差别。

第五节　其他分子鉴别技术

一、高特异性 PCR

该方法是基于PCR鉴别技术的一种专用于中药鉴定的快速、简便的新方法。其思路是：通过对正品药材及其伪品、混淆品的特定区域中的DNA序列研究，找出正品药材的特异性位点，设计出只扩增正品药材的高度特异性的鉴别引物。当有样品需要鉴定时，提取DNA后，用鉴别引物对样品DNA进行PCR扩增，经电泳检测便可达到准确鉴定样品真伪的目的。

高特异性鉴别引物设计所依据的DNA序列数据可以从两方面得到，一方面可通过对相关物种的DNA进行测序研究得到，另一方面可通过计算机网络如GenBank或EM-BL等DNA数据库直接获得。引物的设计遵守如下原则：①在待鉴别的物种中种内变异很小，但与伪品、混淆品之间差异较大的DNA分子区域内寻找。②设计的鉴别引物与正品药材在上述DNA分子区域内有合适的引物结合位点，与模板DNA在此位点上的碱基配对比高，且引物3′端与模板完全配对；引物与伪品、混淆品在此DNA分子区域内无合适的结合位点，特别是引物的3′端与伪品、混淆品的模板DNA不能配对。③由于药材中的DNA多数已发生不同程度的降解，因此设计的引物在上述分子区域内扩增的片段不宜过大，一般为100~300bp。④引物Tm值应较高，即引物应有足够的长度且GC含量较高，两引物的Tm值要匹配。⑤3′端尽量避免用T，而最好选择A；因为末位碱基是A时引发的错配率最低。

由于鉴别PCR用的是高特异性引物，复性温度高，一般的DNA污染也不会影响鉴定结果，对实验操作的要求也不太高；因此该技术容易掌握，具有较大的实用价值。该法已成功地用于金钱白花蛇及其伪品的鉴别。

二、RAPD 显性标记中的特异性序列 SCAR

基于药材正伪品的RAPD共显性标记，将筛选出的正品和伪品的显性标记条带分别克隆并测序，根据该序列分别设计一对特异性的寡聚核苷酸引物，用这对引物对待鉴定的药材样品DNA进行扩增，经电泳检测即可鉴定出药材的真伪。这样就将显性的RAPD标记转换成了共显性的SCAR标记，可以解决由于药材DNA降解对RAPD的影响。

第二篇

药用植物细胞工程技术

YAOYONGZHIWUXIBAOGONGCHENGJISHU

第三章 | 植物细胞工程概述

植物细胞工程是基于植物细胞全能性理论的一门工程技术。在学习植物细胞工程之前，以下先对相关的基本概念和植物细胞的基础知识做一个简单的介绍。

第一节　植物细胞工程及其基本概念

一、细胞工程概述

细胞工程（cell engineering）是应用细胞生物学和分子生物学方法，借助工程学的试验方法或技术，在细胞水平上研究改造生物遗传特性和生物学特性，以获得特定的细胞、细胞产品或新生物体的有关理论和技术方法的学科。广义的细胞工程包括所有的生物组织、器官及细胞离体操作和培养技术，狭义的细胞工程则是指细胞融合和细胞培养技术。

根据研究对象不同，细胞工程可分为动物细胞工程和植物细胞工程。动物细胞工程包括：细胞培养技术（包括组织培养、器官培养），细胞融合技术，胚胎工程技术（核移植、胚胎分割等），克隆技术（单细胞系克隆、器官克隆、个体克隆）。植物细胞工程包括：植物组织、器官培养技术，细胞培养技术，原生质体融合与培养，亚细胞水平的操作技术等。

人类从植物中得到药物已有很长的历史。随着植物细胞培养、植物基因工程等生物技术的发展，中药被赋予了新的内容和广阔的发展前景。针对中药发展的特点，本书着重讨论的是植物细胞工程。

植物细胞工程是以植物细胞为基本单位，应用细胞生物学、分子生物学等理论和技术，在离体条件下进行培养、繁殖或人为的精细操作，使细胞的某些生物学特性按人们的意愿发生改变，从而改良品种或制造新品种，或加速繁育植物个体或获得有用物质的一门科学和技术。它是一门以植物组织和细胞的离体操作为基础的实验性学科。

植物细胞工程主要由上游工程（包括细胞培养、细胞遗传操作和细胞保藏）和下游工程（即将已转化的细胞应用到生产实践中用以生产生物产品的过程）两部分构成。植物细胞工程涉及的范围和内容相当广泛。如20世纪70年代中期，日本学者根据设计要求及研究对象中需要改造的遗传物质不同把细胞工程学又分为基因工程、染色体工程、染色体组工程、细胞质工程、细胞融合工程五个方面，这个范围几乎包括了所有的细胞操作和遗传操作。也有人把生物技术中除基因工程以外的全部内容都称为细胞工程。但总的来说，多数学者仍把生物工程（技术）细分为发酵工程、酶工程、细胞工程和基因工程。

尽管植物细胞工程已取得了令人瞩目的发展，但仍有一系列问题需要深入研究，如植物细胞全能性的本质、细胞分化机制和代谢途径的调控、培养细胞中的生理和遗传的变异、体细胞杂交和有性杂交的比较、不亲和性机制、细胞大规模培养的动力学参数的建立等。此外，细胞和组织培养方法的改进、细胞器的分离和引入、原生质体诱导融合和杂种的培养筛选和鉴定、花粉和花药培养、培养细胞中有用成分的鉴别及分离分析方法的建立、试管苗的大规模繁殖和生产等亦需要进行深入细致的研究。此外，随着科学技术的进步，植物细胞工程也需要吸取和运用生物学中其他学科分支以及化学、物理学等学科的有关知识和技术，才能加速本学科的发展速度，为国民经济的发展做出更大贡献。

植物细胞工程的进展，与其所处时代的生产和技术发展水平息息相关。早期研究中，人们曾试图利用组织培养技术来解决生产实际中的问题，但由于技术上的种种困难，仅仅在培育杂种植物方面取得某些进展。从20世纪50年代以来，通过对组织培养条件的广泛研究及培养技术的不断提高，尤其是单细胞培养并诱导分化成植株的成功，而且由于对植物体内天然激素的深入研究以及许多人工合成植物激素的不断增加，从而可使人们更好地控制细胞的生长分化及器官形成。而酶制剂（如纤维素酶、果胶酶等）的产量不断增加，为制备和培养原生质体，进行细胞杂交研究等创造了条件。另一方面，由于农业生产中不断提出许多新要求（如探索育种新途径、难以繁殖的作物或优良单株的快速无性繁殖技术等），又进一步促进了植物细胞工程的广泛开展。

中华民族的发展史与中医药的发生和发展息息相关。我国的中药材是一个具有数千年历史的医药宝库。传统药材中，80%以上为野生。但由于盲目挖掘，不仅使野生资源日益减少，还严重破坏了自然界的生态平衡；人工种植又面临品质退化、农药污染和种子带病等问题。因此，除了尽快制定政策法规保护我国不断减少的野生资源外，更加重要的是必须找到彻底改变这种局面的有效途径。生物技术的兴起为保护和发展我国传统中药材提供了这种机会和方法。

总之，植物细胞工程的研究，可以在理论研究上探讨细胞生长、分化的机制以及有关的细胞生理学和遗传学问题；而在生产实践中，现代生物工程的新技术有的已经应用（如胚胎培养、茎尖培养、细胞融合等），有的正在试验推广（如转基因植物、植物细胞大规模发酵培养等）。因此，近年来在植物细胞工程领域内的研究已越来越多地吸引了科学家们的关注和参与，为其进一步发展奠定了坚实的基础。

二、基本概念

植物细胞工程涉及诸多理论原理及实际操作技术，如组织和细胞培养技术，它是细胞遗传操作及细胞保藏的基础。下面就植物细胞工程常见名词解释如下。

植物细胞的全能性（totipotency）：是指植物体中任何一个具有完整细胞核（完整染色体组）的细胞，在一定条件下都可以重新再分化形成原来的个体。这一概念是20世纪30年代 White 首先提出的；1952～1953年 Steward 等人证实悬浮培养的单个胡萝卜体细胞可以直接形成体细胞胚并进而发育成完整的植株，第一次用实验方法证明了植物体细胞具有全能性。

植物组织和器官培养：植物组织和器官培养是指在无菌和人工控制条件（培养基、光照、温度等）下，研究植物的细胞、组织和器官以及控制其生长发育的技术。

植物的分化（differentiation）：高等植物的分化可以分为胚胎发生和器官发生两个

阶段。前者是从精子与卵细胞结合开始，分化为幼胚，进而发育为成熟胚和种子。种子在适宜的条件下萌发，通过器官分化过程，形成根、茎、叶、花和果实。

脱分化（dedifferentiation）：是指已经分化的细胞、组织和器官在人工培养的条件下又变成未分化的细胞和组织的过程。表 3 - 1 给出分化的细胞和组织与脱分化的主要区别。

表 3 - 1　分化的细胞和组织与脱分化的主要区别

区别	分　化	脱　分　化
细胞学	有丝分裂，无液泡及蛋白体	无丝分裂为主，出现液泡及蛋白体
形态学	有特征，排列规则，有极性，没有特征，如髓、分生组织等	排列不规则，没有极性
生理学	有专一的功能	没有专一的功能
生物化学	有不同的化学组成和代谢方式	化学组成与代谢方式基本相同

再分化（redifferentiation）：通过脱分化诱导形成的愈伤组织在适宜的培养条件下可再分化成为胚状体或直接分化出器官。由愈伤组织形成胚状体一般有两个途径：①由体细胞或性细胞，通过脱分化形成胚状体；②通过愈伤组织直接形成胚状体。但不论何种途径，均可进一步发育成同母体相同的植株，这就是所谓的植物细胞的全能性。

上述结果表明，植物愈伤组织的再分化是又回到分化的过程。假如我们把植物受精作用之后形成胚和种子的过程视为植物分化的正常过程，那么植物的脱分化即应视为不正常的分化，而由愈伤组织再分化为胚状体则是由不正常的分化又回转到正常的分化。由此可见，植物细胞、组织和器官具有很大的可塑性。而这种特性为利用植物细胞工程来改良植物提供了可能性。

植物无菌培养技术分如下几类：①幼苗及较大植株的培养，即为"植物培养"（plant culture）。②从植物体的各种组织、器官等外植体，经脱分化而形成的细胞聚集体的培养称为"愈伤组织培养"（callus culture）。③能够保持良好分散性的单细胞和较小细胞团的液体培养，称为"悬浮培养"（suspension culture）。在此培养条件下组织化水平较低。④植物离体器官的培养，如茎尖、根尖、叶片、花器官各部分原基或未成熟的花器官各部分以及未成熟果实的培养，称为"器官培养"（organ culture）。⑤未成熟或成熟的胚胎的离体培养，则为"胚胎培养"（embryo culture）。

细胞培养：细胞培养是指利用单个细胞进行液体或固体培养，诱导其增殖及分化的各种试验。其目的是为了得到单细胞无性繁殖系。

分生组织培养：分生组织培养（meristem culture）又称生长锥培养，是指在人工培养基上培养茎端分生组织细胞。分生组织，如茎尖分生组织的部位仅限于顶端圆锥区，其长度不超过 0.1mm。研究表明，通过组织培养技术进行植物的快速繁殖试验时往往并没有利用这么小的外植体，而是利用较大的茎尖组织，通常包括 1～2 个叶原基。

外植体：外植体（explant）是指用于植物组织（细胞）培养的器官或组织（的切段），植物的各部位如根、茎、叶、花、果、穗、胚珠、胚乳、花药和花粉等均可作为外植体进行组织培养。

无性繁殖系：无性繁殖系（clone）又叫克隆，在植物细胞工程中是指使用母体培养物反复进行继代培养时，通过同一外植体而获得越来越多的无性繁殖后代，如根无性系、组织无性系、悬浮培养物无性系等。在此培养过程中，如局部组织无论在结构、生长速度以及颜色方面都表现出明显的区别，继续进行选择培养，则可从同一无性系分离形成二个或多个不同的系列，该系列称为"无性系的变异体"（clonal variant）。

突变体：经过确证已发生遗传变异或新的培养物至少是通过一种诱变处理而发生变异所得的新细胞，即为突变体（mutant）。为了与上述无性系相区别，由单细胞形成的无性系称为"单细胞无性系"；如果这种单细胞无性系是从同一组织分离得到的，并彼此不同时，叫作"单细胞变异体"。

继代培养：由最初的外植体上切下的新增殖的组织，培养一代时间而称之为"第一代培养"。连续多代的培养即为"继代培养"（subculture），有时又称"连续培养"。但习惯上"连续培养"一词多用于不断加入新的培养基，并连续收集培养物以保持平衡而进行的长期不转移的悬浮培养。

次级代谢作用和次级代谢产物：以前，人们把除了核酸、核苷、核苷酸、氨基酸、蛋白质及碳水化合物（这些成分通常称为初级代谢产物）以外，具有如下特征的成分称为次级代谢产物：①有明显的分类学区域界限；②其生物合成需在一定的条件下才能发生；③缺乏明确的生理功能；④是生命的多余成分。次生代谢作用的现代定义为：次级代谢作用是由特异蛋白质（调控）产生的内源化合物的合成、代谢及分解作用的综合过程。上述作用的结果导致了次级代谢产物的产生。次级代谢产物种类很多，主要有生物碱、黄酮体、萜类、有机酸、木质素等。需要强调的是，随着科学技术的不断发展，很多过去认为"无用"的次生代谢成分（如萜类、多元酚类、皂苷类等）也显示出其明显的（甚至独特的）生理活性。越来越多生命活性物质的发现，进一步丰富了医药学家研制开发新药的筛选范围。

第二节　植物细胞工程的类别及应用

一、植物细胞工程的类别

植物细胞工程是以培养技术为基础，结合工程技术策略和相关操作的综合性实验体系。因此，根据培养层次、取材及工程技术的差异或侧重点不同，植物细胞工程可以分为不同的类别。

根据培养层次的不同可分为：①植株培养，即通常的试管小植株培养，如从植株到植株的继代繁殖；②器官培养，包括茎尖、根、茎、叶、花（包括花器官的各部位如花药）及幼嫩果实等类型的培养；③胚胎培养，包括胚、胚乳、胚珠及子房等培养；④愈伤组织培养，即经植物各种外植体培养形成的愈伤组织培养；⑤细胞培养，大多指具有良好分散性的单细胞及小细胞团的悬浮培养，包括花粉小孢子悬浮培养，同时也包括各种固体或半固体的单细胞培养；⑥原生质体培养，植物细胞脱出细胞壁后的完整细胞培养即为原生质体培养。

根据工程技术策略的不同可分为：①组织与细胞培养，包括上述所有培养类型；②细胞融合，即原生质体融合，是获得体细胞杂种的技术途径；③胚胎工程，以性细胞为基础的操作技术，包括试管授精、性细胞培养等；④染色体工程，包括染色体替换和切割等；⑤细胞遗传工程，包括通过细胞培养途径的各种外源遗传物质的摄入、体细胞突变和细胞器操作等。

此外，按照在植物领域应用目的的不同，细胞工程还可分为植物快速繁殖的培养技术、获得特殊倍性的细胞工程技术、获得特殊杂种的细胞工程技术及用于基因功能研究的细胞工程技术等。

二、植物细胞工程的应用

植物细胞工程有着广阔的应用前景，这一点已为近年来日益增多的实例所证实。就目前已经取得成效的领域来看，大致有以下几个方面。

1. 在植物育种上的应用

将常规植物育种技术与植物组织培养技术相结合，可以获得常规技术难以或无法获得的种质材料，缩短育种周期，提高育种效率。

（1）快速获得特殊倍性材料　采用花药和花粉培养可以很快获得单倍体。单倍体经过加倍即可获得纯合材料，从而可以大大缩短育种周期。利用胚乳培养技术还可以获得三倍体，能够用于一些希望果实无核的瓜、果植物育种中。

（2）克服远缘杂交不亲和　采用原生质体融合技术可以获得亲缘关系相差很远的两亲本间的细胞杂种，不仅可以克服远缘杂交不亲和，而且有可能创造新物种。

（3）克服杂种胚早期夭折　远缘杂种胚和某些果树如柑橘和早熟桃等的胚常常早期夭折，利用幼胚培养技术可以加以克服。

（4）导入外源基因　用细胞工程技术可以进行细胞器转移、基因转移和染色体转移等，从而实现外源基因的导入。

（5）突变体筛选　在细胞培养和原生质体培养中，时常会发生各种自发的遗传变异，这是十分广泛的变异来源。同时，在细胞和原生质体水平上的人工诱变，其变异频率将会大大提高，为突变体的筛选提供更多的机会。

（6）种质资源保存　组织培养技术保存植物种质，不仅可以节约人力、物力和耕地，同时也可避免不可预测因素对种质资源造成的损失。

2. 种质脱病毒与快速繁殖

植物病毒是引起无性繁殖作物品种退化的主要因素。病毒防治除抗病育种外，脱除种用材料所携带的病毒是目前最有效的途径。病毒在植物体内具有不均匀分布的特点，越靠近生长点，病毒含量越低，由此发展茎尖分生组织培养的脱毒技术。利用茎尖培养脱毒，在组织培养条件下或在具有良好的病毒传播隔离的条件下进行无病毒种苗的快速繁殖，已在许多无性繁殖植物中广泛应用，如马铃薯、甘蔗、香蕉、柑橘、苹果、草莓及一些珍稀花卉等。利用组织培养技术，也使许多传统上繁殖系数很低的有性繁殖植物得以快速繁殖，大大提高了经济效益。近年来，随着一些植物体细胞胚诱导技术的不断完善，体细胞胚的规模化生产技术也正在一些植物中发展起来，与现代活体包埋技术相结合的人工种子生产已在人参、杨树等植物繁殖中开始利用。此外，随着营养变态器官的离体诱导技术的发展，以其为繁殖体的人工种子也在马铃薯等作物的种子繁殖中开始应用。

3. 细胞培养生产有用次生代谢产物

植物几乎能生产人类所需的一切天然有机化合物，如蛋白质、脂肪、糖类、天然药物、香料、生物碱及其他活性物质。这些化合物的生物合成均是在细胞内进行的，因此利用细胞的大规模培养，就有可能生产这些化合物。这一领域的研究近年来引起人们极大的兴趣，通过细胞培养的植物种类已达 100 多种，所能鉴别的有用成分超过 300 种，这些有用次生代谢产物主要集中在一些价格高、栽培困难、产量低、需求大的药品上，如人参糖苷、长春花蛇根碱、穿心莲素、地高辛（异羟基洋地黄毒苷）及小檗碱等。其他一些次生代谢产物如香料（小豆蔻油、春黄菊油和玫瑰油等）、食品调味剂、染料（番红花和紫草等）和树胶等也在此范畴。

利用植物生产这些有用次生代谢产物具有广阔的应用前景。首先，它能够节约大量耕地，因为这些产物在植物中的含量常常很低的，要获得一定的产量就必须大面积种植。而利用细胞培养生产这些产物，就可以节约出种植相应植物所占用的耕地。其次，大多数目前所利用的可以生产次生代谢产物的植物，其栽培常常十分困难，或是需要特殊条件，或是培养周期相当长，如人参的栽培周期一般要 7 ~ 10 年，黄连栽培周期不仅需要 5 ~ 7 年，而且 1 亩黄连还需要 1 亩森林来维持（提供栽培设施）。因此，利用细胞培养生产相应的次生代谢产物还可以保护生态环境、提高生产效率。从医药工业的角度讲，利用细胞培养生产的医药原料，其含量稳定性会更好，因此也有利于以中药植物为基础的中医药事业的发展。

4. 在细胞生物学和发育生物学研究中的应用

植物不同组织、细胞培养获得再生个体，以及其在此过程中所形成的调控技术本身，进一步揭示了植物细胞全能性学说的本质和内涵，是对细胞生物学领域的重要贡献。长期以来，植物细胞由于细胞壁的屏障，使植物单细胞活动的相关研究受到一定影响，原生质体系的建立为植物细胞的单细胞研究提供了良好的试验体系。目前，利用原生质体系在植物细胞分裂周期调控、细胞分化等细胞生物学领域的研究取得了重要成就，不仅分离出与这些细胞学现象相关的基因，而且通过原生质体系明确这些基因在细胞中的表达调控机制，从而明确相关细胞生物学现象的本质。同时，通过细胞工程途径，植物细胞的一些特殊途径如细胞壁生物学研究中也取得了重要进展。

发育生物学研究一般是在个体水平上进行的，由于个体水平上的变异频率低，因而很难对某一特定发育阶段的生物学现象进行正方向和负方向的比较研究。由于细胞工程技术的应用，利用人工细胞突变体，可以定向观察某一发育负方向所产生的生物学效应。通过这一途径，现已分离出许多与发育相关的基因，为揭示生物发育的遗传调控机制奠定了基础。离体培养的器官发生和体细胞胚发生及其调控已成为植物形态建成的良好试验体系，从而加速了发育生物学研究的发展。

5. 在植物遗传、生理生化及植物病理等基础研究中的应用

植物细胞工程技术在植物学研究的各个领域都得到广泛应用，推动植物遗传、生理、生化和病理学的研究，现已成为这些领域研究中的常规手段之一。

花药和花粉培养所获得的单倍体和纯合二倍体植株，是研究细胞遗传的极好材料。在单倍体条件下更易获得遗传变异，便于遗传操作，从而较其他方法更易获得大量变

异材料。同时，利用细胞途径进行染色体操作，可以有目的地创造植物附加系、代换系和易位系，为染色体工程的研究开辟新途径。此外，花粉单倍体加倍获得纯合系的方法，还为有性繁殖植物的遗传分离群体构建提供了有效途径，从而为遗传图谱构建、基因定位等提供稳定的基础材料，其应用又促进遗传学的发展。

细胞是一切生理活动进行的场所。因此，细胞培养和组织培养为研究植物生理活动提供了一个理想的技术体系。事实上，植物营养研究一直是植物组织培养工作的重点，已在矿物营养、有机营养和生长活性物质方面开展大量的研究，并取得很多重要成果。用单细胞培养研究植物的光合代谢是其他方法难以取代的技术途径，近年来，光自养培养研究取得重要成果。在细胞的生物合成研究中，细胞培养为物质代谢途径及其调控研究奠定基础。细胞培养研究现已在许多物质的合成代谢途径研究中取得进展，为研究生物大分子未知的代谢调控奠定基础。

植物细胞培养体系为植物病理学的深入研究提供条件。在人工培养条件下对植物抗病性进行研究，免除环境条件的干扰，使得结果更加真实可靠。同时，在细胞水平上对抗性的研究，能够更好地揭示植物的抗性本质，从而促进植物病理学的发展。

总之，随着生物科学技术的不断发展，细胞工程的应用范围将日益扩大。细胞工程作为一个相对独立的学科和技术体系，它能直接应用于遗传改良、繁殖和物质生产等与人类社会的生存发展密切相关的各个方面，并被认为是最有可能取得突破性成就的生物技术领域。细胞工程作为一个由多学科渗透融合而形成的综合技术体系，其发展既依赖于分子生物学、细胞生物学、遗传学和生理学等相关学科理论的技术进步，同时也能作为这些学科发展的桥梁和载体，促进整个生命科学的发展与进步。

第三节　植物细胞的形态及生理特性

一、植物细胞的形态

植物细胞是构成植物体的基本单位。而藻类中的衣藻、小球藻以及菌类中的细菌则属于单细胞植物。植物细胞的形状多种多样，随植物种类、存在部位和机能的不同而异。游离的或排列疏松的薄壁细胞多呈球形、类圆形和椭圆形；排列紧密的细胞多呈角形；具有支持作用的细胞，细胞壁常增厚，呈类圆形、纺锤形等；具有输导作用的细胞则多呈管状。

植物细胞的大小差别很大。种子植物薄壁细胞的直径在 $20 \sim 100\,\mu m$；储藏组织细胞的直径可达 1mm。苎麻纤维一般为 200mm，有的可达 500mm 以上。最长的细胞是无节乳管，长达数米至数十米不等。

二、植物细胞的结构特征

生物细胞分为原核细胞（prokaryotic cell）和真核细胞（eukaryotic cell）两种。真核细胞有典型的为双层膜所包被着的细胞核，原核细胞中只有类核（nucleoid）。类核没有膜包被，常常就是一条 DNA，其周围即为细胞质。高等植物的细胞均为真核细胞。

在光学显微镜下，细胞壁、细胞核、液泡以及植物细胞内一些较大的结构容易辨认出来，但植物细胞内部的细微结构（图3－1，表3－2）只有在透射电子显微镜下才能观察到。图3－1为典型植物细胞模式图。

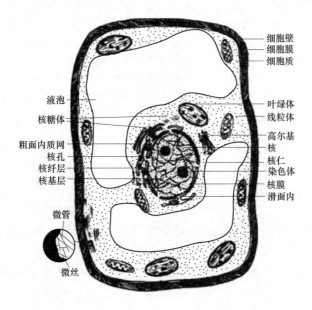

图3－1　典型植物细胞模式图

植物细胞由细胞壁和原生质体两大部分组成。原生质体包括细胞质、细胞核和液泡。细胞质和细胞核组成原生质（protoplasm）。后含物（ergastic substances）常存在于细胞质和液泡中。与动物细胞与微生物细胞相比，植物细胞有三个特点，即具有细胞壁、液泡和质体（如叶绿体）（表3－2）。

表3－2　植物细胞的组成

分　类	项　　目
细胞壁（cell wall）	初生壁（primary wall），厚约1~3μm
	次生壁（secondary wall），厚约4μm以上
中层（middle lamella）	胞间连丝（plasmodesma），粗约40~100nm
	原生质体（protoplast），直径10~100μm
细胞质（cytoplasm）	质膜（plasmolemma），厚约7.5μm
	液泡膜（tonoplast），厚约7.5nm
	微管（microtubule），粗18~27nm，长数纳米至数微米
	微丝（microfilament），粗5~7μm
	内质网（endoplasmic reticulum），膜厚7.5nm
	核糖体（ribosome），直径约15~25nm，$5~50×10^5$ 个/细胞
	高尔基体（Golgi body，dictyosome），直径0.5~2.0μm
	线粒体（mitochondria），1~5μm，50~2000 个/细胞

续表

分　类	项　目
质体（plastid）	前质体（proplastid） 白色体（leucoplast） 造粉体（amyloplast） 叶绿体（chloroplast），5～20μm，50～200 个/细胞 有色体（chromoplast） 微体（microbody），直径 1～5μm，500～2000 个/细胞 球形体（spherosome），直径 0.5～2.0μm
细胞核（nucleus），直径 5～20μm	核膜（nuclear envelope），厚 20～50nm 核质（nucleoplasm） 染色质（chromatin） 核仁（nucleolus）
液泡（vacuole），可占细胞总体积的95%以上	

植物细胞的基本特征是含有刚性的细胞壁和大的液泡。细胞壁又分为初生细胞壁和次生细胞壁。初生细胞壁由功能细胞和非生命细胞组成，有些植物细胞在初生细胞壁的里面尚含次生细胞壁。纤维素是构成初生壁和次生壁的基本成分。细胞质充满在细胞壁和细胞核之间，是细胞中有生命的部分，含有各种细胞器和细胞生命基本物质。

（一）细胞壁

植物细胞最显著的特征之一是具有一定硬度和弹性的细胞壁。初生细胞壁是由生命细胞的细胞质产生的，主要由纤维素、半纤维素、果胶和结构蛋白质组成。在很多植物细胞中，一旦细胞变大并开始分化时，次生细胞壁即开始形成。次生细胞壁由于含有木质素而使植物体变硬。其组成中除了木质素外，尚含纤维素和半纤维素，极少含果胶类物质。植物细胞最重要的生物学性质是对水溶液的通透性。细胞壁上存在荷电基团，它们能与离子型成分结合，对很多生物活性成分具有通透性；而作为转运载体的意义不大，细胞的转运选择性取决于细胞质膜而非细胞壁。

（二）原生质体

原生质体是细胞内有生命的物质，是细胞的主要成分，细胞的一切代谢活动均在此进行。原生质体包括细胞质、细胞核和液泡。细胞质和细胞核又可总称为原生质。细胞质和液泡中常含有生理活性物质及其他化学成分（亦称后含物）等。

1. 细胞质

细胞质充满在细胞壁和细胞核之间，是原生质体的基本组成部分，为半透明的基质，也有人将细胞质称为原生质。此外，细胞质内还分散着细胞核、质体、线粒体和后含物。

质膜　植物细胞的原生质体外面为质膜（细胞质膜，plasmic membrane，plasma membrane），紧贴其外的是细胞壁。质膜是一种半透膜，它对各种离子和分子的透性是有选择性的，但水分子能自由通过。质膜调节着细胞与其周围环境间的物质交换。包被着液泡的膜称为液泡膜（vacuolar membrane），其结构与质膜类似。

内质网　植物细胞有一个内质网系统，充满整个细胞质，高压透射电镜观察显示，内质网由很多小管（tubule）组成，众多小管连在枕头套样的成对的膜（称为槽库）上。内质网分两类，一为粗糙内质网，其上有许多称为核糖体的小颗粒；另一类是光滑内质网，上面没有核糖体。核糖体除连接在内质网上外，也存在于细胞溶质（cytosol）中。有时许多单独的核糖体由一条 mRNA 连成一串，称为多聚核糖体（polyribosome or polysome）。叶绿体和线粒体中也有核糖体。核糖体是蛋白质合成（转译）的场所。此外，还合成甾醇和磷脂，它们是各种膜的必要成分。除合成活动外，内质网还负责细胞内甚至细胞间的物质运输。

细胞器　位于细胞质中，是真正的细胞功能执行者，它包括质体、线粒体、高尔基体、核糖核蛋白体、溶酶体等。事实上，细胞的很多代谢活动均可从细胞器上得到解释。

叶绿体　叶绿体是光合作用的器官，是植物细胞的特有质体之一，呈扁圆形，直径数微米，每个叶肉细胞中有数十个叶绿体。成熟的叶绿体有一双层膜组成的包被（envelope），其内部为类囊体（thylakoid）系统。类囊体膜（photosynthetic membrane，又称光合膜）主要由蛋白质、类脂、核糖核酸和色素所组成。主要含叶绿素类（chlorophylls）和类胡萝卜素类（carotenoids）两大色素系列。叶绿素类中主要是叶绿素甲（chlorophyll a）和叶绿素乙（chlorophyll b）；类胡萝卜素类中主要为胡萝卜素类（carotines）和叶黄素（xanthophylls）。

线粒体　线粒体是细胞质内的粒状、棒状、丝状或有分支的细胞器，存在于所有的细胞中。呼吸作用中的枸橼酸循环和电子传递均发生在线粒体内。在电子显微镜下观察可见线粒体是由内外两层组成的，内层膜延伸到线粒体内部而形成管状突起（称为嵴）。嵴的形成有效地增加了酶分子附着的表面。嵴延伸至衬质之中。

线粒体的主要功能有三，即进行三羧酸循环、电子传递和氧化磷酸化作用。三羧酸循环在衬质中进行，与此循环有关的酶也主要存在于衬质中。电子传递和氧化磷酸化作用发生在内膜上，其上含有细胞色素、黄蛋白类（琥珀酸脱氢酶等）及形成 ATP 的酶。

2. 细胞

在高等植物的细胞中，细胞核只有一个。但在一些低等植物的细胞（如藻类和菌类）中，也有具双核或多核的。细胞核可分为核膜、核仁、染色质和核液四部分。其重要性在很多教科书中均有讨论，在此不再赘述。

3. 液泡

液泡的存在是植物细胞的一个重要特点。成熟的植物细胞，95% 以上的体积都为液泡所占据，其中充满了水溶液，其作用是维持细胞和整个植物体的紧张度和刚硬度，同时也增大了细胞和整个植物的表面积，以便于从外界吸收水分、无机养分、二氧化碳和日光。液泡液（vacuolar sap）中可能含有各种无机盐类、有机物、蛋白酶、色素、晶体（如草酸钙）和多种代谢产物等。液泡的主要功能是调节细胞的渗透压，在维持细胞质内环境的稳定性上起着重要的作用。液泡外面的膜称为液泡膜，它把液泡里的细胞液（cell sap）和细胞质分开。液泡膜也具有选择透性。液泡内含有新陈代谢过程中产生的各种物质的混合液，总称为细胞液，是无生命的非原生质体的组成部分；其成分非常复杂，而且不同植物、不同器官及不同组织的细胞液成分也不尽相同，同时也与其发育过程、环境条件等因素有关。

三、植物细胞的主要生理活性物质及其他化学组分

细胞中除含有生命的原生质体外，还有许多非生命的物质（亦称后含物），它们均为细胞代谢过程中的产物。一类是生理活性物质，对细胞内生化代谢和生理活动起着调节作用，含量虽少，但生理作用却非常重要，如酶、维生素、植物激素和抗生素等。另一类为后含物，系储藏物质或废弃物质，分布于液泡内，如生物碱、苷类、有机酸、挥发油、糖类（saccharides）、盐类（salts）等。

（一）生理活性物质

生理活性物质是一类对细胞内的生化反应和生理活动起调节作用的物质的总称，包括酶、维生素、植物激素和抗生素等。

1. 酶类

酶（enzymes）是一种有机催化剂。生物体内的化学反应几乎都是在酶的催化下进行的。酶的作用具有高度专一性，如淀粉酶只作用于淀粉，使淀粉变成麦芽糖；蛋白质只有在蛋白酶的作用下才能变为氨基酸；脂肪一定要在脂肪酶的作用下才能变成脂肪酸和甘油。酶的种类很多，但某些酶的作用具有可逆性，既能促进物质的分解，也能促进物质的合成。酶反应一般均在常温、常压、中性水溶液中进行，高温、强酸、强碱和某些重金属离子，会使其失活。酶的催化效率极高，一个酶分子在一分钟内可催化数百个至数百万个底物分子的转化，而酶本身并不被消耗。

2. 维生素

维生素（vitamin）是一类复杂的有机物，常参与酶的形成，对植物的生长、呼吸和物质代谢有调节作用，如对难以生根的植物，用维生素 B_{12} 处理后可促进不定根的生长。

3. 植物激素

植物激素（phytohormones）是植物细胞原生质体产生的一类复杂的调节代谢的有机物质，对生理过程（如细胞分裂和繁殖）产生作用，其量虽微，但作用甚大。

4. 抗生素和植物杀菌素

抗生素（antibiotic）是由微生物（如某些菌类植物）产生的能杀死或抑制某些微生物生长的物质，如青霉素、链霉素等。高等植物如葱、蒜、辣椒、萝卜等也能产生杀菌的物质，称为植物杀菌素（plant fungicidin）。

（二）其他成分

1. 生物碱

生物碱（alkaloids）是一类含氮的有机化合物，广布于植物界。含生物碱较多的植物科有：茄科、罂粟科、小檗科、豆科、夹竹桃科等。按照植物化学分类学的观点，亲缘关系相近的植物，常含有化学结构相似的成分。此外，一种植物所含的同一类成分中也经常存在多种化学成分，如人参中含有几十种人参皂苷，它们均属于三萜皂苷类成分。中草药中含有多种生物碱，如麻黄碱、咖啡、阿托品、奎宁、黄连素等，均具显著的生理活性，且很多已被广泛应用于临床。

2. 糖苷类

糖苷（glucosides）是指某些有机化合物和糖经苷键结合而成的化合物，例如黄酮苷是黄酮苷元和糖连接而成。很多糖苷类化合物对疾病都有很好的治疗作用，如洋地黄毒苷有强心作用；大黄中的蒽醌苷有强烈的泻下作用；紫草中的紫草宁是紫草中蒽醌类化合物的总称，除作为天然色素（如口红）外，尚具有很好的抗癌活性。

3. 挥发油

挥发油（volatile oil）是一类具有芳香气味，在常温下易于挥发的油类。在伞形科、姜科、唇形科等植物科中多有分布。很多挥发油可做药用，如薄荷油、丁香油等。

4. 有机酸

有机酸（organic acids）是糖类代谢的中间产物。植物果实中的酸味，以及细胞液的酸性反应，主要是由于有机酸的存在。常见的植物有机酸有：苹果酸、枸橼酸、水杨酸、酒石酸等。

四、植物培养细胞的生理特性

由于植物细胞自身的特性，所以植物细胞培养的操作条件与微生物培养不尽相同，表 3 - 3 比较了植物细胞与哺乳动物细胞、微生物细胞的主要异同点。

表 3 - 3　植物细胞与哺乳动物细胞、微生物细胞的比较

内容	哺乳动物细胞	植物细胞	微生物细胞
大小（μm）	10～100	10～100	1～10
生长形式	悬浮、贴壁	悬浮	悬浮
营养要求	很复杂	简单	简单
倍增时间（h）	15～100	20～120	0.5～5
细胞分化	有	有限分化	无
环境影响	非常敏感	敏感	一般
细胞壁	无	有	有
产物存在部位	胞内或胞外	胞内或胞外	胞内或胞外
产物浓度	低	低	高
含水量（%）	–	～90	～75
供氧需求（$K_L \cdot a$）	1～25	20～30	100～1000
产物种类	疫苗、单抗、酶、生长因子、激素、免疫调节剂	酶、天然色素、天然有机化合物等	发酵食品、抗生素、有机化合物、酶等

表 3 - 4 为植物培养细胞不同生长阶段的持续时间及特征。由表 3 - 4 可知，植物培养细胞重量的增加主要是取决于对数期，而次级代谢产物的累积则主要在稳定期完成。如前所述，植物细胞与哺乳动物细胞及微生物细胞有很多不同，并由此导致了一系列生理生化等方面的差异，比如混合与传质等。就植物培养细胞而言，它们很少以单一细胞悬浮生长，而多以非均相集合体的细胞团形式存在。根据细胞系的来源、培养基及培养时间等的不同，细胞团的细胞数目在 2～200 之间，直径为 2mm 左右。这种细胞团产生的原因有二：①细胞分裂之后没有进行细胞分离；②在间歇培养过程中细胞处于对数生长后期时，开始分泌黏多糖和蛋白质，或者以其他方式形成黏性表面，从而形成细胞团。当细胞密度高、黏度大时，就容易产生混合和循环不良的问题。此外，

植物细胞形态上的另一个特性，就是其纤维素细胞壁使得其外骨架相当脆弱，表现为抗张力强度大，抗剪切能力小，故传统的搅拌式生物反应器容易损坏植物细胞的细胞壁。再者，植物细胞培养基黏度比较高，且随培养时间的延长，细胞数量呈指数上升。有些细胞在培养过程中容易产生黏多糖，这也是细胞培养液黏度增加的另一个原因。

表 3-4 植物培养细胞不同生长阶段的持续时间及特征

生长阶段		持续时间	特征
延迟期（lag phase）	细胞分裂的初始期和最大生长期之间	取决于培养前的条件、时期和培养基性质	细胞数量近恒定，干重、细胞壁厚度达最大；高 RNA 含量；高蛋白质合成能力；高聚核糖体含量；有丝分裂加速；细胞的细胞质部分增加
加速期（accele ration phase）	细胞生长最大生长期和最大细胞浓度，最佳 DNA 和蛋白质累积率	3~4 代	常数：干重；增加：细胞数、DNA 和蛋白质浓度；减少：有丝分裂活性、RNA 含量和蛋白质合成能力
对数期（log phase）	介于最大生长率和蛋白质合成完全停止期之间	—	增加细胞鲜重、干重及 RNA 酶活性；蛋白质合成能力完全减退；变化：聚核糖体浓度向有利于单核糖体和寡核糖体形成的方向减少
稳定期（stationary phase）	细胞数稳定	—	细胞高液泡化、极度脆弱、高度分化及有机化合物的高浓度

所有的植物细胞都是好气性的，因此，培养过程中需要不断地供氧。但是，与微生物细胞相反，它并不需要很高的气液传质速率，而是要控制供氧量，以保持较低的溶氧水平。此外，大多数植物细胞液体培养的 pH 为 5~7，在此 pH 水平，通气速率过高会驱除二氧化碳而抑制细胞生长，此可通过在通气过程中加入一定浓度的二氧化碳来解决。尚需指出的是，植物培养细胞的碳源供应仅有很少一部分是通过光合作用实现的，这是由于入射光的穿透性不强所导致的植物培养细胞的光合作用效率低下的缘故。此外，在培养细胞数量很多时，很难实现同一水平的光照，并可能出现局部过热的问题。

植物细胞液体培养过程中的泡沫问题并不像微生物细胞培养时那么严重，泡沫的特性也不一样。气泡比微生物培养系统中的大，而且由于含有蛋白质或黏多糖，其黏度较大，细胞极易被包埋在泡沫中，并从循环的营养液中带出来，这就造成了非均相培养，通常要采用化学或机械的方法加以控制，否则，随着泡沫和细胞数目的增加，混合和培养过程的稳定性就要受到影响。

在植物细胞液体培养过程中，细胞可能会粘附于培养的反应器壁、电极或挡板的表面上。细胞的表面粘附及其在器壁上的生长特性是人们目前正在研究的重点课题之一。通过改变培养基中某些离子成分，可使表面吸附问题得到一定程度的改善。

第四节 植物细胞工程发展简史

植物细胞工程作为一门技术学科，它是在植物组织培养技术的基础上发展和完善起来的。因此，它的发展实际上也就是植物组织培养的发展历史，其发展过程可以大致划分为 3 个阶段。

1. 萌芽阶段

是理论渊源和早期的尝试，在 20 世纪初至 30 年代中期。在 Schleiden 和 Schwann 创立的细胞学说的基础上，德国植物生理学家 Haberlandt 在 1902 年提出了植物细胞全能性的概念，认为植物细胞有再生出完整植株的潜在能力。他培养了几种植物的叶肉组织和表皮组织等，限于当时的技术和水平，培养未能成功，但在技术上是一个良好的开端。1922 年 Haberlandt 的学生 Kotte 和 Robbins 采用无机盐、葡萄糖和各种氨基酸培养豌豆和玉米的茎尖，结果形成缺绿的叶和根，并能进行有限生长。1952 年，Laibach 将亚麻种间杂交不能成活的胚取出来进行培养，使杂种胚成熟，继而萌发。这些工作虽然是初步的，但对植物组织培养技术的建立和发展起到了先导作用。

2. 奠基阶段

是植物离体培养技术的建立，在 20 世纪 30 年代中期到 50 年代中期。1934 年，美国植物生理学家 White 培养番茄根，建立了活跃生长的无性繁殖系，并能进行继代培养，在以后的 28 年间转接培养 1600 代仍能生长。利用根系培养物，他们研究了光、温度、pH 以及培养基组成等对根生长的影响。1937 年，他们首先配制成由无机盐和有机成分组成的 White 培养基，发现了 B 族维生素等对离体根生长的重要性。在此期间，Cautheret 和 Nobecourt 培养块根和树木形成层使其生长。White、Cautheret 和 Nobecourt 建立的培养方法，成为以后各种植物组织培养的技术基础。1941 年，Overbeek 等在基本培养基附加椰乳（CM），使曼陀罗心形期的胚离体培养能成熟。1943 年，White 正式提出植物细胞"全能性"学说并出版了《植物组织培养手册》，使植物组织培养开始成为一门新兴学科。1948 年，Skoog 和崔澂在烟草茎切段和髓培养以及器官形成的研究中，发现腺嘌呤和腺苷可以解除吲哚乙酸（IAA）对芽形成的抑制，并诱导成芽，从而确定腺嘌呤/IAA 比例是根和芽形成的控制条件。1955 年，Miller 等发现了比嘌呤活力高 3 万倍的激动素，此后，细胞分裂素与生长素的比值成为控制器官发育的模式，大大促进了植物组织培养的发展，而且至今仍是植物组织培养技术的关键技术之一。

3. 蓬勃发展阶段

从 20 世纪 50 年代末至今。1958 年，Steward 等使悬浮培养的胡萝卜髓细胞形成了体细胞胚，并发育成完整植株。该实验充分证明了植物细胞的全能性学说，这是植物组织培养的第一大突破，影响深远。1960 年，Cocking 成功地用酶法分离原生质体，开创了植物原生质体培养和体细胞杂交工作，这是植物组织培养的第二大突破。1960 年，Morel 通过培养兰花茎尖，使其脱病毒并快速繁殖，该技术很快在兰花生产中得到广泛应用。在其高效益的刺激下，植物离体微繁殖技术和脱病毒技术得到了迅速发展，实现了试管苗的产业化，取得了巨大的经济效益和社会效益。1964 年，Guha 和 Maheshwari 成功地从曼陀罗花药培养出花粉单倍体植株，从而促进了植物花药单倍体育种技术的发展。另外，1956 年，Tulecke 和 Nickell 首次将微生物培养用的发酵工艺应用到高等植物细胞的悬浮培养中。目前，利用生物反应器大规模培养植物细胞生产次生产物方面已取得很大成就，并且日益发展成为一个新兴产业。

高等植物次级代谢产物是极其丰富多样的，除了药用外，许多次级代谢产物还是食品、化工和农业化学的重要原料。然而，由于生态环境的人为破坏，对野生植物的盲目采集，加之许多野生植物引种栽培困难，人们在对众多有用植物的化学成分进行研究之后，试图采用化学合成的方法来解决植物资源问题。但有些天然化合物的化学合成存在工艺流程复杂、成本太高、合成过程中产生同分异构体等问题，对这些生理活性强、含量低、结构复杂、合成困难的化学成分，生物技术将提供全新的生产途径和方法来解决这一矛盾。自从1967年Kaul和Staba从牙签草的组织和细胞培养物中分离出目的次生代谢物呋喃色酮以来，这一领域的研究取得了飞速发展。已经研究了400多种植物，从培养细胞中分离到600多种次级代谢产物，其中60多种在含量上超过或等于原植物，20种以上干重超过1%。许多药用植物，如人参、长春花、紫草、甘草、紫杉、银杏和黄连等，其植物细胞培养均十分成功。初步统计，有约30多种化合物在培养细胞中的含量已超过1%，如紫草宁（又称紫草素）含量可达12%，小檗碱13%，人参皂苷7%，等等。德国科学家在毛地黄细胞培养中加入生物合成途径的中间化合物毛地黄毒素和 β 甲基毛地黄毒素，培养细胞以几乎100%的转化速率使之羟基化，变为医药强心剂地高辛。这一技术已实现工业化生产。最近抗癌药物紫杉醇——红豆杉细胞培养物，可用75t发酵罐培养，已达到商业化生产水平。另外，达到商品化水平的还有紫草、人参、黄连、鹳草等；长春花、毛地黄、烟草等已实现工业化生产；牙签草、三分三、红花等20多种植物正在向商品化过渡。

植物细胞大量培养研究领域取得的成绩是十分可喜的，但也确实存在很多制约该领域实现工业化生产的不利因素。虽然工厂生产可以避免不利气候条件、病虫害和地理环境的限制，但其成本在目前技术条件下还难以和大自然提供的条件相比。因此，如何提高单位培养基中有用物质的产量、降低目的产物的生产成本就成为利用植物细胞培养技术生产中药并实现其工业化生产的关键所在。这些内容包括改进培养条件、筛选高产细胞株、研制适合于植物细胞大量培养的新型生物反应器等。近年来越来越多的学者借鉴微生物发酵工业的成就和经验，尝试通过高等植物细胞大量培养技术，以获得某些有用的次级代谢产物。经过多年的不懈努力，人们已获得了初步成功。随着基础研究和应用基础性研究的进展以及各种先进培养方法和技术的应用，利用植物细胞工程技术生产含量低、天然资源匮乏、结构复杂、化学合成困难的天然药物等有用物质的时代已为时不远。

第一节 植物细胞培养的基本技术

植物细胞培养的基本技术包括植物材料的准备、培养方法等。关于植物细胞培养所用培养基，请参见本章第二节有关内容。

一、植物材料的准备

外植体（explant）是指用于离体培养的活的植物组织、器官等材料，它是植物离体培养的基础材料。用于外植体分离的母体植物材料一般有3种来源：一是生长在自然环境下的植物；二是有目的地培育在温室控制环境条件下生长的植物；三是无菌环境下已经过离体培养的植物。

用于植物组织培养的外植体，必须是无杂菌材料。如果不是取自现成的无菌培养物而是来自温室或田间开放培养的种子、幼苗、器官和组织等，外植体一般均带有微生物，在培养基中会大量繁殖，从而抑制培养物的生长。因此在培养前必须进行严格的灭菌处理。

用于植物组织培养的表面灭菌剂很多。选择原则上是应尽可能选择那些灭菌后易于除去或容易分解的试剂。灭菌剂的选择和处理时间的长短取决于所用材料对试剂的敏感性。对灭菌剂敏感的外植体的灭菌时间不宜过长；而不敏感的，灭菌时间则应适当延长。经常使用灭菌剂的灭菌效果见表4-1。

表4-1 常用灭菌剂的效果比较

灭菌剂	使用浓度（%）	灭菌时间（min）	效果	去除难易程度
次氯酸钙	9～10	5～30	很好	易
次氯酸钠	0.5～5	5～30	很好	易
过氧化氢	3～12	5～15	好	最易
溴水	1～2	2～10	很好	易
硝酸银	1	5～30	好	较难
氯化汞	0.1～1	2～10	最好	较难
抗生素	4～50mg/L	30～60	较好	中

最常用的灭菌剂是次氯酸钙、次氯酸钠和氯化汞。次氯酸钙在国内多用市售工业用漂白粉，因有效氯含量不稳定，故常用其过滤后的过饱和溶液。该溶液特别适用于草本植物和柔软组织的灭菌处理，灭菌时间一般为5～30min。氯化汞灭菌效果最好，一般用于种子、块根、块茎及较硬组织的灭菌，但其残留液最难去除，而且对植物组织的伤害亦较大；因此必须严格控制好消毒时间，一般不超过10min，使用浓度为0.1%～0.2%。同时，氯化汞消毒处理的方法也因植物种类和器官不同而异。所有消毒剂和处理时间及其方法是否得当，不仅影响灭菌效果，同时也影响外植体的生活力，进而影响培养效果。因此，外植体的灭菌处理，必须根据植物材料的性质确定和优化消毒条件。

表4-2列出了不同植物组织（器官）的灭菌时间和顺序。在每年的6月至9月，气候温暖潮湿，是各种霉菌繁殖高峰季节，灭菌处理更要特别严格，以尽可能降低微生物的污染机会。

植物材料灭菌后，即可进行培养。接种的外植体的形状和大小则要根据试验目的及具体情况而定。当然，如果所用外植体细胞数多时，得到愈伤组织的机会必然也多。如定量研究愈伤组织，则不仅外植体的大小要一致，而且其形状及组织部位也应基本类似。进行这类培养研究常常选用较大材料，如人参、胡萝卜或甜菜的贮藏根、马铃薯的块茎等。

表 4 - 2　植物不同组织（器官）的灭菌时间和顺序

组织	灭 菌 顺 序			备　注
	灭菌前处理	灭菌	灭菌后处理	
种子	纯乙醇中浸没 10min，再用无菌水漂洗	10% 次氯酸钙（w/v）浸 20～30min，再用 1% 溴水（w/v）浸 5min	无菌水洗 3 次，在无菌水中发芽；或无菌水洗 5 次，在湿无菌滤纸上发芽	用幼根或幼芽发生愈伤组织
果实	纯乙醇漂洗	2% 次氯酸钠浸 10min	无菌水反复冲洗，再剖除内部组织的种子	获得无菌苗
茎切段	自来水洗净，再用乙醇漂洗	2% 次氯酸钠浸 5～30min	无菌水洗 3 次	
储藏器官	自来水洗净	2% 次氯酸钠浸 20～30min	无菌水洗 3 次，滤纸吸干	
叶片	自来水洗净，吸干，再用纯乙醇漂洗	0.1% 氯化汞浸 1min 或 2% 次氯酸钠浸 15～20min	无菌水反复冲洗，滤纸吸干	选取嫩叶、叶片平放在琼脂上

二、培养方法

植物细胞/组织培养方法很多，其分类也不尽相同。如按培养对象，可分为原生质体培养、单倍体细胞培养等；按培养基类型可分为固体培养和液体培养；按培养方式可分为悬浮细胞培养和固定化细胞培养。

固体培养法和液体培养法基本上是在微生物培养方法的基础上发展起来的。所谓固体培养实际上包括利用琼脂作为支持物的固体培养和固定化细胞培养。固体培养是在培养基中加入一定量的凝固剂（如琼脂），经加热溶解后，分别装入培养用的容器中，冷却后凝结成固体培养基。固体培养的特点是简便易行、培养所占空间小。缺点为：①外植体或其愈伤组织仅有一部分与培养基相接触，该部位的营养物质可被迅速吸收，从而形成培养基中营养物质的浓度差，并进而导致愈伤组织生长的不平衡；②由于外植体的基部插入固体培养基中，因此该处呈现气体交换不畅的状态，阻碍了组织呼吸作用的正常进行，同时也会堆积生长过程中排出的有害物质；③在静止状态下，由于重力作用，以及光线从上部或一侧射入，因而在愈伤组织细胞间出现了极化现象，结果导致细胞群体的不均匀状态；④固体培养物有时需要测定一些生理生化指标（如使用华式呼吸计测量呼吸，或用饲喂同位素标记成分来追踪细胞内的物质代谢变化），此时必须将固体培养物转入液体中，而组织则会很快膨胀，因而改变了组织在固体培养基中所具有的形态及生理状态。尽管固体培养基存在上述缺点，但该法简单易行，而且有些研究必须在固体培养基上进行；因此，固体培养和液体培养互相配合仍是组织（细胞）培养的常规操作。

固体培养常用的固化剂有琼脂、藻酸盐（alginate）、角叉藻聚糖（carrageenan）、明胶（gelatin）、羟乙基纤维素、聚丙烯酰胺、淀粉和硅胶等。这些物质可与水可逆性地结合，而且可以保证培养基的湿度，这一切均取决于固化剂的浓度。最常用的固化剂是琼脂，其最适浓度为0.6%~1.0%。硅胶或明胶也可作为固化剂使用，明胶的使用浓度为10%。近年来，尚有人使用聚丙烯酰胺或泡沫塑料作为固化剂。

无论是固体培养还是液体培养都必须控温，一般温度保持在25℃±1℃。有些植物材料在诱导愈伤组织时需要在黑暗条件下进行，但诱导愈伤组织的器官分化和其他材料的培养都需要光照。光照以每天16h为宜，光照度因材料不同而异，数百到数千勒克司（lux）的光源，一般均为日光灯照射。

由于植物组织在培养基上生长要不断消耗营养、散失水分和累积代谢物，必将影响培养物的进一步生长。因此，外植体在培养3周左右必须移换至新鲜培养基上，以保持培养物的继续正常生长。移换一次培养基称一次继代培养。一种外植体经过一定次数的继代培养，其培养物就可用于悬浮培养。由于外植体诱导形成的初始愈伤组织比较紧密坚实，在振荡液体培养时不易分散为单细胞或小的细胞团。所以，需经过较长时间的多次继代培养，愈伤组织变得较为疏松时方宜进行悬浮培养。

液体培养系统包括小规模的悬浮培养和大规模的成批培养、半连续和连续培养。悬浮培养可分为静止和振荡两类。静止液体培养和固体培养一样，也具有简便易行的特点，而且培养基还不会出现营养物质浓度差的现象。振荡液体培养，是使悬浮细胞在液体培养基中，在不断振（转）动下进行培养。这样可以防止上述静止培养的许多缺点。通常培养基的体积约占容器体积的20%~30%，体积小时可采用磁力搅拌器搅动，体积较大时可利用往复式或旋转式摇床，后者使用较多。下面主要讨论植物细胞大规模培养系统，即成批培养、半连续和连续培养，并简要介绍固定化培养法。

1. 成批培养

成批培养（batch culture）是指在一个培养体积中接种细胞和添加培养基后，中途不再添加培养基也不更换培养基的方式。它事实上就是一种放大的悬浮培养模式，其细胞生长动态与实验室药瓶培养的一致，成典型的S形生长曲线。在一个培养周期中，当细胞生长进入缓慢生长达到静止期时，往往是细胞次生代谢产物积累的时期，此时应尽可能维持细胞活性，延长生产周期，以便获得较高的产物积累。为了达到这一目的，近年来又在传统的成批培养的基础上，发展饲喂批量培养（feed-batch culture）。其主要改进是，当细胞生长快进入缓慢期时，在培养系统中添加一定量的有利于目的产物合成的培养基，以提高目的产物的积累量。成批培养的优点是培养装置和操作简单，但在培养过程中细胞生长、产物积累及培养基的物理状态常常随时间的变化而变化，培养检测十分困难。同时，成批培养的周期较短，一个培养周期后，细胞和培养液同时取出进行目的产物的提取，下一个培养周期必须重新接种种子细胞，因此也增加培养成本。

2. 连续培养

在培养过程中，不断向生物反应器中以一定的流量添加新鲜培养基，同时以相同的流量从系统中取出培养液，从而维持培养系统内在细胞密度、产物浓度及物理状态上的相对平衡，这种方式即称为连续培养（continuous culture）。在连续培养时，添加培养基和取出培养液必须是在接种细胞生长达到一定密度后进行。连续培养进入稳定状态后，细胞比生长速率与稀释率相同。连续培养的最大优点是可以延长细胞培养周期，从而延长目的产物的积累时间，增加目的产物产量。同时，由于系统进入稳定状态后，细胞密度、基质、产物浓度等趋于恒定，因而便于对系统进行检测。但连续培养装置相对较复杂，对生物反应器的设计要求较高。

3. 半连续培养

半连续培养（semi - continuous culture）是一种介于成批培养和连续培养之间的培养方式。其基本方法是在完成上述成批培养的一个周期后，只从生物反应器中取出大部分细胞悬液，保留小部分细胞悬液作为下一培养周期的种子细胞，然后加入新鲜培养基进行培养。这种培养方式可以节省种子细胞培养的成本，同时保留的培养液也有利于细胞分裂的启动。但在大多数情况下，由于保留细胞悬液中细胞状态有较大差异，特别是有些衰老细胞不能及时淘汰，从而影响下一培养周期细胞生长的一致性。

4. 固定化培养法

植物次级代谢产物的累积主要在细胞生长的稳定期，表明细胞成块而趋于分化时，细胞块中各个细胞处于一定理化梯度之下，此现象与完整植株类似，由此人们提出了植物细胞固定化培养技术。固定化培养采用的固定化反应器有网状多孔板、尼龙网套和中孔纤维膜等多种类型。将细胞固定于尼龙网套内，或固定于中孔纤维反应器的膜表面，或固定于网状多孔板上，放入培养液中进行培养，或连续流入新鲜培养液，进行连续培养及连续收集培养产物；也可通入净化空气以代替搅拌。固定化培养法的突出优点是细胞位置固定，易于获得高密度细胞群体及维持细胞间物理化学梯度，利于细胞组织化，易于控制培养条件及获得较高含量的次级代谢产物。有人将辣椒细胞固定于聚氨基甲酸乙酯泡沫中，生命力维持在 23 天以上，辣椒素产量较悬浮培养细胞高1000 倍；若加入苯丙氨酸及异辣椒素等前体物，则辣椒素产量可增加 50～60 倍。

三、植物细胞培养的生物反应器

要取得植物细胞大量培养的成功，生物反应器是其关键因素之一。要研制适合于高等植物细胞大量培养的生物反应器，首先应对植物细胞的特性有所了解。植物细胞的发酵培养借鉴了微生物发酵的经验，但植物细胞与微生物相比差异显著：如植物细胞的直径为 10～100μm，比细菌或真菌细胞大 10 倍至 100 倍；植物细胞的纤维素壁具有较差的抗剪切能力；植物细胞培养中倍增时间较长（20～120h），因此整个培养周期也较长（2～4 周）；植物细胞的呼吸率低，对氧的要求也低。此外，植物细胞培养生物反应器的设计与各类植物细胞的不同生理特征和代谢方式有关，同时也与培养方式相联系。有人将用于细胞大规模生产的装置称为发酵罐（fermenter），而主要目的为生产次级代谢产物的装置则称为生物反应器（bioreactor）。本书则统称为生物反应器。

反应器的选择取决于生产细胞的密度、通气量以及所提供的营养成分的分散程度。根据通气和搅拌系统的类型可将生物反应器分为以下几类：

（1）摇瓶（图 4 - 1A）：气体和营养成分的均匀分布可通过机械的简单振摇而实现。

（2）搅拌型生物反应器（图 4 - 1B、图 4 - 1C）：根据搅拌部件的外型和结构可分为很多类型。该类生物反应器的优点是可灵活运用各种搅拌器，有利于培养物的高度混合。缺点是高耗能以及对植物细胞的损伤较严重。

（3）环流生物反应器和鼓泡塔生物反应器（图 4 - 1D、图 4 - 1E）：此类反应器依靠外部循环泵或压缩空气作为其能量输入，使反应器内的培养基上下混合翻动。

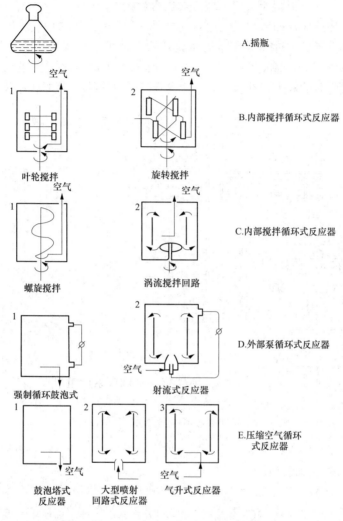

A.摇瓶

B.内部搅拌循环式反应器

叶轮搅拌　　　旋转搅拌

C.内部搅拌循环式反应器

螺旋搅拌　　　涡流搅拌回路

D.外部泵循环式反应器

强制循环鼓泡式　　　射流式反应器

E.压缩空气循环式反应器

鼓泡塔式反应器　　　大型喷射回路式反应器　　　气升式反应器

图4-1　各类生物反应器模式图

在上述循环式生物反应器（图4-1B～E）中，气体是通过液体泵产生的气流引入的。详细的反应器分类则是基于气体导入的形式或气流控制的类型。如通过喷嘴导入气体的称为射流式生物反应器，通过多孔环管并具有压缩循环装置的称为强制循环鼓泡塔式生物反应器（图4-1D1）。这类反应器均可由于机械泵而导致细胞损伤。在较先进的鼓泡塔生物反应器中，培养基的循环是由压缩空气的流动而完成的，如图4-1E1所示。此外，还有很多特殊的生物反应器。包括围绕其纵轴搅拌运动的反应器（转鼓式生物反应器）和无运动系统的反应器。对后者来说，培养基被保存在半透膜或细筛网上（膜或平床式反应器），此种几层叠加在一起或经滚动而形成中空束状物以及粘在一起形成仓型结构的反应器，可达到节省空间并增加与培养基接触面积的目的（滚动束、中空纤维或毛细管膜反应器）；而通过调整衬质之间的距离，尚可测定细胞层的厚度。

如前所述，植物细胞具有氧需求小、对剪切敏感等特点，因此通常不采用微生物培养时的高剪切的搅拌。这样细胞混合的均匀程度就显得特别重要。剪切和混合不仅影响化学环境，而且对细胞聚集和生理活动也有影响。

植物细胞生物反应器的放大设计应首先考虑植物细胞的剪切力。图4-2是一植物细胞培养生物反应器的设计图。在非机械搅拌或气体搅拌反应器中，平均剪切力与界面气速有关。也可用容易测定的传质参数来估算反应的剪切强度。但是，在现阶段，植物细胞培养反应器的放大，在很大程度上是基于大量实验的经验性结果。

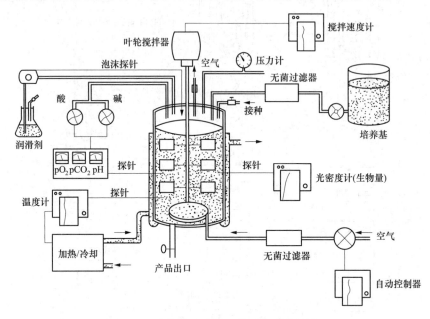

图4-2 植物细胞培养生物反应器的设计图

目前主要用于植物细胞大规模培养的几种生物反应器的基本特点概述如下。

1. 机械搅拌式生物反应器

20世纪70年代是植物细胞大规模培养的初期，主要借用微生物培养使用的机械搅拌式反应器。其优点是反应器内的温度、pH、溶氧及营养物浓度较其他反应器更易控制。1972年，Kato利用30L生物反应器半连续培养烟草细胞以获取尼古丁。随后，他们又成功地在1500L生物反应器上进行了烟草细胞5天连续培养。最后放大到20000L，进行分批和连续（66天）发酵培养。Fujita利用200L的生物反应器进行细胞的增殖，然后转接到750L的生物反应器上进行紫草宁的生物合成。如上所述，植物细胞对剪切力十分敏感，传统的搅拌式反应器难以直接用于植物细胞培养。Hooker等在培养烟草细胞时发现在搅拌式生物反应器内使用大的平叶搅拌器，有利于植物细胞生长和次级代谢产物的产生；Tanata等进行了几种不同搅拌器的实验，结果显示桨型板搅拌器适用于植物细胞培养，它既能满足植物细胞的溶氧需求，又不会对植物细胞造成伤害。总之，就剪切对细胞造成伤害、抑制植物细胞生长和次级代谢物产生而言，对搅拌器加以改进后，搅拌式生物反应器就可以用于植物细胞培养。

2. 鼓泡塔生物反应器

鼓泡塔生物反应器是通过位于反应器底部的喷嘴及多孔板而实现气体分散的。尚有人用烧结的微孔板作为气体反应器，可以在很低的气速下培养植物细胞。鼓泡塔生物反应器的主要优点是：没有运动部件，操作不易染菌，在无机械能输入情况下，提供了较高的热量和质量传递，适用于对剪切敏感的细胞培养，放大相对容易。但也存在明显缺点：流体流动形式难以确定，混合不匀，缺乏有关反应器内的非牛顿流体的流动与传递特性的数据等。

3. 气升式生物反应器

如前所述，植物细胞生长较慢，其倍增时间一般为 20～120h，而有些植物如紫杉细胞，其倍增时间可达 10～20d。这就要求所用的生物反应器具有极好的防止杂菌污染的能力。搅拌式生物反应器的搅拌轴和罐体间的轴封常因泄露造成染菌，而搅拌器的改造又容易产生死角，成为新的染菌源。气升式生物反应器结构简单，没有泄漏点和死角。因此，从 20 世纪年代开始，植物细胞发酵培养较多地采用了气升式生物反应器。

气升式生物反应器分为内循环式和外循环式两类，其流动性比鼓泡塔更为均匀。Folwer 等用于培养长春花细胞的气升式生物反应器已达 100L。Vienne 和 Morrison 在气升式生物反应器里实现了长春花细胞的连续培养，细胞生长和产物累积均取得较好结果，稳定操作达 65 天。气升式生物反应器是培养植物细胞最合适的反应器之一，可以在低剪切力下达到较好的混合和较高的氧传递效果，运动部件不易污染，操作费用也很低；其缺点是高密度培养时混合不够均匀。

刘大陆等发明的"气生内错流"式新型植物细胞培养生物反应器，能够适应植物细胞培养周期长、培养液随培养进程而蒸发的生物反应过程；可抑制气泡的聚合、减弱气泡在液面破裂时产生的冲击力对细胞的损伤；可提高降液区气含率，消除降液区缺氧现象；可强化混合与氧传递，降低反应器高度。将该反应器用于新疆假紫草［*Arnebia euchroma*（Royle）I. M. Johnst.］细胞培养，细胞生物量为 12g 干重/L，紫草宁含量达 10%，是天然植物含量的 2～8 倍。

4. 转鼓式生物反应器

转鼓式生物反应器是通过转动促进反应器内的氧及营养物的混合，设置挡板有助于提高氧传递，在高密度培养时有高的传氧能力。Tanaka 等用转鼓式生物反应器进行长春花细胞发酵培养，细胞干重达 20g/L（19 天），而搅拌式生物反应器培养的细胞干重仅为 16g/L（21 天），而且还存在低搅拌率时的细胞生长慢、高搅拌率又导致细胞死亡的现象。一般来说，在高密度培养时，转鼓式优于搅拌式，如在紫草细胞培养中，转鼓式生物反应器优于气升式生物反应器和改进的搅拌式生物反应器。其主要缺点是：难于大规模操作，放大困难。

5. 固定化细胞生物反应器

植物细胞遗传和生理特性的不稳定性、细胞大小的不一致性、高产细胞系的低产率等是植物细胞培养中的突出难题。固定化细胞培养可以在一定程度上克服上述弊端。

自 1979 年 Brodelius 首次发表固定化细胞培养的文章以来，此培养方法作为一个新的研究领域吸引了众多的科学家。植物细胞的固定化培养有许多优点：①可保护细胞免受剪切，固定化细胞培养可以减少对细胞的剪切力，可使细胞在一定限度范围内生长，细胞有一定程度的分化发育，从而刺激调控代谢物合成的基因表达，促进次级代谢产物的产生；②细胞可长时间重复使用，固定化细胞可重复使用，产物和对细胞生长有抑制作用的代谢物可随培养基被带走，并可防止产物的进一步降解转化；③易于实现细胞的高密度培养；④细胞间接触良好，易于分化，有利于次级代谢产物的合成；⑤减少细胞的遗传不稳定性；⑥易于实现连续化操作。根据细胞固定化时所用载体物质的种类和细胞被固定的方式的不同，可将植物细胞的固定化方法分为凝胶包埋、膜固定化、共价交联、吸附、表面固定化和多孔载体固定化等。

固定化还可提高产物的产率，如把辣椒细胞包埋于聚氨基甲酸乙酯泡沫中，辣椒素产量提高 1000 多倍，固定化辣椒细胞在塔板式生物反应器和循环床生物反应器上培养，最大辣椒素生产速率达 0.5mg/g 干细胞/d，与天然辣椒相当。中空纤维生物反应器也属于固定化生物反应器的一种，它是把植物细胞固定在具有半透膜性质的中空纤维内。该反应器原用于微生物和动物细胞培养，近年来，已被成功地应用于植物细胞培养。Fukui 把植物细胞装入半透膜做成的培养袋中，这种膜具有非常好的 O_2、N_2 和 CO_2 等通透性；在培养袋中培养的烟草细胞、紫草细胞的生长速率和次级代谢产物的合成能力与摇瓶培养相当。

采用固定化细胞培养的先决条件是细胞的代谢产物必须分泌到细胞外，但大多数植物次级代谢产物是存在于胞内或分泌到液泡中的。因此，借助表面活性剂或其他可改变细胞通透性的方法，使代谢产物分泌到培养基中就成为科学家们需要解决的首要问题。Choi 等对细胞进行通透性改造，并加入诱导子，使树棉（*Cossypium arboreum* L.）细胞的棉子酚生产能力提高了 8 倍。

6. 各种生物反应器性能比较

由于植物细胞对氧的需求、剪切力的敏感性、流变学特性以及细胞团大小等因素的影响，故植物细胞生物反应器的选择也应根据细胞株系的不同而异。除考虑低剪切及有效的氧传递外，尚应注意反应器内环境的控制、规模放大以及操作的难易程度。总之，植物细胞大规模培养要综合考察以下因素：①供氧能力及气泡分散程度；②剪切力大小及对细胞的影响；③高密度培养时培养液的混合程度；④温度、pH 及营养物浓度的控制能力；⑤细胞团大小的控制能力；⑥易于放大。

不同类型的生物反应器各有其优缺点，而改进的搅拌式生物反应器和气升式生物反应器可能更适合植物细胞的培养。Wagner 等在鸡眼藤细胞培养研究中对摇瓶、气升式和改进的搅拌式生物反应器进行了比较，结果发现：气升式生物反应器内蒽醌的产量比摇瓶高 30%，比对照所用的其他类型反应器高 100%；其原因可能是气升式生物反应器具有确定的流动方式、低剪切力和足够的氧传递。Tanaka 在高密度培养时（细胞密度 >2%，w/v）比较了搅拌式生物反应器、改进的搅拌式生物反应器、鼓泡塔及气升式生物反应器的培养效果后发现：气升式生物反应器中溶氧系数（$K_L \cdot a$）随细胞密度的增加而降低的程度比气动–搅拌式生物反应器更显著；在鼓泡塔生物反应器中 1/3 的细胞沉淀于反应器底部；气升式生物反应器中因营养物质循环不良而出现死区；在搅拌釜生物反应器中细胞集中于挡板、反应器底部和搅拌桨之间，不能均匀地分散在整个反应器中。而在改进的搅拌式生物反应器（槽式搅拌桨）中，则能达到较好的混合和氧传递效果，剪切力也较小，细胞培养 25 天，其干重可达 30g/L。Markkanen 等报道了用改进的搅拌式生物反应器进行毛地黄苷的生产，在转速 90r/min 及通气 1.0vvm 的条件下，细胞产率大于气升式生物反应器。一般来说，悬浮培养细胞在干重不大于 20g/L 时，以气升式生物反应器为宜；而当干重超过 20g/L 时，则改进的搅拌式生物反应器优于其他类型的反应器。

第二节 培 养 基

培养基实际上是植物离体器官、组织或细胞等的"无菌土壤"，其特点是营养成分的可调控性。

植物组织和细胞培养所用培养基种类较多，但通常都含有无机盐、碳源、有机氮源、植物生长激素、维生素等化学成分。表 4-3 列出了几种常用的基础培养基。其中应用最广的是 MS 培养基和 LS（Linsmaier - Bednar & Skoog）培养基。在植物细胞培养所用培养基中，一些必需营养物质如氮、磷、钾、钙、镁等的加入与否、浓度的高低、各组分的相对浓度都会对培养结果产生重大影响，甚至起到关键性的作用。

表 4-3 基本培养基的组成 （mg/L）

| MS 培养基 | | B5 培养基 | |
化合物	培养基配方用量	化合物	培养基配方用量
硝酸铵（NH_4NO_3）	1650	硝酸铵（NH_4NO_3）	134
硝酸钾（KNO_3）	1900	硝酸钾（KNO_3）	3000
磷酸二氢钾（KH_2PO_4）	170	磷酸二氢钾（KH_2PO_4）	150
硫酸镁（$MgSO_4 \cdot 7H_2O$）	370	硫酸镁（$MgSO_4 \cdot 7H_2O$）	500
氯化钙（$CaCl_2 \cdot 2H_2O$）	440	氯化钙（$CaCl_2 \cdot 2H_2O$）	150
硫酸亚铁（$FeSO_4 \cdot 7H_2O$）	27.8	硫酸亚铁（$FeSO_4 \cdot 7H_2O$）	27.8
乙二胺四乙酸二钠（$Na_2 \cdot EDTA$）	37.3	乙二胺四乙酸二钠（$Na_2 \cdot EDTA$）	37.3
钼酸钠（$NaMoO_4 \cdot 2H_2O$）	0.25	钼酸钠（$NaMoO_4 \cdot 2H_2O$）	0.25
硫酸铜（$CuSO_4 \cdot 5H_2O$）	0.025	硫酸铜（$CuSO_4 \cdot 5H_2O$）	0.025
氯化钴（$CoCl_2 \cdot 6H_2O$）	0.025	氯化钴（$CoCl_2 \cdot 6H_2O$）	0.025
碘化钾（KI）	0.83	碘化钾（KI）	0.75
硫酸锰（$MnSO_4 \cdot 4H_2O$）	22.3	硫酸锰（$MnSO_4 \cdot 4H_2O$）	10
硫酸锌（$ZnSO_4 \cdot 7H_2O$）	8.6	硫酸锌（$ZnSO_4 \cdot 7H_2O$）	2
硼酸（H_3BO_3）	6.2	硼酸（H_3BO_3）	3
甘氨酸	2	盐酸硫胺素	10
盐酸硫胺素	0.4	盐酸吡哆素	1.0
盐酸吡哆素	0.5	烟酸	1.0
烟酸	0.2	肌醇	100
肌醇	100	蔗糖	20000
蔗糖	30000	琼脂	10000
琼脂	10000	pH	5.5
pH	5.8		

一、无机盐

基本培养基是由各种浓度的无机盐溶液组成的，这些无机盐又有"大量元素"和"微量元素"之分。大量元素（macroelements）是指使用浓度大于30mg/L的无机元素，包括N、S、P、K、Mg、Ca、Cl和Na。而微量元素是指浓度低于30mg/L的无机元素，如Fe、B、Mn、I和Mo，以及极微量的Cu和Zn。某些情况下，还可加入Ni、Co或Al。这些微量元素作为辅因子或对酶合成而言，都是必需的，如镍对脲酶的合成就是至关重要的。

磷是以磷酸盐的形式提供的，使用浓度一般在1.1~1.25mmol之间。由于磷可被快速吸收并与其他成分相互作用而被消耗殆尽，所以，磷的缺失现象很早就可能出现。但另一方面，培养物本身又可通过酸性的磷酸酯酶释放出磷而满足自身需要。大多数培养基中的氮都是以铵盐和硝酸盐的形式提供的。由于硝酸盐的利用需要硝酸还原酶的存在，所以，某些情况下人们更喜欢使用铵盐。目前，有人尝试用其他形式的氮源（如苏氨酸、甘氨酸、缬氨酸等氨基酸）来替代铵盐或硝酸盐，但其成本往往很高。

镁离子、钾离子和钙离子对细胞的代谢来说是不可缺少的。如Mg^{2+}是物质转运过程的必需因子，参与多种酶的辅酶和激活子的合成。钾离子，特别是钙离子，具有抑制某些酶（如糖酵解中的丙酮酸激酶）活性的作用。但有时钙离子也能起到保持某些酶（如NAD-激酶、蛋白激酶、α-淀粉酶）的活性或稳定性的作用。

微量元素铁、锰、锌、铜、钼、硼、钴和镍的作用是参与辅因子的形成，并可诱导酶的合成，如镍在烟草、水稻和大豆细胞悬浮培养中诱导脲酶的合成。硼对膜的功能（如通透性等）均有十分重要的作用，并因而影响膜的固定过程，如影响ATP酶、离子流和植物激素的代谢作用。缺铁可导致DNA及游离氨基酸的增加和RNA含量的降低。

二、碳源

植物细胞培养物通常为异养细胞。因此，人们经常使用碳水化合物、肌醇作为碳源，有时也用甘油等物质代替。

有些培养物还可通过同化二氧化碳而获得所需的能量，即光自养培养物。在某些情况下，培养基固化剂（如琼脂等）也可作为补充能量和碳源使用。

此外，某些天然提取物对愈伤组织的诱导和培养也有重要意义，如椰子乳（椰子的液体胚乳），常用浓度为10%；也可使用0.5%的酵母提取物或5%~10%的番茄汁等。

三、植物生长调节剂

植物激素是指在植物代谢过程中形成的生长调节物质，在极低浓度（<1μM）时即能调节植物的生长和发育过程，并能从合成部位转运到作用部位而发挥作用。植物激素只限于天然产生的调节物质。到目前为止，已发现植物组织中可以形成5种植物激素，即生长素、分裂素、赤霉素、脱落酸和乙烯。植物生长调节剂既包括人工合成的具有生理活性的化合物，也包括一些天然的化合物以及植物激素。

生长素是最早发现的植物激素。荷兰Kogl（1934）从人尿中分离得到一种能诱导胚芽鞘的向光性弯曲的成分，该化合物即吲哚乙酸（indoleacetic acid，IAA）。其后，Thimann 也从植物中分离出该激素纯品。IAA 是第一个被发现的内源激素，又是最先被合成的生长调节剂。除 IAA 外，其他常用的生长素还有萘乙酸（naphthalene acetic acid，NAA）；2，4 - 二氯苯氧乙酸（2，4 - dichlorophenoxyacetic acid，2，4 - D）等。愈伤组织或培养细胞的生长和生存依赖于合成的生长素（如 2，4 - D，α - NAA）或天然生长素（如 IAA）。生长素可诱导特异酶类，包括与 RNA 合成有关的酶。不同生长素的诱导强度各异，如在野胡萝卜（*Daucus Carota* L.）悬浮细胞培养中，2，4 - D 的作用比 IAA 强 20 倍。细胞分裂素是一类促进细胞分裂及其他生理作用的化合物。1955 年，Skoog 等在进行烟草髓的组织培养中，例外地使用了变异的 DNA，但却发现了一种促进细胞分裂、加速愈伤组织生长的物质。新鲜 DNA 经高压灭菌后方能分离出这种活性物质。经鉴定，该物质为 6 - 呋喃甲基腺嘌呤（N^6 - furfuryladenine，6 - FA），并命名为激动素（KT），这是首次发现的细胞分裂素。常用的细胞分裂素还有 6 - 苄基腺嘌呤（N^6 - benzyladenine，6 - BA）、玉米素（zeatin），异戊烯基腺嘌呤（N^6 - isopentenyladenine，2 - ip）等。

植物组织和细胞培养物的生长过程主要取决于生长素和分裂素的比例。高浓度生长素和低浓度分裂素刺激细胞分裂，而低浓度生长素和高浓度分裂素则刺激细胞生长。但过量的赤霉素和酚类化合物能掩盖上述现象。对正常生长的植物体来说，其自身也合成一定量的内源激素，以保证植物各组织、器官的正常分化、生长。但对植物培养细胞来说，除了极个别植物组织具有合成足够量内源植物激素的能力外，绝大多数植物组织和细胞培养基中均需加入一定量的植物生长调节剂，当然少数培养物在经历了多次继代培养后也可能自发成长为激素自养型，即不加入外源激素它们也能够进行分化生长、增殖。这样的驯化细胞具有表型不稳定的特征，而不同于体细胞突变。使用此类组织的优点是其生长率高和费用低（无需外源激素的加入）。此外，由于含有双酚脲类成分，天然培养基可具有类似分裂素的作用。

四、有机氮源

使用较多的有机氮源为蛋白质水解产物（如谷氨酰胺）或各种氨基酸。有机氮源对细胞的早期生长有利，氨基酸的加入主要是为了代替或增加氮源的供应，但应注意的是苏氨酸、甘氨酸和缬氨酸可通过灭活位于叶绿体和细胞质上的谷氨酸合成酶而降低氮的利用，而精氨酸通常具有补偿此灭活作用的能力。

五、维生素

植物细胞通常是维生素自养型的，但大多数情况下，其自身合成的量均不能满足植物细胞的需要，即是光合成活性细胞或组织也是如此。故对大多数培养基而言，除了必须加入的 B 族维生素（如 B_1、B_6 和泛酸）外，通常还需加入一定量的生物素和肌醇，后者是构成磷酸肌醇（细胞膜脂质部分含磷酸肌醇 2% ~8%）极性端的组分。

第三节　药用植物细胞悬浮培养与毛状根培养

与栽培的整株植物相比，用体外培养方法生产有价值的天然产物具有以下优点：

①代谢产物的生产完全在人工控制条件下进行，可以通过改变培养条件和选择优良培养体系得到超整株植物产量的代谢产物；②培养在无菌条件下进行，可排除病菌和虫害侵扰；③可以进行特定的生物转化反应；④可以探索新的合成路线和获得新的有用物质等。药用植物组织培养进行天然活性成分的生产多采用悬浮培养细胞和 Ri 质粒转化的毛状根两种方式进行，下面分别对这两种方式进行介绍。

一、药用植物细胞悬浮培养

植物细胞和组织的培养分为固体培养和液体培养两种方式。固体培养方式较为简便，也容易普及，但缺点是培养基只有一部分表面能和培养基接触，对营养物质的吸收不均匀，愈伤组织生长不平衡；插入到固体培养基内的外植体基部，容易出现气体交换不畅的现象；由于固体培养是静置培养，会受到重力和光线等因素的影响，故很难培养出均匀一致的细胞群体。为了克服上述缺点，近年来有以液体培养代替固体培养的趋势。细胞悬浮培养（cell suspension culture）是指将单个游离细胞或小细胞团在液体培养基中进行培养繁殖的技术。它们在培养过程中必须保持较好的分散状态。细胞悬浮培养为药用植物细胞培养产生次生代谢物和进行生物转化开辟了新的途径。

药用植物细胞悬浮培养产生次生代谢产物的相关内容如下。

（一）细胞培养物的制备

细胞培养的含义严格地讲应该是单细胞培养，实际上很难做到，通常是单细胞及小细胞团的混合培养，细胞团的大小及所占的比例与外植体种类以及培养基等条件有关。其制备方法有两种。

1. 从外植体直接产生

在振荡状态下培养的外植体被诱导产生的愈伤组织，随着振动部分细胞脱离原来的组织游离到培养液中。游离的细胞经过分裂和增殖，单细胞和小细胞团增多，培养基由清变混浊，增殖到一定密度后即可移去外植体，进行悬浮细胞培养。

2. 通过愈伤组织产生

将外植体在固体培养基上培养产生愈伤组织，经过反复继代培养形成松散的愈伤组织，然后转移到液体培养基中进行振荡培养，愈伤组织即分散成单细胞和小细胞团。如细胞团比例过高，可用不同大小的网筛过滤，除去大的细胞团，也可以轻轻压碎，然后过滤，取滤过的细胞进行悬浮培养。

通过愈伤组织诱导产生悬浮细胞是最常用的方法。影响愈伤组织诱导的因素有：

（1）外植体的选择。以红豆杉为例，目前已从红豆杉中诱导出愈伤组织，但是最适宜的外植体是幼茎。大部分愈伤组织呈浅黄色，易碎。从红豆杉的针叶也可诱导出愈伤组织，但生长速度在早期较慢。

（2）植物生长调节物质。激素成分的加入对愈伤组织的诱导极为重要。在通常情况下，生长素和细胞分裂素对保持愈伤组织的高速生长是必要的，特别是当细胞分裂素和生长素联合应用时，能更强烈地刺激愈伤组织的形成，最常使用的生长素是 IAA、NAA 和 2，4 - D，最常用的细胞分裂素激动素（KT）和六苄基氨基嘌呤（6BA）。

（3）诱导条件。培养温度、光照、通气量都能影响愈伤组织的诱导。

（二）高产细胞株的筛选

采用植物细胞培养产生有用次生代谢产物一般可出现下列三种情况：第一，培养细胞中有用成分含量高且稳定，连续继代多年不发生变化；第二，最初培养细胞中有用成分含量不高，但重新驯化、筛选和调整培养条件后可显著提高，甚至远高于亲本植株；第三，培养细胞不合成或极微量合成亲本植株所具有的有用成分，这种情况常是由于未找到适于细胞表达的条件或具备高表达能力的细胞数量太少，因而从总体上反应不出来。离体培养细胞一般以第二、三种情况居多，所以强调高产细胞株的筛选是必要的。

此外，离体植物培养细胞在长期继代过程中即使已经获得了较理想的高产细胞株，但由于受到各种外界因素，如病毒、激素、培养条件等的影响，仍可导致细胞株变异或细胞种质退化。因此保持离体细胞继代培养稳定性也是至关重要的。

适宜于工业化生长的高产细胞株，必须满足以下几个基本条件：①分散性好，适于工业化操作；②均一性好，细胞形状、大小大致相同，甚至在生理生化状态上同步；③生长迅速；④细胞中次生产物含量高；⑤细胞生长和次生产物合成能力稳定。

筛选高产细胞株的实施方法（图4-3）的要点如下。

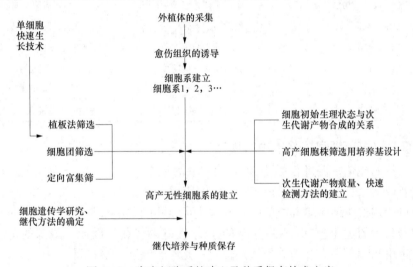

图4-3　高产细胞系的建立及种质保存技术方案

（1）广泛采集不同种、不同树龄、不同地区、不同器官的高含量亲本株的外植体诱导新的愈伤组织，建立新的无性细胞系。

（2）研究细胞低密度培养技术，建立植板法及细胞团块法从细胞系中快速分离筛选高产细胞株的技术。

（3）采用特定培养基进行定向富集筛选，获得激素自养型及耐受高剂量细胞毒化合物的驯化系。

（4）对细胞继代稳定性进行研究，建立有利于高产细胞株种质稳定的继代培养方法。

高产细胞系的筛选有很多不同的方法，如选择含量高的外植体、单细胞克隆法、原生质体培养法、小细胞团法、抗性筛选法以及负筛选法等。筛选的思路及相互关系如图4－4所示，各种筛选方法的优缺点如表4－4所示。

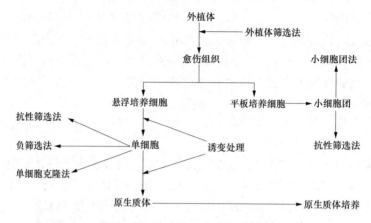

图4－4　筛选的思路及相互关系

表4－4　各种筛选方法的优缺点

筛选方法	优　　点	缺　　点
选择含量高的外植体	遗传稳定	材料有限、周期长
单细胞克隆	遗传稳定、筛选量大	生长缓慢、植板率低
原生质体培养	遗传稳定	周期长、植板率低、操作繁琐
小细胞团法	筛选量大、周期短	易分化
抗性筛选法	周期短	存在生理适应
负筛选法	遗传稳定、筛选量大	周期长、植板率低、操作繁琐

（三）悬浮培养细胞培养条件的优化

培养条件的优化是促进目的产物合成的有效手段。次生代谢产物的表达很容易被外界因素所改变，如营养水平的改变、压力因素的改变、光和生长调节剂的改变等。培养基组成的调整对细胞培养物的生长和次生代谢物的积累常常起着决定性的作用。

对培养条件的优化包括：①生长和生产培养基的优化：碳源、氮源的选用，生长调节剂的选用和配比等；②培养环境的优化：光照、温度、溶氧量、pH等。

在植物组织和细胞培养中，有些植物的愈伤组织诱导和继代培养可以在同种培养基上连续进行，只需定期转移到新鲜培养基中就行了；然而，许多植物的愈伤组织不适合用于愈伤组织诱导相同的培养基进行继代培养。若转移到原来的培养基中，则不能正常生长，甚至逐渐褐变死亡。此时，必须对原来的培养基进行修改，或者设计新的培养基。其实，在组织和细胞的培养过程中，细胞的生长、代谢完全在人工培养条件下进行，细胞的生长、繁殖、分化、初生代谢和次生代谢方向为培养条件所控制。从根本上讲，主要由培养基的营养成分和植物生长调节物质所调控。因此在细胞不同的生活时期欲达到相应的培养目的，就必须运用两步培养法设计和筛选出相适应的培养基。

通常情况下，生长培养基采取适合细胞分裂增殖的营养条件，以利于获得大量培养细胞；生产培养基采取能启动次生代谢途径或有利于酶类产生的营养条件，促使细胞合成次生代谢产物或者发生生物转化。

在建立新的组织或细胞培养体系时，一般原则是先选择几种被广泛采用的培养基，如 MS、B5 等，筛选出一种作为基本培养基，再在此基础上进行各营养组分的配比优化（通过正交实验）得到最佳配方。

在进行培养基的优化过程中，生长素和细胞分裂素的选择和配比是最关键的因素。生长素和细胞分裂素的抑制与促进的二重性相互作用，对培养组织的生长及次生代谢产物积累有很大的影响。以高山红景天为例，在对两种生长素 NAA 和 2，4 - D 的考察发现，培养基中添加不同浓度的两种生长素，NAA 对增加细胞干重的贡献最大，但 2，4 - D 对增加红景天苷含量的贡献最大。再进一步考察 NAA、2，4 - D 和两种细胞分裂素 BA、KT 配合时对红景天苷积累的影响，最后确定最佳的培养基为激素配比为 3mg/L BA + 0.3mg/L NAA 的 MS 培养基。

培养环境的调整对药用植物悬浮培养细胞产生天然活性的次生代谢产物也至关重要。植物细胞培养的温度一般在 17～25℃，但是每种细胞的最适培养温度以及最利于次生代谢产物积累的温度并不相同，需要经过考察后确定。例如，在毛花洋地黄（*Digitalis lanata* Ehrh.）细胞培养中，较低的温度条件 19℃ 有利于洋地黄苷转化为地高辛（digoxin），而较高的温度 32℃ 则有利于紫花洋地黄苷 A（purpureaglycoside A）的合成。此外，光照与否、通气量以及培养基的初始 pH 都会对次生代谢产物的积累量产生影响，需要进行具体的实验确定。

药用植物悬浮细胞培养的基本技术已经比较成熟，人们已经不仅仅满足于培养基的筛选、植物生长调节剂的配比、碳源和氮源的考察以及培养温度和光照等对培养物生长和次生代谢物合成影响的研究。药用植物细胞在摇瓶和反应器中生长规律的探讨、细胞在反应器中的生长动力学考察、最佳供气条件及对渗透压的影响、前体物质的饲喂和生物转化、诱导物的使用以及针对不同个体材料的反应器的研制等成为研究的前沿。

（四）药用植物细胞悬浮培养的研究进展

自植物细胞组织培养的研究开始于 1902 年，Haberlandt 在 Schwann 和 Schleiden 创立的细胞学基础上，提出了细胞全能性的观点。1956 年，第一个应用细胞培养技术生产天然产物的专利诞生了。到目前为止，通过药用植物细胞培养研究过的药用植物超过 400 种，从培养细胞中分离到的次级代谢产品在 600 种以上，其中 60 多种药用植物代谢物含量超过或等于原植物的含量。日本是利用这一技术最早的国家，1968 年古谷等用 130000L 的发酵罐开始人参培养的工业化生产，从而使植物细胞发酵培养进入了工业化生产的实用阶段。人参皂苷组成及药理活性与亲本植株基本相同，而皂苷含量却为亲本植株的 3 倍，从而解决了人参需求量大、生产周期长、人工栽植不能连作等矛盾。1981 年 Tabata 等对紫草植物细胞进行悬浮培养，获得了紫草宁衍生物，到 1983 年日本首先成功地进行了紫草宁衍生物工业化生产。之后，黄连细胞培养生产小檗碱、长春花细胞生产阿吗碱的规模都达到了 5000L，长春花细胞培养生产蛇根碱和阿吗碱都已进入了工业化生产。德国人也建立 75、750、7500、15000、75000L 系列搅拌式生物反应器组成的植物细胞工厂，并利用这些反应器培养了紫松果菊细胞，生产免疫活性多糖。我国学者在此领域也开展了多方面的工作。如郑光植等的三分三细胞培养，周立刚等西洋参、三七和人参细胞培养，董教望等的新疆紫草细胞培养，张宗勤等红豆杉细胞培养，其中人参、紫草细胞培养技术指标达到国际水平。目前我国已建立了三七、三分三、人参、西洋参、三尖杉、紫草、洋地黄、长春花、丹参、红豆杉、毛地黄、黄连及雷公藤等十几种药用植物的液体培养系统，经过对培养基和培养条件的操作已使有效成分达到或超过原植株。在此基础上，对三七、三分三、人参、紫草、长春花、西洋参、红豆杉等进行了大规模培养的探索。其中以中科院植物研究所的紫草大规模培养、华理工大学的红豆杉大规模培养为代表性成果。而中国药科大学进行的人参10L体积的大规模培养，是我国中药生物技术第一个商品化的例子。目前，国内外已进行细胞培养的药用植物还有：曼陀罗、山莨菪、颠茄、蛇根木、白芍药、山莨芥、乌药、甘草、银杏、冬凌草、苦参、杜仲、苦瓜、喜树等百余种。从细胞培养中得到药用成分有：喜树碱、莨菪碱、小檗碱、奎宁、地高辛、天仙子胺、胆固醇、利血平、山莨芥皂苷元、胰岛素等。

二、药用植物毛状根培养

毛状根培养技术是20世纪80年代后期在植物细胞培养技术领域发展起来的一项新技术。它是将发根土壤杆菌（*Agrobacterium rhizogenes*）含有的Ri质粒中的T-DNA片段整合到植物细胞的DNA上，诱导出毛状根，从而建立起毛状根培养系统。目前美国、英国、日本、韩国、中国及加拿大等许多国家都对药用植物毛状根培养的基础理论进行大量深入的研究。实验证明，毛状根具有细胞培养和一般器官培养所不能兼备的特点，几乎所有双子叶植物中由根部合成的次生代谢物质都可以通过毛状根来生产，这一生物技术为植物有用成分的大量生产提供了新的途径，日益引起人们的关注。据不完全统计，国内外已对26科96种药用植物进行了毛状根诱导的研究，有些已经建立了长期的毛状根培养系统。

1. 毛状根的产生机制

毛状根是由于发根农杆菌携带的Ri质粒侵染植物而产生的。

发根农杆菌（*Agrobacterium rhizogenes*）是根瘤菌科（*Rhizobiaceae*）农杆菌属（*Agrobacterium*）一类革兰阴性土壤农杆菌，可以侵染大多数双子叶植物和少数单子叶植物，甚至是裸子植物而诱发植物产生毛状根。

Ri质粒是位于发根农杆菌染色体之外的独立的双链环状DNA，一般在180～250kb之间，分为vir区（virulence region，致病区）和T-DNA区（transferred DNA region，转移区）。发根农杆菌侵染植物的过程就是Ri质粒的T-DNA转移并整合到植物宿主细胞基因组的过程，从而引起植物形态和代谢的改变。在T-DNA的转移过程中，vir区基因并不转移，但该区域的缺失或突变将导致致病能力的减弱或消失，使被感染的植株不出现病症或毛状根，该区在T-DNA的转移过程中具有重要的作用。整合进Ri质粒T-DNA的再生植株常有叶片皱缩、节间缩短、顶端优势丧失、不定根形成增加、花柱异常等多种异常表型。其中毛状根的增殖异常迅速，在无激素培养基上培养，毛状根上可产生许多不定芽，由不定芽可发育成再生植株。

2. 运用发根农杆菌转化产生毛状根的基本程序

用于发根农杆菌转化的方法很多，但转化的基本程序是一致的：①发根农杆菌菌株的分离与培养；②被转化植物的培养和切取；③发根农杆菌在外植体上的接种和共培养（cocultivation）；④诱导根的分离和培养；⑤转化体的确认和选择；⑥转化毛状根的植株再培养；⑦转化体的生物测定和分析。

在发根农杆菌介导的转化实验中，作为受体的植物材料通常有下胚轴切段、茎切段、叶圆片、肉质根和块茎圆片、悬浮培养的植物细胞及原生质体等。其中茎与叶是使用最多，也最容易转化成功的外植体。

3. 药用植物毛状根生产次生代谢产物的特点

与悬浮培养的细胞相比，毛状根培养具有激素自养、生长迅速、遗传性状和生化性状稳定、合成次生代谢产物能力强等优点。特别是毛状根运用于生物转化外源性底物时，其转化能力比悬浮细胞大大提高。例如运用人参毛状根合成熊果苷的转化率可以达到98.3%，比人参悬浮细胞合成熊果苷的能力强。

但是，它也存在一些具体的问题，包括有些植物的毛状根难以诱导，除菌困难，容易愈伤化或玻璃化等，需要对农杆菌转化植物机制、影响转化的各种因素、转基因组织和器官培养的特点作进一步深入的研究来解决。

4. 药用植物毛状根培养的研究进展

用发根农杆菌转化药用植物形成的毛状根增殖速度十分快，在许多药用植物上已取得成功。研究表明毛状根可表现出不同程度的原植物次生代谢产物的合成能力，应用发根培养技术生产的次生代谢物有生物碱类、苷类、黄酮类、醌类、多糖以及蛋白质（如天花粉蛋白）等。目前国内外已有数十种药用植物建立了毛状根培养系统。

第四节　植物次级代谢产物累积的影响因素

在植物组织和细胞培养过程中，影响植物次级代谢产物产生和累积的因素主要有：①生物条件，如外植体、季节、休眠、分化等；②物理条件，如温度、光（光照时间、光强、光质）、通气（O_2）、pH和渗透压等；③化学条件，如无机盐（N、P、K等）、碳源、植物生长调节剂、维生素、氨基酸、核酸、抗生素、天然物质、前体等；④工业培养条件，如培养罐类型、通气、搅拌和培养方法等。下面将对几种重要的影响因素进行讨论。

一、外植体选择

尽管多数植物次生代谢产物在植物中广泛存在，但其含量在不同植物间却有相当大的差别。因此，在建立次生产物生产的细胞系时，首先必须选择能够高效合成目的产物的植物种类。在此前提下，起始培养材料还应该考虑器官和组织特异性，通常选取自然状态下能够积累次生产物部位的细胞，这样的细胞经过培养后常常具有合成目的产物的能力，或比较容易诱导合成目的产物。

由图4-5可见，同一化合物可以在不同外植体的不同生长阶段中累积，如第Ⅰ组植物，其次级代谢产物的累积均在延迟期进行，第Ⅱ组植物则在加速期累积，第Ⅲ组植物中次级代谢产物的积累时间与细胞生长曲线同步，第Ⅳ组则在稳定期大量累积次级代谢产物。

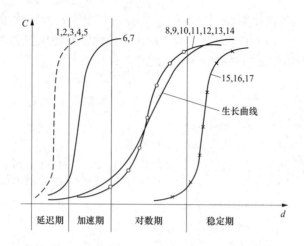

培养用植物种属名称	产物	培养用植物种属名称	产物
Ⅰ组	对数生长后期累积	9. 烟草属	烟碱
1. Haplopapus	花色素苷	10. 藜属、商陆属	β - 花青苷
2. 玫瑰	酚醛塑料	11. 唐松草属	小檗碱
3. 曼陀罗属、莨菪属	托品类生物碱	12. 薯蓣属	薯蓣皂苷配基
4. Andrographis	内酯、倍半萜类	13. 白屈菜属	血根碱
5. 巴戟天属	蒽醌类	14. 药鼠李	蒽醌
Ⅱ组	加速期累积	Ⅳ组	稳定期累积
6. 杨属	花色素苷	15. Ammi	Visnagin
7. 胡萝卜属	肉桂酸	16. Paul's 红玫瑰	绿原酸
Ⅲ组	与生长曲线平行累积	17. 紫草	紫草宁
8. 长春花属	利血平		

图 4 - 5 植物细胞生长曲线和次级代谢产物累积图（摇瓶培养）

二、培养条件的影响

培养条件的影响可分为培养环境的内在因素（包括营养成分、生物及非生物元素、pH、通气及混合程度、与接种有关的因素）和培养环境的外部因素（如剪切力、搅拌频率、温度和光等）等的影响。

（一）培养环境的内在因素

1. 接种和诱导

外植体的大小不仅影响所诱导的组织和细胞的生长，而且也关系到其次级代谢产物的生产能力，如长春花〔Catharanthus roseus（Linn.）G. Don〕培养物中蛇根碱（serpentine，又名利血平）的合成要求其外植体直径在 1～12cm，在此条件下才能分泌噻吩类成分。次级代谢产物的产率与外植体大小、细胞密度及营养成分密切相关，如在紫草（Lithospermum erythrorhizon Sieb. et Zucc.）的细胞培养中，当营养成分的供给为 1400mg/L 时，细胞干重为 2.8g/L；而当将营养成分提高到 1900mg/L 时，细胞干重则增加到 4.9g/L。然而，细胞生长率的增加有时会导致次级代谢物产量的降低（表4-5），如在黄连的细胞培养中，细胞生长率提高一倍，其代谢产物小檗碱的含量降至50%。外植体的大小可能是使某些次级代谢产物含量发生变化的原因之一，此类现象常见于一些高产细胞株经继代培养后。如果转移培养物的大小或密度不标准时，其次级代谢物的含量可因细胞株的不同而异。此外，外植体的前处理亦可严重影响次级代谢物的累积方式，如将单冠毛菊悬浮细胞培养物暴露于蓝光中时才能合成花青苷（anthocyanin）。

2. 基本培养基元素组成

基本培养基的各种化学元素是愈伤组织和悬浮培养细胞生长的物质基础，尤其在稳定期次级代谢产物累积时更是如此。

氮　植物细胞培养常用的培养基中通常含有两种主要的氮源，即 NO_3^- 和 NH_4^+，但因植物种类和细胞系的不同，上述两种氮源对细胞生长表现出很大差异。有些植物细胞可以利用 NO_3^- 作为单一氮源，有些利用 NH_4^+ 作为单一氮源，有些则需要两种氮源，还有些细胞需要某些特殊有机氮源，如天冬氨酸、尿素、酪蛋白水解物（casein hydrolysate）和蛋白胨等。

含氮化合物的数量和种类对次级代谢产物的合成有很大的影响。如当培养基中 NO_3^- 或尿素浓度增加时，假挪威槭培养细胞中酚类物质的累积降低。相反，紫草愈伤组织中紫草素的含量则随培养基中总氮量的增加而增加。此外，氮尚可直接调节某些代谢过程，如芸香（Ruta graveolens L.）培养物中缺乏氮源供应时，不仅降低含氮叶绿素的总量，而且还改变了各个色素之间的比例。细胞生产能力通常取决于 NH_4^+ 和 NO_3^- 之比，高于或低于最佳比例均可对细胞生长和次级代谢产物的累积产生不利影响。

磷　低于基本培养基的含磷量常常导致次级代谢产物的累积，而缺乏磷又可导致生物量的大幅度降低，因此，次级代谢产物累积率的高产细胞株可能比低产细胞株的经济效益还差，因为后者可通过较高的生物量得到补偿。

表4-5　代谢产物、外植体和营养供给的相关性实例

植物	化合物	相关参数			营养供给（mg/L）
		外植体 φ（mm）			
		<1	1~12	>12	
孔雀草	BBT, BBTOH, BBTOAc	−	+	−	
紫草	紫草素（mg/L）	细胞干重（g/L）			
	800	2.8			1400
	800	4.9			1900
黄连	小檗碱（%）	细胞数			
	100	×			
	50	2×			

φ：Diameter；BBT：5-（1-butinyl-3-en）-2,2'-bithiophene；BBTOH：5-（4-hydroxy-1-butinyl）-2,2'-bithiophene；BBTOAc：5-（4-hydroxyl）-2,2'-bithiopheneacetate

铜　研究发现，铜元素具有邻-二酚及对-二酚和抗坏血酸氧化酶（ascorbate oxidases）活性基团的作用，所以此重金属被认为是次级代谢产物累积的必要元素。在相对较高但又无毒的浓度下，铜还可作为一种非生物诱导子使用。比如在培养紫草时，加入标准 White 培养基 30 倍的铜浓度，可显著增加紫草素的累积。然而，经过几次继代后，其累积率又回落至正常水平。此结果表明，铜元素的作用为一种应激效应。

3. 碳源

碳源通常以光自养培养中的 CO_2 或异养培养中的碳水化合物两种形式提供，其性质和数量往往对培养细胞的生物量有很大的影响。CO_2 可以诱导某些特征反应，如在金苹果的悬浮细胞培养中，高浓度 CO_2 可产生一种特有的苹果香味；再如葡萄（*Vitis vinifera* Linn.）及藜属（*Chenopodium*）、巴戟天属（*Morinda*）和烟草属植物可积累 CO_2 型的次级代谢物。此外，在长春花悬浮细胞培养中，往气升式发酵罐中通入含有 4% 的 CO_2 气体时可增加阿吗碱（ajmalicine）的积累，而提供过量 O_2 为 6L/min 时又可抑制上述过程。

植物细胞培养中使用最多的碳源是碳水化合物，对次级代谢产物的影响主要取决于所使用的碳水化合物的种类和浓度及其次级代谢产物的生合成过程。糖是使用最广泛、作用最强的碳源，图 4-5 中的第Ⅲ组培养物中，细胞干重和次级代谢产物的含量随糖浓度的提高而渐次增加。在有些情况（如紫草）下，蔗糖的最大使用浓度可达 5%，而在另外一些情况下（如长春花），稍高浓度的蔗糖、葡萄糖和甘露糖甚至具有较强的诱导作用，如在长春花细胞培养物中添加上述浓度的碳水化合物时，就能诱导产生较高产率的阿吗碱、蛇根碱和长春花碱。这种刺激作用甚至在缺乏氨、硝酸盐和磷时亦能表现出来。而且，上述糖类尚可增强生物碱合成起始酶的活性和增加相关 mRNA 的浓度。

蔗糖的作用取决于产物的生物合成过程。但总的来说，糖的作用可能为：①延长稳定期（可延长至 30~45 天）；②通过蔗糖分解后的产物（葡萄糖）所产生的对内源性生长素合成的抑制作用；③增强戊糖磷酸化途径有关酶的活性。人们尚把葡萄糖和果糖按比例进行混合，但得到的混合物并不能取得类似蔗糖的作用。由表 4-6 可以看出，加入蔗糖可得到长春花碱、蛇根碱及游离氨基酸类成分，而加入乳糖时，则只产生高含量的长春花碱，但甘露糖醇的加入虽可抑制长春花碱的生成，但却有利于蛇根碱的合成。其他碳水化合物（如半乳糖、葡萄糖、棉子糖等）的作用不太明显。仅在某些情况（如咖啡和长春花细胞培养）下，果糖和乳糖的加入对次级代谢产物的产生显示了一定的影响。这些作用可能是由于上述碳水化合物的加入改变了所用培养基的渗透势（osmotic potential）所致的干扰作用。

表 4-6　碳源对长春花悬浮细胞培养中次级代谢作用的影响

次级代谢产物	碳水化合物		
	乳糖（6%）	蔗糖（3%）	甘露糖醇（0.3~0.6M）
长春花碱（mg/L）	50	16.60	—
蛇根碱（mg/L）	—	1.40	21.50
游离氨基酸（mM）		0.55	2.86

4. 植物生长调节剂

植物生长调节剂在植物细胞培养中起着非常重要（或关键性）的作用。但由于植物材料和生理状态的差异，无一定的规律可循，必须通过仔细的实验才能确定合适的数量和种类。如 Furuya（1971）在培养烟草细胞时发现，加入 IAA 时培养物中有尼古丁生成，但 2，4 - D 存在时则不合成该化合物。由表 4 - 7 可以看出，在长春花细胞悬浮培养中，当使用 B_5 为生长培养基并附加 1.0mg/L 2，4 - D + 0.1mg/L KT 时，生产培养基不同，其主要代谢产物蛇根碱的产量为 0.04% ~ 0.33%，阿吗碱的产量为 0.02% ~ 0.45%，说明不同植物激素及其不同组合形式均可显著影响代谢产物的产生。

表 4 - 7 不同植物激素对长春花细胞悬浮培养物中生物碱产量的影响

培养基*		最大生物碱产量（% 干重）		其他生物碱数量
生长培养基	生产培养基	蛇根碱	阿吗碱	（化合物数量）
B_5	B_5	0.00	0.00	0
B_5	B_5 - H	0.08	0.06	1
B_5	IB_5	0.33	0.08	10
B_5	NI_{20}	0.04	0.02	2
B_5	Z	0.30	0.45	2
M_3 - CM	M_3 - CM	0.58	0.14	14
NB_5	NB_5	0.24	0.06	12
M_3 - CM	Z	1.00	0.04	9
NB_5	Z	0.42	0.32	5

* B_5：1.0mg/L 2，4 - D + 0.1mg/L KT + 2% 蔗糖；M_3-CM：MS + 1.0mg/L NAA + 0.1mg/L KT + 2% 蔗糖；IB_5：B_5 + 1.0mg/L IAA + 0.1mg/L KT + 2% 蔗糖；NB_5：B_5 + 1.0mg/L NAA + 0.1mg/L KT + 2% 蔗糖；B_5 H：无激素的 B_5 培养基 + 2% 蔗糖；NI_{20}：MS + 20mg/L IAA + 0.2mg/L KT + 2% 蔗糖；Z：MS + 0.125mg/L IAA + 1.125mg/L 6BA + 5% 蔗糖

5. O_2 和 pH

O_2 培养细胞在生长过程需维持其正常呼吸作用，悬浮细胞培养和固定化细胞培养时供氧方式有所不同，前者可采用搅拌和通气方式，搅拌速度通常为 120 ~ 160r/min，过快易导致细胞破裂；后者仅能采用通气方式，一般使用含 5% CO_2 的洁净空气，通气量应适当，过多或过少均影响细胞生长及次级代谢产物的合成。如应用气升式生物反应器培养海巴戟悬浮细胞中，蒽醌含量随供氧量的不同而异，在供 O_2 量（vvm，L）为 0.5 ~ 0.17 区间时，其蒽醌含量的变化幅度可达 60%。

pH 一般来说，最有利于培养细胞生长的 pH 在 5 ~ 6 之间。常用的培养基均具有一定的缓冲性质，在培养过程中培养液的 pH 变化较小，但也有少数培养基的缓冲性质很弱，故在培养过程中，培养液的 pH 变化较大。培养基变酸是由于随培养阶段的推移产生有机酸或 NH_4^+ 被利用；培养基变碱则是由于 NO_3^- 被利用，氨基酸脱氨后铵离子释放到培养基中，或是由于在硝酸和亚硝酸还原酶的作用下硝酸盐被还原所致，尤其在稳定生长期更易发生此种现象。如红叶藜（*Chenopodium rubrum* L.）光自养悬浮培养细胞体内 ^{31}P - NMR 光谱测试结果表明，当外部 pH 从 4.5 增加到 6.3 时，细胞液 pH 增加了 0.3 个单位，而液泡 pH 增加了大约 1.3 个单位。也有实验证明，在某些情况下，氢离子浓度可直接影响次级代谢产物的产生。

6. 渗出物

在细胞悬浮培养后期，培养液中常含有各种代谢产物，如某些初级代谢产物和次

级代谢产物以及某些酸性物质、醇类和水解蛋白或活性蛋白等，如落花生（*Arachis Hypogea* L.）悬浮细胞的后期培养液中含有 27 种多肽成分。此外，培养细胞分泌产物的量也取决于培养物的发育阶段。如在多叶羽扁豆（*Lupinus Polyphyllus* L.）悬浮细胞培养中，在活跃的生长期初期酶的分泌量就达到了稳定期的水平，其后酶活性随乙醇量的增加而降低。次级代谢产物的累积往往在水解酶活性增加之前进行，如在多叶羽扁豆悬浮细胞培养中，喹诺里西啶（quinolizidine）类生物碱的最高含量出现在继代 2 天至 3 天后，其后，鹰爪豆碱氧化酶（sparteine oxydase）的活性才开始增加；再如在鹰嘴豆（*Cicer arietinum* L.）悬浮细胞培养中，分泌到培养基中的紫檀烷类（pterocarpanes）成分消失后，生长周期中的聚合过氧化物酶的细胞间含量才开始不断增加，由于此聚合反应，紫檀烷类成分不再存在。

（二）两步培养法

培养基的组成是对细胞生长与次级代谢产物的形成最直接、也是最重要的影响因素。众多实验结果显示，生产培养基用于次级代谢产物的生产是非常成功的。但要想同时得到最佳生长和最佳次级代谢产物产量则是困难的。因此，为达此目的，人们提出了"两步培养法"（two‑step culture 或 two‑stage culture）。即第一步使用适合细胞生长的培养基，称为"生长培养基"（growth medium），第二步使用适于次级代谢产物合成的培养基，称为"生产培养基"（production medium）。两种培养基各有特点：前者是为了实现细胞的高生产率，后者通常具有较低含量的硝酸盐和磷酸盐，并含有较低的糖分或较少的碳源。目前，很多有用物质的大规模培养已经实现，实用的两步培养法也已经建立。由表4-8可见，在长春花细胞培养中，生长培养基与生产培养基的区别主要在于前者使用了肌醇及维生素类成分，而后者则不含上述成分；在生长调节剂的使用上，前者应用2，4-D刺激细胞生长，而后者加入6-BA更利于次级代谢产物的产生。从表4-8还可看出，紫草细胞培养所用的生长培养基为高无机盐含量的改良 MS 培养基，而生产培养基则为无机盐含量较低的改良 White 培养基。

同样是在紫草细胞培养中，作为生产培养基来说，尽管从 White 到其改良培养基M-9之间仅略有不同，但仍然导致了细胞生物量和次级代谢产物产量发生很大的变化（表4-9）。

（三）诱导子

植物抗毒素（phytoalexins）是指在植物防御系统内能对抗微生物进攻的某些次级代谢产物（根据其功能又称为"后感染防御物质"）。尽管在有些情况下代谢产物可能会连续合成，但在另外一些情况下只有细胞被刺激时才能产生植物抗毒素，或仅在被诱导时其产量才能增加。

触发形成植物抗毒素信号的物质称为诱导子。从广义上讲，诱导子是能够诱导植物细胞中一个反应，并形成特征性自身防御反应的分子。诱导子的分类有两种，一种是根据在细胞内或细胞外形成而将其分为内源性诱导子和外源性诱导子；另一种是根据其来源分为生物诱导子（biotic elicitors）和非生物诱导子（abiotic elicitors）。现多采用后者。生物诱导子是指植物体在防御过程中为对抗微生物感染而产生的物质，主要包括分生孢子（conidia）、降解细胞壁的酶类、细胞壁碎片、有机体产生的代谢物等成分。初生细胞壁中富含由半乳糖醛酸组成的多糖成分，1% 的浓度就足以诱导植物产生抗毒素，但其活性一般低于外源性 β-庚糖苷。非生物诱导子是指所有不是植物细胞中

表4-8　两步培养法中生长培养基和生产培养基应用实例

培养基的组成	
生长培养基	生产培养基
长春花	蛇根碱/阿吗碱
MS 培养基中的有机成分	MS 培养基
肌醇（100mg/L）	—
吡哆素/HCl（1mg/L）	—
硫胺素/HCl（10mg/L）	—
烟酸（1mg/L）	—
—	L-色氨酸（0.05%）
葡萄糖（15%）	—
—	蔗糖（5%）
2，4-D（0.1mg/L）	—
—	6 BA（5×10^{-6} mol/L）
紫草	紫草素
MG-5（改良 MS）	M-9（改良 White）

表4-9　不同培养基中紫草细胞生长和紫草素含量

培养基	细胞产量（g dry wt/L）	紫草素含量（%）
M-9[a]	11.3	12.4
White[b]	5.7	2.1

a，附加10^{-5}M 的 IAA；b，附加10^{-6}M 的 IAA 和 10^{-5}M 的 KT

天然成分但又能触发植物细胞形成抗毒素信号的物质。生物诱导子和非生物诱导子在其量效关系上也有区别，如在鹰嘴豆悬浮细胞培养细胞中，由 *Ascochyta rabiet* 得到的生物诱导子以得到紫檀烷饱和曲线为特征，而用非生物诱导子，如重金属（Cu^{2+}、Mn^{2+}、Hg^{2+}）诱导时，则可得到紫檀烷的最佳生产曲线。

诱导子的类型与所产生的次级代谢产物的类型没有直接关系，各种生合成途径所必需的酶也并不是都对每个诱导子的刺激产生反应，如在园欧芹悬浮细胞培养中，UV光（非生物诱导子）对黄酮生合成过程中所涉及的酶类有诱导作用，而在苯丙烷代谢中，只有生物诱导子才能与有关酶发生反应。

（四）培养环境的外部因素

1. 温度

培养物中次级代谢产物产生的最佳温度为 20～28℃。在一定温度（≤15℃）下，细胞不再生长，次级代谢产物也不再产生；但应该指出的是，在某些极端情况下（如30℃），细胞也能正常生长。终产物和中间产物的累积，甚至与其生合成直接相关的化合物，也并非需要相同的温度。低温对次级代谢产物产生的影响类似于2，4-D 的抑制作用。当培养温度与培养物正常生长所要求的温度相差很大时，可引起某些应激效应以及对次级代谢产物产生的激活作用。温度的变化尚可引起产物类型在质和量上的改变，个别情况下由于激活了新的生合成途径也可能产生新的代谢物质。

2. 搅拌频率

植物培养细胞的产率与发酵罐的搅拌速度有关，具体表现在发酵液中的溶氧浓度和机械搅拌对细胞所产生的剪切力上，如上述因素对海巴戟长方形细胞（累积蒽醌类成分）、产生甜菜苷（betanine）的甜菜（*Beta vulgaris* L.）细胞和累积蛇根碱的长春花细胞等的影响就非常明显。但搅拌频率也不宜过小，如低于 28r/min 时，次级代谢产物的生合成反应就有可能发生逆转。

3. 培养容器的影响

植物培养细胞次级代谢产物的产生可因为所用培养容器的大小和搅拌装置的不同而得到不同的结果，如小规模实验室培养所用的培养容器（50～500ml）具有较高的氧转移率，通过简单的定期搅拌，培养物的每个部位均可得到比大规模培养更好的氧供应。用于生产次级代谢产物反应器中的搅拌器对细胞产率可产生一定的影响，这些差异及由剪切力引起的不良影响可通过使用气升式发酵罐或一个沿水平轴转动的发酵罐而予以避免。但因为植物细胞生长和次级代谢产物的生产过程是完全分离的，所以这对细胞生产过程会有不利影响。延长稳定期就意味着延长培养时间，从而增加成本、加大污染几率等，此缺点可采用细胞生物量生产和次级代谢产物累积相分离的方法（如上述的两步培养法）加以克服。

4. 光的影响

对植物培养细胞来说，光是一个重要的影响因素。光照时间的长短、光质和光的强度对次级代谢产物（如黄酮、黄酮醇、花色素苷、挥发油等）的累积都有一定的影响。

光对植物培养细胞的影响主要体现在下列过程：特殊波长的短波脉冲仅仅启动细胞的形态分化或其生化过程，而连续光照则可以保持光的反应潜能或反应状态，当然也可能启动次生产物的降解过程。特定波长通过其特定的吸收色素（植物光敏素、隐性光敏素/UV 光-A 和 UV 光-B 受体）而发挥作用。如果几种波长都是有效的，则定量作用将取决于接受波长的顺序，例如，尽管红光（660nm）和远红光（730nm）可刺激园欧芹悬浮细胞中黄酮体的生合成，但在紫外光（诱导子）照射前后蓝光的作用是最有效的，暴露于红光下然后进行 UV 光照射则无影响。远红外照射持续 10min/60min 可降低 UV 光刺激作用 28%/40%，远红外光处理后再紧跟着相同时间红外光脉冲可抵消前者的作用，并且也包括对光自养色素系统的作用。

植物激素和光照具有协同作用或对抗作用，例如，在高光强下，2，4－D（5×10^{-5}M）对玫瑰中多酚类成分的合成具有明显的刺激作用，甚至在低浓度（5×10^{-7}M）时也是如此。单冠毛菊花色素苷合成的开始也是由光激发的，其作用光谱分别为438nm 和 372nm。相反，萘醌的生物合成受到日光灯的抑制，并证实具有抑制作用的是蓝光，这可能是由于蓝光抑制了合成路线中共同前体的形成或某一中间产物的转化。

第五章　药用植物快速繁殖与脱病毒技术

　　植物微繁殖也称为试管繁殖或微型繁殖，由此得到的植物称为试管苗，以此与种子苗（实生苗）、扦插苗、嫁接苗相区别。微繁殖具有繁殖率高、微型、无菌等特点，能在人工控温、控光的条件下生长、繁殖。因此，利用该技术可繁殖自然繁殖率低、濒临绝种、三倍体与多倍体、自交不亲和系、雄性不育系等植株，从而加速引种、育种以及良种的推广工作，简化制种程序。微繁殖技术也是突变体的诱变与筛选、体细胞的杂交、基因的导入等不可或缺的基础。

　　植物微繁殖技术在植物生物技术领域具有极大的应用潜力，欧美国家试管苗的年产量均在千万株以上，且以每年8%的速度递增。近年来，我国在药用植物微繁殖技术应用方面的研究报道越来越多，呈方兴未艾之势。

　　除了一部分豆类作物外，种子是不会传递病毒的。植物病毒是通过无性繁殖传递的，而快速繁殖是建立在无性繁殖的基础上，病毒在母体内逐代积累，危害越来越严重。目前在生产上尚无特效药物可彻底除去病毒，因此，在快速繁殖技术的基础上又产生了脱毒技术，并运用于现代农业中无病毒苗的繁育之中。

第一节　基本概念

　　植物微繁殖：利用组织培养技术进行植物的快速无性繁殖的方法称为"微繁殖技术"（micropropagation）或"快速繁殖技术"（rapid propagation）。

　　植物通过有性繁殖和无性繁殖繁衍后代。许多植物具有高度杂合性，常通过扦插、埋条、压条、嫁接或种植特殊的营养器官等方法进行营养繁殖，从而得到和亲本遗传性一致的后代；有些种子休眠期特别长的植物，用营养繁殖法可以加快繁殖的速度；某些多年生植物用种子繁殖时要经过一个很长的幼年期，如用成年植物材料进行营养繁殖，可大大缩短生长期，这些都是无性营养繁殖。它是在无菌条件下，利用植物体的细胞、组织或器官，在人工控制的营养和环境条件下繁殖植物的方法。

　　植物微繁殖技术具有如下优点：

　　（1）使用植物材料少　微繁殖往往只要少量的茎尖、叶片、茎切段或其他器官就能在试管中建立起反复增殖的系统，节省常规营养繁殖时所需要的大量母本植株和因栽培/保持这些母本所需的土地和人力。

　　（2）繁殖速度快　由于微繁殖产生的芽或胚状体常大大多于常规繁殖方法，每一个繁殖周期又比常规繁殖短得多，一般只要1～2个月，且不受季节和气候条件的影响，所以其繁殖速度比常规方法快得多，繁殖的数量在一年中常可达几万、几十万甚至上百万。此外，由于试管中芽、植株或胚状体的小型化和利用多层的集约化培养架，可以在有限的空间生产大量的植株。

　　（3）性状优化　对于有些植物来说，组织培养产生的植株的表现型和从种子或常规营养繁殖方法得到的植株会有所不同，其性状要优于原植物，故微繁殖技术也可用于植物性状的优化。

微繁殖技术除了上述优点之外，还有某些技术上的特点，如与常规繁殖技术相比，资金投入大，技术含量高，对操作者的素质也有更高的要求等。另外，还要特别注意原始材料的选择，如选择不当，或选择了不良的基因型、未发现的变异体等，或在培养过程中由于培养方法不当等，都可导致产生大量的具有严重缺陷的植株。

相关名词介绍如下。

再生（regeneration）：再生是指原生质体、单细胞或组织发育为完整植株的能力。表示完整生物体的任何部位均可恢复其高度结构化的形态。

形态发生（morphogenesis）：形态发生是指某个生物体在发育过程中其特殊形式（如形状、结构和器官化）的复原和变化。

器官发生（organogenesis）：是指由原生质体、细胞、愈伤组织、组织片段及植物片段等天然形式或非自动发生的芽、根或花等器官的分化与形成。或者在先形成的小根基部迅速形成愈伤组织，然后再形成芽；或者在不同部位分别形成芽和根之后，然后形成维管组织而将二者连成一个轴，结果形成小植株。如果在培养过程中小植株的发生途径与正常的受精卵发育方式极为近似时，通常称为"胚胎形成"（embryogenesis）。当在体细胞或花药培养中是小孢子这样的单倍体细胞，其所形成的胚胎结构叫作"胚状体"（embryoid or embryo-like）或"不定胚"（adventitious embryo）。由于同工酶总是存在于器官形成的过程中，故其存在与否可以作为器官形成的生化指标。

无性繁殖（clonal propagation）：从严格意义上讲，无性繁殖是在非脱分化条件下器官化的组织再生的过程。即，枝芽发育枝芽的分生组织而保留其自身的状态，根芽则继续发育其次生根。因此，无性繁殖就是遗传上完全一致的复制品的无性生产，通常也称作微繁殖。

胚胎发生（embryogenesis）：胚胎产生和发育的过程称为胚胎发生。胚胎发生与器官发生的区别在于后者的生成是自发的并与任何其他的通过导管的结构无关。而前者实际上或多或少地包含了枝和根极性发育的所有过程。上述几种类型尚可利用材料来源加以区别。

体细胞胚（somatic embryos）：由孢子植物细胞而非合子细胞发育而成的类似胚胎样的结构称为体细胞胚。

第二节　植物脱毒技术

通过无性繁殖的植物，容易受到一种或者多种病毒的侵染。如，可感染马铃薯的病毒多达20种以上，草莓会受到62种病毒和支原体的侵染。病毒病的危害是影响药用植物产量和质量的重要因素。迄今为止，我国已经报道的药用植物病毒病有地黄病毒病、浙贝黑斑病毒、曼陀罗花叶病、八角莲花叶病、唐菖蒲花叶病毒、独角莲皱缩花叶病、太子参花叶病等10余种。由于病毒病的危害，一般减产幅度在30%以上，这已成为药材生产的重要障碍。对于病毒病，目前尚无有效的防治措施，但是利用植物茎尖分生组织的脱毒培养，可以成功地获得脱毒苗，有效地去除特定病毒，再通过组织培养克隆繁殖就可以获得大量脱毒优良种苗，供生产上应用。植物脱毒技术已经成为获得优良种质的重要手段之一。我国药用植物分生组织脱毒工作也取得了较好的效果，地黄通过茎尖培养，选育得到了抗毒性强、经济效益较高的茎尖 16 号地黄脱毒新品系，已在生产上推广。新疆大蒜经过分生组织培养脱毒后，大蒜单株蒜头明显增大。山东莱芜生姜和湖北风头生姜经过分生组织培养脱病毒后，脱毒生姜具有生长势强、产量高、辣味浓、抗病力强的优点。

一、无病毒苗的培养方法

脱除植物病毒的方法大致可分为两类，一类为物理和化学的方法，一类为组织培养的方法。一般来说，经过物理和化学处理后，利用茎间或愈伤组织培养能较大提高植物脱毒效率。

（一）物理或化学方法脱除病毒

1. 高温和低温处理

用热处理脱除马铃薯卷叶病毒（PLRV）是世界上脱除已知病毒最早的例子。早在1889 年，印度尼西亚人就把繁殖用的甘蔗切断放在 50℃左右的热水中浸泡 30min 来防止枯萎病（现已知是病毒病）的发生。热处理脱除病毒又称为温热疗法（thermotherapy），其基本原理是：植物组织中的病毒在较高温度下部分或全部失活，而宿主组织没有受到高温伤害，或者只受到轻微伤害。

常用的热处理脱毒方法有温汤浸渍处理和热风处理。温汤浸渍处理比较适合于休眠芽脱除病毒，一般将植物材料在 50℃温水中浸渍数分钟到数小时。热风处理比较适合于正在生长的枝条，一般操作是将旺盛生长的植株放置在 35～40℃的热风处理箱中，处理时间随植物和病毒种类各异，从几分钟到数月不等。

热处理法要求的设备条件比较简单，脱毒操作也比较容易，其主要缺点是脱毒时间长，脱毒不完全。

低温处理对某些植物脱毒有一定的效果，如：菊花植株在 5℃经过 4～7.5 个月的处理后进行茎间培养，可以除去菊花矮化病毒（CSV）和菊花褪绿斑病毒（CCMV）。

2. 化学处理

化学疗法对整体植株而言不能消除其中病毒，但处理离体组织和原生质体可获得较好的结果。表 5－1 列出了钝化、抑制和消除植物病毒的一些化合物。

表 5－1　钝化、抑制和消除植物病毒的一些化合物

化合物	植物病毒	寄主
三氮唑核苷（ribavirin）	CMV，PVY，TMV	烟草
	ACLSV	苹果
	LSV，TBV	百合
	ORSV	大花惠兰
	PVY，PVX，PVS，PVM	马铃薯
	EMCV	茄子
阿糖腺苷（vidarabine）	OMV	虎眼万年青
碱性孔雀绿（malachite green）	PVX	马铃薯

续表

化合物	植物病毒	寄主
2 - 硫尿嘧啶（2 - thiouracil）	PVY	烟草
放线菌素 - D（actinomycin - D）	YMV	大白菜

注：ACLSV，苹果褪绿叶斑病毒；CMV，黄瓜花叶病毒；EMCV，茄子杂色皱病毒；LSV，百合潜隐病毒；
OMV，虎眼万年青花叶病毒；ORSV，虎眼万年青环斑病毒；PVM，马铃薯病毒 M；PVS，马铃薯病毒 S；
PVX，马铃薯病毒 X；PVY，马铃薯病毒 Y；TBV，郁金香碎色病毒；TMV，烟草花叶病毒

（二）组织培养脱除病毒

1. 茎尖培养

早在 1934 年，White 发现烟草花叶病毒（TMV）在烟草根中的分布是不均匀的，越靠近根尖（root tip）区病毒含量越低，在根尖的顶端（生长点）不含病毒。到 1949 年，Limasset 和 Cornuet 根据 White 的发现推测，病毒在烟草茎中的分布也可能存在与根部组织同样的情况，茎尖分生组织（apical meristem）也应不带病毒。后来研究证实，根尖和茎尖分生组织并不是完全没有病毒。1952 年，Morel 和 Martin 首先利用茎尖分生组织培养获得大丽花和马铃薯无病毒苗，同时建立茎尖脱毒的组织培养技术体系。

茎尖培养脱毒的原理是植物体内病毒靠维管束系统移动，分生组织中没有维管束存在，病毒只靠胞间连丝移动，速度很慢，难以追上生长活跃的分生组织，所以旺盛生长的根尖、茎尖一般都无病毒或很少有病毒分布。

茎尖培养中最主要的影响因素就是茎尖大小，一般要求茎尖长度小于 1mm。通常切取茎尖越小，脱毒效果越好，但是茎尖培养成活率变低。曹为玉等研究发现葡萄茎尖长度与存活率成正相关，与脱毒率成反相关。当切取茎尖长度为 0.2～0.3mm 时，存活率为 21%～38%，脱毒率为 91.4%～97%；当切取 0.5mm 以上时，存活率为 75%～83%，脱毒率仅为 70.6%～76.5%。由于木本植物分生组织在离体条件下难于控制其生长发育或者形成的苗不易生根。所以在脱毒时采用微嫁接的方法，将分生组织嫁接到试管中繁殖的砧木上，得到完整植株。最早成功进行微嫁接的是 Murashige 等（1972），他们用这种方法脱除了柑橘的两种病毒；Englebrecht 等（1979）将葡萄茎尖（0.1～0.5mm）嫁接到去顶的葡萄苗维管束环上，或者扦插到无毒砧木顶端切成的凹陷中，嫁接 3 周后长出苗，获得无毒植株。目前微嫁接成功的植物有杏、酿酒葡萄、桉树、山茶、桃、苹果和柑橘。

茎尖培养脱毒法脱毒率高，脱毒速度快，能在较短的时间内得到较多的原种繁殖材料，但这种方法存在的缺点是植物的存活率低。为了克服这一缺点，现在经常是将热处理与茎尖培养相结合来使用。热处理与茎尖培养相结合之所以能够提高脱毒效果，是由于热处理可使植物生长本身所具有的顶端免疫区得以扩大，有利于切取较大的茎尖（在 1mm 左右），从而能够提高培养或嫁接的成活率。董雅凤等在梨树苹果茎沟病毒的脱毒技术研究中发现，梨茎尖培养比较困难，且脱毒效果差，成活率仅为 28%。热处理后进行茎尖培养，成活率和脱毒率比单纯茎尖培养平均增加 11.7% 和 54.3。

茎尖培养的培养基随不同植物的种类有所变化，一般多用 MS 培养基或者改良的 MS 培养基；WPM 培养基有利于木本植物茎尖培养，并需要添加适宜的细胞分裂素和生长素。在培养方法上，对容易褐化的外植体，可以采用液体培养，以便减少培养物

分泌的酚类化合物浓度和及时地将培养物从褐化的培养基转移到新鲜的培养基中去。此外，将茎间置于滤纸桥上培养，可以减轻酚类物质的危害，并有利于茎间的存活和生长。

2. 愈伤组织培养

植物各器官和组织诱导都可以产生愈伤组织，然后诱导愈伤组织分化芽，长成植株，可获得脱毒苗。利用愈伤组织脱除病毒的主要原理是愈伤组织中细胞分裂旺盛，可能抑制病毒复制，使部分细胞不含病毒。此外，也可能是产生抗病毒细胞突变的结果。

3. 花药或花粉培养

花药或花粉培养诱导形成愈伤组织，经过进一步诱导，根芽器官分化、再生植株并获得幼苗。其原理与愈伤组织脱除病毒相似。国内外学者培养草莓花药，都报道获得大量草莓无病毒植株。但是，由于许多无性繁殖的植物品种是杂合体，花药或花粉培养获得纯合体植株，由于其遗传背景变化，不能保持原品种的产量和品质。因此，利用花药或花粉培养脱除病毒对一些无性繁殖的植物是不适合的。

4. 珠心胚培养

珠心胚是珠心细胞形成的无性胚，由于珠心细胞与维管束系统无直接联系，而病毒通常是通过维管束的韧皮部组织传播的。因此，可以用珠心胚培养获得无病毒植株。利用这一技术可以脱去柑橘类植物的主要病毒和类病毒。但是，珠心胚培养获得的幼苗生长过度旺盛，结果延迟，有时与原种不同，这些问题需要进一步研究。

二、脱毒苗的鉴定

无论利用哪一种方法进行植物脱毒，都要检测、证实所得到的植物种苗体内确实无病毒存在，方可推广投入生产使用。即使已经过病毒检验的植株仍可能重新感染，在其繁殖的整个过程中仍需要进行反复的检验。常用的鉴定法有直接测定法、指示植物法、抗血清鉴定法和电子显微镜检查法等。

1. 直接测定法

直接测定法是直接观测植株茎叶有无某种病毒引起的可见症状。表5－2是马铃薯几种主要病毒的病状，供参考。然而寄主植株感染病毒后需要较长的时间才出现症状，有的并不能使寄主植物出现可见的症状，因此需要更敏感的测定方法。

表5－2　几种马铃薯病毒种类的症状

种类	症状	鉴定寄主
马铃薯 X 病毒，PVX	脉间花叶	千红日、曼陀罗、辣椒、番茄、心叶烟
马铃薯 S 病毒，PVS	叶脉深陷粗缩	苋色藜、千日红、光曼陀罗、昆诺阿藜
马铃薯 Y 病毒，PVY	随品种而异，有些轻微花叶或粗缩，敏感品种反应为坏死	野生马铃薯、洋酸菜、曼陀罗
马铃薯卷叶病毒，PLRV	初浸染幼叶尖呈浅黄白色，有些品种呈紫色或红色	洋酸菜

2. 指示植物法

利用病毒在其植株上出现症状的特征，作为鉴别种类的标准。这种专用以产生症状的寄主即为指示植物，又称鉴别寄主。指示植物分为两种类型：一种在接种后产生的症状可扩张到非接种部位；另一种只在接种部位产生病斑。接种时取待测植物的幼叶，加少量水及等量 0.1mol/L 磷酸缓冲液（pH 7.0），磨成匀浆，吸取少量浆液揩抹在事先涂有 500~600 目金刚砂（有利于破损叶片表面细胞）部分，轻轻摩擦使浆液能侵入叶片表皮细胞但又不损伤叶片。5min 后用水冲洗叶面。将被接种的指示植物置于有防蚜虫网罩的温室内，室温 15~25℃，如接种植物的浆液含有病毒，数天至几周后，指示植物即出现可见的症状。较常用的指示植物有苋色藜、昆诺阿藜、千日红和各种烟草等。

3. 抗血清鉴定法

植物病毒是由核酸和蛋白质组成的核蛋白复合体，因而也是一种抗原，注射到动物体内即产生抗体，抗体存在于血清之中，称为抗血清。由于不同病毒产生的抗血清都有特异性，用特定病毒的抗血清来鉴定该种病毒，具有高度专一性和特异性，几分钟至几小时即可完成，方法简便；所以此法成为植物病毒鉴定中最有用的方法之一。

抗血清鉴定首先要进行抗原的制备，只有获得高纯度的抗原，才有可能获得高度纯净的抗血清。抗血清的鉴定法主要根据沉淀反应原理，具体测定有试管沉淀、凝聚试验、免疫扩散、免疫电泳、荧光抗体技术和酶联免疫吸附试验等多种方法。

酶联免疫分析（ELISA）是最常用的检测方法。将病毒抗体固定在支持物上，加入待检抗原材料，然后加入酶标记的抗体，待检抗原与对应酶标抗体特异性结合后，通过酶（过氧化物酶或碱性磷酸酶）与底物的显色反应结果，用酶标仪进行定量检测，作出鉴定。ELISA 灵敏度较高。

4. 电子显微镜检查法

此法可直接观察到病毒微粒是否存在，以及病毒颗粒的大小、形态和结构。由于这些特征相当稳定，故对病毒鉴定是很重要的。常用技术包括投影法、背景染色法、表面复型的制备与扫描电镜法，以及超薄切片法。

5. 免疫吸附电镜法

免疫吸附电镜法（immunosorbent electron microscope，ISEM）是电镜结合血清学检测病毒的方法，也称为陷入法（trapping）。其基本过程是：将少量稀释抗血清加到电镜铜网的膜上，孵育约 30min，一层血清抗体蛋白质就被吸附在膜上，除去过量蛋白质，加入一滴病毒悬浮液或感染组织的提取液，1~2h 后原来吸附在铜网上的抗体陷入同源的病毒颗粒上，在电镜下即可见到病毒粒子。ISEM 的优点是灵敏度高和能在植物粗提液中定量测定病毒。

6. 逆转录聚合酶链式反应法

逆转录聚合酶链式反应（reverse transcription polymerase chain reaction，PT-PCR）方法是提取宿主的 mRNA，反转录合成 cDNA，然后通过利用病毒 DNA 特有的序列设计的引物进行 PCR 反应，分析 PCR 反应物，即可知道在寄主中是否有病毒基因的表达，从而确定病毒是否存在。

植物病毒检测技术经历了传统生物学检测技术、免疫学检测技术和分子生物学检测技术 3 个阶段。早期对于植物病毒病的诊断及检测的方法主要包括生物学鉴定和电子显微镜技术。目前，酶联免疫吸附反应（ELISA）是植物病毒检测最为常用的方法之一。但是 ELISA 方法需要制备抗体，而且一次只能检测 1 种病毒。所以相比较来说，最有前途的应当是分子生物学技术。与其他方法相比，它特异性强、灵敏度高，而且不需要制备抗血清以及放射性探针，操作简单，适用广泛。随着分子生物学技术的发展，分子生物学方法已经成为植物病毒检测的重要方法，主要包括核酸杂交技术、RT - PCR、荧光定量 PCR、DNA 微阵列技术等，已在植物病毒检测及植物病毒病诊断体系中占有日益重要的地位，植物病毒病诊断途径将更加趋向多元化，并呈现出快速、高特异性、高灵敏度、高通量的特点。

【例 5 - 1】　马铃薯茎尖脱毒方法

马铃薯是一种无性繁殖作物，在栽培过程中极易受病毒侵染而严重减产，导致马铃薯品种退化。克服马铃薯退化的主要方法是通过茎尖培养以获得无病毒植株。具体步骤如下：

（1）田间或温室选取健康的幼苗，用流水冲洗。摘去成熟的叶片，将带有幼叶和茎尖的茎段用 0.1% 的升汞消毒 5～10min，然后用无菌水洗 3 遍，放在无菌培养皿中备用。

（2）超净工作台中，借助体视显微镜，用解剖针小心地由外向内逐层地剥去幼叶，露出生长点，去掉较大的叶原基，只保留最上一个叶原基。

（3）用细小的金属解剖针或眼科解剖刀切下带有一个叶原基的茎尖。

（4）将切下的生长点接种到添加有 0.05mg/L NAA 和 0.05mg/L 的 6 - BA 的 MS 培养基上培养，培养温度 25℃，光照强度约 2000lux，16h/d。

（5）培养 2 周左右，生长点即可发育为幼芽。培养 8 周后，幼芽长成具有数片真叶的幼苗，此时可将苗转移到无激素的培养基上生根，待新根长到长 0.5～1cm 时将培育瓶移到温室，在阳光下和较低温度下培养，使试管苗生长健壮。

（6）当试管苗长到 3～4cm，具有 5～7 个浓绿色小叶时进行移栽。一般需要用二步移栽法移栽，第一步是将小苗由试管中移入温室苗床中。在移栽后第一周内，保持较高空气湿度和通气良好的土壤条件，成活率可达 95% 以上。移栽 20～25d 以后，加强通风透光，逐渐使植株生长条件接近大田条件。第二步是从温室移栽到大田，当株高达 10～15cm，具有 5 片左右完全展开的浓绿复叶时移入大田，方法与蔬菜移栽相同。

第三节　植物微繁殖的一般技术

植物微繁殖过程一般分为四个阶段，即无菌培养物的建立、培养物的增殖、诱导生根和试管苗的移植（图 5 - 1）。

阶段 0　选择和栽培管理母株，用于起始培养

↓

阶段 Ⅰ　启动和建立无菌培养（主要步骤：分离外植体、表面消毒、清洗和接种到适当的培养基上）

↓

阶段 Ⅱ　利用特定的培养基，增殖茎芽或快速诱导体细胞胚形成

↓

阶段 Ⅲ　体细胞胚萌发或/和离体再生苗生根

↓

阶段 Ⅳ　移栽生根苗到无菌土壤中，在温室条件下炼苗
（个别研究中，该阶段也包含再生苗在土壤基质中生根，跳过阶段Ⅲ）

图 5 - 1　微繁殖的主要阶段

一、无菌培养物的建立

与其他所有类型的组织培养技术一样，植物微繁殖首先必须建立相应的无菌培养物。其程序包括外植体的选择、外植体灭菌、接种和培养等基本过程。

1. 外植体的选择

外植体的选择主要应考虑以下 3 个方面的问题。

其一，植物在自然条件下的繁殖特点。同是无性繁殖植物，但它们的繁殖器官有很大差异，有的以枝条扦插繁殖，有的为块根块茎繁殖，有的以芽繁殖。在选择外植体时应充分了解所要繁殖的植物的繁殖特点，尽可能取自然繁殖器官的适当部位做外植体，这样有利于起始无菌培养物的建立。

其二，离体条件下茎芽的增殖方式。在进行离体培养之前，应根据植物的繁殖特点，确定在培养中以何种形式作为培养物的繁殖方式。如有些植物在培养条件下苗的生长与自然条件下类似，可以以顶芽和侧芽直接生长成小植株，一般就可以考虑选择顶芽作为外植体。但大多数植物常常先形成不定芽，然后通过生根培养才能最后形成小植株；在这种情况下，应考虑何种器官培养更易产生不定芽。如非洲紫罗兰、大岩桐及各种秋海棠等以叶片为外植体易产生不定芽，而百合、水仙、大蒜和贝母等则以鳞茎为外植体更易产生不定芽。

其三，外植体的取材部位、大小和生理状态。确定进行器官培养后，应考虑取植株的哪一部位的器官较适宜。一般来讲，以靠近植株顶端的幼嫩器官培养较易成功。而过于老化的器官，由于细胞脱分化困难，培养则较难成功。对于那些以块根、块茎、鳞茎为外植体的植物，应在这些器官形成的初期取材，老化的块根、块茎或鳞茎会增加培养的难度。外植体的大小一般要根据具体情况而定，但总的来说并不是越大越好，其大小应该适宜。对于块根、块茎等还应考虑切取的部位应带有形成层，如果切取的部位全部为髓部组织则培养不易成功。

2. 植物材料的消毒

通常先将植物材料用水洗去表面的尘土，再用表面消毒剂处理。常用消毒剂有安替福民（5% ~ 10%）、漂白粉（10%）或升汞（0.1%）。在实际操作中，使用的浓度和时间应随外植体的不同而异。由于外植体表面多有蜡质层存在而使其具有排水性，故为了使消毒剂能更好地浸润表面，常在消毒剂溶液中加入 0.01% ~ 0.1% 的表面活性

剂，如吐温 20、吐温 80 等；或者在外植体浸入消毒剂之前先用 70%～90% 的乙醇浸几秒到几十秒钟。此点对表面不光滑、多毛的植物材料来说尤为重要。消毒后要用无菌水将材料冲洗干净。

3. 褐变

植物中多含丰富的酚类化合物，当植物体、组织受到伤害时，这些化合物在多酚氧化酶的作用下发生褐变。可采用如下预防措施：①在培养基中加入抗坏血酸、枸橼酸、半胱氨酸、二硫苏糖醇或聚乙烯吡咯烷酮（PVP）等抗氧化剂，或用抗氧化剂溶液预先处理外植体，或在抗氧化剂溶液中切割、剥离外植体，有时也可将上述几种方法结合使用。②尽可能缩短培养周期。③在培养基中加入活性炭（1% 左右）。但也有报道称活性炭对培养基中的激素等物质具有吸附作用，因而可影响外植体的生长和分化。④由于光照能促进多酚化合物的氧化，故开始阶段在黑暗中或弱光下进行培养也可不同程度地预防褐变发生。

4. 培养基和培养条件

植物微繁殖的培养基很多，常用的有 MS、B_5 等。一般情况下，整个培养过程均可用同一种培养基，但有时在第三阶段诱导根的形成时使用低盐培养基却会得到更好的效果。

植物生长调节剂的存在对微繁殖是非常重要的。不同的外植体在各个培养阶段和采用不同增殖途径时，常使用不同的激素及其组合。但在第一阶段和第二阶段常常使用同一培养基和激素成分。此外，微繁殖时需要向培养基中加入碳源，多为蔗糖，有时也使用葡萄糖和果糖等，浓度一般为 3% 左右。

一般在培养过程中都采用日光灯或日光灯加白炽灯的混合光作为光源，光强度在 1000～3000lux。光周期为 24 小时连续光照或 16 小时光照，8 小时黑暗。常用的培养温度在 25℃ 左右。一般认为恒定的温度对生长有利，较少采用日夜变温的培养方法。湿度的要求：空气过于干燥时，培养基水分可能丧失过快，要适当提高空气湿度；相反在潮湿季节和地区，由于湿度过高，霉菌极易生长，此时要用去湿器或其他方法降低空气湿度或改用不霉变的封口膜。

二、培养物的增殖

培养物的增殖是微繁殖技术最重要的环节，它的成功与否直接关系到所建立的无菌培养物系统能不能应用于苗木生产。由于植物的种类和自然生长习性不同，其增殖方式及所采取的相应技术措施也不一样。一般来讲，培养物的增殖主要有下列 4 条途径。

途径 1：植株—分生组织/茎尖—侧芽分化—嫩枝—诱导生根—小植株

途径 2：植株—外植体—丛生芽—诱导生根—小植株

途径 3：植株—外植体—愈伤组织—丛生芽—诱导生根—小植株

途径 4：植株—外植体—愈伤组织—（悬浮细胞）—胚状体—小植株

在上述 4 条途径中，途径 1 最常用，其次是途径 2。众所周知，高等植物的每一个叶腋通常都存在着腋芽，且在一定的条件下都能成长为一个枝条。顶端优势很强的植物（使用内源植物激素调节）只有在去除顶芽之后，腋芽才能生长。施加外源的细胞分裂素可以打破其顶端优势，促进腋芽生长，但该作用往往是移过性的，即外源细胞分裂素作用消失时，腋芽的生长也就停止了。在培养条件下，常在基本培养基中加入一定浓度的细胞分裂素，有时同时加入少量的生长素。腋芽的增殖除了与培养基中的激素成分和浓度有关之外，还与外植体的生理状态有关。

从腋芽和顶芽之外的任何组织器官上通过器官发生重新形成的芽称为不定芽。在自然条件下，很多植物的器官都可以产生不定芽。如从叶上产生不定芽的就有300多种植物。在培养条件下，由于激素的作用和只需要很小的外植体，可以使不定芽形成的数量大大增加。

由途径3可得到丛生芽，但经过愈伤组织阶段，特别是多次继代培养的愈伤组织，不但器官发生的能力会逐渐降低甚至完全丧失，而且后代的遗传性状也不稳定；所以在微繁殖中，除菊花、百合等药用植物外，一般不使用这种方法。

器官发生的性质决定于培养基中细胞分裂素和生长素的比值；二者比值高时有利于芽的分化，低则有利于根的分化。但器官分化的性质尚取决于内源激素的水平，故不同的植物使用的激素种类和浓度常有很大的不同。

在自然界中，通过体细胞胚胎发生而产生胚状体的现象并不多见。但在培养条件下现已知有超过150种植物可以产生胚状体。诱导胚状体形成时一般使用胚、分生组织和生殖器官的组织作为外植体。在含有丰富还原态氮的基本培养基上加入生长素就可诱导胚状体的发生，然后转移到低浓度或没有生长素的培养基上使胚状体成熟和生长。

与上述三种途径相比，途径4（胚状体发生途径）可以在小容器中产生高的增殖速度，而且由于胚状体是双极性的（同时具有胚根和胚芽），不需诱导根。此外，由于胚状体容易分散，故有利于机械化操作。

三、根的诱导

由上可知，途径1~3为通过腋芽生长/不定芽形成途径得到的嫩枝必须诱导生根才能移植。而途径4是通过胚状体途径，由于所形成的胚状体本身已存在胚根，只要使胚状体生长就可以形成小植株。

草本植物不定根的形成通常较木本植物容易，而从成年树得到的材料则难以形成不定根。是否需要激素则取决于植物材料的来源，有的植物可在无激素的培养基上生根；有的植物则需要在培养基中加入适量的生长素来诱导根的形成。诱导根使用最多的激素是NAA，其次是IBA和IAA，浓度为0.1~10.0mg/L。但生长素浓度过高有时容易引起愈伤组织化和抑制根的生长。

在根的诱导培养基中，支持物多用琼脂，但由于琼脂培养基的通气性能不佳和对抑制物质扩散的速度过慢，所以在使用琼脂培养基效果不佳时可试用液体培养基加滤纸桥或加入适量的活性炭（1%左右）。在生根阶段，培养基中蔗糖的浓度（1.0%~1.5%）低于第一、第二阶段，主要是为了增强植株的自养能力。有时为了提高小植株的光合能力多将光强度增加到3000~10000lux。

四、移栽

移栽是将试管苗从人工培养（无菌、光照温度恒定、湿度饱和）条件下转移到自然环境条件中去的过程。此间植株从异养转变到自养，叶片的光合能力、气孔的适应能力和根的主动吸收能力需逐渐发展。叶片表面的角质层和蜡质层逐渐形成，以使小植株经过逐步适应后最终能在土壤中成活。具体操作步骤如下：当试管中小植株长大并形成大量根时，将小植株取出，洗去附在根上的琼脂，移栽到加有少量培养液的人工介质中；或直接种入盆内。有时在移栽前先将培养器皿的盖子打开，使空气进入容器，使试管苗适应几天后再进行移栽。试管苗移栽后要保持高湿度，放置在散射光下（避免阳光直射），温度的波动也不宜太大。该阶段多在培养室或温室进行，待 2 ~ 4 周后可逐渐予以通风，成活的幼苗分栽入盆中或移栽到大田中。

第四节　影响植物微繁殖的主要因素及应用

一、主要影响因素

（一）激素调节的原理

量 – 效关系：植物激素对细胞的分化和发育影响很大。但从加入激素的量与浓度效应的角度讲，却无明显的量 – 效关系可言。所以，不同的激素种类及浓度会得到不同的实验结果。一种激素对不同种类或不同发育阶段的同一组织的诱导作用可能差别较大。有时特定作用可能不局限于特定的激素类别，如生长素刺激器官发生，但在某些情况下，赤霉素也有同样作用。此外，赤霉素还可能抵消已有的生长素/分裂素配比所发挥的作用。

确切量 – 效关系的缺乏可能源自以下原因。

第一，激素可以被储存、修饰或灭活，如图 5 – 2 所示。

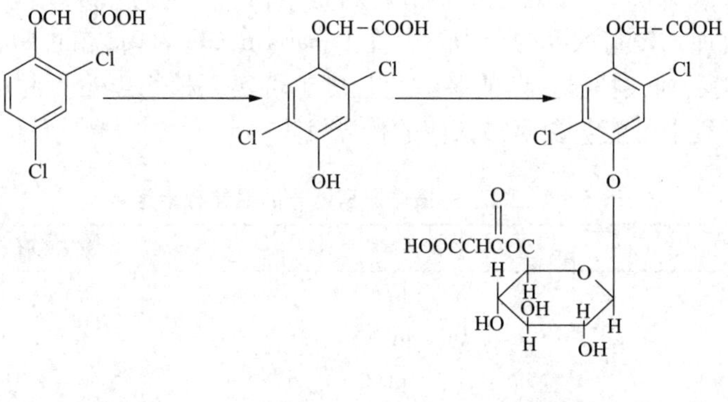

图 5 – 2　生长素 2，4 – D 水解后，与葡萄糖丙二酸酯结合后而使其灭活

第二，外源性激素的加入可以通过反馈机制而控制内源激素的合成。

第三，外源激素可以被"传代"数次。换言之，"无激素"培养基并不能保证不存在激素作用。

总之，从已有激素作用的例子来看，仍然显示出了其对植物细胞分化过程的某种程度的调节作用，包括：①相对高浓度的生长素不利于细胞生长但却适于分生细胞的发育；②生长素/分裂素的比例影响根和芽的形成；③分裂素通常抑制根的形成；④尽管降低生长素的浓度可刺激胚胎发生，但不影响其生成过程。

1. 生长素/分裂素比例

（1）相关性：形态学发生的激素调节的概念源自在烟草培养时器官形成和生长的化学调节的研究。尽管这一概念使用于多种植物，但却不是绝对的，如对单子叶植物就不使用。此点基于培养物的反应只是相对于而不是绝对依赖于激素浓度。

（2）愈伤组织形成：一般来讲，生长素和分裂素的浓度取决于培养物是否在非组织化（如愈伤组织或发育成芽和根）状态下生长。愈伤组织形成的特效激素是 2，4 - 二氯苯氧乙酸。其基本特征是作用强大，且当加入分裂素时还会增强此作用。

（3）器官形成：与愈伤组织形成的条件相反，可导致分生组织细胞被刺激而形成器官。如在很多双子叶植物的愈伤组织培养阶段，当生长素/分裂素比例为 100/10 时可发生芽的生成，而相反的比例则有利于愈伤组织的发育。但应该注意的是，加入不同生长素所得到的某种结果可能是相对的，因为在某些情况下，两种激素的配比可生成愈伤组织，而缺少其中之一时，则会诱导器官形成（表 5 - 3）。

表 5 - 3　Aubergine 组织对生长素使用范围的非等量效应

生长素处理	形态学效应
IAA	芽形成
NAA	根形成
NOA	愈伤组织形成
2，4-D	对器官生成或生长无作用

NOA：β - 萘氧乙酸

为完全避免愈伤组织形成，可利用中等浓度的生长素/分裂素比例实现由外植体细胞的直接再生（表 5 - 4）。如使用的试验材料是中轴芽，为防止顶端优势所致的母本植株的全分化，可加入较高浓度的分裂素。在 Funaria hygrometrica 植物中，首先增加细胞中 Ca^{2+} 浓度，随后加大特异蛋白的磷酸化程度也可实现植物再生。此结果表明在分裂素信号的转导过程中可能包含第二信使的传导发生。

表 5 - 4　烟草外植体器官诱导的最佳激素组合

诱导组织	激素（M）	激素组合比例
花芽	IAA：10^{-6}	1
	KT：10^{-6}	
枝芽	IAA：10^{-6}	0.1
	BAP：10^{-5}	
根	IBA：10^{-5}	100
	KT：10^{-7}	
愈伤组织	2，4 - D：5×10^{-6}	50
	KT：10^{-7}	

（4）单子叶植物：单子叶植物的作用方式与其他植物类群不同。一般来说，芽的发生并不需要加入外源分裂素，甚至它还可能具有抑制剂的作用。而在双子叶植物中，

外源分裂素的加入可刺激芽的生成。

（5）胚胎发生：通常，降低强力生长素（如 2，4 - D 等）或非强力生长素（如 NAA 等）的浓度，或在无激素培养基上培养均可由于诱导作用而实现胚胎发生。但是，很多培养物开始时都需要分生表皮细胞，或亚表皮细胞的快速堆积，即所谓的胚胎状膨大（embryogenic clumps）而达到胚胎发生。也就是人们通常认为的均一的、非组织化的胚胎。所以，如此产生的胚胎又被称为不定胚（adventitious embryos）。这种由快速分化细胞生成的胚胎样组织通常可在含有较高生长素浓度（0.5 ~ 7mg）的培养基（增殖培养基）上培养得到。但应该再次强调的是，各种生长素的作用强度差别很大。如在胡萝卜愈伤组织培养中，仅玉米素（zeatin，0.1μm）才能有利于胚胎发生和发育。表 5 - 5 显示的是胡萝卜胚胎形成的不同阶段。只有在分化 140h 以后，即球形阶段才能称为体细胞胚发生的正式开始。此时，生长素多显示抑制剂作用。对完全的胚胎形成及其进一步的植株发育来说，分裂素是必需的，其浓度取决于内源激素的水平。

表 5 - 5　胡萝卜胚胎形成的不同阶段

分化时间（h）	细胞数	直径（mm）	发育阶段
0	1		单细胞、细胞团
140	420	0.2	球型阶段
165	1100	0.5	心型阶段
195	2500	1.0	鱼雷型

2. 其他激素的作用

（1）赤霉素：生长素/分裂素比例或其绝对浓度并不都是万能的。如在 Chrysanthemum 属愈伤组织诱导芽形成时，就要使用赤霉素，但该激素对其他植物来说就是抑制剂。其原因是其对糖的储存（以淀粉形式）的作用，在芽生成过程中此成分为茎芽形成的愈伤组织所必需。在胚胎形成过程中，赤霉酸可刺激胚胎进一步发育成植株。

（2）脱落酸：茎芽诱导和发育也需要脱落酸的刺激作用。该激素可调节外源生长激素的需要量，降低缺乏 ABA 时 NAA 和玉米素的加入量。此外，它也有利于健康胚胎的发育。

（二）其他组分的作用

1. MS 培养基成分

有时在缺乏植物激素和仅有一半 MS 培养基成分的培养基上培养可增加不定根的生成几率。

2. 还原氮

研究发现，大量提供还原氮有利于茎芽形成，对体细胞胚也是必需的。加入氨基氮会降低 pH（由 5.4 降低到 4.0 ~ 3.5），而加入硝基氮可中和此作用。在很多情况下，也可用氨基酸来代替氨基氮。

3. 碳源

（1）淀粉：人们观察到，器官原基形成前，在形成根的愈伤组织时，常伴随着 α - 淀粉酶（amylase）的高活性和还原糖含量的显著增加，此时淀粉的累计和利用达到最大值。说明器官形成时需要大量的碳水化合物。

（2）糖：在某些情况下，糖的作用被认为是影响渗透值。有些糖（如肌醇、山梨醇）可以改变胚胎的形状；蔗糖有利于胚胎发育。但应注意的是，蔗糖可以通过其抑制作用而影响生长素的合成。

4. 光

光对生长素有破坏作用，尤其在高光强下根的形成可被抑制。光还可刺激芽的生成和生长。在中等光强（1000～2000lux）下可刺激体细胞胚的生成和发育。在有些情况下，特定波长和特定光强常具有特殊作用。

二、植物微繁殖技术的应用

植物微繁殖技术应用于生产始自 20 世纪 60 年代，其后发展极为迅速。迄今为止，国内外已经积累了大量与此有关的经验和文献。尽管我国在此领域的研究和生产起步较晚，但发展速度很快，尤其 20 世纪 80 年代以来，我国科学家在植物、植物生理、细胞、遗传、农学、林学、园艺、病理和药用植物栽培等比较广泛的领域进行了多方面的研究，取得了重大成果，获得了较大的经济效益。

虽然微繁殖有许多优越之处，但在实际应用中应根据技术熟练程度、经济基础及必要性来确定其应用范围。目前，离体无性繁殖常用于以下几个方面：某些难以繁殖或繁殖系数很低的植物，或某些需要加速繁殖的特殊基因型如名贵花卉、优良资源、果树芽变体、转基因植株等，或自然无性繁殖极易感染病毒的植物如马铃薯、甘薯、甘蔗、香蕉、石竹和百合等，或有性繁殖变异范围过大而自然条件下又不易无性繁殖的植物如非洲菊、花竹和紫罗兰等。

第六章

药用植物原生质体制备及细胞融合技术

第一节 原生质体的分离和培养

一、外植体的来源

制备原生质体的供体材料来源于植物的各类组织、器官、细胞或是由之建立的细胞无性系。其中使用最多的是各种植物的叶片、愈伤组织和悬浮培养细胞，次之是根尖、茎尖和子叶。

所用植物材料的生理状态（如光照时间、光强、光质、温度、湿度、营养等）对原生质体的产量和存活具有显著影响。即使是由生长在相同条件下的外植体如叶片、胚轴、根尖等制备的原生质体，甚至是同一类型外植体所制备的原生质体，在离体培养时对各种培养基或培养条件的反应也会有不同。因此，供试植株最好生长在可控条件下，且最好用无菌苗培养。无菌苗培养物有一层很薄的表皮，酶混合物容易通过；又由于它们本身无菌，因而避免了由于表面消毒可能导致的破坏，此种来源的原生质体在生理上和遗传特性上比较一致，也较易用酶法进行分离。用于原生质体制备的组织培养材料可以是质地松散的愈伤组织，但更多的是各种植物的悬浮培养细胞，一般选用继代培养 3 ~ 5d 的悬浮细胞作为材料。在这种细胞群体中，主要是单细胞或细胞团，细胞壁容易酶解。另外，包括大量幼嫩的分生组织细胞以及次生细胞壁较少的外植体，在酶法去除细胞壁后，原生质体很快被释放出来，而且原生质体经融合后容易进行细胞分裂和再生。大量的分生组织细胞意味着对再生分化培养基有很好的适应能力，更能显示出细胞分裂，产生体细胞胚和子叶。有证据表明，有些植物只有从具有分化潜力大的外植体，如未成熟胚、幼花序、幼叶或成熟胚来诱发愈伤组织，从中选出胚性细胞系，再用以制备原生质体才能得到再生植株。

二、原生质体分离的渗透剂和酶学

1. 渗透压调节剂

原生质体一旦被分离，它的质膜便成为内含物和外界环境之间仅有的界面，因为细胞壁的保护作用不复存在。对于这种作用的补偿，需在培养基中加入渗透剂，以维持细胞处于等渗状态，从而维持原生质体的完整性和活力。一般来说，酶液、洗涤液和培养液中的渗透压应高于原生质体内的渗透压，会比等渗溶液有利于原生质体的稳定；较高的渗透压可防止原生质体破裂或出芽，但同时也使原生质体收缩并阻碍原生质体再生细胞分裂。

通常渗透压是由非代谢糖或糖醇来维持的。广泛使用的渗透压调节剂是甘露醇和山梨醇、蔗糖、葡萄糖和麦芽糖，其浓度约在 0.3 ~ 0.7mol/L 之间，随不同植物和细胞类型有所变化。大多数一年生植物所需要的渗透压稳定剂浓度较低（0.3~0.5mol/L）；多年生植物特别是木本植物要求较高浓度的渗透压稳定剂（0.5~0.7mol/L）。选用山梨醇或蔗糖等代谢糖作为渗透剂，经细胞质代谢后其浓度和渗透值会不断下降。

2. 酶学

原生质体分离所用的许多酶都有广泛的细胞壁降解特性和不同的使用浓度。常用的酶有：纤维素酶（cellulysin）、半纤维素酶（rhozyme）、果胶酶（macelmyme）等，它们是纯度较高、对原生质体损害较小的商品酶（表6-1）。由于植物细胞壁中纤维素、半纤维素和果胶质的组成在不同细胞中各不相同，所以，纤维素酶、果胶酶和半纤维素酶的水平应根据不同植物材料而有所变化。常用的纤维素酶（cellulase onozuka R-10）浓度是1%~3%，崩溃酶（driselae）、果胶酶（pectinase Y-23）为0.1%~0.5%，离析酶（macerozyme R-10）为0.5%~1%，半纤维素酶为0.2%~0.5%。花粉小孢子壁成分比较特殊，除含有纤维素、果胶质外，还有胼胝质，因此分离小孢子原生质体时需用蜗牛酶或胼胝质酶。酶液 pH 一般为5.6左右。

酶的纯度也将影响原生质体的分离，如酶制剂中含有蛋白酶或脂肪酶等杂质，将会使原生质体的质膜破裂；而且，酶消化的混合物包括渗透剂在内（通常为甘露糖醇）。酶在标准培养基（如 CPW 培养基）中溶解以后，对其混合物消毒的常规方法是使其通过一种筛眼为 0.45μm 的滤膜进行超滤。

表6-1　用于植物原生质体分离的酶类

酶	来源	生产厂家
纤维素酶		
纤维素酶 EA3-867	绿色木菌（Trichoderma viride）	中国科学院上海植物生理研究所
纤维素酶 RS	绿色木菌（Trichoderma viride）	日本 Yakult Honsha 公司
纤维素酶 R-10	绿色木菌（Trichoderma viride）	日本 Yakult Honsha 公司
cellulysin	绿色木菌（Trichoderma viride）	美国 Calbiochem 公司
崩溃酶（driselase）	乳白耙菌（Irpes lactes）	日本 Kyoma Hakko Kogyo 公司
Meicelase P-1	绿色木菌（Trichoderma viride）	日本 Meiji Seik Kaisha 公司
果胶酶		
离析酶 R-10	根霉菌（Rhisopus arrhinas）	日本 Yakult Honsha 公司
离析酶（macernae）	根霉菌（Rhisopus arrhinas）	美国 Calbiochem 公司
果胶酶（纯品）	黑曲霉菌（Aspegillus niger）	美国 Sigma 公司
果胶酶 Y23	日本曲霉菌（A. Japonicus）	日本 Seishi Phameceutical 公司
pectinal	黑曲霉菌（Aspegillus niger）	美国 Rohm 和 Hass 公司
半纤维素酶		
半纤维素酶	黑曲霉菌（Aspegillus niger）	美国 Sigma 公司
Rhozyme HP-150	黑曲霉菌（Aspegillus niger）	美国 Rohm 和 Hass 公司
zymolyase	无腾黄节杆菌（Arthtobacser laterus）	美国 Sigma 公司

实验证明，如果在酶溶液中加入适当葡聚糖硫酸钾或钙盐能保护原生质膜，维持原生质体的稳定性。也有报道称，小牛血清蛋白可防止水稻原生质体的细胞器受损伤；

而加表面活性剂 Tween 有助于博落回属 （*Macleaya*） 叶肉原生质体的释放。

三、原生质体分离的方法

一般植物组织培养的基本培养基就能够满足原生质体分离的需要，但 NH_4^+ 对原生质体有毒，应该去除或换成痕量元素或有机组分。一般用于原生质体分离的培养基是 CPW 培养基。

原生质体分离的方法因植物而异，但都包含质壁分离和酶解等步骤。

1. 质壁分离

将外植体的叶、茎和根切成小切段，在渗透溶液中保存 1h。渗透溶液为饱和无机盐混合溶液，如 CPW 无机盐和 13% 甘露醇的混合液。如果外植体材料来源于组织培养，那么就要选择良好的愈伤组织和悬浮细胞系，使其在 25℃ 的渗透溶液中温育。质壁分离时，原生质体的收缩封闭了胞间连丝，避免了细胞内容物的流失，从而使细胞质完整的与细胞壁分离。

2. 酶解

经质壁分离的培养物转移到包含裂解酶在内的 CPW 和 13% 甘露醇溶液中，温育的时间从 30min 到数小时不等，常根据材料的类型、生理状态和酶的浓度而定。如大多数植物的叶切片温育条件为：含 1% 纤维素酶和 0.1% 果胶酶 （R－10） 的 CPW （13mol/L） 溶液，调节 pH 为 5.6，黑暗条件下温育过夜；而对于来源于组织培养的材料来说，酶解培养基通常为：含 2% 半纤维素酶 （HP－150），2% 纤维素酶以及 0.03% 果胶酶 （R－10） 的 CPW （13mol/L） 溶液，调节 pH 为 5.8，黑暗条件下温育过夜。

3. 分离

酶解液用 0.45μm 的不锈钢筛网过滤，未酶解的细胞团块留在筛网上，原生质体留在滤液中。滤液经 100r/min 低速离心 10min，原生质体沉于管底，去除上清液。沉淀重悬于 5ml 没有裂解酶的渗透液中，在相同的条件下离心。将原生质体沉淀转移到含 19% ~20% 蔗糖和 30% 珀可 （pereoll） 的高浓度渗透液中，100r/min 低速离心 10min。上述操作重复 2~3 次，完整的原生质体悬浮在渗透液和蔗糖之间的界面间。用移液管将原生质体层转移到含 NAA （2.0mg/L）、BAP （0.5mg/L）、3% 蔗糖、9% 甘露醇的 MS 琼脂培养基中进行培养即可。

四、原生质体的活力检测

纯化的悬浮液可能含有能活的和不能活的（受了损伤但有活力）原生质体。为了便于估计有多少原生质体能用于接种，以达到最低的种植密度 （m. p. d.），测定细胞存活百分率是很重要的。检测原生质体活性的方法有观察细胞质环流、氧气摄入量、光合作用活性和活体染色等。

一般根据形态特征即可判断原生质体的活力。如果把形态上完整、富含细胞质、颜色新鲜的原生质体放入低渗洗涤液或培养基中，可见到分离后缩小的原生质体复原，成为正常膨大的原生质体，此类原生质体多为有活力的。来源于叶片的有活力的原生质体呈绿色、圆而鼓；来源于愈伤组织或悬浮细胞的有活力的原生质体，胞质环流和布朗运动较活跃。

活体染色包括伊凡蓝染色和荧光素双乙酸盐（FDA）染色。伊凡蓝不能进入原生质体，只有质膜损伤的原生质体才能被染色，由此可判断原生质体活力。FDA 染色法是最常用的一种方法。FDA 本身无荧光，无极性，可通过完整的原生质体膜，一旦进入原生质体后，由于受到酯酶的分解而产生有荧光的极性物质——荧光素。荧光素不能自由进入原生质体膜，因此有活力的细胞便产生荧光，而无活力的原生质体不能分解 FDA，因此无荧光产生。

五、原生质体的培养

原生质体分离纯化后，需在适当的培养基上应用适当的培养方法，才能再生细胞壁，并启动细胞持续分裂，直至形成细胞团，长成愈伤组织或胚状体，分化和发育成苗，最终再生完整植株。其中，选择合适的培养方法始终是原生质体培养中最基础也是最关键的一环。

近年来药用植物原生质体的培养取得了可喜的进展，从原生质体培养得到再生植株的事例逐年增加。如蔷薇、人参、枸杞、悬铃木、颠茄、长春花、龙胆、水飞蓟、紫草等的原生质体培养均获得了成功；而三叶半夏、防风、曼陀罗、川芎、欧当归、地黄、龙葵、菊花、百脉根、枇杷等也通过原生质体培养获得了再生植株。

目前，对药用植物基因型、外植体种类、培养基和培养条件及培养技术的选择与配合，已开始进入程序化和系统化研究阶段。

（一）培养基

原生质体的培养基很多，一般来说，适合于愈伤组织生长和悬浮细胞生长的培养基都可以用于培养原生质体，但一些无机和有机营养含量需要调整。MS、B5 和 NN 等培养基经过改良后可以成为原生质体培养基。典型的原生质体培养基为含 NAA（2.0mg/L）、BAP（0.5mg/L）、3% 蔗糖和 9% 甘露醇的 MS 培养基。Gao 和 Miehayluk（1975）研究出了 KM8p 原生质体培养基（表 6-2），适合于培养低密度原生质体（100~500 个原生质体/ml）。原生质体培养基只能过滤灭菌，高温高压灭菌的培养基会抑制原生质的培养和分裂。

设计和改良原生质培养基时，一般需要从三方面考虑，即：渗透压稳定剂、生长调节剂和营养成分。

表 6-2　低密度原生质体培养的 KM8p 培养基

矿质营养		维生素和有机酸		糖类和有机添加物	
分子式	浓度/$mg \cdot L^{-1}$	名称	浓度/$mg \cdot L^{-1}$	名称	浓度/$mg \cdot L^{-1}$
NH_4NO_3	600	肌醇	100	果糖	125
KNO_3	1900	烟碱	1	核糖	125
$CaCl_2 \cdot 2H_2O$	600	维生素 B_6	1	木糖	125
$MgSO_4 \cdot 7H_2O$	300	维生素 B_1	10	甘露醇	125
KH_2PO_4	170	泛酸钙	0.5	鼠李糖	125
EDTA330 · Fe	28	叶酸	0.2	纤维二糖	125

矿质营养		维生素和有机酸		糖类和有机添加物	
分子式	浓度/mg. L^{-1}	名称	浓度/mg. L^{-1}	名称	浓度/mg. L^{-1}
KI	0.75	生物素	0.005	山梨醇	125
H_3BO_3	3	氯化胆碱	0.5	葡萄糖	68400
$MnSO_4.H_2O$	10	核黄素	0.1	蔗糖	125
$ZnSO_4 \cdot 7H_2O$	2	抗坏血酸	1	椰子乳	10ml/L
$NaMoO_4 \cdot 2H_2O$	0.25	维生素 A	0.005		
$CuSO_4 \cdot 5H_2O$	0.025	维生素 D_3	0.005		
$CoCl_2 \cdot 6H_2O$	0.025	维生素 B_{12}	0.01		
		p - 氨基苯甲酸	0.01		
		丙酮酸钠	5		
		枸橼酸	10		
		苹果酸	10		
		延胡索酸	10		

新鲜的原生质体非常脆弱，需要渗透保护剂的保护直到细胞壁的形成。细胞和组织培养基为原生质体的培养提供了较充足的碳、氮、磷、钾、钙等营养元素。为了补充内源激素的不足，在培养基中添加适当浓度的激素是必要的。由于不同植物细胞合成各种激素的能力不同，使得它们向外释放时，外渗的速度和能力也不相同，故不同植物原生质体对外源激素的种类和浓度的需求存在很大差异。

与植物组织或细胞培养不同的是，原生质体培养基中铁、锌和氨离子的浓度较低，钙离子浓度是前者的 2~4 倍，氮源以硝态氮为主，铵态氮浓度较低。钙离子浓度较高能提高原生质体的稳定性，原因是钙能保持原生质体质膜的电荷平衡。高浓度的铵态氮抑制原生质体生长，相反，高浓度的硝态氮有利于原生质体和细胞生长。

由于细胞在培养过程中能够合成一些物质并向外渗透到培养基中，因此可以利用这个特点来制成"条件培养基"，即对某一种材料的细胞培养一定的时间后，培养基中就含有了这种材料外渗的激素、氨基酸等物质，再把这种材料的细胞去掉，其培养基就可以用于其他材料的细胞生长。Constable（1982）用培养了 3 天的长春花细胞的悬浮培养液作为"条件培养基"，加到长春花原生质体培养基中，极大地促进了长春花原生质体的生长和分裂。

（二）原生质体培养的方法

原生质体培养的方法有固体培养法、液体培养法和液-固结合培养法。不同的植物可以因其种类和生理状态不同而选择适用于其原生质体分裂和再生的培养方式。

1. 固体培养法

该法是将原生质体悬浮培养液与热融的琼脂培养基等量混合，使琼脂的最终浓度为 0.6% 左右，冷却后原生质体包埋于琼脂培养基中，由于原生质体被机械地彼此分开并固定了位置，因此这种方法避免了细胞间有害代谢产物的影响并便于定点观察。其操作步骤为：原生质体渗透悬浮液在40℃条件下与琼脂培养基混合，然后将此混合物转移到培养皿中培养；2星期后包埋于琼脂中的原生质体被转移到甘露醇浓度下降到6%的新鲜琼脂培养液中；原生质体每2星期继代一次，其中继代培养基中甘露醇的浓度按3%的速率递减。

固体培养一般是游离的原生质体与含琼脂的培养基相混合。由于琼脂的熔点较高，而在固体培养中保持琼脂培养基较高的温度和相对剧烈的摇动是使原生质体在培养基中分布均匀的前提，但也容易对原生质造成伤害；此外正常的琼脂对原生质体有毒。因此后来琼脂已逐渐被琼脂糖（agarose）凝胶所代替，如 Sea plaque 或 Sigma types Ⅶ和Ⅸ。许多实验证明，琼脂糖不仅具有熔点低的优点，而且还能促进原生质体的再生和细胞分裂，并且琼脂糖适用于大多数植物。

2. 液体培养法

液体培养法是将原生质体悬浮液加在不含凝胶剂的培养基中，常用的液体培养法有液体浅层培养法、液体小滴法和微悬滴培养法。

（1）液体浅层培养法　液体浅层培养法是将含有大约2ml 的原生质体培养液在培养皿底部铺一薄层，置于培养箱中静置培养的方法。培养初期可震荡1~2次，防止粘壁。该法操作简便，对原生质体伤害较小，且便于新鲜培养基和培养物的转移。其缺点是原生质体在培养基中分布不均匀，容易造成局部密度过高或原生质体互相粘连而影响进一步的生长发育，并且难以定点监视单个原生质体的发育过程。Trmeonillaax 等成功地用此方法培养了长春花冠瘿组织的原生质体单细胞克隆，Hisato 等也在改良的MS 培养基上培养了龙胆科植物 *Enstoma grendiflorum*（Raf.）Shinn 的原生质体，并得到了再生植株。

（2）液体小滴法　本法适于单个原生质体的培养，如选择出的特定的原生质体和经融合处理后数量很少的融合体等。例如油菜单个原生质体培养的小滴为50nl 的培养基，这种比例相当于每毫升培养基有 2×10^4 个原生质体。在这种条件下，原生质体的再生细胞可以持续分裂直至愈伤组织的形成。由于这种小体积的微滴极易蒸发，故可在小液滴上覆盖矿物油。

（3）微悬滴培养法　将悬浮有原生质体的培养液用滴管以0.1ml 或更少的原生质体悬浮液小滴接种到无菌且洁净干燥的培养皿上，由于表面张力的作用，小滴以半球型保持在培养皿表面，倒置培养皿后成为微悬滴培养。此法适用于较多组合的实验，也可用于融合体及单个原生质体培养。由于悬滴培养技术用一种浓度的培养液就能刺激少量的原生质体分裂，且小滴的体积小，在一个培养皿中可以同时做多种培养基的对照实验。其缺点也是原生质体分布不均匀，容易集中在小滴中央；另外由于液滴与空气接触面大，液体容易蒸发，造成培养基成分浓度提高。

3. 液固结合培养法

（1）双层培养法　即在培养皿底部先铺一薄层含或不含原生质体或细胞的固体培养基，再在其上进行原生质体的液体浅层培养。这是目前使用最多的一种方法，它有利于固体培养基中营养成分（或细胞有用代谢物）缓慢地向液体培养基中释放，以补充培养物对营养的摄取；同时培养物所产生的有害物质也可被固体培养基吸收。另外在固体培养基中加入吸附剂如聚乙烯吡咯烷酮（PVP）、活性炭等则更有利于培养物的生长。刘培等比较了4种不同培养方法对紫草原生质体的影响，发现双层培养法最有利于紫草细胞的生长。

饲养培养是双层培养法的延伸。它是将原生质体与一些被X射线照射而失去分裂能力的原生质体相混合，并包埋于琼脂糖培养基中；或者把经X射线处理过的原生质体用一薄层琼脂培养基固定在下层，而活的原生质体在上层。这种方法允许原生质体的培养密度低于正常密度，适用于融合细胞的筛选和原生质体培养不易成功的植物。此外也可以将原生质体包埋于琼脂糖中在无菌滤纸或尼龙膜上进行看护培养，这种方法主要用于同种或不同种非胚性细胞原生质体的培养。一般认为看护培养能够促进细胞壁的生长和原生质体的分裂。

（2）琼脂岛培养法　此法系由 Shillito 等于1983年首创的"念珠培养法"衍生而来。它是将悬浮于液体培养基中的原生质体与琼脂糖混合，用滴管将混合液滴于器皿底部，待其凝固后再滴加适量的液体培养基（培养基的量一般以刚刚浸没琼脂小岛为标准）。此法可在摇床上旋转以增强通气状况，并通过定时更换液体培养基以及调整液体培养基的渗透压而促进其进一步的生长和发育。由于该法改变了培养物的通气和营养环境，从而促进了原生质体的分裂和细胞团的形成。其缺点是更换液体培养基过频时易造成污染，而且更换培养基的不同间隔天数对原生质体的生长发育也有很大的影响。

（三）原生质体的培养条件

为使离体的原生质体获得良好生长，原生质体用量（浓度）不宜过小。通常液体培养时采用的密度为 $10^4 \sim 10^5/ml$，平板培养时采用的密度为 $10^3 \sim 10^4/ml$，如果所培养的原生质体低于这个浓度，就会使细胞内代谢产物扩散到培养基中，从而影响细胞壁的再生和细胞的分裂；而浓度过高，会由于营养不良而妨碍细胞的生长。原生质体培养的温度多为 $25 \sim 28℃$，少数可低至 $16℃$ 或高达 $37℃$。此外，原生质体培养对光照的要求无特定规律，必须根据经验灵活掌握。如烟草（*Nicotiana tabacum* L.）叶片细胞原生质体分别以 5000lux 光照 18h 或 2800lux 连续光照，均可以获得良好效果；而且烟草细胞原生质体对光照敏感，开始培养时需置于黑暗或弱光条件下。一般来自根部、愈伤组织及悬浮细胞的原生质体开始培养时以在弱光或黑暗条件下为最佳。培养过程中需保持一定的湿度，及时添加新鲜培养基并逐步降低渗透压。

（四）原生质体的发育与植株再生

原生质体培养一般经历细胞壁再生、细胞分裂形成细胞团、愈伤组织形成、分化形成芽和根以及完整植株的再生等阶段。

1. 细胞壁的再生

细胞壁是植物细胞特征结构之一，它对细胞不仅起保护作用，而且还参与细胞的生长、分化等生命活动。原生质体必须再生出细胞壁后才能继续发育，否则细胞分裂不能发生或只能不正常地分裂；因为细胞壁的产生将会给质膜表面造成一个压力，这个压力能够控制细胞生长过程中物质的吸收。

细胞壁的再生因植物的种类、起源细胞的分化程度与生理状态而异。一般来说，植物原生质体培养24h内开始再生细胞壁，培养 $2 \sim 4d$，细胞壁再生，形状由圆形变成椭圆形。有些从分生组织细胞或快速生长细胞系制备的原生质体在酶液被洗净后可立即开始再生细胞壁，如大豆（*Glycine max* L. Merr.）、哈甲豆的悬浮培养细胞原生质体就是如此；有些则需经 3~7d 时间；还有的由于培养基和培养条件的不适而难以再生细胞壁。细胞壁的再生状况可以用质壁分离法或在低渗溶液中出芽的现象加以证明；也可用 WBL 型荧光增白剂进行染色来予以确认。此法系经 WBL 型荧光增白剂染色，有细胞壁者发射绿色荧光，否则无荧光。

2. 细胞分裂

在原生质体细胞壁形成的同时，细胞质增加，细胞器也开始增殖，DNA、RNA 和蛋白质等合成增加，液泡减少，叶绿体或颗粒内含物分散于胞质中。在适当的培养条件下，细胞会在 1~2 周内发生第一次分裂，不同植物开始分裂的时间、细胞分裂频率均有差异。为了使由原生质体再生的细胞能持续地分裂下去，应及时添加新鲜的低渗培养基，以适应不断长大和增多的细胞对营养的需求。

3. 愈伤组织的形成

原生质体再生的细胞一旦开始分裂，就有可能形成小的细胞团，并进一步发育形成愈伤组织。随着愈伤组织的形成，每隔 3~4 周需要向培养基中加入一定量的含低渗稳定剂（如甘露醇）的新鲜培养基。以满足细胞培养过程中营养的供应，同时也有利于细胞团及愈伤组织的生长。

4. 器官形成和完整植株再生

器官分化通常是从愈伤组织经不定芽或间接胚胎形成，进而发育成完整植株。其中最主要的是选择分化培养基和生长素/细胞分裂素比例，以此诱发芽和根的生成。分化培养基与诱导培养基相似，只是生长素和细胞分裂素的比例不同。在诱导器官分化过程中，一般需要采用 1500lux 左右的光照强度并有一定的温差要求。

此外在分化培养基上形成的苗通常为无根苗，须转移至诱导生根的培养基上培养。生根培养基只含低浓度的生长素，不含细胞分裂素，无根苗一旦生成就可发育成完整植株。

第二节　原生质体融合和细胞杂交

体细胞杂交（somatic hybridization）是指生物细胞在离体条件下通过诱导发生的质膜融合进而细胞核融合的现象，植物体细胞杂交即为原生质体融合。

细胞壁一旦被去掉，就释放出原生质体。不同的原生质体有可能融合在一起，形成细胞质杂种（cybrid）。由于原生质体能通过酶法大量分离得到，以及原生质体再生植株的培养成功使得原生质体融合（或称体细胞杂交）应运而生。目前已有成功的实验证明，通过原生质体融合后再生的杂种植株，可以克服杂交不亲和性或子代不育等常规远缘杂交所难以克服的障碍。

原生质体融合虽然也有其随机性的缺陷，但是由于利用原生质体融合可转移细胞核中的染色体组、染色体、染色体片段，或者是细胞质中的叶绿体 DNA 及线粒体 DNA 等，因此可利用的基因资源十分广泛。由于融合杂种中来自双亲的遗传物质并非简单地堆积到一起，而是发生了复杂的遗传重组，可以预见，体细胞杂交作为植物育种的新途径，不久将为绿色革命做出巨大的贡献，尤其是部分核基因转移的不对称体细胞杂种及胞质基因转移与重组的胞质杂种，将会在药用植物育种上拥有越来越广泛的前景。

一、原生质体融合的方法

刺激融合最重要的是使细胞质膜失去稳定性，这样原生质体才能互相紧密结合。影响细胞融合的因素有融合剂、温度、pH、离子强度和离子种类等。诱导融合的方法有化学方法和物理方法，化学融合方法有病毒法、硝酸钠法、聚乙二醇（polyethylene glycol，PEG）法等，而物理方法有离心、振动、磁电融合、激光融合以及电（刺激）融合等。现在常用的诱导融合的方法有 PEG 法和电融合法。

融合前要对两亲本原生质体脱壁是否完全及原生质体活力进行检查及测定，脱壁不完全或活力低下的原生质体不能进行融合处理；原生质体中杂质碎片多的要进行纯化处理；原生质体经酶液制备、洗涤以后，要立即进行融合处理，因为原生质体很快会再生出细胞壁。

1. PEG 法

PEG 是最常用的化学融合剂。它是不同分子量的聚合产物，其中相对分子质量为 1000～6000 的 PEG 均可用作融合剂。由于 PEG 的脱水作用，扰乱了分散在原生质体膜表面的蛋白质和脂质的排列，提高了脂质颗粒的流动性，从而促进了原生质体的融合；另外 PEG 尚能降低原生质体的膜电位，在此基础上，Ca^{2+} 等离子能强烈地促进脂质分子的扰动和重新组合，使接触处的小区域发生融合，形成小的细胞质桥，并不断扩大而导致两个细胞融合。用 PEG 诱导原生质体融合时，除 PEG 本身的纯度外，PEG 的浓度、原生质体的生理状态与密度等因素都会影响其融合频率。例如，根据研究用 40% PEG 6000 诱导银杏原生质体融合效果较好，当 Ca^{2+} 浓度为 $0.3 mol \cdot L^{-1}$、pH 为 9.5 时银杏原生质的融合效果最佳，聚集融合率为 67%。

采用 PEG 作为融合剂的优点是：①异核体形成的频率很高，重复性好；②低分子量 PEG 对大多数细胞类型来说毒性很低。缺点有：①融合效率较低，有些植物只有 1% 的融合率；②PEG 相对分子质量越大毒性也就越高，这就使异核体很难进行分裂和生长。

此外人们还研究了各种融合促进剂，如在 PEG 溶液中添加伴刀豆球蛋白 A、链酶蛋白酶、细胞松弛素 B、聚 – D – 赖氨酸、聚 – L – 鸟氨酸等，这些都显著提高了融合效率；其他添加剂还有胰蛋白酶、精胺、亚精胺、15% 的二甲基亚砜（DMSO）等，它们都能改变质膜的特性而促进融合。

2. 电融合法

要进行大规模的原生质体融合，就必须采用电融合法。电融合需要特殊的融合仪和融合板。原生质体悬液放在板的两极，先给两极通以交变电流，使细胞在高频交变电场中极化成偶极子，沿电力线方向排列成串珠状，在形成串珠的两极间施加数个直流高压电脉冲，使串珠中两个紧密接触的细胞质膜被击穿，形成连通两细胞的孔洞，最后在细胞膨压的作用下，使细胞完成融合过程。该过程的关键是控制适宜的最低电场强度，使排列成单行的细胞既不形成珠链，又使不同类型的两个细胞具有一定的吸引力，进而能互相配对，形成融合细胞。电融合处理时原生质体适宜的密度为 $(2 \sim 8) \times 10^4/ml$，悬浮液中 Ca^{2+} 的浓度为 $0.01mol/L$ 左右，另外极低浓度的葡聚糖（分子量在 $2500 \sim 500000$ 之间）也能够促进电融合。

除此之外，交变电流的强弱、电脉冲的大小以及脉冲期的宽度与间隔都是影响融合频率的重要因素。因此不同植物的原生质体就会有不同的融合条件。融合后悬浮液通常都在琼脂糖培养基上分裂与再生，电融合法一般能使 50% 的原生质体成为异核体。

尽管目前的融合效率已有了很大的提高，但仍难以避免同一亲本的原生质体之间互相融合及多个原生质体融合在一起的现象。为了使两个亲本真正按 1:1 的频率融合在一起，Schueiger 等（1987）将电融合与微培养技术结合起来，建立了单对细胞融合体系。这种方法是将异源的两个原生质体移至微滴融合液中，用直径为 $50\mu m$ 的白金电极在倒置显微镜下进行融合操作，然后将融合细胞移到覆盖有矿物油的微滴培养基中（每滴约 50nl）培养。这套微培养、融合系统与电子计算机相结合的装置，大大提高了操作速度，成为一种非常有前途的技术体系。它不仅是融合方法上的改进，也基本上解决了融合细胞的选择问题。

二、原生质体的融合产物

不同类型的融合体有着不同的遗传组成，它是形成各种各样体细胞杂种的遗传基础。在培养条件下，异源融合体能否进一步形成稳定的异源核融合或异胞质融合，并能否在以后的细胞有丝分裂中同步分裂，进而发育成完整的植株，在很大程度上取决于两个亲本核在融合后能否协调作用和同步分裂以及双亲关系的远近。如果在细胞分裂过程中融合核来自两个亲本的染色体能协调同步，最后就可能形成稳定的双二倍体核。相反如果细胞周期受到影响，必然会干扰有丝分裂，使某个亲本的染色体在分离和分布上发生差错，出现丢失、聚集成团或出现多级现象等等，这些都是细胞水平上融合产物不亲和性的反映。因此，按照融合产物的细胞核组分来看，体细胞杂种可分为对称细胞杂种和不对称细胞杂种。

（一）对称细胞杂种

对称细胞杂种含有来自双亲的全部染色体（细胞核和细胞质）。这些杂种的亲本一般亲缘关系较近，而且得到的杂种植株是可育的。例如烟草属的种内和种间的细胞杂种，它们一般都是亲和的对称细胞杂种。在种内和亲和的种间原生质体融合的异核体中，也能够形成稳定的对称细胞杂种，并且其杂种植株也是可育的。例如甘蓝（*Brassica caulorapa* Psaq.）×油菜（*Brassica campestris* L.）的种间杂种。

（二）不对称细胞杂种

不对称细胞杂种则常常有一个融合亲本的染色体组成发生单向丢失或部分丢失。在融合的早期，不论亲缘关系远近，一般都能在融合处理下形成各种融合体及异核体，融合的选择性并不严格，但在以后的生长发育过程中可能发生各种变化。如在大豆×烟草异核体中，大豆细胞核能正常分裂，而烟草染色体常彼此粘着，并出现破碎，经过一段时间，异核体中烟草染色体会逐渐较少，即形成了不对称细胞杂种。

在植物原生质体的融合过程中，除了产生双亲原生质体融合的异核体外，还能形成不同胞质来源的异胞质体等。

1. 非对称核杂种

亲缘关系较远的细胞融合有可能形成以一个亲本的细胞核遗传物质为主，而转入另一亲本少量的遗传物质，它们是部分亲和的细胞杂种。例如在胡萝卜和羊角芹（*Aegopodium podagraria* L.）融合的细胞杂种中，只有少量羊角芹的核基因整合到胡萝卜的细胞核中，这些我们称其为细胞杂种（hybrids）。

这些杂种通常是有性不亲和的远缘属或科间植物原生质体融合，它们虽然也形成了异核体，并且融合细胞也能分裂；但在以后的分裂中，亲本之一的染色体会丢失、重排，两个不对称基因组的多倍化现象严重，即使产生了再生植株，也往往是不育的，例如，马铃薯（*Solanum tuberosum* L.）×番茄（*Lycopersicon esculenttun* L.），拟南芥菜（*Arabidopsis thaliana* L.）×油菜（*B. campestris* L.）等种间杂种植株，大豆×烟草等科间杂种植株。更远缘的细胞融合则常发生核退化现象。因此，随着亲本间系统发育的变远，融合体发育的不对称性就越高，也越难产生杂种植株。

2. 胞质杂种

胞质杂种（cybrids）是只具有一个亲本的细胞核基因组，但有另一个亲本或双亲的细胞质的细胞杂种。由于胞质杂种提供了细胞核以外遗传物质异源融合的机会，因此通过原生质体融合可以得到一系列的核质组合。通常用致死或半致死剂量的射线照射，或用细胞松弛素（IOA）使其选择性地丢失核基因，融合后就会得到含有一个亲本核基因和另一亲本细胞质基因的胞质杂种；另外用三氯乙酸处理细胞，使细胞的细胞质组分失活或丢失而保留完整的核染色体组分，也可以得到胞质杂种；此外，用原生质体与亚原生质体或微原生质体融合，突变体和抑制剂处理等也可达此目的。

胞质细胞器如叶绿体内有 cpDNA，线粒体内有 mtDNA，它们可以控制雄性不育性状的表达，影响光合作用的结构与功能、叶绿素缺陷型的形成、与碳代谢有关的酶以及对某些抗生素的抗性等。其中将雄性不育性状从一种植物转入另一种植物，或从一个品种转入到另一个品种的技术对于植物育种学家来说具有更重要的价值。因为在有性不亲和的组合中如果得到了胞质杂种，就有可能促使杂种产生种子。

三、体细胞杂种或异核体的选择

为了使杂种细胞与未融合的、同源融合的亲本细胞区分开来，进行杂种细胞的选择是必要的。方法有三：①利用或诱发各种缺陷型或抗性细胞系，用选择培养基将互补的杂种细胞选出来；②利用或人为地造成两个亲本间原生质体的物理特性差异，从而选出杂种细胞；③利用或人为地造成细胞生长或分化能力的差异，从而进行选择。这三类方法在实际应用时，往往互相配合，具体做法需视实验对象而定。

1. 突变细胞系互补的选择方法

突变细胞互补的选择是研究的最多的一种选择方法，它包括叶绿素缺失互补、营养缺陷互补及抗性互补等。前两种为隐性性状，后一种为显性性状，但其互补原理一致。当非等位隐性基因控制的两个突变体细胞融合后，由于每一亲本细胞贡献一个功能正常的等位基因，纠正了亲本对方的缺陷，使杂种细胞表现正常。当两个抗性系的原生质体融合时，每个亲本的药物敏感性分别被亲本对方的抗性所掩盖，因而两个单抗的亲本细胞融合后产生双抗的杂种细胞，用相应的选择培养基就能将杂种细胞选出来。

2. 用物理特性的差异选择杂种细胞

这类技术适用于具有明显显微特征的亲本原生质体融合体，如叶肉细胞和培养细胞的颜色有显著差异，在融合处理后就可在显微镜下将融合的细胞逐个挑出。当亲本不能直接观察时，可先用活性荧光染料使不同亲本的原生质体染上不同的颜色。例如用罗达明123染一种原生质体，使其在荧光显微镜下呈绿色，用异硫氰酸罗丹明染另一种原生质体，使其细胞核在荧光显微镜下呈红色，人为地造成原生质体之间物理特性的差异，这样在紫外灯下就可观察到具有双重色的异核体。目前多采用流式细胞计量仪。经过标记的亲本原生质体在融合后成流体状进入细胞仪，经紫外照射，异核体的小滴就被鉴定出来。细胞仪连有分离装置，通过计算机控制异核体可直接向下弯曲进入分离管中。这个过程是完全自动化的，1h可处理2000个原生质体。

3. 依据生长特性的差异进行选择

植物细胞对培养基成分的要求与反应不同也可作为选择杂种细胞的依据。例如光烟草（*Nicotiana tabacum* Linn.）与郎氏烟草（*N. langsdorffii*）的原生质体都需要外源激素，但它们融合的杂种细胞能产生内源激素，用无激素的培养基就能把杂种细胞选出来。再如，在曼陀罗（*Datura stramonium* L.）与烟草的体细胞杂交中发现杂种愈伤组织比它们两个亲本的愈伤组织生长得快，这种生长速度的差异就可作为选择的依据。

原生质体再生植株的能力也是重要的选择依据。在种内、种间与属间的体细胞杂交实验中，只要亲本一方能再生植株，杂种细胞就能再生植株，故可将原生质体再生能力作为显性性状，用来淘汰无再生能力的一方亲本。而叶片原生质体的融合产物，则应在原生质体胚胎发生中发现线粒体。细胞在培养基上的生长差异还可以人为地产生，Kaendler等将具有卡那霉素抗性的rolC基因转入*Solanum papita*的原生质体（此原生质体不能再生植株），之后与能够再生植株的马铃薯原生质体进行融合。这样亲本之一就具有卡那霉素抗性；而另一亲本则具有再生能力。如果在含卡那霉素的培养基上能够生长的融合细胞也能够再生成植株，就说明此植株为真正的杂交产物。

四、体细胞杂种的鉴定

杂种细胞的选择程序已为杂种的存在提供了间接的证据，但由于各种原因，亲本细胞有可能滑过选择关，融合体一方的遗传物质也可能全部消失。故需对融合产物做进一步的鉴定，以证明杂种细胞（愈伤组织或再生植株）中存在着双亲的遗传物质。

1. 形态学鉴定

植物的形态特征可提供鉴别杂种的依据，例如叶片的大小与形状，花的形状与色彩，叶脉、叶柄、花梗及表皮毛状体等都可用作鉴定的指标。体细胞杂种植株应具有两个亲本的形态学特征，或与亲本有区别；有时也可与有性杂种相比较。但是这些特性都是多基因控制的形状，体细胞杂种的形态变异难与非整倍体或培养条件下产生的体细胞克隆的变异明确地区别开，所以形态学鉴定只限于那些具有特征的显微标记物的系统（如无色的原生质体与含叶绿素的原生质体的融合）。

2. 细胞学鉴定

各种植物的染色体是恒定的，通过细胞学观察能提供杂种的染色体来鉴定杂种植株。一般在融合时采用的是二倍体原生质体，因而有可能得到四倍体杂种。但在远源融合中，某一亲本的染色体可能丢失形成非整倍体，故需利用染色体显带技术予以鉴定。流氏细胞测量仪可使人们能通过仪器直接检测出 DNA 的数量，从而在分子水平上估计出杂种细胞的倍性。

3. 同工酶分析

同工酶是功能相同酶的多重分子形态，属特异基因产物。体细胞杂种的同工酶谱通常是双亲酶谱的总和，具双方的酶带，有时还表现新杂种带。通过对同工酶的综合分析，就可为杂种提供有效的证据。常用的同工酶有苹果酸脱氢酶（Mdh）、酯酶（esterases）、过氧化物酶（peroxidases）、葡糖磷酸异构酶（Pgi）、异枸橼酸脱氢酶（Idh）、6 – 磷酸葡糖酸脱氢酶（6 – Pgd）等。

4. 生化测定

生化测定常用的方法是测定某一基因的特异性酶。分析组分中蛋白质的亚基组成可以提供叶绿体和核基因两者表达的情况。李向辉等（1981）测定了烟草瘤细胞和矮牵牛（*Petunia hybrida* Vilm）的属间体细胞杂种的章鱼碱合成酶。章鱼碱是由瘤细胞中的 T – DNA 基因所编码，该酶的存在可作为融合重组的指标。虽然杂种植株倾向于矮牵牛，但却有不同程度的章鱼碱合成酶，可以说明肿瘤细胞的特异基因已通过融合转入杂种细胞中。

Kochevenko 等于 2000 年分析了番茄属两种植物的胞质杂种（*L. peruvianum* var. *dentatum* X *L. esculentum*）中的光合作用系统。CO_2 的同化效率、色素蛋白复合物的强度以及类囊体膜的多态性荧光检测表明，提供细胞质基因组的 *L. esculentum* 线粒体系统能够维持只具有核基因组的 *L. peruvianum* var. *dentatum* 的正常生理功能，因此证实线粒体基因已经融入胞质杂种中。

5. 分子生物学方法

近年来利用重组 DNA 技术鉴定杂种已越来越受到人们的重视。每个种都有典型的 RFLP 指纹图谱，如果对某种植物的遗传图谱进行 RFLP 标记，则可得出关于染色体的完整分析。例如 Bordas 等在得到香瓜属植物（*Cucumis melo* L. X *C. myriocarpus*）的电融合杂种后，用内切核酸酶 Sau3A 消化 rDNA（18S—25S）的间隔区，经 PCR 扩增后获得 RFLP 图谱。根据 RFLP 图谱，在所有选择的愈伤组织中，全部都有 *C. melo* 的 Sau3A 谱带。为了更进一步证实被选择的体细胞杂种的杂合性，按照内部转录间隔区（ITS）序列多样性的特点，设计出一段寡核甘酸序列 MYR2。以此序列和 ITS1 作为前体，扩增出一条来自 *C. myriocarpus* 的 rDNA 序列，由此证实杂种细胞中具有 *C. myriocarpus* 的基因组。综合以上 RFLP 额隆体（melon）图谱和 PCR 扩增分析，说明此杂种确实为两种植物的杂交产物。细胞杂种的 RFLP 图谱通常为双亲之和，也有报道在烟草与颠茄的杂种细胞系中观察到一个新的 rDNA RFLP 图谱。这可能是细胞杂种中基因组重排或修饰的结果。

如果用的探针是广布于整个基因组的高度重复的 DNA 序列，那么就可以检测出杂种细胞中含有多少亲本的基因组成分，如 5S rDNA 就是一种甚为方便的探针。用种特异的重复 DNA 做探针，与 DNA 内切片段杂交以后，就可以根据种特异的图谱鉴定出杂种。重复性 DNA（repetitive DNA）在植物种之间显示出高度的顺序变化，故可克隆那些专门对某一个种进行杂交的重复性 DNA；更重要的是可以用此类探针测定不对称细胞杂种遗传结构的特性，在那些两个亲本的染色体难以区别时特别有用。有报道用一种专一的重复性 DNA 探针和点印迹杂交来估计经 γ 射线处理和诱导融合后得到的天仙子（*Hyoscyanms niger* L.）和烟草的细胞杂种在遗传上的不对称程度，在所有观察的材料中发现烟草 DNA 含量较天仙子少。

五、植物体细胞杂交的应用

从有性杂交植物时代到体细胞杂交植物时代所获得的各种研究结果，使植物育种的视野在器官和细胞水平上都得到了扩大。在理论上，体细胞杂交可以和常规的有性杂交技术一样作为遗传分析的手段，用于对遗传性状的本质、核基因、核外基因以及细胞分化和形态发生机制的研究和分析。在实践中的应用体现在 3 个方面。①获得新的种质。体细胞杂交技术能使近缘不亲和的种内或种间植物甚至远缘不亲和的属间甚至科间植物产生体细胞杂种，使植物能够利用远缘的有用基因，从而扩大植物可利用的基因库。如果杂种植物可育，并能稳定遗传，就可能形成农业上有用的新物种。如通过白菜型油菜（*B. campestris* L.）与甘蓝（*B. napobrassica* Mill）进行原生质融合得到38 条染色体的甘蓝型油菜，通过甘蓝型油菜（*B. napus* L.）与黑芥（*B. nigra*）体细胞融合得到的含 3 套染色体的杂种，大部分可育并结籽。②培育新品种。将栽培品种与相关的野生种作为亲本，经过原生质融合、选择与再生，从而获得具有抗性的新品种。如通过这样的方法，得到抗马铃薯晚疫病的体细胞杂种。③转移细胞质基因。通过体细胞杂交能够转移多基因控制的性状，并且是目前惟一能使双亲胞质和核基因在杂种细胞中共存的技术。原生质体融合涉及了双亲的细胞质，它不仅可以把细胞质基因转移到全新的核背景中，也可使叶绿体基因组与线粒体基因组重新组合。这为许多实验所证实并直接应用于植物育种。

第三节 药用植物原生质体研究进展

药用植物长期以来是人类赖以防病治病的主要药物，即使是近代医药工业兴起后多数药物已由人工合成的今天，药用植物在医药工业中仍然占据着重要的地位。目前许多药用植物通过原生质体融合获得了一些种间、属间甚至科间的细胞杂种。从 1972 年第一个植物体细胞杂种诞生起，原生质体的融合方法经历了由 $NaNO_3$ 融合法→高 pH - 高 Ca^{2+} 融合法→PEG（聚乙二醇）融合法→PEG - 高 Ca^{2+} - 高 pH 结合融合法→电融合法的转变。NaNO₃ 融合法和高 pH – 高 Ca²⁺ 融合法由于融合率不高并未被后人更多的使用。相对于前 2 种方法，PEG 融合法具有异核体形成频率高、重复性好、毒性低的优点。后来人们把 PEG 融合法与高 pH – 高 Ca²⁺ 融合法结合了起来，发现这样会有更高的融合率，而 PEG – 高 Ca²⁺ – 高 pH 融合法也因此被流传下来并被广泛应用。

Perronnet 等于 1994 年用长春花（*Catharanthus roseus* cv Little pinkie）叶肉原生质体与其培养细胞系的原生质体经 PEG 聚合后通过矩形脉冲诱导融合，得到了种间细胞杂种。实验结果显示，初生的叶肉细胞和生长 3 天的细胞悬浮系的原生质体有最高的融合效率，而 Ca²⁺ 的加入有助于异核率的增加，达 10% 以上；这些异核细胞能够再生细胞壁，并继续分裂。

日本北海道绿色生物研究所于 2001 年用电融合方法对辛特黄百合 1 个品种与刚玉杂种 2 个品种进行细胞电融合，得到的再分化个体均在温室育成。待这些再分化个体开花后，根据形态学的确认以及 PCR 和限制性酶多态型鉴定，结果表明，2 个组合是融合的种间杂种。

对于属间杂种来说，近年来的报道较多，如石竹（*Dianthus chinensis* L.）× 须苞石竹（*D. barbatus* L.）、洋金花（*Datura metel* L.）× 颠茄（*Atropa belladonna* L.）、矮牵牛 × 拟矮牵牛、丝瓜（*Luffa cylindrical* Roem.）× 绞股蓝（*Gynostemma pentaphyllum* Makino.）以及柑橘属间、猕猴桃属间杂种等。

将野生型白莨菪（*H. albus*，2*n* = 68）原生质体与无叶绿素的埃及莨菪（*H. muticus*，2*n* = 28）突变体原生质体进行杂交得到再生小植株。杂种植株具有双亲的特征并且拥有 82 ～ 120 条染色体，其中 2*n* = 96 为具有双亲染色体的双二倍体。同工酶分析也暗示了双亲基因的表达，杂种植株中有 33% ～ 78% 产生了花粉并且通过自交和回交得到了种子。颠茄（*A. belladonna* var. *acuminata*，2*n* = 72）悬浮培养细胞的原生质体和埃及莨菪（*H. muticus*，2*n* = 28）的无叶绿素细胞系原生质体经 PEG 融合可产生属间杂交植株。刘宝等于 1995 年将烟草（*N. tabacum* L.）叶肉原生质体和枸杞（*Lycium barbarum* L.）悬浮细胞原生质体进行电融合，得到含枸杞基因的烟草，其异核率为 9%。杂种细胞系具有分化能力，能够再生出大量丛生小苗，这些小苗多数在形态上兼有双亲的特征，但难以生根和长大。

对不含吲哚和生物碱的长春花 [*C. roseus*（Linn.）G. Don] 突变体与培养了 13 年的大豆 [*G. max*（Linn.）Merr.] 的电融合产物进行了分析，这些产物的愈伤组织在无激素的半固体培养基上能够稳定生长。通过 5 个融合体的 rRNA 的转录间隔区（ITS）分析表明，1 个融合体带有双亲的基因组特征，而其余 4 个主要呈现出大豆的 ITS 区域。因此尽管这两种植物的融合效率还很低，但长春花的基因能够在大豆中稳定存在。

Kostenyuk 等于 1991 年对夹竹桃科几种植物进行了原生质体分离、培养以及融合后，得到以下几种杂交产物：印度萝芙木（*Rauwolfa serpentine* Benth）× 小蔓长春花（*Vinca minor* L.）、印度萝芙木 × 长春花（*C. roseus* L.）、印度萝芙木 × *Rhazya stricta* Decaisne、长春花 × 小蔓长春花。这些杂交产物经细胞遗传学和同工酶分析具有双亲的基因组。但杂交细胞系虽具有遗传稳定性却没有形态学的发生。

表 6-3 药用植物原生质体培养概况

植物名称	原生质体来源	再生结果
双子叶植物 *Dicotyledonae*		
夹竹桃科 *Apocyaceae*		
长春花	叶	愈伤组织
五加科 *Araliaceae*		
人参	悬浮细胞	愈伤组织
紫草科 *Boraginaceae*		
紫草	悬浮细胞	愈伤组织
菊科 *Compositae*		
水飞蓟	叶	愈伤组织
龙胆科 *Gentianaceae*		
龙胆	叶	愈伤组织
葫芦科 *Cucurbitaceae*		
绞股蓝	悬浮细胞	再生植株
茄科 *Solanaceae*		
毛曼陀罗	叶	植株
	悬浮细胞	植株
	愈伤组织	植株
白花曼陀罗	叶	植株
莨菪	子叶	细胞团
	子叶	愈伤组织
天仙子	悬浮细胞	愈伤组织
枸杞	叶	愈伤组织
非洲枸杞	叶, 愈伤组织	植株
酸浆	子叶	细胞分裂
茄属 *Solanum*		
欧白英	悬浮细胞	植株
喀西茄	下胚轴	植株
	叶	植株
S. lociniatain	叶	植株
白茄	叶	植株
龙葵	叶	植株
黄果茄	叶	植株
玄参科 *Sorophulariaoeae*		
毛花洋地黄	叶	植株
洋地黄	愈伤组织	细胞团
Digtalis abrura	叶	植株

续表

植物名称	原生质体来源	再生结果
地黄	叶	植株
伞形科 Umbellales		
当归	愈伤组织	植株
欧当归	愈伤组织	植株
川芎	胚轴	植株
白花前胡	悬浮细胞	
	愈伤组织	植株
石防风	悬浮细胞	植株
防风	悬浮细胞	植株
峨参	胚性愈伤组织	植株
单子叶植物 Monocotyledons		
天南星科 Araceae		
半夏	叶	植珠
百合科 Liliaceae		
萱草	花粉	细胞团

利用原生质体融合技术，人们不仅希望能够改变药用植物的品质，更主要的是希望能将决定药用植物有效成分的基因转移给其他作物，或者是将两种药用植物的有效成分集中于一种植物中，以保护现有的药用植物资源以及提高有效成分的含量。

1991 年 Kostenyuk 等对印度萝芙木 × 小蔓长春花杂交产物的有效成分进行检测，发现萝卡辛（raucaffricine）的含量比亲本增加了 10 倍。

1996 年，Sato 等也分离得到辣薄荷和光叶薄荷（*Mentha gentilis* L. cv. Variegata）的叶肉原生质体，经电融合得到两种植物的融合产物。在与辣薄荷相同的培养条件下，融合细胞分化形成愈伤组织，并最终再生成完整的植株，再生植株具有两亲本的特性。在对杂交薄荷中的挥发性成分进行气相色谱检测时发现，杂种植株不仅含有两亲本都有的薄荷酮（methone），还有辣薄荷特有的成分——芳樟醇（linalool）和光叶薄荷特有的成分——薄荷醇（methol）。

1998 年 Krasnyanski 等用经 IOA 处理的辣薄荷（*Mentha piperita* L. cv. Blackmint）和抗棉黄萎病的留兰香（*Mentha spicata* L.）用 PEG 和 DMSO 进行原生质体融合，得到杂交薄荷，经鉴定杂交薄荷具有抗棉黄萎病的特性，这样明显地提高了薄荷的药用品质。

2009 年，赵小强利用 PEG - 高 Ca^{2+} - 高 pH 融合法得到草地早熟禾种间体细胞杂种，最佳融合条件为 PEG - 6000 浓度为 35%，融合率为 9.8%。2012 年，同样使用此法，李玉珠将清水紫花苜蓿和里奥百脉根愈伤组织分离的原生质体融合，异源融合率为 3.1%，此时大多数融合体可存活并持续分裂。2012 年，羿德磊在融合桑树原生质体时使用此法也得到较好的效果。

2007 年，郭传敏在研究杨树电融合体系时最终确定较适合杨树原生质体融合的电融合参数为：AC（交流电场）强度 100V/cm，AC 作用时间 40s，DC（直流脉冲）强度 1000V/cm，DC 作用时间 50μs，脉冲 4 次，循环 2 次。2009 年，汪晶通过使用 AC 值为 100V/cm，作用时间 20s；直流电场 DC 值 1100V/cm，作用时间 60μs，脉冲次数 1 次；延时电场 50V/cm，作用时间 65s 的电融合参数创制了二倍体马铃薯抗青枯病的新种质。

2005 年，Olivares-ruster 等将电融合法与 PEG 融合法结合起来作为一种新的方法——电气化学法，并使用此法成功得到柑橘的体细胞杂种，且得到再生植株。同时表明电气化学融合是一个可靠、可重复的方法，还能促进融合细胞的分裂，提高胚胎发生率。20 世纪 90 年代发展起来的微流控芯片技术在细胞研究上有广泛的潜力，已引起人们极大的关注。2010 年，武恒研究设计了一个微流控芯片，并首次采用 PEG 化学融合的方法，实现了小白菜无菌苗子叶原生质体及烟草叶肉原生质体的芯片内融合。Hu 等介绍了微流控芯片的细胞电融合，总结了微流控芯片的细胞电融合具有操控精准、细胞配对和融合的效率高、细胞活力高、较低的样品污染、焦耳热效应较小的优点，同时详细讨论了微流控芯片电融合的一些重要参数与微流控芯片上的细胞分离和培养。

总之，正如在体细胞杂交研究中已取得的在细胞器行为、染色体丢失及核质关系等方面的成果那样，原生质体作为植物细胞生物学研究的一种实验体系，将会为药用植物品质的改良和应用研究提供许多理论基础。目前，原生质体融合技术的研究虽然还存在许多问题，但是杂交细胞在一定程度上可以克服有性杂交不亲和性的障碍，这一重要意义是毋庸置疑的。我们相信，随着分子生物学的发展，将会有越来越多的与有效成分稳定有关的及更多的有用基因可供选择，以原生质体为受体的遗传转化技术也必将越来越成熟。

第七章 | 药用植物单倍体与多倍体的诱导及应用

单倍体与多倍体诱导在药用植物育种上有着重要的意义。通过单倍体途径选育新品种，其来自父母本的显隐性状均可以当代表现出来，经染色体加倍就可以得到纯合的二倍体，可以较快培育出新品种。植物多倍体一般具有根、茎、叶、花、果的巨型性，抗逆性强，药用成分含量高等特性，这正是药材的优质、高产育种所希望达到的目的。因此药用植物的多倍体育种同样具有较高的应用价值和增产潜力。

第一节 药用植物单倍体诱导

一、基本概念

1. 单倍体细胞和单倍体植物

单倍体（haploid）是指细胞的染色体数目只有二倍体细胞一半的情况。在植物的正常发育过程中，只有减数分裂后形成的大、小孢子及其由之所形成的雌、雄配子体的细胞是单倍体。由单倍体细胞产生的植株即为单倍体植物。植物的生殖细胞经过分裂所形成的两个细胞即为两个雄配子或称精子。花粉是由花粉母细胞经减数分裂所形成，其染色体数目为体细胞的一半，即为单倍体细胞。利用培养离体花药而使其中的花粉发育成完整的植株，该植株的染色体数目仍为其体细胞的一半，故为单倍体植物。

2. 雄核发育与雌核发育

单倍体细胞既可以通过体外雄核发育（androgenesis）（即花药、花粉或小孢子的培养）也可通过体外雌核发育（gynogenesis）（即未受精卵细胞、胚囊细胞或子房的培养）获得。通常情况下，仅有少数外植体是由直接的胚胎发生得到的。二倍体、多倍体和非整倍体细胞也可通过愈伤组织获得。由上述细胞得到的孢子体具有配子体染色体的组成成分。

3. 单雌生殖

单雌生殖（parthenogenesis）是指卵细胞不经过雌雄配子的融合而分裂形成单倍体胚（单倍体孢子体）的过程，又称为孤雌生殖。在很多植物中（如甜菜、大麦、向日葵等），单雌生殖的出现意味着发育阶段的开始。

4. 单雄生殖

单雄生殖是指天然发生的一种雄核发育方式，是在精核进入胚囊后，卵细胞退化，而由精核发育成单倍体胚的过程，又称为孤雄生殖。

5. 无配子生殖

无配子生殖（apogamy，又称无融合生殖）是由助细胞、中心细胞或反足细胞（即由除卵细胞以外的胚囊成分）在受精过程的刺激下发育成单倍体胚的情况，它通常与受精卵形成的胚一起发育，而形成双胚或多胚种子，此为自然界形成单倍体的一条重要途径，在很多植物中均已发现，但发生频率较低。

二、单倍体的发育途径

高等植物的生命周期可分为两个不同的世代，即无性世代（产生孢子）和有性世代（产生配子）。无性世代中的孢子体是二倍体，具有两套来自双亲的染色体，形成孢子前经过减数分裂，二倍体的合子染色体数减半成为配子（单倍体）的染色体数。这是生命周期中的配子和单倍期的特性，也就是说高等植物的单倍体是具有配子染色体数的孢子体。图 7-1 显示高等植物单倍孢子体的起源。

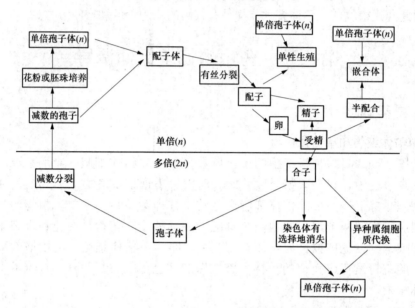

图 7-1　高等植物单倍孢子体的起源

单倍体产生的途径主要有以下两类。

（1）利用自然发生伪单倍体。主要是通过孤雌生殖、孤雄生殖及无融和生殖等产生。

（2）人工诱导产生的单倍体。如用射线处理过的花粉或远缘花粉授粉，或用延迟授粉等，但使用最多的当属花药培养。本书主要介绍花药培养产生单倍体技术。

花药的离体培养可改变花粉的发育途径，即从正常的有限分裂次数的配子体发育途径转为无限分裂的产生完整植株的孢子体发育途径。由花药培养得到孢子体有两条途径，一为由花药直接经胚胎发生，另一条途径为先经过花粉愈伤组织，然后再发育成长为孢子体。

花药培养的重要作用主要体现在：①可作为育种的有效途径；②该技术对于了解和掌握植物细胞的全能性和控制花粉的发育途径有重要的理论意义。

三、单倍体植物的特点

一般来说，高等植物皆属于二倍体植物，即在其细胞中包含着来自父母双方的两套遗传物质——染色体。在细胞中仅有一套染色体的植物，即为单倍体植物。如水稻的二倍体有24条染色体，但其单倍体仅有12条染色体。单倍体植物在自然界中鲜有发生。其特点为：植株少、叶片薄、气孔少、生长势弱等，而其遗传学特征为染色体数目减少一半。由于单倍体植物只有一套染色体，在有性生殖过程中无法进行正常的减数分裂，故其基本上是不育的。因此单倍体植物本身在育种上无利用价值。但是，如果将单倍体的染色体加倍的话，则能迅速地获得纯系，加快育种速度，并能创造出新的植物类型。

四、人工诱导单倍体的方法

如前所述，自然界中单倍体植物的产生有孤雌生殖、孤雄生殖和无配子生殖三种。人工诱导单倍体植物的方法主要有：

（1）变温处理，即利用高温或低温处理某些禾本科类植物而形成单倍体植物，如玉米经41～42℃处理可得到单倍体植株。黑麦利用低温处理也可获得单倍体植物。

（2）花药离体培养，利用组织培养技术诱导花药中的花粉发育成为单倍体植株，有资料显示，该法已成功地使用于数百种植物的单倍体育种。

（3）射线照射授粉，如用X-射线照射小麦的花粉，然后授粉，可获得单倍体小苗，用^{60}Co处理鸭趾草，可获得总量60%的单倍体植株。

（4）远缘花粉授粉，用异种或异属植物的花粉授粉，可刺激卵细胞进行孤雌生殖，得到单倍体。

（5）子房离体培养，在人工条件下，胚囊可被诱导发育成胚，并进而成长为小植株。

单倍体虽然高度不育，植株弱小，但在遗传学和育种学领域的研究却很活跃。原因为：①单倍体本身的每个染色体虽然都是成单的，全部的基因也是单的，但如果人为地将其染色体数加倍，使之成为二倍体或双倍体（具有合子染色体数的异源多倍体），就不仅由不育变为可育，而且全部基因都是纯合的。②既然单倍体的每一种基因都只有一个，所以在单倍体细胞内，每个基因都能发挥自己对性状发育的作用，而不管它是显性的或是隐性的，因此，单倍体是研究基因性质及作用的良好材料。③异源多倍体的各个染色体之间并不都是绝对异源的，染色体组A的某个或某些染色体与染色体组B的某个或某些染色体之间，可能有着部分同源的关系；但是在单倍体的胞母细胞内，任何染色体都只是自己的一个，除去不得不成为单价体外，还可能与自己部分同源的另一个染色体联合成二价体。通过对单倍体胞母细胞减数分裂情况的分析，就可追溯各个染色体组之间的同源或部分同源关系。

单倍体容易发现突变体并能找到在杂合子状态下难以发现的遗传因子。染色体加倍后即可得到纯合子，此纯合子又可通过近亲株系杂交而达到杂交育种之目的。该项技术用于培育新杂种仅需4～5年，变种6～7年，而传统的常规育种所需时间多为10～15年，故可大大节省育种时间。

目前，单倍体育种技术已成功地培育出200多种孤雄生殖的单倍体植物和几十种孤雌生殖单倍体植株。后者通常是在体外孤雄生殖试验不成功的情况下进行研究的。在花的萌发、生长速率和β-硫代葡糖苷化成分的研究结果显示，花粉体外孤雄生殖的优势与花药孤雄生殖有关。通过体外孤雄生殖生成新变种的植物有西红柿、冬小麦、玉米、甘蔗及多种品质优良的水稻变种。

此外，单倍体育种还可能获得高含量活性成分的植株，从而为中药资源植物的寻找开辟一条可行的途径。如从毛叶曼陀罗花粉培养得到的植物叶子中生物碱含量是对照组植物种子中含量的5倍。

由于花药培养极易发生染色体数目、结构变异、染色体重排及核融合等，故可在较短时间内得到大量单倍体、非整倍体、多倍体以及端体等染色体结构变异的遗传材料。如以纯合品种欧柔为试材，在241株花粉植物中得到非整倍体约10%，端体3.7%。所以，花药培养技术具有速度快、效率高等特点，可为基因工程提供充足的基础材料。此外，远缘杂种经过花药培养，可发生染色体断裂和重排，由此可提高所需的遗传物质交换频率。由于不同配子类型易显现，从而可从各种新的重组类型的再生植株中直接得到异源附加系、异源代换系和异位系。此外，由于在花药培养中常常发现染色体断片、双着丝点染色体及自发形成端体植株等，为直接得到异源异位系创造了有利条件。

由上可知，为改良和创造新品种，选择野生类型的有用基因，用杂交技术将外源基因引入栽培作物品种，仍是培育植物新品种的重要方法。

五、单倍体诱导进展

我国在药用植物的花药培养方面也做了很多的工作，1979年我国首先用地黄［*Rehmannia glutinosa*（Gaert.）Liboshch. ex Fisch. et Mey］花粉诱导培养出了绿色植物，并对获得的植株进行了染色体鉴定。1980年又报道了用乌头（*Aconitum earmicheali* Debx.）的花药培养成功，获得了完整植株。同年用薏苡仁（*Clolix lacryma – jobi* L.）花粉孢子体也培养出植株，并对花粉植株进行了染色体鉴定。1981年用宁夏枸杞花药培养成功，获得了花粉植株。1986年人参、平贝母（*Fritillara ussuriensis* Maxim.）花药培养成功，获得了再生植株。1985年用宁夏枸杞未授粉的子房培养，获得了再生植株，还从中鉴定出了同源四倍体新类型，为选育枸杞新品种、新类型奠定了基础。2011年，张雪等对3种不同叶型的三叶半夏进行花药培养和单倍体诱导。4 ℃预处理5d后，三叶半夏花药在 N6 + 2, 4 – D 1.0 mg · L^{-1} + 6 – BA 0.5 mg · L^{-1} + 5% 蔗糖 + 0.8% 琼脂的培养基中，诱导产生愈伤组织的效果最佳。在优化条件下不同叶型的花药都诱导出了愈伤组织，诱导率分别为：桃叶型半夏 Bx – t 最高，为4.25%；芍药叶型半夏 Bx – s 为2.08%，柳叶型半夏 Bx – l 最低，为0.99%。2013年李静夜以白芷花药为供试材料，对其培养取材时间、花药愈伤组织诱导和分化成苗、再生植株倍性鉴定等进行了系统研究。2013年雷秀娟运用花药单倍体培养、远缘杂交胚培养、流式细胞术、蛋白质组学和超高液相等方法对人参花药愈伤组织诱导及植株再生技术、杂种幼胚培养技术、人参花药超低温保存技术及皂苷含量特性评价等进行研究。

第二节　药用植物的多倍体诱导

多倍体（polyploid）是指染色体组的数目在3（3n）或3以上（>3n）的个体、居群和种，如3倍体（3n）、4倍体（4n）、5倍体（5n）等都是多倍体。多倍体包括同源多倍体和异源多倍体，同源多倍体增加的染色体来源于同一物种，而异源多倍体则来源于不同的物种或不同的属。1916 年由 Winker 在研究龙葵（*Solanum nigrum* L.）嫁接时在愈伤组织中得到四倍体，从而引入了多倍体这一概念。在植物界中，多倍体种极为常见，藻类和真菌中都掌握了存在多倍体的例证。在高等植物中，苔藓植物约 53% 是多倍体，蕨类植物约 97% 是多倍体，裸子植物约 5% 是多倍体，被子植物约 70% 是多倍体。

在植物组织培养中，体细胞无性系变异也多有多倍体存在，这可能是由于核内有丝分裂及核内多倍体分裂的结果。

单倍体植物的染色体加倍后即可得到能育种的纯合二倍体酶植株。其特点是表现型与基因型相一致，即易区分不同的基因型，从而使误选频率明显降低。如异花授粉的玉米花药培养，获得花粉植物后经染色体加倍得到纯系，即只经一个世代就可得到自交系，则选育自交系的年限大大缩短。再如在马铃薯的杂种优势利用方面，栽培的马铃薯是四倍体，为 48 条染色体（$2n = 4x = 48$）。用花药培养可获得 24 条染色体的双单倍体植株（$2n = 2x = 24$），该双单倍体中部分可育。该双单倍体和双单倍体杂交或四倍体与双单倍体杂交，某些组合的块茎产量可大大提高。

一、染色体加倍的途径

染色体加倍的途径有三种，即自发加倍、人工加倍和花粉愈伤组织的再生。

1. 自然加倍

（1）核内复制：即染色体复制，细胞不分裂。

（2）核融合：单倍体核融合产生二倍体，二倍体和单核性核融合产生三倍体。自然加倍发生的几率非常小。

2. 人工加倍

人工加倍是指通过加入某些药物而使染色体加倍的技术。常用的药物为秋水仙碱。下面以烟草植物为例，介绍如下：将烟草花药培养中刚长出的小苗，浸入 0.2% ~ 0.4% 的秋水仙碱溶液中，24 ~ 48h 后再移到新的培养基上。也可将 0.4% 浓度的秋水仙碱置羊毛脂中混匀，涂在成年植株的腋芽上。经过秋水仙碱处理的幼苗，可使加倍频率提高到 38%，成株处理的则可提高到 58%。但应注意的是，经秋水仙碱处理的植株可发生核畸变，多数花序不正常，有的只有少数花枝加倍，但也有整个花序都加倍的事例。

3. 愈伤组织再生

具体步骤为：从单倍体植株切下茎段或叶柄等组织，置固体培养基上诱导愈伤组织，其后再移植到分化培养基上进行芽和根的分化生长。愈伤组织细胞中核内有丝分裂频率提高，所以其再生植株中二倍体所占百分率也相应增加。如烟草茎愈伤组织加倍率可达 40%。此法对 F1 花粉植株的加倍率可高达 60%。也有研究发现，由茎愈伤组织分化的苗中常有大量多倍体产生。

二、多倍体植物在药用植物生产中的应用

从 20 世纪 40 年代起，国外已经开始将多倍体技术用于植物的品种改良，我国于

20 世纪 70 年代开始将这一技术用于药用植物的品种改良。迄今为止，人类在水稻、小麦、棉花、高粱、葡萄、金银花、丹参、党参、桔梗、大白菜和萝卜等 1000 多种植物中获得了人工多倍体。

（一）多倍体药用植物的优点

1. 抗性增强

由于多倍体植株一般较矮，茎杆粗壮，故能较好地抗倒伏。有的还具有抗旱、抗涝、抗病和抗寒等抗性。例如菘蓝（*Isatis indigotica* Fortune）的同源四倍体植株具较好的抗涝和抗旱特性。由日本薄荷（*Mentha arvensis* var. *piperascens* Malinv.）和库页薄荷诱导的异源四倍体具抗粉霉菌、抗寒等优点。在高原地带的植物常有多倍体变种，这也从一个侧面说明了多倍体植物对寒冷等气候条件有着较强的适应性。这些优点对扩大种植区域、提高产量及野生品种变栽培品种极为有利。

2. 成分的变化

多倍体植株通常具有较高的活性成分含量。在实践中发现，大多数多倍体中次生代谢产物的含量都有所增加。例如曼陀罗同源四倍体中生物碱含量大约是原植物的 2 倍；怀牛膝同源四倍体中蜕皮激素较原植物高出达 10 倍之多；丹参同源四倍体中隐丹参酮、丹参酮ⅠA、丹参酮ⅡA 分别较原植物高 203.26%、70.48%、53.16%。染色体倍性的增加与化学成分含量的变化并不呈正比关系，例如毛曼陀罗的三倍体生物碱含量较二倍体、四倍体均高。多倍体与原植物比较，并不只限于原有性状的加强和提高，有的可能会生成新的性状和新的化学成分，例如小天蓝绣球（*Phlox drummondii* Hook.）的同源四倍体中能够产生亲本所不含有的黄酮类成分，菘蓝同源四倍体中游离氨基酸成分组成与二倍体亲本相比也不一致，从中可能筛选出具有药理活性的前导化合物。

3. 体积的变化

多倍体植株的农艺性状通常有明显变化，突出表现在根、茎、叶等器官上具有巨型性，这能大幅度提高以相应部位入药的药材产量。例如丹参同源四倍体普遍比原植物生长势旺而浓绿，茎杆粗壮，植株高，根部药材比原植物粗大；菘蓝同源四倍体较原植物叶子宽大而厚实，茎杆粗壮，花、果实也显著增大；怀牛膝同源四倍体根的干重较二倍体有显著提高，但其木质化程度却比二倍体低，说明质量也有所提高。

4. 保存杂种优势

不同种或不同属的植物杂交获得的杂种通常具有杂种优势，但杂种一般不育，这时可以通过人工诱导使杂种的染色体在此基础上加倍，从而能够进行正常的减数分裂，产生种子，使杂种优势得以保存下去。

（二）多倍体技术的问题

经过处理获得的植株往往不是一个单纯的多倍体而是一个嵌合体，有原二倍体，也有四倍体及其他倍性水平的多倍体，还经常存在非整倍体。例如用秋水仙素处理当归种子获得的植株出现异形叶，先出叶、基部叶已变异，而后出叶、中部和顶端叶又恢复到二倍体的正常叶形，这是二倍体和四倍体的嵌合植株。所以经处理获得的植株在以后各代还要加以筛选才能得到一个稳定的多倍体植株。

就药用植物生产来讲，我们要同时考虑药用部位的产量和活性成分的含量，以取得最佳效益，不能只注意生长速度，因为有些器官生长过快反而不利于有效成分积累。获得的不同多倍体株系之间在生长速度和活性成分含量方面有较大差别，所以还要筛选合乎要求的理想株系。可以说多倍体诱导成功只是多倍体育种的第一步，我们还要尽可能多地获得多倍体植株，以便能从多种类型变异中选出我们所要求的类型。

三、药用植物多倍体诱导进展

许多药用植物在长期的采挖过程中，野生资源已濒临灭绝，而在野生植株的引种栽培中，又常常面临生物量和有效成分含量低等问题，因此，多倍体技术以其独特的优点受到了人们的重视。在我国，多倍体诱导研究已涉及了多种药用植物。

1. 人工加倍

其中，部分人工加倍的药用植物见表7-1所示。

表7-1　人工加倍的药用植物

诱导方法	植物名称
浸种法	甘草 *Clycyrrhiza uralensis* Fisch. 菘蓝 *Isatis indigotica* Fortune 牛蒡 *Arctium lappal* L. 罗汉果 *Siraitia grosvenori*（Swingle）C. Jeffrey ex A. M. Lu & Zhi Y. Zhang 新疆雪莲 *Saussurea involucrata*（Kar. & Kir.）Sch. – Bip
生长点滴法	罗汉果 *Siraitia grosvenori*（Swingle）C. Jeffrey ex A. M. Lu & Zhi Y. Zhang 半枝莲 *Portulaca grandiglora* Hook. 杜仲 *Eucommia ulmoides* Oliver 枸杞 *Lycium barbarum* L. 紫苏 *Perilla frutescens*（L.）Britton
涂抹法	罗汉果 *Siraitia grosvenori*（Swingle）C. Jeffrey ex A. M. Lu & Zhi Y. Zhang 桔梗 *Platycodon grandiglorum*（Jacq.）A. DC. 黄芩 *Scutellaria baicalensis* Georgi 金银花 *Lonicera japonica* Thunb. 刺果甘草 *Glycyrrhiza pallidiflora* Maxim.
浸泡法	桃叶型半夏 *Pinellia ternata*（Thunb.）Ten. ex Breitenb. 蓝桉树 *Eucalyptus globulus* Labill. 桔梗 *Platycodon grandiflorus*（Jacq.）A. DC. 百合 *Liliumbrowniivar viridulum* Baker 天山雪莲 *Saussurea involucrata*（Kar. & Kir.）Sch. -Bip. 库拉索芦荟 *Aloe barbadensis* Mill 黄花蒿 *Artemisia annua* L. 怀地黄 *Rehmannia glutinosa*（Gaertn.）Libosch. ex Fisch. & C. A. Mey. 半枝莲 *Portulaca grandiglora* Hook.
培养基中添加秋水仙碱	南丹参 *Salviae bowleyana* Dunn 丹参 *Salvia miltiorrhiza* Bunge 石斛 *Demdrobium nobile* Lindl. 川贝母 *Gritillaria irrhosa* D. Don 蒲公英 *Taraxacum mongolicum* Hand. -Mazz. 穿黄柏 *Cortex Phellodendri* Chinensis

2. 愈伤组织再生

利用组织培养技术诱导多倍体是近几年发展起来的一种新的诱导多倍体的方法。陈柏君等诱导黄芩同源四倍体时采用组织培养的方法先获得愈伤组织，然后转移到分化培养基上诱导生芽，当培养基上长出绿色芽点时，将带芽点的愈伤组织置于含有秋水仙素的培养基上培养，或放入秋水仙素水溶液中浸泡，最后依次经分化及生根培养基培养获得再生植株。

2011 年，林美珍等建立巴戟天组织培养再生体系，诱导培育出巴戟天多倍体。以巴戟天的幼胚为外植体诱导出愈伤组织，再用不同浓度的秋水仙素处理愈伤组织，流式细胞仪检测染色体数。结果发现秋水仙素质量浓度为 $500\text{mg} \cdot \text{L}^{-1}$ 处理 5d 效果最好，多倍体诱导率可达 18.4%，诱导培育出的巴戟天多倍体根肥大增粗。以巴戟天的幼胚为外植体具有消毒容易、诱导率高、分化程度低的优点；诱导出的多倍体具有一定的推广应用价值。

2014 年，袁小亚等以多倍体连翘幼嫩叶片、茎尖、茎段为外植体，开展了初代培养的试验研究。结果表明：茎段比茎尖和叶片更适合作为多倍体连翘芽诱导的培养材料；基本培养基为 MS 培养基。适合腋芽诱导的培养基配方为 MS + 6 - BA 2.0mg/L + NAA 0.2mg/L。诱导产生的新芽生长迅速，而且长势较壮，有利于组织培养的进一步研究。

总之，植物多倍体诱导育种有着无比广阔的应用前景。随着研究地不断深入，如：寻找更适宜、低毒且价格便宜的诱导剂；提高用以判定多倍体的各种特性特征的决定系数；通过对广谱性物种的广泛研究解决多倍体育种在实际运用中的具体问题，多倍体技术一定能在药用植物的栽培育种中发挥更大的作用。

第三篇

发酵工程技术与中药现代研究

FAJIAOGONGCHENGJISHUYUZHONGYAOXIANDAIYANJIU

第八章 | 发酵技术概论

第一节 概　述

一、基本概念

发酵在生理学中的定义为"微生物在无氧状态下的代谢过程"。目前，人们将利用微生物的生命活动，以获得微生物菌体或其代谢、转化产物的过程统称为发酵。发酵工程是现代生物技术的重要组成部分之一，是一门将微生物学、生物化学和化学工程学的基本原理有机结合，利用微生物的代谢、转化功能，获得有用物质的工程技术。发酵工程与基因工程、蛋白质工程和酶工程之间有着密切的联系，是实现基因工程、蛋白质工程和酶工程最终目的的重要手段。

发酵技术有着悠久的历史。早在几千年以前，人们就掌握了酿酒、酿醋、制酱以及中药红曲、神曲的制备方法。我国龙山文化遗址出土的陶器中，就有不少饮酒的用具。公元前 14 世纪的《尚书·说命》中，就有"若作酒醴，尔惟曲蘖"的记载。但当时人们对其中的原理还一无所知。1680 年荷兰人列文·虎克（Leeuwen Hock）发明显微镜，通过显微镜直接看到了微小生物，为以后微生物的发展创造了条件。19 世纪 60 年代，欧洲一些国家的酿酒业和蚕丝业发生了酒变质和蚕病害的问题，推动了人们对微生物的进一步研究。1857 年法国著名科学家巴斯德（Pasteur）以实验的方法证明酒、醋等的酿造过程是由微生物引起的发酵，而不是发酵产生微生物，不同的发酵是由不同的微生物引起的，并发明了著名的巴士德消毒法。此后人们对发酵的本质才开始有了认识。从 19 世纪到 20 世纪 30 年代，随着微生物培养技术的不断进步，新的发酵产品，如乳酸、乙醇、枸橼酸、丙酮、丁醇、淀粉酶和蛋白酶等不断被发现。1929 年弗莱明发现了青霉素，但在当时并没有引起重视。直到第二次世界大战爆发后，由于医疗的需要，对它分离纯化和发酵的方法、条件进行了大量研究。弗洛里与柴恩等经过几年的努力终于提纯了青霉素，并很快投入生产。发酵方法也由原来的固体发酵或液体浅盘发酵发展为液体深层发酵。在这一成果的鼓舞下，越来越多的抗生素先后被发现并投入生产，形成了较为完整的发酵工业体系。抗生素的发酵生产为现代微生物发酵工程积累了丰富的经验，并建立了一整套的研究方法。作为现代科学概念的微生物发酵工业，就是在 20 世纪 40 年代随着抗生素工业的兴起而迅速发展起来的。

现代发酵技术是在传统发酵技术的基础上，结合了现代 DNA 重组、细胞融合、分子修饰改造等新技术，通过这些新技术有目的地对细胞代谢途径进行修饰、改造，改变细胞的特性，并与细胞的基因调控、代谢调控及生化工程相结合，构建具有新的代谢途径、能生产特定目的产物或具有高的生产能力的工程菌。目前，已有许多生物活性物质如干扰素、胰岛素、白细胞介素和多种细胞生长因子等都可以利用工程菌进行大量生产。

近年来，由于代谢调控技术、连续发酵技术、高密度培养技术、发酵与产物分离的耦联技术、在线监测技术和发酵过程的计算机自动控制技术的迅速发展，以及发酵设备、工艺研究的进步，发酵工业发展到了一个新的高度。发酵的自动化、连续化已成为可能。据有关资料统计，通过发酵生产的抗生素品种多达 200 多个。在某些发达国家，发酵工业的产值占国民生产总值的5%。医药产品中，发酵产品的产值占到20%以上。

现代发酵工业已经形成了完整的工业体系，其产品包括抗生素、氨基酸、有机酸、维生素、酶制剂、基因工程药物、微生物转化发酵产品及其他生物活性物质；并在与人们生活密切相关的许多领域，发挥着越来越大的社会和经济效益。

二、发酵反应的特点及发酵工程内容

1. 发酵工程的特点

微生物种类繁多，代谢类型多种多样，生长迅速，适应环境的能力强。与化学工程相比，以培养微生物为主的发酵工程具有以下特点。

（1）微生物发酵作为生化反应，通常在常温常压下进行，反应条件温和，设备简单，工业上通常采用通气搅拌罐反应器，可以用相同或相似的设备生产不同的发酵产品，使一种设备具有多种用途。

（2）微生物生长繁殖迅速，发酵生产周期相对较短，且不受气候、季节等自然条件的影响。

（3）发酵生产的原料以糖蜜、淀粉等碳水化合物为主，可以是农副产品或工业废水等，微生物本身能有选择地摄取所需的物质，只要发酵原料中不含有毒物质，一般不必精制。发酵原料的来源广泛，价格低廉。

（4）发酵反应以微生物的自动调控方式进行，因此多个反应过程可以像一个反应过程一样，能简单地在同一个反应器中很容易地进行。

（5）发酵容易生产复杂的高分子化合物，如蛋白酶、多糖等，能选择性地生产光学活性物质。按照生物体特有的反应机制，能高度选择性地进行复杂化合物特定部位的氧化、还原、官能团导入等反应。

（6）通过诱变育种、基因重组、细胞融合和蛋白质工程等手段对微生物菌种进行改良，可以在不增加生产成本的前提下大幅度提高生产效率。

（7）利用现代分子生物学手段，向微生物细胞中引入外源基因，可以大量生产动植物细胞中才有的微量生物活性物质如胰岛素、水蛭素等。

发酵过程的以上特点决定了发酵工程的种种优点，使之在医药工业、食品工业、能源工业、化学工业和环境保护等方面得到越来越广泛的应用。

2. 发酵工程的主要问题

在发酵过程中，还应注意以下主要问题。

（1）发酵原料大多是农副产品，不同批次、产地的原料化学成分和组成变动较大，对发酵有一定影响。

（2）由于微生物中含有多种酶，发酵过程中副产物的产生不可避免，会对产物的分离纯化带来不利影响。

（3）发酵产物受到环境和细胞内因素等多方面影响，特别是以中间代谢物为目的产物时，如果不能适当控制发酵条件，由于微生物代谢情况的变化，将导致产品数量和质量的下降。

（4）微生物容易发生遗传变异，菌种的优良性状会在生产中失去、降低甚至丧失生产能力，难以实现连续操作。

3. 发酵工程的内容

发酵工程的内容随着科学技术的发展而不断扩大和充实，其主要内容包括生产菌种的选育，发酵条件的优化与控制，生物反应器的设计，发酵产物的分离、提取和精制等过程。根据微生物的发酵方式，发酵可分为厌氧发酵和通气发酵两大类。厌氧发酵包括乙醇发酵、酒类发酵、丙酮丁醇发酵、乳酸发酵和甲烷发酵，通气发酵包括酵母培养、有机酸发酵、抗生素发酵、氨基酸发酵、酶制剂的生产和多糖发酵。

目前已知具有生产价值的微生物发酵类型一般有以下几种。

（1）微生物菌体发酵　是以获得微生物菌体为目的的发酵。发酵生产茯苓、香菇、冬虫夏草菌、灵芝等药用真菌；发酵生产白僵菌、绿僵菌、苏云金芽孢杆菌等菌体，用以制备生物杀虫剂；以及传统的发酵生产单细胞蛋白、酵母菌等，都属于微生物菌体发酵。

（2）微生物酶发酵　是以获得酶制剂为目的的发酵过程。由于微生物种类繁多，能产酶的品种也多，并且生产容易，所以目前工业应用的酶大多来自于微生物发酵生产。如用于食品工业的淀粉酶、糖化酶，用于临床检测的胆固醇氧化酶、葡萄糖氧化酶。

（3）微生物代谢产物发酵　是以获得微生物的初级代谢产物如氨基酸、蛋白质、核酸、核苷酸、多糖，或者次级代谢产物如抗生素、生物碱、细菌毒素、植物生长因子等的发酵类型，是微生物发酵的主要类型。

（4）微生物转化发酵　是利用微生物的氧化、还原、脱水、脱羧、异构化等作用，将一种化合物转变成结构相关、经济价值更高的产物的发酵类型，如将山梨醇转化为 L - 山梨糖，葡萄糖转化为葡萄糖酸，以及甾体物质的生物转化，抗生素的生物转化，复杂天然活性物质的结构修饰等。

第二节　发酵工程中常用的微生物

微生物一词并非生物分类学上的专门名词，而是对所有形体微小，单细胞或个体结构比较简单的多细胞或没有细胞结构的低等生物的统称。自然界中微生物的种类繁多，它们有着不同的形态结构和生理特征，可以分为不同的类群。广义的微生物包括病毒、原生动物、细菌、放线菌、霉菌、单细胞藻类、支原体等，其中细菌、放线菌、酵母和霉菌广泛地应用于发酵工业。了解微生物的种类、形态及其生理特征，对认识微生物的特性，掌握其生命活动的规律，促使其在生产中充分发挥作用有着重要的意义。以下主要介绍与发酵工程有关的主要微生物类群。

一、细菌

细菌是自然界中分布最广、数量最多的一类微生物，属于单细胞原核生物。其细胞主要由细胞壁、细胞膜、细胞质、细胞核及内含物组成，具有较典型的核分裂或二分裂繁殖。根据细菌的形态，可将细菌分为杆菌、球菌、弧菌和螺旋菌。细菌的体积很小，约 $0.5 \sim 2\mu m$，一般用 1000 倍的光学显微镜或电子显微镜观察。工业生产常用的细菌有以下几种。

1. 大肠埃希菌

大肠埃希菌（*Escherihia coli*）细胞杆状，革兰染色阴性，能或不能运动，能运动者周生鞭毛，无芽孢。大肠埃希菌的谷氨酸脱氢酶在工业上被用来进行谷氨酸定量分析。还可以利用大肠埃希菌制取天冬氨酸、苏氨酸、缬氨酸。用大肠埃希菌生产的天冬酰胺酶可用于治疗白血病。大肠埃希菌是目前人们了解的最清楚的微生物之一，是基因工程中重要的基因克隆的受体。

2. 醋酸杆菌

醋酸杆菌（*Acetobacter*）是发酵生产食醋的菌种，细胞从椭圆形到杆状，约 $(0.6 \sim 0.8)\mu m \times (1.0 \sim 3.0)\mu m$。有单个的，成对的，也有链状的。在老的培养物中易呈多种畸形菌体。鞭毛有两种类型，一种是周生鞭毛，能将醋酸进一步氧化成二氧化碳和水；另一种是端生单鞭毛，不能进一步氧化醋酸。革兰染色阴性，不形成芽孢。在培养醋酸杆菌时，需要含糖和酵母膏的培养基，在肉汤蛋白胨培养基上生长不良，其发酵适宜温度为 30℃。

3. 乳酸杆菌

乳酸杆菌（*Lactobacillus*）是兼性厌氧或厌氧的细菌，革兰染色阳性，细胞杆状到球状，常生长成链，大多数不运动，能运动者周生鞭毛，无芽孢。常用的德氏乳杆菌（*Lactobacillus delbruekii*）可发酵葡萄糖、麦芽糖、蔗糖、果糖、半乳糖和糊精等，但不发酵乳糖。在麦芽汁糖化液内繁殖特别旺盛，产酸能力特别强。乳酸为多种酿造食品的成分，乳酸菌与食品工业的关系密切。

4. 丙酮丁醇梭菌

丙酮丁醇梭菌（*Clos. acetobutyleum*），细胞呈杆状，圆端，单生或成对，但不呈链。革兰染色阳性，可转为阴性。专性厌氧，能发酵多种糖类，包括淀粉、糊精等。一般生产上多用玉米粉为原料来生产丙酮丁醇，发酵适宜温度 $30 \sim 32℃$，生长适宜温度 37℃，最适 pH $6.0 \sim 7.0$，是重要的工业发酵菌种。

5. 肠膜状明串珠菌

肠膜状明串珠菌（*Leuconostoc mesenteroides*），细胞呈球状或双凸镜状，成对或短链。革兰染色阳性，能同化多种糖产酸产气。微需氧至兼性厌氧。生长需要缬氨酸和谷氨酸。该菌在蔗糖液中形成特征性葡聚糖黏液。在厌氧条件下能分解葡萄糖。生长适宜温度为 $20 \sim 30℃$，在 $20 \sim 25℃$ 条件下可促使葡聚糖的产生。

二、放线菌

放线菌因其在培养基表面上的菌落呈放射状而得名。放线菌在自然界分布广泛，尤其在含有机质丰富的微碱性土壤中较多。大部分是腐生菌，少数寄生。放线菌有发育良好的菌丝体，菌丝无横隔，为单细胞原核生物。

放线菌最大的经济价值是能产生多种抗生素，如链霉素、土霉素、金霉素、争光霉素、卡那霉素等。据统计，从自然界中发现和分离了五千多种抗生素，其中有四千多种来自于放线菌。不同的放线菌产生的抗生素对其他微生物的抑制作用是有选择性的。此外，放线菌还可以用来生产纤维素和酶制剂，进行甾体的生物转化和石油的脱蜡，烃类发酵，污水处理等。常用的放线菌一般有以下几种。

1. 链霉菌属

链霉菌属（Streptomyces）的基内气生菌丝多分支，无分隔，直径 0.5～2μm。气生菌丝产生许多孢子串生的孢子链，孢子链长短不等。自从 1942 年 Waksman 发现灰色链霉菌（Streptomyces grisecus）产生链霉素以来，相继发现许多链霉菌能产生抗生素，如金霉素链霉菌（金霉素）、龟裂链霉菌（土霉素）、委内瑞拉链霉菌（氯霉素）、卡那霉素链霉菌（卡那霉素）、红霉素链霉菌（红霉素）。近年来不仅从放线菌中发现一些医药上使用的抗生素新品种，而且还进一步将放线菌产生的抗生素应用到农牧业和食品工业上。如灰色链霉菌产生的杀稻菌素 S 可用于稻瘟病的防治。

2. 小单孢菌属

小单孢菌属（Micromonospora）菌丝体纤细，有分支和分隔，不形成气生菌丝体，只在基内菌丝体上长出孢子梗，其顶端生一个球形、椭圆形或长圆形的孢子。菌落致密，常为黄色、红色、深褐色、黑色或蓝色。此属是产生抗生素较多的一个属，如绛红小单孢菌和棘孢小单孢菌都能产生庆大霉素。

3. 若卡菌属

若卡菌属（Norcardia），基丝较链霉菌纤细，有横隔，一般无气生菌丝。基丝培养十几小时后形成横隔，并断裂成杆状或球状孢子。菌落较小，其边缘多成熟根毛状。主要分布于土壤中。有些能产生抗生素，如利福霉素、蚁霉素等，也可以用于石油脱蜡及污水净化中脱氰等。

4. 游动放线菌属

游动放线菌属（Actinoplanes），一般不形成气生菌丝，基内菌丝分支，直或卷曲，多数不分隔。直径 0.2～2.0μm，孢囊形成于基内菌丝上，大小为 5～22μm，着生在孢囊梗上或菌丝上，孢囊梗直或分支，在每支顶上有一个至数十个孢囊。孢囊孢子在孢囊内盘卷或呈直行排列，成熟后分散为不规则排列。孢子呈球形，端生 1～40 根鞭毛，能运动。孢囊成熟后孢囊孢子释放出来。有的菌种能形成分生孢子。

三、霉菌

霉菌是指在营养基质上形成绒毛状、网状或絮状菌丝的真菌，亦称为丝状真菌。霉菌的菌落特征与放线菌接近，但霉菌的菌落形态较大，一般质地比放线菌疏松，外观干燥不透明。霉菌在自然界分布广泛，大量存在于土壤、空气、水和生物体内外等处。霉菌喜偏酸性环境，大多数为好氧性微生物，多腐生，少数寄生。除应用于传统的酿酒、制酱行业，在发酵工业、农业、食品、医药等方面都起着极其重要的作用。如生产乙醇、枸橼酸、青霉素、淀粉酶、果胶酶、纤维素酶、蛋白酶、多糖和甾体激素等的转化。工业上常用的霉菌有藻状菌纲的根霉、毛霉、犁头霉，子囊菌纲的红曲霉，半知菌纲的曲霉、青霉等。

（一）青霉属

青霉属（Penicillium）的菌丝有横隔，无足细胞，其分生孢子梗的顶端不膨大，无顶囊。分生孢子梗经过多次的分支，产生几轮对称或不对称的小梗，形如扫帚。小梗的顶端产生成串的分生孢子，分生孢子一般为蓝绿色或灰绿色。

1. 产黄青霉

产黄青霉（Penicillium chrysogenum）能产生多种酶和有机酸。在工业上主要用其改良菌株来生产青霉素，也能用来生产葡萄糖氧化酶或葡萄糖酸、枸橼酸和抗坏血酸等。青霉发酵中的菌丝废料含有丰富的蛋白质、矿物质和 B 族维生素，可以作为饲料加工的原料。

2. 桔青霉

桔青霉（Penicillium citrinum）可产生桔霉素，也可以产生脂肪酶、葡萄糖氧化酶和凝乳酶，有些菌系能产生核酸酶 P1（5′–磷酸二酯酶），可用来分解核酸生产 5′–核苷酸。在核酸工业上是很重要的菌种。

（二）根霉属

根霉属（Rhizopus）在自然界分布广泛，是一种常见的霉菌。根霉在培养基或自然物质上生长时，由营养菌丝体产生匍匐枝，匍匐枝的节间生长特有的假根。该菌对环境的适应性很强，生长迅速。菌丝无横隔，为单细胞真菌。根霉的用途很广，其淀粉酶的活力很高，可用作酿酒工业上淀粉质原料的糖化菌，在根霉中还含有酒化酶，所以在生产中可以边糖化边发酵。根霉能产生有机酸，如反二烯丁酸、乳酸、琥珀酸和芳香的酯类物质等，也是转化甾族化合物的重要菌类。目前常用的有黑根霉、米根霉、华根霉、无根根霉等。

1. 黑根霉

也称为匍枝根霉（R. nigricans），菌落初期白色，老熟后呈灰褐色至黑褐色，匍匐枝爬行，无色，假根非常发达，棕褐色。生长适宜温度为 30℃。有较弱的乙醇发酵能力，能产生反丁烯二酸和果胶酶，是微生物转化甾族化合物的重要真菌。

2. 米根霉

米根霉（R. oryzae）在我国的酒药和酒曲中常见到。菌落疏松或稠密，最初白色后变为灰褐色到黑褐色；匍匐枝爬行，无色；假根发达，褐色；发育温度 30～35℃，最适温度为 37℃。该菌有淀粉糖化、蔗糖转化等性能，能产生乳酸、反丁烯二酸和微量的乙醇，其产生 L–乳酸量最多，可达 70% 左右。

3. 华根霉

华根霉（R. chinensis）能耐高温，在 45℃下仍能生长。菌落疏松或稠密，初期白色后变为褐色或黄褐色，假根不发达。生长适宜温度为 30℃。此菌能产生乙醇、芳香酯类等物质。它是酿酒所必需的主要霉菌，也是酸性蛋白酶和腐乳生产中的主要菌种。

（三）曲霉属

曲霉属（Aspergillus）菌丝由具横隔的分支菌丝构成，营养菌丝匍匐生长于培养基表层，匍匐菌丝可以分化出厚壁的足细胞，在足细胞上生出直立的分生孢子梗，顶端膨大成顶囊。顶囊表面生成辐射状小梗，小梗单层或双层，顶端着生一串串的分生孢子。分生孢子具有各种形状、颜色和纹饰。曲霉在发酵工业、医药工业、食品工业等方面均有重要的作用。

1. 黑曲霉

黑曲霉（*Aspergillus niger*）是具有多种活性强大的酶系，可以生产酸性蛋白酶、淀粉酶、果胶酶、葡萄糖氧化酶等，还能产生多种有机酸，如抗坏血酸、枸橼酸、葡萄糖酸和没食子酸等。在发酵工业上被广泛应用，是生产枸橼酸和葡萄糖酸的重要菌种。

2. 米曲霉

米曲霉（*Asp. Oryzaw*）含有多种酶类，具有较强的蛋白质分解能力，又有糖化能力，很早就被用于酱油和酱类的生产，同时也是重要的蛋白酶和淀粉酶的生产菌。

（四）红曲属

红曲属（*Monascus*）菌丝呈红色至紫色，生长的温度范围为 26～42℃，最适温度为 32～35℃，最适 pH 为 3.5～5.0。红曲能产生淀粉酶、蛋白酶、枸橼酸、琥珀酸、乙醇、麦角甾醇等，该属的某些菌株可用于生产红曲红素和红曲黄素。紫红曲霉（*Monascus purpureus*）是红曲属的一种。细胞内多核，含有橙红色的颗粒，菌丝具有不规则的分支，菌丝和分支顶端产生分生孢子，单生或呈短链。分生孢子为球形或梨形。有性生殖时，在长短不一的梗上产生子囊果。菌丝老熟后菌落表面有褶皱和气生菌丝，呈紫红色。紫红曲霉喜酸性环境，生长最适 pH 为 3.5～5.0，生长最适温度为 32～35℃，对乙醇有极强的抵抗力。

用紫红曲霉制成的中药红曲，具有消食活血、健脾胃的功能，红曲还可以酿制红酒、玫瑰醋、红腐乳等传统食品。

四、酵母

酵母菌（*Yeast*）是单细胞真核微生物，主要分布于含糖质较多的偏酸性环境中，如果园的土壤中，水果、蔬菜和植物的叶子上，石油酵母较多地分布在油田周围的土壤中。酵母的形态多种多样，其菌体细胞以卵圆形为主，还有球形、椭圆形、假菌丝形等。生长温度范围在 4～30℃，最适温度为 25～30℃，酵母菌的菌落多数呈乳白色，少数为红色，个别为黑色，菌落不透明，一般会散发出令人愉快的香味。工业上常用的有酵母属和假丝酵母属。

（一）酵母属

酵母属（*Saccharomyces*）最常用的是啤酒酵母（*Saccharomyces cerevisiae*）。在麦芽汁培养基上生长的啤酒酵母一般为圆形、卵圆形或椭圆形，细胞单生、双生或呈短串状。菌落为白色，有光泽、平坦、边缘整齐。在液体培养基中的生长行为有两类，工业上将发酵度较高、不易凝集沉淀、浮于上面的酵母称为上面酵母，将容易凝集沉淀、发酵度较低的酵母称为下面酵母。

啤酒酵母有性繁殖形成子囊孢子，一般每个子囊内含有 1～4 个子囊孢子，其无性繁殖为芽殖。常用于传统的发酵行业，如白酒、啤酒、乙醇、药用酵母以及制造面包等，因此又称为酿酒酵母。其菌体的维生素、蛋白质含量高，可用作食用、药用和饲料酵母，也可以用来提取核酸、麦角固醇、谷胱甘肽、细胞色素 C、凝血素、辅酶 A 和 ATP 等；它的转化酶可用于转化蔗糖生产酒心巧克力；在维生素的微生物测定中，常用它来测定生物素、泛酸、硫胺素、吡哆醇、肌醇等的含量。

（二）假丝酵母属

假丝酵母属（*Candida*），细胞为圆形、卵形或长形，无性繁殖为多边芽殖，能形成假菌丝。很多种类能发酵产生乙醇，常见的有产朊假丝酵母、解脂假丝酵母、热带假丝酵母等。产朊假丝酵母（*Candida utilis*）可用于生产饲料蛋白。其蛋白质和维生素含量都比啤酒酵母高。并可以利用尿素和硝酸盐作为氮源，能利用造纸工业的亚硫酸废液、木材水解液、土豆淀粉废液等生产人畜可食用的蛋白质。解脂假丝酵母（*Candida lipolytica*）不发酵任何糖，能分解脂肪，一般在黄油、石油井口的油黑土、炼油厂等处均可分得。它能发酵正烷烃，是石油发酵脱蜡和生产单细胞蛋白的优良菌种。热带假丝酵母（*Candida troppicalis*）氧化烃类的能力很强。在含有 230～290℃ 石油馏分的培养基中，经过 22h 的发酵培养，可得到相当于烃类重量 92% 的菌体，是以石油产品为原料生产单细胞蛋白的重要菌种。也可用于以农副产品和工业废料为原料生产单细胞蛋白。

（三）红酵母属

红酵母属（*Rhodotorula*），细胞为圆形、卵形或长形，多边芽殖，有明显的红色或黄色。很多种因生荚膜而形成黏质状菌落。红酵母属的菌种有较好的产生脂肪的能力，可由菌体提取大量的脂肪。有的种对烃类有弱氧化作用，并能合成 β-胡萝卜素。

第三节　培　养　基

微生物需要不断从外界吸收营养物质，经过复杂的生化反应过程，获得能量并形成新的细胞物质、代谢产物，同时排出代谢废物。不同的微生物对营养物质的需求是不一样的。微生物培养基是人工配制的适合于不同微生物生长、繁殖代谢和合成所需产物的营养基质和原料，是进行微生物培养和发酵生产的基础。培养基的组成和营养成分之间的配比是否恰当，对微生物的生长、繁殖、代谢产物的形成以及产品的产量、质量和产物的提取分离工艺都有着极大的影响。良好的培养基配比可以充分发挥微生物的生物合成能力，达到最佳的生产效果。

一、培养基的分类

不同的微生物对培养基的要求是不同的；同一种类的微生物，在不同的生长阶段和不同使用目的时，对培养基的要求也不完全相同。根据营养物质的不同来源、培养基的物理状态以及不同的培养目的，可将培养基根据以下几种情况进行分类。

1. 培养基的物质组成

根据培养基营养物质组成的化学成分是否已知，可将培养基分为合成培养基、半合成培养基和天然培养基。

（1）合成培养基是指以化学成分完全清楚的物质配制而成的培养基。由于合成培养基的营养成分完全清楚，因此它主要用于微生物的代谢、生理生化和定量分析等研究工作；但合成培养基配制复杂，原料成本高，微生物在合成培养基上生长缓慢，不适宜用于大规模生产。

（2）半合成培养基是指以一部分天然物质作为培养基的主要营养物质来源，再适当补充少量的盐，经人工配制而成的一类培养基。这类培养基能适合大多数微生物的正常生长，且来源广泛，价格比较便宜，被广泛地应用于微生物的大规模发酵生产中。

（3）天然培养基是常以化学成分不完全清楚或不恒定的天然有机物质配置而成的一类培养基。在天然培养基上微生物生长迅速，且天然培养基价格低廉，适于大规模的发酵生产。但是天然培养基的营养成分不清楚，不同来源、不同季节生产的原料营养成分的稳定性较差。工业发酵中常用的玉米浆、麦芽汁、马铃薯、牛肉膏等均属此类培养基。

2. 培养基的物理形态

根据培养基制成以后的物理形态，可将培养基分为液体培养基、固体培养基和半固体培养基。

（1）液体培养基是指将微生物培养所需要的营养物质溶解在水中并混合在一起，经过调节适宜的酸碱度而制成的液体状态的培养基质。在液体培养基中，微生物可以和营养物质充分接触，极利于微生物的生长、代谢产物的积累和废物的排出。已被广泛地应用于微生物的大规模培养和科研工作中。

（2）在配制好的液体培养基中加入一定量的凝固剂，如 1.5%～2% 的琼脂，加热冷却后制成的培养基即为固体培养基。在液体培养基中加入少量的凝固剂，如 0.5% 的琼脂，加热冷却后可以制成半固体培养基。微生物在固体培养基上可以形成单个的菌落，它在微生物菌种的分离、纯化、鉴定等方面起着重要作用。半固体培养基常用于观察微生物运动特征的研究。

3. 培养基的形态

根据培养基的用途，可将培养基分为增殖培养基、选择培养基和鉴别培养基。

（1）增殖培养基是指根据某种微生物生长的需要，在培养基中加入有利于该种微生物生长、繁殖的营养物质，以提高对这种微生物的分离效率。

（2）在培养基中添加某些对所需要的微生物没有影响而对其他微生物具有抑制作用的物质，以使所需要的微生物生长良好，这种培养基对某种微生物具有严格的选择性，称为选择培养基。

（3）鉴别培养基是指在培养基中加入某种指示剂，使不易区分的微生物经过培养后，由于代谢的不同而对指示剂的反应呈现明显的差异，有助于鉴别不同微生物的培养基。

4. 培养基在发酵生产中的用途

根据培养基在发酵生产中的用途，将其分为孢子培养基、种子培养基和发酵培养基。

（1）孢子培养基是指适于微生物大量产生孢子的培养基。一般来说，孢子培养基中有机氮等营养基质的浓度较低，无机盐的浓度应适量，以有利于微生物孢子的大量产生。

（2）种子培养基是将菌种活化并大量繁殖菌丝体，供发酵扩大培养使用的培养基。种子培养基的营养组成应较完全，并含有足量的生长因子，适合微生物孢子的萌发和菌体生长的需要。

（3）发酵培养基是提供发酵微生物大量繁殖积累菌体或代谢产物的培养基。发酵培养基应有利于微生物菌体的生长和代谢产物的积累，且价格低廉，常以玉米浆、淀粉等农产品作为主要组成成分。

二、培养基的组成

不同微生物对营养的要求各不相同，即使同一菌种，在不同的发酵时期对营养的要求也不完全一样。因此需要根据不同的发酵条件、设备和发酵阶段来考虑所用培养基的营养成分和配比。综合各种培养基的营养成分主要包括碳源、氮源、无机盐和生长因子等几类物质。

1. 碳源

是指微生物用来构成细胞物质或代谢产物中碳素来源的营养物质。碳源通常也是有机体生长的能源物质。微生物所能利用的碳源物质非常广泛，从简单的无机含碳化合物二氧化碳、碳酸盐到复杂的天然有机含碳化合物都能被微生物所利用。在微生物发酵中所用的碳源主要是糖类物质。单糖、二糖能被微生物迅速利用，是最好的碳源物质；多糖类物质如淀粉、纤维素等要被水解成为单糖后才能被微生物所利用。目前发酵工业中常用的碳源物质有各种淀粉（玉米、马铃薯、小麦、燕麦）、饴糖、糖蜜、某些有机酸和一些石油产品。

2. 氮源

是指被微生物用来构成菌体物质或代谢产物中氮素来源的营养物质。这类物质主要是用来合成细胞物质中含氮物质的原料，一般不能作为能源物质。发酵工业中常用的氮源包括有机氮和无机氮两大类，如黄豆饼粉、花生饼粉、玉米浆、蛋白胨、酵母粉、蚕蛹粉、鱼粉都是常用的有机氮源。常用的无机氮源有氨水、碳酸铵、硫酸铵、硝酸盐、尿素等。在发酵过程中，有些氮源物质能被微生物迅速利用，称为速效氮源。如玉米浆，其中所含的氮主要是以蛋白质的部分降解产物、氨基酸等形式存在，而氨基酸能被微生物直接利用。黄豆饼粉、花生饼粉中的氮主要是以蛋白质的形式存在，必须通过水解才能被微生物所吸收利用，因此黄豆饼粉常作为迟效氮源被利用。一般来讲，速效氮源有利于微生物机体的生长，迟效氮源有利于代谢产物的形成。在工业发酵中，常将速效氮源和迟效氮源按照一定的比例制成混合氮源制备培养基，以调控微生物生长期与代谢产物形成期的长短，达到提高产量的目的。

3. 无机盐和微量元素

无机盐是微生物生长必不可少的营养物质，为有机体生长提供各种金属元素。微生物生长所需要的无机盐有磷酸盐、硫酸盐、氯化物以及含有钠、钾、镁、铁、锰等金属元素的化合物。金属元素的生理功能包括构成微生物自身组成物质（如磷、硫）、作为酶及辅酶的组成成分或维持酶的活性（镁、铁、锌、钴、锰等）、维持细胞结构的稳定性、调节与维持细胞的渗透压平衡。

除了上述重要元素外，微生物的生长通常还需要其他一些重要的元素。由于有机体对这些元素需要的量极少，称之为微量元素。微量元素通常混杂在其他营养物质当中，在培养基的配制过程中一般不需要单独加入。

4. 生长因子

生长因子是指微生物生长繁殖所必需而自身又不能合成的某些微量有机化合物，包括维生素、氨基酸、嘌呤和嘧啶碱基的衍生物以及某些脂肪酸等。大多数维生素是微生物体内各种酶活性基团的组成部分，缺乏它们，酶的活性就会丧失。不同微生物对氨基酸的需求是不一样的，凡是微生物本身不能合成的氨基酸，一般都要以氨基酸或小肽的形式加入。嘌呤和嘧啶碱基及其衍生物通常也是某些微生物的生长因子，在有机体中它们一般是构成核酸或某些酶的辅酶或辅基。酵母粉、蛋白胨、牛肉膏和一些动植物组织的浸液，如动物的心、肝、马铃薯、番茄、豆芽等的浸液，都是生长因子的丰富来源。

5. 水

水是培养基的主要组成部分，也是微生物的重要组成成分，占生活细胞总量的90%。水是许多化学物质的良好溶剂，有机体的营养物质的吸收和各种代谢反应都是在水中进行的，水还直接参与许多代谢反应。同时水的比热高，是热的良好导体，能有效地控制细胞内的温度变化。在发酵生产中常用的水有自来水、深井水和地表水。不同的水质对发酵过程中微生物的生长繁殖和代谢产物的积累有着重要的影响。

6. 代谢产物的前体、诱导物和促进剂

所谓前体物质是指被微生物直接用于产物合成的化合物，如青霉素发酵合成时添加的苯乙酸，可大大提高青霉素 G 的产量。微生物发酵过程中，适当的诱导物可以诱导某些酶的产生，从而提高发酵目的产物的产量，如向麦角碱产生菌的发酵液中添加色氨酸，可诱导麦角碱生物合成的二甲基烯丙基色氨酸合成酶的合成作用，增加该酶的活力。在有些发酵过程中，添加某些促进剂能提高发酵产量，缩短发酵周期，如丙醇对大环内酯类抗生素如红霉素的发酵生产有强烈的促进作用；四环素发酵过程中添加溴化钠等促进剂，能抑制金霉素的合成而有利于四环素的生物合成。

目前，对发酵过程中诱导物、促进剂以及前体物质的添加，还没有明确的规律可循，很多是在对发酵菌株的生理生化研究基础上，根据生产经验和实验结果确定的。其可能的机制为诱导产物合成中某些合成酶的产生，增加产物合成前体的量有利于产物的合成，或者是改变菌体细胞膜的通透性，降低产物合成过程中的反馈抑制，抑制副反应等。

三、培养基的配制原则

1. 根据不同微生物的营养需要配制不同的培养基

不同的微生物对营养条件的需求是不同的，要确定一个适合的培养基，需要了解

生产菌种的来源、习性、生理生化特性和一般的营养要求，根据不同菌种的培养条件、代谢途径及代谢产物的性质来确定。

2. 营养成分的适当配比

培养基中各种营养物质应有适当的比例，在微生物发酵中，培养基中碳氮的比例尤其重要。如培养基中的碳源不足，则菌体容易衰老和自溶，氮源不足时微生物生长缓慢，氮源过多容易使菌体生长过于旺盛而不利于代谢产物的积累。培养基的碳氮比不仅影响微生物的生长，而且也影响发酵的代谢途径。如在微生物的谷氨酸发酵中，培养基的碳氮比为 4:1 时，菌体大量繁殖，谷氨酸积累少，当碳氮比为 3:1 时，菌体繁殖受到抑制，谷氨酸大量积累。

3. pH

培养基的 pH 应控制在一定的范围之内，满足不同类型微生物的生长繁殖和代谢产物的积累。各种微生物生长的最适 pH 各不相同，一般来讲，细菌和放线菌生长的 pH 在中性和微碱性之间，酵母菌和霉菌比较适合酸性环境。微生物在生长和代谢过程中，由于营养物质的利用和代谢产物的形成和积累，会改变培养基的酸碱性。因此，在培养基配制过程中应调节适宜的 pH，并在培养基中加入缓冲剂和不溶性碳酸盐等来维持培养基相对稳定的酸碱度。

4. 其他

在培养基的配制过程中，除了注意以上的基本原则外，还应注意培养基的渗透压、培养基的氧化还原电位等因素的影响。当培养基的渗透压过高时，会抑制微生物的生长。培养基中各种离子的浓度比例也会影响到培养基的渗透压和微生物的代谢活动。在发酵生产中，通常尽可能选用耐高渗透压的生产菌株，在较高营养物质浓度条件下发酵，以提高产物的产量和设备的利用效率。氧化还原电位对大多数微生物的生长影响不大，但对于专性厌氧细菌，自由氧的存在对其有毒害作用，需要在培养基中加入还原剂来降低氧化还原电位。

四、培养基的灭菌

灭菌是指利用物理或化学方法杀灭或除去物料及设备中一切有生命物质的过程。培养基灭菌最基本的要求是杀死培养基中的所有微生物，再接入纯的菌种以达到纯种培养的目的。常用的消毒和灭菌方法可见表 8 - 1 所示。

培养基的灭菌一般采用湿热灭菌方式进行。由于蒸汽具有很强的穿透力，且在冷凝时会放出大量的冷凝热，容易使蛋白质凝固而杀死各种微生物，是一种经济快速的灭菌方法。一般的湿热灭菌条件为 121℃灭菌 30min。

在高温灭菌的同时，培养基中的营养成分也会由于高温而被破坏，甚至产生不利于微生物生长的物质，因此在工业发酵过程中，在彻底杀灭培养基中微生物的同时，还要尽可能减少培养基中营养成分的损失。一般是在灭菌时选择较高的温度、较短的灭菌时间。对于培养基中的某些不能高温灭菌的组分，可将这些组分以过滤除菌等手段进行除菌处理，然后再加入灭菌后的培养基中。

表8-1　常用的消毒和灭菌方法

被灭菌物	灭菌方法	备注
接种针、接种操作时的棉塞	火焰灭菌	在火焰中灼烧接种针，棉塞在火焰中通过2~3次
耐高温的器具，盖上棉塞的容器、吸管	干热灭菌	150~160℃，30min~1h，能杀灭孢子
培养基、注射器、橡胶塞等不可干热灭菌的器具	高压蒸汽灭菌	用高压灭菌器，$1kg/cm^2$（120℃）15~30min
不可加热的溶液	过滤灭菌	膜过滤
手、无菌箱、厚质玻璃	化学药品	乙醇（70%）、甲酚、消毒皂溶液
无菌室、无菌箱	紫外线	波长260~280μm
不可加热的固形物	气体灭菌	环氧乙烷等气体试剂

第四节　菌种的来源及优良菌种的选育

一、微生物的分布

自然界中的微生物资源十分丰富，在土壤、空气、江河湖海、动植物的体内体表都生活着大量的微生物。微生物的种类之多，至今仍无法估计。其代谢类型、生存环境、代谢途径多种多样。了解微生物的主要分布状况，对利用微生物资源有着重要的意义。

土壤有"微生物天然培养基"的称号，它具有微生物生长繁殖所需要的一切营养物质和进行生命活动的一切条件。土壤中微生物的数量巨大，类型最多，是人类利用微生物资源的主要来源。微生物在土壤中的分布，受土壤类型、有机质含量、土壤的深度和季节等因素的影响。一般来讲，土壤中的微生物以细菌最多，约占土壤微生物总数量的70%~90%；其次是放线菌和真菌，土壤中放线菌的代谢产物常常使其带有特殊的土腥味。

在水体和空气中也有着相当数量的微生物，但不论是种类还是数量上都比土壤中的少，在一些极端的环境（如高温、高压、高盐）中也分布着相当数量的微生物，它们往往具有特殊的基因和机能。

药用植物的内生真菌中的某些菌株能够产生与宿主植物相同或相似的生物活性物质，或者对该类物质具有较强的生物转化活性和耐受性。自从1993年Strobel等人从短叶红豆杉（*Taxus brevifolia* Nutt.）的树皮中分离到能产生抗癌活性成分紫杉醇的内生真菌*Taxomyces andreanae*以来，人们已经从红豆杉及近缘植物中分离到多株能够产生紫杉醇、紫杉烷类化合物的微生物；从长春花［*Catharanthus roseus*（L.）G. Don］、桃儿七［*Sinopodophyllum hexandrum*（Royle）Ying］等植株中分别分离得到了能够产生长春新碱、鬼臼毒素类似物的内生菌；在德国鸢尾（*Iris germanica* L.）根状茎中分离得到了能产鸢尾酮的丝状真菌等等。因此药用植物的内生菌株也是菌种的重要来源。

二、菌种的分离

从自然界分离菌种，首先要根据研究或生产的实际需要，根据微生物分布与生态环境的关系，有的放矢地开展工作。例如土壤中生活着大量的微生物，但是在不同的土质中，微生物的种群分布也不同，在有机质较丰富的耕作层土壤中，细菌和放线菌较多，在果园土壤中酵母菌的分布较多。在文献调查和菌种分离方案设计的基础上，从适宜的生态环境中采集样品，通过富集培养、菌种的初筛、复筛及菌种的性能鉴定等工作，常可以获得符合设计要求的菌株纯培养。

1. 采样

采样是微生物菌种分离的第一步，也是关键的一步。如果所采集的样品中没有希望得到的菌株，就会导致菌种分离的失败。应根据菌种分离的目的，结合微生物的分布、特性以及生态环境综合考虑，设计采样方案。

土壤是微生物分布最主要的场所，但不同生态环境的土壤中微生物的分布是不一样的。在紫外线强烈、寒冷高山土壤中的微生物，常常能产生抗紫外线、抗寒冷的物质；在油田或炼油厂附近被石油污染的土壤中，常含有能分解代谢石油的微生物；在腐殖质丰富的土壤中，常含有能产生纤维素酶分解纤维素的微生物；在药用植物的根系附近的土壤和药用植物上，就有可能分离到能合成药用植物有效成分的微生物。

除了土壤以外，在水体和某些极端条件环境中，也分布着大量的微生物。可根据菌种分离的目的采样，如在化工厂排出的污水中，常常含有能分解某些特定化合物的微生物；极端环境中的微生物常能产生特定的酶或生物活性物质。

在采样的过程中，还应注意采样方法，应根据分离的目的灵活掌握。土壤样品的采集一般在离地面5~30cm处，水样的采集一般在水面15cm以下进行。采样工具应事先灭菌处理，采样时应标明采样时间、地点等有关情况，以备查考。

2. 富集与分离

在采集的样品中，同时含有多种微生物，为了获得纯种培养，必须进行纯种分离。一般可采取平皿划线分离、液体稀释分离等方法，分离获得菌株的纯培养。

在多数情况下，采集样品中目的微生物的数量有限，常在进行富集培养后再进行分离纯化，通常称其为施加选择压力的分离。不同微生物对生长环境的理化条件，如温度、酸碱度、渗透压、碳源和氮源等的需求不同，可设计在有利于目的微生物的环境条件下进行富集培养，以增加目的微生物在培养物中的数量。如在不同的温度下进行富集培养，可将嗜热微生物与一般微生物分开；以纤维素为碳源可将能分解代谢纤维素的微生物与一般微生物分开；以石油为碳源富集培养可将能分解利用石油的微生物与其他微生物分开。在富集培养基中添加某些特定的化合物，能富集对该化合物具有转化能力或耐受力强的微生物。也可在特定的培养基中添加能识别微生物菌落的指示物或抑制其他微生物生长的抗生素或试剂，即用选择性培养基进行富集培养（表8-2，表8-3）。

表 8 - 2　用于细菌分离的抑菌物质

分离的细菌	添加物质和浓度（μg/ml）	抑制的微生物
一般细菌	放线菌酮（50~500），杀真菌素（100） 抗滴虫霉素（500），优洛制霉素（30~100） 原虫霉素（5）	霉菌，酵母菌
革兰阳性菌	多黏菌素 B（5）	原生动物
节杆菌	放线菌酮（100）	革兰阴性菌
革兰阴性菌	青霉素（1），硫酸化烷盐（200）	—
肠内细菌	胆汁酸（1500~5000）	革兰阳性菌
沙门菌	结晶紫	大肠埃希菌
硝化细菌	土霉素（100）	—

表 8 - 3　用于放线菌选择分离的抑菌物质

试剂	分离菌株
多黏菌素	放线菌纲
多黏菌素 + 青霉素	放线菌纲
青霉素 + NaCl	链霉菌纲
链霉素	马杜拉放线菌属
卡那霉素	马杜拉放线菌属，高温放线菌属
四环素	诺卡菌属
金霉素	诺卡菌属
利福平	马杜拉放线菌属，高温放线菌属
新生霉素	游动放线菌属，小单孢菌属，高温放线菌属
棕霉素	马杜拉放线菌属
变红霉素	马杜拉放线菌属
萘啶酮酸 + 青霉素 + 亚碲酸盐	红球菌属
苯甲酸盐	小单孢菌属
玫瑰红	链霉菌属

三、优良菌种的选育

优良菌株的使用可以在不增加生产投入的同时，大幅度地提高发酵产品的产量和质量。工业发酵所采用的发酵菌株，很少是从自然界中直接分离纯化的，它们大多数是以自然界分离纯化的菌株为出发菌株，经过多次诱变选育，使其生产能力得到提高，菌株的性能稳定后，才成为具有工业应用价值的工业生产菌株。在发酵生产的过程中，生产菌株的某些优良性状会在多次传代中丧失，必须不断进行菌种的复壮选育。随着基因工程、蛋白质工程等现代分子生物学技术的发展，各种定向的菌种选育技术取得了一定的成功，相关内容见基因工程等章节。

发酵生产是为了获得尽可能多的发酵产品，优良的生产菌株首先应能在尽可能短的发酵过程中生产大量的发酵产品，应具有以下特性：菌株能通过发酵有效地将发酵原料转化为产品；菌株应生长旺盛，缩短发酵周期；发酵过程中应产生较少的泡沫以提高发酵设备的利用率，降低发酵成本；发酵工业中所用原料多数为农副产品，其化学组成不可能完全一致，生产菌株的生产能力对发酵原料波动的敏感性要小，对发酵过程中添加的前提物质的耐受性要好；且生产菌株对杂菌和噬菌体感染应有一定的抗性，遗传性状稳定。

经典的菌种选育方法主要有自然选育和人工诱变育种。

（一）自然选育

微生物在传代和发酵过程中，会以一定的频率发生自发突变，自然选育是指不经过人工处理，利用微生物的自发突变进行菌种选育的过程。微生物的自发突变一般是由于微生物 DNA 复制过程中碱基的配对错误或者外界的物理化学因素，如低剂量的宇宙射线、短波辐射、低浓度的诱变物质等所引起的。微生物的这种自发突变发生的频率很低，据统计大约为 $1/10^{-9} \sim 1/10^{-8}$，其中正向突变的比率就更小；与诱变育种、杂交育种和基因工程育种相比，一般需要坚持相当长的时间才能奏效。

另一方面，微生物自发突变也是生产菌种退化的主要原因。为确保在生产过程中菌种的生产水平不下降，对生产菌种应不断进行分离纯化，保存优良的菌种，达到自然选育的目的。

（二）诱变育种

诱变育种是指利用物理或化学的诱变剂处理微生物细胞群，使微生物的遗传物质染色体或 DNA 的片段发生缺失、倒位、易位等突变，或使 DNA 的某一部位发生点突变，从而引起微生物的遗传变异，改变微生物的遗传性状的过程。诱变育种在发酵生产中具有极其重要的意义，目前工业发酵的高产菌种，几乎都是经过诱变育种而大大提高了生产性能的。诱变育种的具体操作步骤因工作的目的、育种的对象等原因而有差异，其一般过程如图 8 - 1 所示。

1. 出发菌株的选择

出发菌株就是用于菌种选育的原始菌株。在诱变育种工作中，出发菌株的选择对今后的育种工作有着很大的影响。一般来讲，出发菌株最好是生产中选过的自然变异菌株，应具有生长迅速、营养要求低、产生孢子多等有利性状。由于某些菌株在发生某一变异后，会提高其他诱变因素的敏感性，可考虑作为出发菌株。在诱变过程中，所处理的细胞必须是单细胞均匀的悬液状态，这样可以使诱变剂与细胞均匀接触，也可以避免长出不纯菌落。在实际工作中，为了得到分散均匀的细胞悬液，对菌丝体一般制备其原生质体进行诱变，对霉菌和放线菌应处理它们的孢子，对芽孢杆菌则处理它们的芽孢。

由于许多微生物细胞中同时含有几个细胞核，有时虽然诱变的细胞是均一的悬液，也可能出现不纯的菌落。这是因为诱变剂常常只作用于 DNA 双链中某一条单链，发生的突变经过 DNA 的复制和细胞分裂后，其表型的变异才表现出来，需要用适当的分离纯化方法进行处理。

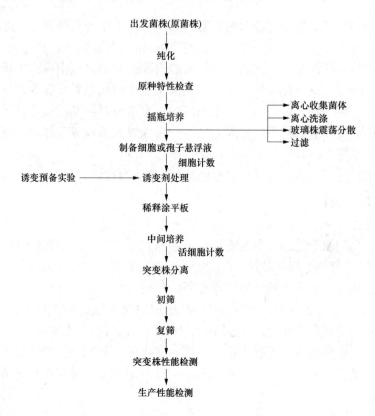

图 8-1 诱变育种的一般流程

2. 诱变剂及诱变处理

微生物诱变育种所用的诱变剂可分为物理诱变剂和化学诱变剂两大类。物理诱变剂为紫外线、X 射线及其他放射线等；化学诱变剂的种类很多，如烷化剂、碱基类似物等（表 8-4）。

表 8-4　微生物诱变育种中常用的诱变剂

物理诱变剂	化学诱变剂			生物诱变剂
	碱基类似物	与碱基反应的物质	在 DNA 中插入或缺失碱基	
紫外线	2-氨基嘌呤	硫酸二乙酯（DES）	吖啶类物质	噬菌体
快中子	5-溴尿嘧啶	甲基硫酸乙酯（EMS）	吖啶氮芥衍生物	
X-射线	8-氮鸟嘌呤	亚硝基胍（NTG）		
γ-射线		亚硝基甲基脲（NEU）		
激光		亚硝酸（NA）		
		氮芥（NM）		
		4-硝基喹啉-1-氧化物（4NQO）		
		乙烯亚胺（EI）		
		羟胺		

在诱变育种中，选用诱变剂的最适剂量是至关重要的。所谓的最合适剂量，即在高诱变率的基础上能扩大变异幅度，促使变异向正变方向移动的剂量。在育种实践中，常以杀菌率作为诱变剂的相对剂量。对 X 射线和某些化学诱变剂诱变效应的研究表明，正变常出现在偏低的剂量中。因此，目前诱变的处理剂量已从以前的杀菌率90%~99.9%降低到70%~75%或更低的水平。对经过多次诱变的高产菌株更是如此。

诱变处理的方法有单一诱变剂处理和复合处理，诱变剂的复合处理常常呈现出一定的协同效应。复合处理包括：两种或多种诱变剂的先后使用，同一诱变剂的重复使用，两种或多种诱变剂的同时使用或多次处理。

3. 诱变菌株的筛选

通过诱变处理后，微生物群体中会出现多种突变型个体，但是其中高产菌株个体数目往往很少，需要进行大量的菌种筛选工作。菌种的筛选方法一般分为初筛和复筛两个阶段。初筛既可在培养皿平板上进行，也可在摇瓶中进行。在平板上进行快速简便，工作量较小且结果直观；但其缺点是培养条件与发酵培养差别很大。复筛是对经过初筛的突变菌株的生产性能进行比较精确的测定工作。一般是以摇瓶发酵的方式进行，先将微生物接种于三角瓶内培养，然后对培养液进行分析测定，筛选出高产菌株。

经过诱变、初筛和复筛所获得的高产菌株仍不能立即用于发酵生产。因为经过诱变后，菌株的性能可能发生变化，如出现营养缺陷型、抗型缺陷型、代谢缺陷型等现象，菌体的生长特性、代谢途径等都可能发生变化。因此还要对这些选育出的菌株进行生产性能的测试和发酵条件、营养条件的优化研究，符合发酵菌种特点的高产菌株才能用于发酵生产。

营养缺陷型是指通过诱变，在氨基酸、维生素、碱基等的合成能力上出现缺陷，必须在培养基中加入相应的有机营养成分才能正常生长的菌株。营养缺陷型菌株由于具有明显的遗传标记，在理论研究和生产实践中都具有十分重要的意义。在基础理论的研究中，它们可作为研究代谢途径和杂交、转化、转导等遗传规律的标记菌种，也可以直接用作发酵生产核苷酸、氨基酸等代谢产物的生产菌株。

营养缺陷型菌株的检出方法很多，常用的有夹层培养法、限量补充法、逐个检出法和影印接种法等。营养缺陷型菌株诱变选育的一般过程如图8-2所示。

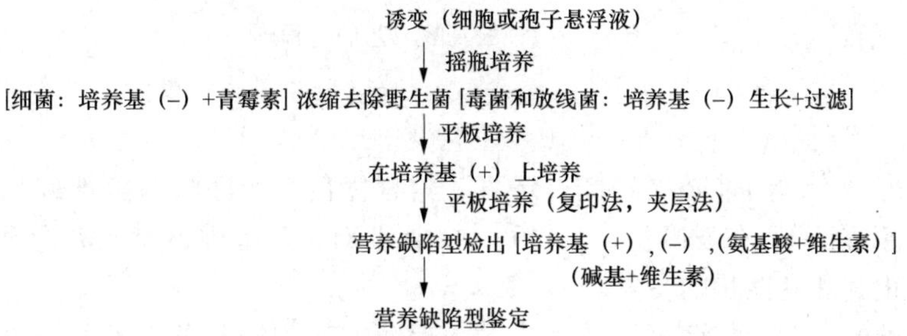

诱变（细胞或孢子悬浮液）
↓ 摇瓶培养
[细菌：培养基（-）+青霉素] 浓缩去除野生菌 [霉菌和放线菌：培养基（-）生长+过滤]
↓ 平板培养
在培养基（+）上培养
平板培养（复印法，夹层法）
营养缺陷型检出 [培养基（+），（-），（氨基酸+维生素）]
（碱基+维生素）
↓
营养缺陷型鉴定

图8-2 营养缺陷型菌株诱变筛选的一般过程

第五节　发酵过程及发酵的操作方式

一、微生物发酵的一般过程

微生物发酵的工艺因不同的发酵菌株、发酵设备而各不相同，但基本包括菌种的制备、种子的培养、发酵以及发酵产品的提取、分离纯化等基本过程。典型的发酵过程如图 8 − 3 所示。

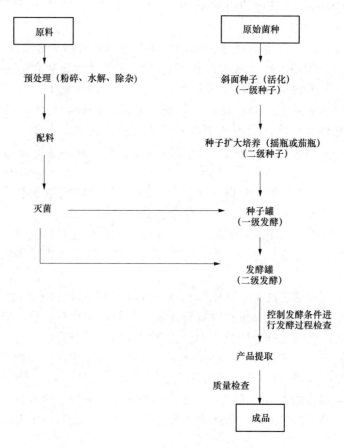

图 8 − 3　一般发酵工艺的过程图

1. 菌种

进行发酵生产的菌种必须是经过选育、具有优良生产性状的菌株或是经过基因工程改造的"工程菌"；在发酵生产的过程中，还要对生产菌种不断地进行选育和菌种的复壮，以防止其优良性状的丧失。

生产菌种的衰退，与菌种的传代次数、保藏方法和培养条件密切相关。菌种的传代次数越多，产生突变的几率就越高，发生衰退的机会也越多。而适宜的菌种保藏方法可以大大减少菌种的传代次数。在生产实践中还发现，适宜的菌种培养条件、采用不同类型的细胞进行接种能有效防止菌种的退化。因此对于生产菌种应严格控制菌种的传代次数，创造适合原种的生长条件，并采用适合的菌种保藏方法，防止菌种的衰退。常用的菌种保藏方法见表8-5。

表8-5　常用的菌种保藏方法

方法名称	主要措施	适宜菌种	保藏期	评价
冰箱保藏法（斜面）	低温	各大类	3~6个月	简便
冰箱保藏法（半固体）	低温	细菌，酵母菌	6~12各月	简便
石蜡油封藏法	低温，缺氧	各大类	1~2年	简便
砂土保藏法	干燥，无营养	产孢子微生物	1~10年	简便有效
冷冻干燥保藏法	干燥，无氧，低温，有保护剂	各大类	5~15年以上	繁而有效

2. 种子的扩大培养

种子的扩大培养是指将保藏的处于休眠状态的生产菌种接入试管斜面进行活化，并逐级扩大培养以获得一定数量和质量纯种的过程（图8-4）。其生产方法与条件随不同的生产菌种种类而异。种子的扩大培养应根据菌种的生理特点选择适宜的培养条件和培养基，以获得代谢旺盛的足量种子。优良的种子能在不增加发酵成本的情况下，获得更多或质量更好的发酵产品，提高发酵生产的经济效益。对产生孢子的微生物，常先在斜面培养基上对菌种进行活化培养，然后用所得的孢子制备足够的菌丝体，以供发酵生产使用。种子的制备一般有菌丝进罐培养和孢子进罐培养两种方式。菌丝进罐培养是将摇瓶发酵的种子液接入种子罐进行逐级扩大培养，获得足够的菌丝种子液，然后将种子接入发酵罐中进行发酵生产；孢子进罐培养是指直接将获得的一定量的孢子接入种子罐进行逐级扩大培养。种子罐扩大培养一般不超过两级，但对于生长缓慢的菌种，如链霉素生产菌中灰色链霉菌，可采用三级种子罐扩大培养。对不产生孢子的菌种，经斜面培养得到的菌体，再经摇瓶培养后接入种子罐扩大培养即可获得发酵生产的种子。

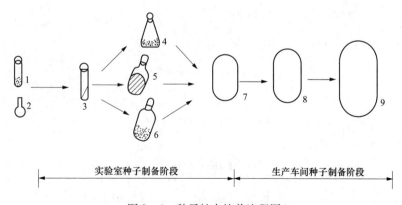

图8-4　种子扩大培养流程图

1. 沙土管；2. 冷冻干燥孢子；3. 斜面孢子；4. 摇瓶液体培养（菌丝体）；
5. 茄子瓶斜面培养；6. 固体培养基培养；7，8. 种子罐培养；9. 发酵罐培养

影响种子质量的因素有很多，主要有原材料的质量、培养条件和菌种的冷藏时间。

生产发酵中种子质量不稳定的主要原因是培养基的原材料质量不稳定。而在原材料质量波动中起主要作用的是其中无机离子的含量，如微量元素 Mg^{2+}、Cu^{2+}、Ba^{2+} 能刺激孢子的形成，磷的含量过多或过少也会影响孢子的质量。种子的培养条件如温度、通气量、湿度也会影响种子的质量。斜面菌种的冷藏对孢子质量的影响主要与孢子的成熟程度以及生产能力有关。孢子的成熟程度低，冷藏时容易出现菌体的自溶现象，冷藏时间较长，会降低菌种的生产能力，例如在链霉素生产中，斜面孢子于6℃冷藏2个月后的发酵单位比冷藏一个月降低18%左右。

3. 发酵

发酵是发酵工程的中心环节，是在人工控制的无菌条件下，利用微生物的生命活动，获得发酵产品的过程。对于以获得微生物菌体为目的的发酵，如香菇、冬虫夏草、蜜环菌、茯苓、灵芝等药用真菌的发酵，应控制最适宜的微生物生长条件，以有利于菌体的生长，在最短的发酵周期内获得最大的生物量。微生物酶发酵和微生物代谢产物发酵，如胆固醇氧化酶、葡萄糖氧化酶以及各种抗生素等的发酵生产，则应控制发酵条件，使发酵过程朝着有利于目的产物积累的方向进行。对于利用微生物的氧化、还原、脱氢、酯化、缩合等生物转化能力的微生物转化发酵，如甾体类药物、抗生素以及青蒿素、生物碱等天然产物的生物转化发酵，应控制发酵条件使之有利于获得最大的生物转化能力。

4. 发酵的下游处理

在发酵过程结束后，要对发酵产品进行分离纯化。分离纯化的具体方法与过程根据产物的结构性质而定，一般可分为发酵液的预处理和固液分离、提取、精制和成品加工四个阶段（图8-5）。

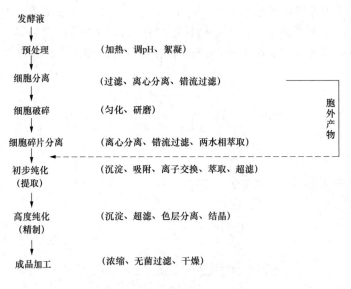

图8-5 下游加工的工艺流程图

二、微生物发酵的操作方式

微生物发酵的操作方式，按照所用的发酵设备可分为开放式发酵、密闭发酵和深层发酵。开放式发酵包括液体浅盘发酵和固体发酵，常用于繁殖迅速的好氧微生物的培养。开放式发酵设备简单，并可以因陋就简，在酱油、红曲、神曲等传统发酵产品的制备上有一定的应用。但是由于开放式发酵并不是微生物的纯培养，发酵过程中较易受到杂菌的污染。密闭发酵是在密闭的设备内进行的，对设备的要求严格，生产工艺复杂。液体深层发酵是在液体培养基内部进行的微生物培养过程，它是随着抗生素工业的发展而逐步建立起来的。液体深层发酵技术具有培养环境适宜微生物的生长、易于扩大生产规模、易于进行机械化操作和自动化控制、生产效率高等特点，是目前发酵工业上应用最广泛的一种发酵方式。

根据液体深层发酵操作方式的不同，发酵过程可分为分批发酵、连续发酵和补料分批发酵三种类型。

1. 分批发酵

分批发酵又称分批培养。在分批发酵开始时，将微生物菌种一次加入装有灭菌培养基的发酵罐中，在微生物最适宜的培养条件下进行培养，直到发酵结束。在整个发酵过程中，除了无菌空气的进入、尾气的排出、消泡剂的添加和控制 pH 需要加入酸碱以外，发酵体系与外界没有物料的交换。分批发酵除了控制发酵的温度、pH 以及通气量以外，不需要进行任何其他控制，操作简单。传统生物产品的发酵生产大多采用这种发酵方式。

在分批发酵过程中由于没有营养物质的加入，随着微生物的生长，营养物质不断被消耗、微生物菌体和代谢产物不断积累，微生物所处的生长环境会发生明显的改变，微生物只在某一有限的时间内维持增殖。菌种接入发酵罐后，进入延滞期，在这一时期微生物适应新的培养环境，细胞数目没有多大变化。延滞期的长短与发酵培养基的组成、菌种的特性及菌种的菌龄等因素有关。在发酵生产中应尽量缩短延滞期，提高发酵设备的利用率。延滞期过后，微生物细胞开始大量增殖，进入对数生长期。在对数生长期，由于营养物质充足，微生物生长所积累的有害代谢物的浓度较低，细胞生长基本不受营养条件等因素的限制，细胞数目随培养时间呈指数增长。随着细胞的大量增殖，培养基中的营养物质被迅速消耗，发酵过程中积累的有害代谢产物的浓度增高，发酵液的黏度增大，对氧气的传递效率下降，微生物的增殖速度减慢，细胞数目的增加与细胞的死亡处于动态的平衡状态，细胞的浓度达到最大，微生物的生长进入稳定期。稳定期过后，由于营养物质进一步被消耗及微生物代谢产生的有害代谢产物浓度的增加，细胞死亡的速度超过细胞增殖速度，发酵体系中活细胞浓度不断下降，微生物的生长进入衰亡期。大多数发酵在微生物生长进入衰亡期之前就已经结束。在分批发酵的过程中，微生物的生长表现为典型的生长曲线。典型的分批发酵工艺流程见图 8-6 所示。

根据不同的发酵类型，每批发酵需要十几小时到几周的时间。整个发酵过程包括发酵罐及培养基的灭菌、种子的制备、种子接入发酵罐发酵培养、放罐和洗罐，所需要时间的总和为一个发酵周期。

2. 连续发酵

连续发酵是指在发酵过程中，以一定速率向发酵罐内添加新鲜的培养基，同时以相同的速度流出微生物的培养物，使发酵罐内的液体量维持恒定，微生物在稳定的状

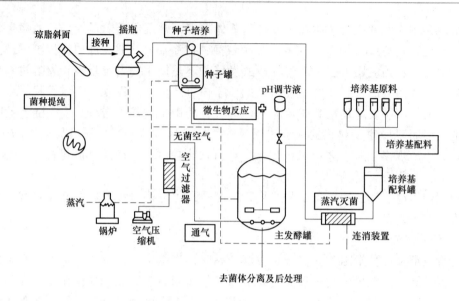

图 8-6 典型的分批发酵工艺流程图

态下生长的发酵方式。与分批发酵相比，连续发酵可以维持一个相对稳定的微生物生长环境，可以有效地延长微生物生长的指数期，具有操作条件稳定，便于实现机械化和自动化控制，降低劳动强度，减少设备的清洗、灭菌等非生产过程所占用的时间，提高设备的利用率和生产效率，降低生产成本等优点。但是在连续发酵过程中，由于发酵周期较长，且为开放式的发酵系统，容易造成杂菌和噬菌体的污染，菌种也容易退化而降低其生产性能。在用于丝状真菌发酵时，菌丝体容易在发酵液内结团，并附着在发酵罐的内壁上生长，对发酵的连续自动操作造成困难（表 8-6）。连续发酵的设备及控制仪器的技术要求也较高，目前主要用于发酵动力学参数的测定、过程的优化试验等科研工作中，工业应用尚不多，如乙醇的连续发酵生产（图 8-7）。

表 8-6　连续发酵的特点

	优点	存在的问题
设备方面	设备的体积可减小，能合理地按照发酵阶段实行连续化	将原有分批发酵设备改装成连续化有一定困难，设备的合理性和加料设备的精确性要求较高
操作情况	操作时间可以缩短，总的操作管理较方便	必须与全部工艺系统中的其他工段保持连续一致
生产情况	中间产物和最终产物稳定，生产系统化，可节约人力、物力，降低生产费用	营养成分的利用较分批发酵稍差，产物浓度较分批发酵略低
微生物的情况	对微生物的生理、生态和反应机制比较容易分析	杂菌污染的机会较多，菌种发生变异的问题没有解决

　　连续发酵的控制方式一般有两种：一种为恒浊器法，一种为恒化器法。恒浊器法是通过维持培养物恒定的浊度来控制的。当培养物的浓度上升超过设定点时，装

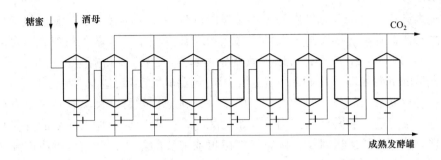

图 8-7 糖蜜制备乙醇的连续发酵流程图

置启动进料泵向发酵容器中加入新鲜的培养基，并以相同的速度溢流培养物，部分细胞从发酵容器中排出，培养物被稀释，浊度下降。尽管这种装置设备简单，但是测定发酵罐内的细胞浓度是十分困难的。恒化器主要由能维持恒定的发酵液体积的容器、新鲜培养基供给装置和无菌培养基储备设备组成。一般是采用单一生长限制因素使细胞处于稳定状态。加入的新鲜培养基中除了一种必需的营养成分外，其他营养成分都是过量的。当系统达到稳定状态时，培养系统中的化学环境维持不变。微生物生长所需要的任何一种营养物质如生长因子、碳源、氮源等均可作为生长限制因素。因此通过对微生物生长环境的控制可以灵活地改变细胞的生理状态。连续发酵的实验室装置见图 8-8。

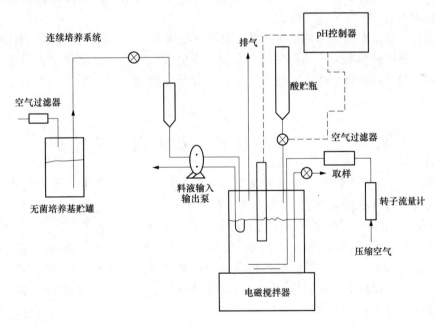

图 8-8 连续发酵的实验室装置

3. 补料分批发酵

补料分批发酵是指在分批发酵的过程中，间歇或连续地向培养系统中补充新鲜培养基，在较长时间内维持培养液中营养物相对稳定的发酵培养技术，是介于分批发酵和连续发酵之间的一种发酵方式，又称为半连续发酵。补料发酵技术的应用，是发酵技术的重大进步。它兼有分批发酵和连续发酵的优点，同时又克服了它们的缺点。与分批发酵相比，补料分批发酵可以解除微生物生长过程中营养基质的抑制、代谢产物的反馈抑制和葡萄糖效应等；可以有效调控发酵过程中微生物的生长量和生长速率，以利于发酵的下游处理；且不会产生连续发酵中菌种的变异衰退及容易污染等问题。

补料分批发酵可以分为两种类型，即单一补料分批发酵和反复补料分批发酵。单一补料分批发酵的一般操作方式为：开始发酵时，在发酵罐中加入适量的培养基进行发酵，在发酵过程的适当时期，按照发酵微生物生长的需要，开始分批或连续向发酵罐中加新鲜培养基，直到最大的发酵操作容积，停止补料，发酵过程中不取出培养液，发酵结束后一次将培养物完全放出，进行发酵的下游处理。在单一补料发酵过程中，发酵体积受发酵罐操作容积的限制，发酵周期相对较短。

反复补料分批发酵是在单一补料发酵的基础上，每隔一定的时间放出一定体积的培养液，将发酵液体积始终控制在发酵罐的有效操作体积以内，可以延长发酵周期，直至发酵产率明显下降，才全部放出发酵液，克服了单一补料分批发酵受发酵设备有效操作体积限制的缺点。

目前，发酵过程中的补料量及补充物料的成分主要还由经验确定，或者依据少数几个检测参数如营养物质的浓度、发酵液的酸碱度、代谢产物的浓度以及溶解氧的情况等来设定控制点，带有一定的盲目性，还难以同步满足微生物生长及产物积累的需要，也不能完全避免基质及产物的反馈抑制等。现在对于补料分批发酵的研究，着重于如何实现补料的科学、自动控制。

鉴于补料分批发酵技术的独特优点，它被广泛地用于抗生素、酶制剂、真菌多糖、氨基酸、生物转化等发酵产品的生产，在固体发酵及混合培养发酵中也有应用。随着补料优化控制及补料自动化研究的深入，补料分批发酵技术在发酵工业中将发挥更大的作用。

第六节　影响发酵的主要因素及其控制

在特定工业发酵生产中，生产效率取决于所采取的发酵工艺和工艺的最优化。微生物的发酵产品是由微生物的生化活动和环境条件相互作用来完成的。在发酵过程中，人们所能直接调控的只有微生物生长的环境条件。培养基的成分、浓度、pH 以及温度、溶解氧等环境因素都能影响微生物的代谢活动。为了实现发酵过程的最优化控制，必须明确控制目标，充分了解影响目标实现的各种因素，确定实现目标的实际可行的方法，从而确定发酵生产的最佳工艺。通过严格执行发酵工艺，将发酵控制在最佳状态，才能实现最大的经济效益。

一、温度对发酵的影响及控制

1. 温度对发酵的影响

微生物的生长和产物的合成代谢都是在各种酶的催化下进行的，温度是保证酶活性的重要条件，因此在发酵过程中必须保证稳定而合适的温度环境。温度对发酵过程有着多方面的影响。

首先，温度对微生物的生长有着重要的影响。微生物的生命活动可以看作是连续进行的酶促反应的过程，任何反应都与温度有关。通常在生物学的范围内温度每升高10℃，微生物的生长速度就增加一倍。但是温度过高，会使微生物细胞内的酶和蛋白质发生变形或凝固，破坏酶的活性而使微生物死亡。

从温度对微生物细胞内酶的影响来看，温度越高，酶反应的速度就越大，微生物细胞的代谢速度加快，产物提前合成。表现为菌体易于老化，发酵周期缩短，从而影响发酵的最终产量。

从温度对发酵液物理性质的影响来看，温度可以影响氧在发酵液中的溶解、氧的传递速率、微生物对某些基质的分解吸收速率等间接影响微生物的生长和代谢产物的合成，从而影响整个发酵过程。

此外，温度还会影响生物合成的方向，例如在四环素的发酵生产中，当温度低于30℃时，生产菌株金色链霉菌主要合成金霉素，当温度升高到35℃时，该菌株只能合成四环素，金霉素的合成几乎停止。对于某种微生物，其细胞生长的最适温度与产物合成的最适温度往往也不相同。如谷氨酸生产菌生长的最适温度为30~32℃，而代谢产生谷氨酸的最适温度为34~37℃。

2. 最适温度的选择与控制

发酵的最适温度是指在该温度下最适于微生物的生长或产物的合成。对于不同的菌种、不同的培养条件以及不同的酶反应和不同的生长阶段，最适温度也有所不同。因为适合微生物生长的温度不一定适合产物的合成。在实际发酵生产过程中，往往不能在整个发酵周期中仅选择一个最适的培养温度。如青霉素产生菌生长的最适温度为30℃，而产生青霉素的最适温度为25℃。在生长初期抗生素还没有开始合成，菌丝还没有长浓，这时应优先考虑合适的生长温度；在抗生素的分泌期，菌丝已经长到一定的浓度，应选择最适于抗生素生物合成的温度。

微生物发酵温度的选择还应考虑到培养基的成分和浓度。当使用较稀或容易利用的培养基时，提高培养温度往往会使营养物质过早耗竭，导致微生物菌体过早自溶，使目标产物的产量降低。例如，在红霉素的发酵过程中，提高发酵温度在使用黄豆粉培养基时效果较好，而在使用玉米浆培养基时效果较差，这是由于黄豆粉相对难于利用，提高温度有利于菌体对黄豆粉的同化。

发酵温度的选择还应参考其他发酵条件。例如在通气情况较差的情况下，最适合的发酵温度有可能比通气良好条件下的要低一些。这是因为在较低的温度下，氧的溶解度相应要大一些，微生物的生长速率相应较小，从而弥补了因通气不足而造成的代谢异常。

因此，对各种微生物在发酵各个阶段的最适温度的选择应从多方面进行考虑，通过大量的生产实践才能确实掌握其规律。

二、pH 对发酵过程的影响及控制

发酵过程中发酵液的 pH 是微生物在一定环境条件下代谢活动的综合指标，是发酵控制的重要参数之一。它对微生物的生长和发酵产品的积累有很大的影响。因此必须掌握发酵过程中培养液的 pH 变化规律，并及时监控，使之处于有利于发酵生产的状态。

1. pH 对发酵过程的影响

发酵过程中微生物的正常生长需要有一定的 pH，不同的微生物生长和代谢需要的 pH 也不同，每种微生物的生长都有最适和最大耐受的 pH。

在微生物发酵过程中，pH 对菌体的生长和代谢产物形成的影响主要表现为以下几个方面。

（1）pH 会直接影响微生物细胞内酶的活性，酶催化生化反应需要一个适宜的 pH 条件，当 pH 抑制菌体中某些酶的活性时，菌体的生长繁殖和新陈代谢活动受阻。

（2）pH 影响微生物细胞膜所带电荷的状态，使细胞膜的渗透性改变，从而影响微生物的生长和新陈代谢的正常进行。微生物的质膜具有多功能性，与微生物的呼吸作用、营养物质的吸收作用密切相关。因此，发酵液 pH 对微生物的生长发育及其他生理作用都会产生显著的影响。

（3）pH 不同，会影响培养液中某些营养物质和中间代谢产物的解离，从而影响微生物对这些物质的吸收利用。

（4）pH 不同，会引起微生物代谢途径的改变，使代谢产物的结构或比例发生改变，如黑曲霉在接近中性的条件下发酵产生草酸，而在酸性条件下发酵产生枸橼酸。

2. 发酵过程中 pH 的变化及其影响因素

在发酵过程中由于微生物的生长和代谢产物的积累，会使发酵液的 pH 产生变化。pH 的变化取决于微生物的种类、发酵液的组成和发酵条件。一般在正常情况下，发酵过程中 pH 的变化具有一定的规律性。

（1）微生物生长阶段，根据发酵所用菌种的不同，相对于发酵液的起始 pH，pH 有上升或下降的趋势。

（2）在生产阶段，发酵液的 pH 常趋于稳定，维持在最适合产物形成的 pH 范围。

（3）在菌体自溶阶段，随着发酵液中营养物质的消耗，微生物蛋白酶活跃，发酵液中氨基氮增加时 pH 上升，此时微生物细胞趋于自溶而代谢活动终止。

在发酵过程中，微生物本身具有一定的 pH 调节能力，使菌体处于适宜的状态。但当外界条件变化较大时，发酵液 pH 将会不断波动，凡是生成或释放酸性物质及消耗碱性物质的发酵，会使发酵液的 pH 降低，反之 pH 就会上升。

引起发酵液 pH 下降的主要原因有：①发酵液中碳/氮比例不当，碳源过多，特别是葡萄糖过量，或消泡油加得过多，或者溶氧不足，导致碳源氧化不完全，培养液中的有机酸大量积累，使发酵液的 pH 下降。②发酵液中有生理酸性物质存在，氮被利用，发酵液 pH 下降。

引起发酵液 pH 上升的主要原因有：①培养基中碳/氮比例不当，氮源过多，氨基氮释放从而使发酵液 pH 上升。②生理碱性物质的存在。③中间补料中氨水或尿素等碱性物质加入过多，使发酵液的 pH 上升。

3. 发酵过程中 pH 的控制

在发酵过程中，随着微生物的生长和代谢产物的分泌，发酵液的 pH 一直处于变化之中。发酵液的 pH 不仅与发酵培养基的组成有关，还与发酵微生物的生理特性有关，各种微生物的生长和发酵都有各自的最适 pH。为确保发酵的正常进行，使发酵的各个阶段经常处于最适 pH 范围之内，需要在发酵过程中不断调节和控制 pH 的变化。在确定发酵的最适 pH 时，还应综合考虑发酵温度的影响。温度升高或降低，发酵的最适 pH 也将随之而发生变化。最适 pH 的具体值由发酵微生物的特征和发酵阶段而定。

在实际生产过程中，控制发酵液 pH 的方法应根据具体情况选用。发酵液 pH 的控制方法主要有以下几种。

（1）调节培养基的初 pH，或在培养基中加入缓冲剂如磷酸盐、枸橼酸盐等，制成缓冲能力强的培养基。

（2）在发酵的过程中向发酵液中加入弱酸或弱碱，来调节发酵液的 pH，或通过调节发酵培养液的温度、通风量来控制 pH。

（3）在基础培养基配方中考虑维持 pH 的需要，然后通过中间补料来控制 pH。这种方法既调节了 pH，又补充了营养物质。通过增加发酵液中营养物质的浓度和减少发酵初期的高浓度营养物质的阻遏作用，可进一步提高发酵产物的产率。如在青霉素的发酵中，通过按需补糖调节发酵液 pH 比恒速补糖发酵的产量提高 25%。

（4）在发酵过程中根据发酵液的 pH 变化，可以通过流加氨水的方法调节发酵液的 pH。流加的氨水同时也作为氮源供给。由于氨水作用快，对发酵液的 pH 波动影响大，最好采用自动控制连续流加的方法，将发酵液的 pH 控制在适宜的范围内。目前在发酵过程中可通过 pH 的电极连续测量记录 pH 变化，进行发酵液 pH 调节的自动化操作。

三、溶氧对发酵的影响及控制

工业发酵中所使用的微生物多数属于需氧菌。在生产上如何满足生产菌对氧的需求是稳定产量、降低成本的关键之一。在好气性发酵中，常需要供给大量的空气才能满足菌体对氧的需求，并通过搅拌等措施增加氧在发酵液中的溶解度。

1. 发酵过程中溶氧浓度的变化

好氧微生物在液体深层发酵时需要适量的溶解氧，以维持微生物的呼吸和某些代谢产物的形成。对大多数发酵来说，供氧的不足会造成代谢异常和产量下降。但是由于氧是难溶气体，溶解氧很容易成为发酵中的限制因素。

发酵液中的溶氧浓度是发酵过程中的一个综合参数，能灵敏地反映出发酵过程中供氧和需氧量方面的变化。凡是影响供氧和需氧的因素，例如设备供氧能力的变化、菌龄不同、加料及补水等措施、改变通气量等，都会使发酵液中的溶氧浓度发生变化。

在发酵过程中如果设备的供氧能力不变，则溶氧浓度的变化可以反映出发酵微生物呼吸量的增减。在发酵设备工艺不变及发酵正常的情况下，发酵过程中溶氧的变化有一定的规律性：在发酵初期，由于生产菌大量繁殖，需氧量不断大幅度增加，需氧超过供氧，溶氧明显下降，说明生产菌处于对数生长期；在对数生长期过后，生产菌对氧的需求略有减少，溶氧上升，次级代谢产物开始合成；在发酵的中后期，发酵液的溶氧明显地受工艺控制手段的影响，如补料的数量、时机和方式等。一般在补糖后菌体的需氧量增加，溶氧下降，下降的幅度与菌龄、补糖量及补糖前溶氧浓度等有关。

在发酵的过程中，如果有杂菌、噬菌体污染、菌体代谢异常或消泡油过量加入等情况出现，都能引起发酵液溶氧浓度的异常变化。如果发酵液中污染了好气性杂菌，发酵液的溶氧会在较短的时间内（如 2～5h）跌到零值附近，且长时间不能回升。这比用无菌试验反映杂菌的情况要快 4～8h。但是并不是一染菌溶氧就会大幅度下降，还要看所染杂菌的数量和种类。在发酵液受到噬菌体污染时，发酵液中的溶氧会出现升高的现象。这是由于发酵微生物受到抑制，需氧量降低的缘故。在噬菌体污染时，溶氧浓度的变化比菌体浓度的变化更敏感，能更早地发出预报。中间补料或消泡油在供氧不良的发酵罐内也会引起溶氧的迅速降低，但是这种降低一般 1～3h 溶氧即可恢复，可与杂菌污染时的溶氧变化相区别。

另外，发酵代谢的变化、某些设备故障如搅拌停止、闷罐、温度控制失灵或通气管道堵塞等，均可引起发酵液溶氧发生异常变化。

综上所述，在发酵过程中，溶解氧浓度的变化不外乎是由供氧和需氧所引起的。从溶氧的变化中，可以了解微生物的生长代谢情况是否正常、工艺控制是否合理、设备的供氧能力是否能满足生产的需要、设备改进后的通气效率等情况，有助于对发酵生产的更好控制。

2. 溶解氧浓度的控制

发酵液中溶解氧的控制可从供氧和需氧两个方面来进行。在供氧方面，主要是设法提高溶解氧的推动力和设备的通气效率。提高供氧能力的方法很多，但都有一定的使用限制。另一方面，在一定的供氧能力的情况下控制需氧，使生产菌在一定的供氧条件下发挥最大的生产能力，同样具有重大意义。

溶氧浓度的大小与发酵罐的结构、通风和搅拌、菌体的浓度等因素直接相关。搅拌器的直径越大、转速越快、溶氧浓度就越大。在一定的条件下，增大通风量，可增加通气线速度，增加溶氧浓度；大的发酵罐常比小的发酵罐的氧利用率高；发酵液稀薄、黏度小，氧的传递阻力就小。通过控制发酵过程中的补糖方式控制适宜的菌体浓度，控制发酵对氧的需求，也可以使发酵过程中的需氧和供氧维持相对平衡。常用的供氧控制方法见表 8-7。

表 8-7　溶氧控制方法

方法	投资	运转成市	效果	作用	备注
气体成分	中到低	高	高	好	气相中高氧可能会爆炸，适用于小规模
搅拌速度	高	低	高	好	在一定范围内，要避免过分剪切
挡板	中	低	高	好	设备上需要改装
通气速率	低	低	低		可能引起泡沫
罐压	中到高	低	中	好	罐强度要求高，对轴封、探头有影响
基质浓度	中	低	高	不一定	反应较慢需及早行动
温度	低	低	变化	不一定	不常用
表面活性剂	低	低	变化	不一定	需试验确定

四、泡沫对发酵过程的影响及控制

（一）发酵过程中泡沫的产生及其对发酵过程的影响

在深层发酵过程中，由于大量空气的通入和剧烈的搅拌，代谢气体的逸出，加上发酵液中糖、蛋白质、代谢物等稳定泡沫的表面活性物质的存在，发酵液中会产生一定量的泡沫。对通气发酵来讲，产生一定数量的泡沫是正常现象。但是过多持续过久的泡沫会给发酵过程造成困难，带来许多副作用，主要表现为：①降低了发酵罐的装料系数。大多数的发酵罐的装料系数为 0.6～0.7，余下的空间用于容纳泡沫，一般充满这些空间的泡沫只占所需培养基的10%。②大量的泡沫引起"逃液"，导致产物的损失。如果降低通气量或加入消泡剂又可能干扰发酵过程。③增加了发酵过程中污染杂菌的机会。泡沫"顶罐"、发酵液随着泡沫溅到轴封处都很容易染菌。④由于泡沫液位的变动，以及不同生长周期微生物随泡沫漂浮或粘附在罐盖、罐壁上，使附着的菌体的生长环境发生了变化，发生分化、瓦解，影响了菌体的整体效果，增加了菌群的不均一性。⑤影响通气搅拌的正常进行，妨碍了菌体的呼吸，使发酵异常，导致产物产量下降。⑥加入的消泡剂给今后的提取分离工艺带来困难。

泡沫是气体分散在少量液体中的胶体体系，发酵过程中形成的泡沫，其分散相是无菌空气和代谢气体，连续相是发酵液。按照发酵液的性质不同，泡沫一般有两种类型：一类是存在于发酵液的液面上，这类泡沫气相所占的比例特别大，泡沫与下面的液体之间有能分辨的界限，这种泡沫常出现在稀薄的种子液和前期发酵液中。另一类泡沫出现在黏稠的发酵液中；这类泡沫分散得很细很均匀，而且也很稳定。泡沫与液体之间没有明显的液面界限，在鼓泡的发酵液中气体分散相所占的比例由下而上逐渐增大，也称为流态泡沫。

工业发酵过程中泡沫的形成有一定的规律，并受许多因素的影响。泡沫的多少一方面与通风量、搅拌的剧烈程度有关，另一方面与培养基所用的原料有关。玉米浆、蛋白胨、酵母粉等蛋白质含量高的原料是主要的发泡因素。糖类物质本身起泡能力较低，但糖等营养物质增加了发酵液的黏度，有利于泡沫的稳定。此外，发酵液的灭菌方法、灭菌时间和温度，也会改变发酵液的性质，从而影响发酵液的起泡能力。

在发酵过程中，发酵液的性质随着微生物的代谢活动而不断变化，从而影响泡沫的形成和消长。在发酵初期泡沫的高稳定性与发酵液的高表观黏度和低表面张力有关，随着霉菌产生蛋白酶、淀粉酶的增多及其对营养物质的利用，造成产生泡沫的蛋白质等物质的分解，发酵液的黏度降低，促使表面张力提高，泡沫减少；在发酵的后期，由于微生物的自溶，发酵液中可溶性蛋白质浓度增加，促使泡沫上升。同时由于微生物的呼吸和发酵产生了大量的二氧化碳等气体排放到发酵液中，也会促使发酵过程中产生大量的泡沫。

（二）发酵过程中泡沫的消除和控制

了解发酵过程中泡沫产生的原因及其消长规律，可以有效地控制发酵过程中泡沫的产生。发酵过程中泡沫的控制方法主要有机械消泡和化学消泡两大类。

1. 机械消泡

机械消泡的基本原理是依靠机械强烈振动或压力的变化，促使气泡破裂，或者借助于机械力将排出气体中的液体分离回收而达到消泡的目的。机械消泡方式有罐内消泡和罐外消泡两种。罐内消泡的最简单装置是在搅拌轴上方安装消沫桨，使泡沫借助旋风离心而消除。罐外消泡则是将泡沫引出发酵罐外，通过喷雾或离心作用来消除泡沫。

机械消泡的优点在于不需要在发酵液中引入消泡剂等外界物质，可以减少发酵液性质复杂化的程度，节省材料，减少污染机会。其缺点是不能从根本上消除使泡沫稳定存在的各种因素。

2. 化学消泡

由于泡沫形成的原因多种多样，化学消泡的机制也就有很多。一般来讲，化学消泡剂是表面活性剂，将其加入到发酵体系中，由于消泡剂本身相对较低的表面张力，当它与泡沫接触时，会使气泡膜局部的表面张力降低而使气泡破裂。当泡沫表层存在着极性的表面活性物质而形成双电层时，则可加入另一种具有相反电荷的表面活性剂，以降低泡沫的机械强度。或加入某些强极性的物质，来与发泡剂竞争液膜上的空间，降低液膜的机械强度，从而使泡沫破裂。因此，一种好的消泡剂应同时具有以上两种性能，即同时降低液膜的机械强度和表面黏度，并具有较小的表面张力和水溶性。但是当消泡剂使用不当时，会影响微生物的生长、代谢进而影响发酵产品的产量和质量，影响发酵的下游加工。

工业发酵中常用的消泡剂有天然油脂、聚醚类、高级醇类和硅树脂类，此外还有脂肪酸、亚硫酸和磺酸盐等。

在发酵中用作消泡剂的天然油脂有玉米油、米糠油、豆油、棉籽油和猪油等。天然油脂在发酵中除用作消泡外，还可以用作碳源和中间补料。但是由于油脂中无亲水基团，难以在发泡介质中铺展开来，因而消泡能力较差。常用的聚醚类消泡剂有聚氧丙烯甘油和聚氧乙烯氧丙烯甘油（泡敌），用量为 $0.03\% \sim 0.035\%$，消泡能力比植物油脂大 10 倍以上。十八醇是较常用的一种高级醇类消泡剂，可以单独使用或与载体一起使用，据报道它与冷榨猪油一起使用可有效控制青霉素发酵的泡沫。硅酮类消泡剂主要是聚二甲基硅氧烷及其衍生物，是不溶于水的无色液体，单独使用效果较差，通常与分散剂（微晶二氧化硅）一起使用，也可以配成 10% 的硅酮乳液。适用于微碱性的放线菌和细菌发酵的消泡。

在选用消泡剂时，应考虑到消泡剂应对发酵过程无毒，对人畜无害，不影响微生物的生物合成，消泡作用高效、迅速、持久，能耐受高压灭菌而不变性，不干扰发酵分析系统，且消泡剂来源广泛，对设备无腐蚀性或不形成腐蚀性产物，不影响发酵的下游加工等。另外，化学消泡剂的使用效果与消泡剂的使用方式和加入时机也有着密切的关系。

在实际的发酵生产中，由于生物反应的复杂性，发酵工业生产过程的监控还相对落后，因此至今发酵过程的许多信息还无法测量，给了解、优化和控制发酵过程带来了极大的困难。

第七节　固体发酵

固体发酵一般是指在含有一定营养物质的固体培养基质上进行的微生物发酵技术。

它在我国有着悠久的应用历史，早在 2500 年前人们就懂得利用麦麸等农副产品，与青蒿等中药自然发酵制备神曲。一些传统的发酵产品的生产，如酿酒、制酱、红曲的制备等，均采用固体发酵的方式。此外，固体发酵还用于食用、药用真菌如香菇、蘑菇、灵芝等的栽培生产（表 8 - 8）。

表 8 - 8　固体发酵实例

例子	原料	所用微生物
食用菌生产	麦秆、棉籽壳等	双孢蘑菇、香菇等
泡菜	包心菜	乳酸菌
酱油	黄豆、小麦	米曲霉
大豆发酵食品	大豆	寡孢根霉
干酪	凝乳	娄格法尔特青霉
有机酸	蔗糖、废糖蜜	黑曲霉
酶	麦麸等	黑曲霉

固体发酵所用的原料一般为农副产品，如玉米粉、米糠、麦麸、棉籽壳等。它们的来源广泛，价格低廉。一般是将培养原料进过粉碎、蒸煮、堆制等简单处理后，加入一定的辅料如尿素、石灰等，制成有一定含水量的培养基质。

固体发酵多数为开放式发酵，对无菌的要求不高，某些生长迅速的微生物，如平菇、香菇等还可以用未灭菌的培养基质进行生料栽培。按照发酵时固体培养基的厚薄，可将固体发酵分为薄层发酵和厚层发酵两种形式。薄层发酵是在木盘或竹帘等支持物上铺 2 ~ 5cm 的固体培养基质，接入菌种，进行发酵生产的发酵方式。厚层发酵是在深槽或池上架设竹帘，铺设约 30 ~ 40cm 厚的培养料，接入菌种，进行发酵生产的发酵方式。发酵过程中需要在竹帘下鼓风通气，以满足微生物生长对氧气的需求。

与液体深层发酵相比，固体发酵的生产周期较长，难以进行机械化操作，劳动强度大。但是由于其发酵操作容易，发酵所用工具简单，且某些微生物只在固体发酵时才产生目的产物或目的产物的产量高，因此在一些传统的发酵产品的生产上一直沿用至今。

庄毅等研究者直接以中药材作为固体发酵的培养基质，在完全人工控制的无菌条件下，培养药用真菌如灵芝、槐耳等，培养基质既提供药用真菌生长所需的营养物质，同时又利用真菌生长过程中产生的酶系，将基质中的某些化学成分生物转化、合成新的成分。更可将发酵菌丝和培养基质共同作为新中药材，或开发成中药新药。鉴于不同的中药材组成的基质与不同菌种之间的组合数量巨大，在发现新的中药材和发现新的活性物质方面有着一定的应用价值。但是目前在选择发酵组合的依据、发酵条件、发酵终点的判断以及发酵培养物的质量控制等方面，都还需要做进一步的研究。

第九章 发酵技术在中药生产中的应用

我国是最早应用真菌入药的国家，菌类中药在我国有着悠久的应用历史，供药用的主要是菌丝体发达的高等真菌。文献报道的药用真菌有数百种，明代《本草纲目》收录了20余种，现代《中药大辞典》收录了27种，《中国药典》（2010年版）收录了5种常用的菌类中药。高等真菌有数千种之多，目前入药的仅占极少数，有着巨大的发展潜力。常见的菌类中药有冬虫夏草、茯苓、猪苓、灵芝、马勃、麦角、银耳、雷丸等。菌类常含有多糖、氨基酸、生物碱、蛋白质、甾醇和抗生素等成分，其中多糖类成分特别受到重视。如灵芝多糖、茯苓多糖、猪苓多糖、云芝多糖等有增强免疫、抗肿瘤作用；银耳多糖具有抑制肿瘤、抗辐射、升高白细胞和增强免疫的作用。

天然的菌类中药如虫草、茯苓、猪苓、灵芝等产量很低，严重限制了它们的使用。以发酵的方法生产菌类中药具有产量高、成本低、不受环境因素限制的优点，能极大地提高菌类中药的产量和品质，使其应用日益广泛。

第一节 菌类中药的液体深层发酵生产

液体深层发酵具有易于实现自动化操作、原料来源广泛等优点。以液体深层发酵生产菌类中药可以极大地扩大药源，增加菌类中药的产量，改善其品质。对于不同的菌类中药，由于其生产菌种生物学特性的差异，其发酵生产的工艺流程及生产条件也各不相同。以下通过几种常用菌类中药的发酵生产工艺为例，介绍菌类中药液体深层发酵生产的一般过程。

一、虫草菌丝体的液体深层发酵生产

天然冬虫夏草为麦角菌科冬虫夏草菌 [*Cordyceps sinensis*（Burk.）Sace.] 寄生在蝙蝠蛾科昆虫蝙蝠蛾（*Hepialus armoricanus* Oberthur）越冬幼虫体上的子座与虫体的复合体，是我国传统名贵中药。虫草具有补肺益肾、止血化痰之功效，现代药理学证明它能增强人体免疫机能、增加心肌血流量、降低血清胆甾醇和抗肿瘤等药理作用。据日本学者小林义雄等记载报道，目前虫草属全世界有260种，资源较清楚的有139种，我国有58种。分布在四川西、青海、甘肃、西藏、云南、贵州等省3000～4000米的高山草甸。由于它生长在高寒地区，受到气候、地理位置的限制，药源稀少，生长期长，采集困难，加之目前生态环境日益遭到破坏，人为过度采挖等现象的存在，其自然资源逐渐枯竭，当今已濒临灭绝状态，远远不能满足滋补、防病、治病的需求。近年来对虫草菌丝体的发酵进行了大量的研究，并有多项发明专利，如中国专利CN85102231A、CN85101971A、CN1031393A、CN1095103A等，通过发酵工程的方法生产虫草菌丝体代替天然虫草。对于分离出的不同虫草属真菌的发酵其培养条件也各不相同，下面以中国专利CN85102231A公开的虫草菌丝体生产方法为例，介绍虫草发酵

生产的一般过程。

1. 斜面菌种的分离、制备

将新鲜的虫草清洗干净，以抗生素消毒，无菌操作下将之切成薄片，置斜面或平板培养基上于适宜温度下培养，获得的菌丝体经多次纯化培养，获得纯培养菌种。该菌经鉴定为蝙蝠蛾拟青霉新种 *Paecilomyces. Hepiai* Chen et Dai. sp. Nov。

斜面培养基的组成为（重量百分比）：葡萄糖 20g，蛋白胨 10g，蚕蛹 10g，奶粉 10g，琼脂 20g，加水至 1000ml 配制成斜面培养基。接入菌种，在培养箱内 26℃ 下培养 15d，制成斜面菌种。

2. 摇床培养

按上述培养基配方（除牛奶、琼脂外）制成液体培养基，装入 500ml 三角瓶内，接入菌种，摇床振荡培养。

3. 发酵培养

培养基同摇床，接种量 8%，发酵条件：温度 26℃，罐压 0.4kg/cm，空气流量 1:(0.5~1)，搅拌速度 220r/min。发酵时间：种子罐 50h，深层发酵罐 84h，经检查达到终止发酵标准时出罐。

4. 发酵物的处理

将出罐的菌丝体发酵液通过板框过滤，将滤出的菌丝块切片烘干。经检查合格后的干菌丝可作为天然虫草代用品。这种发酵虫草菌丝可用作营养保健品及药品的原料。

成品的主要化学成分与天然虫草基本一致，菌丝为灰褐色或棕褐色干燥薄片，味微苦有香味，pH 4.5~5.5，含水量不超过 6.5%，灰分不超过 6%，水溶性浸出物不低于 30%，尿苷不低于 0.06%，腺嘌呤不低于 0.003%，尿嘧啶不低于 0.02%，甘露醇不低于 5%。

二、灵芝菌丝体的液体深层发酵生产

灵芝为多孔菌科真菌灵芝［*Ganoderma lucidum*（Leyss. ex Fr.）Karst.］的子实体，是一种药用价值很高的名贵真菌。自古以来，一直被人们视为延年益寿的珍品。近代医学证明灵芝具有防止动脉硬化、提高免疫力、抗肿瘤、抗衰老等多种作用。现代医学研究发现灵芝中的有效成分主要有多糖类（灵芝多糖）、三萜类（主要为灵芝酸类）、甾醇类、生物碱类、呋喃类衍生物、蛋白质、多肽和有机锗、核苷等。传统上，灵芝是通过野外采集或人工栽培获得，以子实体或孢子入药；但灵芝子实体形成周期长，所需劳动强度大。随着液体深层发酵技术的发展，已可以对许多大型真菌进行大规模培养。液体深层发酵技术具有生产量大、占地少、周期短、容易控制等优点。深层发酵是近代大规模工业化生产食（药）用真菌及代谢产物的主要方法，已发展成为生物工程的一种新兴产业，具有很大的优越性和广阔的前景。

对灵芝的发酵条件及发酵产物的药理作用的研究报道很多，如杨云鹏等选用薄盖灵芝菌种，在由蔗糖 4%、豆饼粉 2%、KH_2PO_4 0.15%、$CaCO_3$ 0.05%、$Mg SO_4 \cdot 7H_2O$ 0.075% 及（NH_4）$_2SO_4$ 0.05% 组成的培养基上，生长良好，布满菌丝。潘继红等的研究表明，灵芝适用的碳源是玉米粉，适用氮源是黄豆饼粉，其最适浓度均为 3%，最适发酵周期为108h。在摇瓶发酵条件基础上，冯小黎等进行了100L气升环流式生物反应器的扩大试验，5d菌体干重可达7~8g/L。

随着灵芝液体深层发酵研究的深入，人们对深层发酵产物特性及成分进行了广泛的研究，结果表明灵芝子实体和液体发酵干菌丝体总氨基酸含量几乎相同，但不同的氨基酸类型在含量上有所不同。菌丝体中的粗多糖及多糖含量均高于子实体。

对灵芝液体深层发酵产物的药理研究表明，发酵菌丝体提取液对正常小鼠溶血素生成有明显的促进作用，能增强机体特异性免疫功能。肽多糖能显著提高小鼠腹腔吞噬细胞的吞噬能力，增强体液免疫和红细胞免疫功能，并能提高红细胞中超氧化物歧化酶（SOD）的活性。这些研究对于探讨灵芝扶正固本、抗衰老的机制具有一定的理论意义，同时也为利用灵芝发酵菌丝体资源开发医药保健品提供了理论依据。

灵芝的工业发酵生产工艺已有多项发明专利，下面以大规模发酵生产灵芝菌丝体的发酵工艺为例，介绍灵芝的液体深层发酵生产。

1. 摇瓶菌种的制备

将灵芝斜面菌种分别接入10个装有100ml摇瓶培养基的500ml摇瓶中，25~28℃培养84~108h。将每2瓶500ml摇瓶中的菌种转接入一个装有1000ml摇瓶培养基的5000ml摇瓶中，25~28℃培养36~60h。

2. 发酵罐菌种的制备

将5个5000ml摇瓶中的菌种转接入一个装有50L发酵培养基的100L种子罐中，调pH至5.5~6.0，保持罐温25~28℃，罐压20~40kPa，搅拌速率110~140r/min，通气量1:(0.3~0.5)，发酵36~48h。

将种子罐菌种转接到一个装有1t发酵培养基的3t发酵罐中，调pH至5.5~6.0，保持罐温25~28℃，罐压40~60kPa，搅拌速率110~130r/min，通气量1:(0.2~0.4)，发酵40~48h。

3. 灵芝菌丝体发酵

将3t罐中的菌种转接到一个装有10t发酵培养基的15t发酵罐中，调pH至5.5~6.0，保持罐温25~28℃，罐压10~30kPa，搅拌速率150~180r/min，通气量1:(0.5~0.8)，发酵培养96~102h，然后放罐，将发酵液压滤，得湿菌丝体。将湿菌丝体烘干粉碎即为菌丝体干粉。

通常放罐的标准为：当发酵液变得非常黏稠，镜检有大量菌丝体，且多数菌丝体开始衰老，少数菌丝体发生自溶，即应放罐。

上述发酵工艺中所用的摇瓶培养基的成分及其配比（重量百分比）为：马铃薯20，葡萄糖2，硫酸镁0.02，磷酸二氢钾0.01，维生素B_1 0.005，其余为水。所用的发酵培养基的成分及其配比（重量百分比）为：玉米粉3~5，豆饼粉1~2，葡萄糖2~5，硫酸镁0.02~0.04，磷酸二氢钾0.1~0.3，维生素B_1 0.001~0.005，其余为水。该发酵工艺适用于已有的各种灵芝的菌种。发酵生产菌丝干分得率在2.98%以上，灵芝多糖的含量在7.2g/100g灵芝干粉以上。

三、中药红曲的液体深层发酵生产

红曲在我国已有一千多年的应用历史，具有活血化瘀、健脾、和胃，治赤白痢，破血行势之功效。元朝吴端的《日用本草》、明朝宋应星的《天工开物》和明朝李时珍的《本草纲目》中都有使用和药用的记载。目前我国的血脂康和脂必妥等都是以红曲为主要原料制成的降血脂药物。20世纪70年代人们分别从红曲霉和土曲霉的发酵产物中分离得到洛伐他丁，洛伐他丁为人体胆固醇合成中的关键酶羟戊二酰辅酶A还原酶的抑制剂，目前广泛应用于临床。另外，红曲色素是迄今公认的对人畜无害的微生物色素，有热稳定性好、蛋白着色力强、色调柔和、对 pH 稳定等特点。制备红曲的传统方法是固态发酵法，与液体深层发酵相比，固体发酵的劳动强度大，不利于自动化控制，并且容易造成杂菌的污染。下面以液体深层发酵生产红曲霉菌丝体为例，介绍红曲液体深层发酵的一般生产工艺。

1. 红曲霉斜面菌种的培养

（1）斜面培养基的制备　麦芽糖4%，可溶淀粉1%，蛋白胨3%，琼脂2%，加水至100ml，调 pH 5~6，灭菌后制备斜面。

（2）种子培养　将红曲霉菌种（高产洛伐他丁菌株）无菌操作接入斜面培养基，33℃恒温培养箱内培养8d。

2. 红曲霉液体摇瓶种子培养

（1）液体培养基　米粉4%，磷酸二氢钾0.25%，蛋白胨1%，玉米浆1.5%，调 pH 3.5~4.0，于500ml 摇瓶中装入50ml 液体培养基，灭菌。

（2）菌液的制备　在无菌条件下，将斜面菌种转接入液体培养基中，33℃，285r/min 摇床培养23h。

3. 红曲霉种子罐培养

（1）液体培养基的制备　米粉4%，磷酸二氢钾0.25%，蛋白胨1%，玉米浆1.5%，调 pH 3.5~4.0。按照70%的装液量装好种子罐，1kg/cm² 灭菌30min。

（2）种子培养　将摇瓶菌液按照4%的接种量接入种子发酵罐，33℃培养23h，通风比为1:0.6。

4. 红曲霉菌体的发酵

（1）发酵培养基的制备　米粉6%，磷酸二氢钾0.2%，蛋白胨1.5%，氨基酸0.2%，调 pH 3.2，按照70%的装液量装好种子罐，1kg/cm² 灭菌30min。

（2）菌体的发酵培养　将培养好的种子罐菌液按照4%的接种量接入发酵罐中，33℃培养50h，通风比为1:0.6。

通过以上发酵培养获得的红曲霉菌液，可通过离心或过滤等方法收集菌体，经过细胞自溶后可喷雾干燥成粉状的产品。该产品可作为药品或保健品的生产原料。

除了以上介绍的几种药用真菌的发酵生产以外，还有许多的菌类中药也可进行液体深层发酵生产，如发酵生产香菇菌丝体提取香菇多糖，发酵生产灰树花菌丝体，发酵生产蛹虫草等。鉴于液体深层发酵生产菌类中药的诸多优点，特别是在发酵生产名贵珍稀菌类中药中发挥的重要作用，它必将在中药生产中得到越来越广泛的应用。

第二节　中药的固体发酵生产

固体发酵在我国有着悠久的应用历史。尽管与液体深层发酵相比，固体发酵存在着劳动强度大、难以自动化控制、发酵过程容易受到杂菌污染等缺点；但是由于固体发酵没有特殊的设备要求、操作简单等特点，在许多传统发酵中沿用至今。特别是对于一些目前仍不能以液体深层发酵进行生产的菌类中药，固体发酵仍起着不可替代的作用。

一、槐栓菌的固体发酵生产

槐栓菌（*Trametes robiniophila* Murr.），又名槐耳菌、槐蛾。是一种珍稀的药用真菌，以子实体入药已有 1600 年的历史，最早记载于葛洪的《肘后方》，此后从唐朝《新修本草》至明朝《本草纲目》之间，历代本草均有记载。据记载有治风、破血、益力的功效。现代药理学研究表明，槐栓菌对肝癌、肝炎具有较好的疗效，有较好的保肝和增强人体的免疫力的作用。以中国专利 CN1061850C 为例，介绍其固体发酵生产过程如下。

（1）斜面菌种培养　将槐栓菌接入 PDA 斜面培养基，27℃培养获得槐栓菌斜面菌种。

（2）液体菌种的制备　将槐栓菌斜面菌种接种到 PDA 液体培养基中，27℃摇床振荡培养，获得液体培养菌种。

（3）固体发酵培养　将玉米芯、麦麸混合装瓶，进行灭菌处理后，接种槐栓菌液体种子，于 27℃恒温条件下固体发酵培养 45～50d，得到可入药应用的槐栓菌菌质。

二、红曲的固体发酵生产

传统生产中药红曲是以固体发酵的方式进行的。下面以一种固体发酵红曲生产降压降脂降血糖红曲药物的方法为例，说明中药红曲的固体发酵生产方法。

（1）斜面菌种的制备　将 3～5°Be（波美度）麦芽汁 100ml，琼脂 0.8～3g，以 10% 的 NaOH 调节 pH 5.0～8.0 之间，分装试管，121℃灭菌 30min，制成斜面。

在斜面培养基上划线接种红曲菌种，20～40℃条件下培养 3～5d，得红曲斜面菌种，在 2～10℃条件下保存备用。

（2）液体菌种培养　1～10°Be 的麦芽汁 500～900ml，1～10°Be 饴糖浆 100～500ml，加入硫酸镁粉剂1～20g，接种红曲菌斜面菌种 1～5 支，使用摇床或空压机，通入压强为 0.3～0.6kg/cm^2 的无菌空气，培养 5～10d 即得液体菌种。

（3）固体发酵　取 100～2000kg 籼米或粳米用自来水在室温下浸泡 2～5h，淋干后按干米重量的 5%～30% 混入黄豆饼粉或黄豆粉搅拌均匀，110～130℃灭菌 0.5～4h。然后按干米重量的 5%～50% 接种液体菌种，混匀，于 20～35℃条件下培养 15～60d。红曲霉长满大米，大米内部无白心即可。

（4）发酵产物的处理　将发酵产物置于高压灭菌锅内，110～130℃灭菌 0.5～3h，用烘干机或烘房烘干，粉碎至细度为 80～120 目，即可压片制成片剂，或加工成散剂，或灌制胶囊。

第三节　中药有效成分的发酵生产

微生物的次生代谢产物具有极大的潜在药用价值，如目前临床上所用的众多抗生素类药物，绝大多数都来源于微生物的发酵生产。特别是近年来，人们发现某些药用植物的内生真菌，具有产生宿主植物活性成分的特性，使微生物发酵生产中药有效成分的研究成为中药生物技术研究的热点之一。

抗癌新药紫杉醇（taxol）最早是由美国 Wani 等人于 1971 年分离自短叶红豆杉（*Taxus brevifolia* Nutt.）的树皮，具有独特的抑制微管解聚和稳定微管的作用，对多种临床恶性肿瘤具有突出的疗效，是近年来发现的最重要的抗肿瘤药物之一。随着紫杉醇的需求量日益增大，野生的红豆杉资源在暴利的驱动下被毁灭殆尽，寻找紫杉醇的新来源已成为当务之急。1993 年，美国 Strobel 等人首次从短叶红豆杉的树皮分离出 200 多种微生物，其中就有一种内生真菌 *Taxomycesan dreanae* 能产生紫杉醇，从而使抗癌药物生产领域出现了令人兴奋的结果，这为微生物发酵法生产紫杉醇以解决紫杉醇药源危机提供了一种新途径。目前国外从红豆杉及其近缘植物分离产紫杉醇的内生真菌的工作已陆续有所报道。我国学者也相继开展了抗癌药用植物内生真菌的研究工作。从云南红豆杉（*Taxus yunnanensis* Cheng et L. K. Fu）、南方红豆杉（*Taxus chinensis* Rehcl. var. *mairei* Cheng et L. K. F.）中分离出能产生紫杉醇、紫杉烷类化合物的菌株。

抗肿瘤药物长春新碱（vincristine）常用于治疗白血病和恶性淋巴瘤等癌症，鬼臼毒素（podophyllotoxin）是存在于鬼臼类植物中的一类天然的木质素，是合成多种抗癌药物的前体，其中的糖苷衍生物 etoposide（VP－16）等，因其毒性低，对小细胞肺癌、淋巴癌、白血病、睾丸肿瘤等均有很好的疗效而应用于临床。但由于其来源有限，无法满足市场需求。目前，我国学者分别从抗癌药用植物长春花 [*Catharanthus roseus* (L.) G. Don]、鬼臼类植物桃儿七 [*Sinopodophyllum hexandrum* (Royle) Ying] 等植株中分别分离到了产抗癌药物长春新碱和鬼臼毒素类似物的内生真菌。

目前研究者认为，药用植物内生真菌中的个别菌株通过发酵能产生与宿主相同或相似生理活性成分的能力，可能不是个别现象。这反映了药用植物中的内生真菌具有一定的潜在应用价值。菌物界中互惠共生现象十分普遍，Dreyuss 估计可能有一百万至数百万种内生真菌与 270000 至 4000000 种维管植物发生联系。植物内生真菌大多为子囊菌和半知菌，它们生活在植物组织内部，有很高的寄主专业化。由于定植在非常特殊的微环境，其次生代谢产物可能很特别，说不定是工业用菌筛选的理想对象。另一方面，内生真菌既可产生与宿主相同或相似的药用成分，往往也可产生其他有类似作用（如抗癌）的药用成分。如我国研究者已经从美登木的内生真菌中筛选出一个能产生球毛壳甲素（chaetoglobosin A）的菌株，球毛壳甲素是一种细胞分裂抑制剂，能影响细胞内的收缩蛋白而抑制细胞质的分裂从而导致产生多核细胞，也是一种抗癌活性成分，它与美登木植物体内所含的抗癌成分是美登素（maytasine）并无直接联系。

真菌等微生物不仅种类多、资源丰富，而且生长繁殖快、容易培养、易控制、代谢能力强、产量高、成本低，不受季节、气候和地域的限制，便于组织大规模的工业化生产，还有可通过诱变育种等手段来提高菌种性能等优点。以微生物发酵生产药用活性成分对于野生药用植物的资源保护，开辟新的药源具有重要的理论和实际的意义。对这类资源的研究和开发，有着十分广阔前景。

下面以人参皂苷产生菌发酵产生人参皂苷为例，简要介绍发酵产生人参皂苷的专利工艺。

人参是五加科植物人参（*Panax ginseng* C. A. Meyer）的干燥根，是我国传统使用的名贵中药，《神农本草经》、《本草纲目》等都有记载。人参具有大补元气、复脉固脱、补脾益气、生津、安神、益智之功效。现代医学表明人参对机体具有双向调节作用，可抑制和兴奋中枢神经，抗脂质过氧化，对糖的代谢和核糖核酸、蛋白质的合成有促进作用。能促进肝细胞和神经纤维的生长，改善血象，增强人体免疫力和抑制肿瘤等作用。

人参皂苷是人参中的主要活性成分，主要从人参等药用植物中提取分离。曾金风等分离获得了能够产生人参皂苷的一个青霉菌株（CGMCC No. 0257），并以发酵的方式获得了人参皂苷；发酵方法可选用固体培养、液体浅盘发酵、液体深层培养然后浅盘发酵等方法。其生产工艺如下。

1. 培养基

（1）液体培养基　去皮马铃薯 200～250g，糖 20g，K_2HPO_4 0.7g，KH_2PO_4 0.7g，水 1000ml。将马铃薯煮汁，过滤，加入其他成分，加水至 1000ml，分装于三角瓶中，121℃灭菌 30min。

（2）固体培养基　麦皮、米糠、谷壳等份混匀，以 20%～25% 马铃薯汁拌匀调湿（均含 2% 的蔗糖，固体菌种调至含水量为 60%，液体菌种调至含水量为 50%），调 pH 至中性，高压灭菌。

2. 培养方法

（1）液体浅盘静止培养　将菌种接至液体培养基（液层厚度 1～2cm），振荡均匀后静置培养，20℃条件下培养 10 天，5～15℃变温条件下培养 15～18 天。以分生孢子成熟，散发出浓烈人参香味或青草味为结束培养的标志。

（2）液体深层培养然后浅盘培养　将菌种接入液体培养基，20℃，180r/min 培养 3～4 天，然后将液体培养物倒入浅盘中进行液体浅盘发酵。

（3）固体发酵　将液体深层培养物作为菌种，接入固体培养基中（固体培养基接种后含水量为 60%），发酵温度不超过 28℃，并注意通气和适当光照，培养 6～12 天至分生孢子成熟，培养料发出浓烈的人参味或青草味后即可终止培养。

对发酵培养物进行皂苷的提取分离和鉴定，确认发酵产物中有人参皂苷产生。对发酵产物中人参皂苷的含量测定表明，每升发酵液中所含的皂苷量相当于 7.04g 人参干燥根所含的人参总皂苷的量。

第十章 | 药用植物内生真菌研究

植物内生真菌广泛存在于各种植物中，分布广，种类多。研究表明，感染内生真菌的植物宿主往往具有生长快速、抗逆境、抗病害、抗动物危害等优势，比未感染植株更具生存竞争力。在内生真菌—植物宿主—食草动物生态系统中，植物内生真菌扮演着前所未知的重要生态学作用。发挥这些作用的物质基础是内生真菌产生的丰富多样的次生代谢产物，它们具有多种生物活性，在农业和医药业中具有重要的应用潜力。随着美国科学家在太平洋短叶杉上发现了抗肿瘤紫杉醇的产生菌，药用植物和濒危植物内生真菌及其活性物质的研究成为药物开发的重要课题。我国植物资源十分丰富，可以通过发酵大量生产或通过改进发酵工艺及菌种选育提高所需化合物的含量，而且不存在资源破坏、短缺的问题，对内生真菌的研究将有利于我国微生物药物的开发和珍稀植物资源的保护。

第一节 概 述

一、内生真菌的涵义

内生真菌（endophytes）是指其在生活史的某一段时期生活在植物组织内，对植物组织没有引起明显病害症状的真菌，包括那些在其生活史中的某一阶段的腐生真菌、对宿主暂时没有伤害的潜伏性病原真菌和菌根真菌。植物与内生真菌的关系为互惠共生，一方面植物为内生真菌提供光合产物和矿物质；另一方面内生真菌的代谢物能刺激植物生长发育，提高寄生植物对生物胁迫和非生物胁迫的抵抗能力。

学者对内生真菌的关注开始于 19 世纪末，牲畜食用了含有内生真菌的牧草而中毒的事件。1993 年，Strobel 等从短叶红豆杉（*Taxus brevifolia* Nutt.）的韧皮部中分离出一株能产生紫杉醇的内生真菌 *Taxomyces andreanae*，引起了国内外学者的极大兴趣。研究发现，植物内生真菌能够产生与宿主相同或相似的化学成分。植物内生真菌由于生活在植物体这一特殊的环境中，长期与植物相互作用，产生了特殊的化学物质，有利于植物生长。研究较多的是提高植物的抗逆性及产生一些具有抗癌、抗真菌等有潜在应用价值的代谢产物。在目前统计的 12807 种中药中，植物药有 11146 种（约占87%），如此众多的植物种类将成为内生真菌的资源库，使其日益引起人们的广泛关注，成为目前国内外研究的热点之一。

二、内生真菌的生物多样性

植物内生真菌多数属于双核菌门子囊菌亚门中的核菌纲（*Pyrenomyetes*）、盘菌纲（*Discomycetes*）和腔菌纲（*Loculoascomycetes*）及其无性态的多种真菌，主要分布于植物的叶鞘、种子、花、茎、叶片和根等细胞间，多数情况下，在叶鞘和种子中分布量最多，而叶片和根含量极微。内生真菌主要通过菌丝生长进入子房和胚珠，经寄主植物种子传播，或产生孢子，通过风、降水等途径传播。

内生真菌普通存在于各种陆生和水生植物中，具有分布广、种类多的特点，由于植物种类、植物生活的环境、取样量及操作人员的技术等因素的不同在数量上从几十种到上百种不等。近年来，从许多中药的经济树木，如针叶类的各种冷杉（*Abies spp*）及云杉（*Picea asperata* Mast.）、红杉［*Sequoia sempervirens*（D. Don）Endll］、紫衫（*Taxus cuspidata* Siebold & Zucc.）、松（*Pinus sylvestris* L.）、柏（*Cupressus sempervirens* L.）等植物的树皮、枝叶内分离和鉴定出多种内生真菌。根据内生真菌与宿主专一性分析，平均每种寄主有 4～5 种寄生菌，按地球目前已知的 25 万种植物计算，内生真菌因其的种类至少有 10×10^6 种。内生真菌因其在种类和数量上的多样性将成为宝贵的真菌资源库，为从中发现新菌种和筛选有活性的代谢产物提供广泛的研究空间。

内生真菌在植物界分布广泛，普遍存在于各类植物中。高宁等从狭叶柴胡根、茎、叶中共分离得到 13 株内生真菌，经菌落形态观察及显微观察，鉴定为 3 目、4 科、7 属；Xiong 等从红豆杉中分离出 81 株内生真菌，根据形态学和分子鉴定，分为 8 个属，其中 3 株菌能产生紫杉醇；李瑾等从金银花中分离得到 38 株内生真菌，鉴定为 5 目、5 科、8 个属，其中 2 株有抑菌活性。

三、内生真菌的生物学活性

1. 促进植物的生长发育

生理生化机制：①内生真菌影响被感染植物体内的物质代谢，显著影响被感染植株的氮代谢和氮积累；且能改变植物体中的碳水化合物源促进植物的光合作用；②内生真菌可以产生生长素等激素类物质，促进植物的生长。

2. 增强植物抗病虫害的能力

研究发现带有内生真菌的植物对害虫的拒食性和其他抗性缘于内生真菌可在寄主体内产生毒素，主要是生物碱类。

3. 提高宿主植物的抗逆性

感染内生真菌的植株增强的渗透调节能力能使植物发挥抗旱性；并且内生真菌能够通过分泌他感物质抑制其他植物的生长，从而提高宿主植物在群落中的竞争能力。

4. 在医药开发方面的作用

内生真菌不仅能作为对环境无公害农药的新微生物来源，而且还可以产生一些重要的抗人类疾病的药物，具有很高的开发利用价值。

第二节　具有潜在药用价值的内生真菌及其作用机制

一、内生真菌产生活性代谢产物的作用机制

1. 产生与宿主相同或相似的化学物质

基于内生真菌能够产生与宿主相同或相似化学成分这一观点，人们从具有抗癌活性的植物入手，进行了内生真菌代谢产物的分析并得到了很有价值的成果。目前从内

生真菌代谢产物中筛选出的抗癌物质有紫杉醇类、鬼臼毒素、长春新碱、球毛壳甲素等。

宿主植物与其内生真菌由于长期的共同生活，因而关系十分密切，它们相互之间的影响是很大的。很多实例已证实，具有相同次生代谢产物合成的途径，是获得了相关基因的直接传递，这种传递可以发生在"共生生物—寄主"或寄生生物—寄主"间的相互作用过程中，或者更直接地在共同生活的环境中，经长期相处直接接触而传递吸收遗传物质。Ti 质粒从根癌农杆菌（*Agrobacterium tumefaciens*）传递到寄主植物中就是遗传物质传递最好的例证。

内生理论认为，次生代谢过程中生物化学途径的连续演化会导致有益物质进入到共生体中，其基本的生化过程信息有时还会传递到其他生物中去。在生物早期的系统发育过程中，一些具有完全互补的遗传特性或参与代谢过程的其他整个生物（如细菌或蓝藻），被认为可组合进真核细胞并发育成线粒体和叶绿体。在共生体内，一旦次生代谢中有用生化途径出现，它就能被其他生物所利用，表现出相互作用和"协同进化"（co-evolution）。有的真菌激素，包括有性生殖过程中的一些激素，其化学结构与哺乳动物的某些细胞调节机制即是从微生物协同进化而来。

微生物具有易进行工业化生产；易诱变提高有效产物的含量；发酵产物较植物成分单一，有效成分容易分离等优势。因此将从内生真菌中提取单体代替以前的从植物中提取单体，可解决许多中药作为资源植物而被大量采伐引起的资源和生态危机，对濒危药用植物的资源保护也起到了积极作用。可见在数量众多的中药中寻找能够产生与宿主具有相同和相似成分或具有相似药理作用成分的内生真菌具有深远意义。

2. 促进宿主某些代谢产物的形成和生长

内生真菌在与植物协同进化的过程中，不但自身能够产生特殊的化学物质，还能诱导宿主植物某些代谢产物的形成和生长；这在药用植物中的表现尤其明显。从柬埔寨龙血树［*Dracaenacochin chinensis*（Lour.）S. C. Chen］茎干中分离到的内生真菌接种于活体龙血树，发现其中的 4 种镰刀菌参与了对血竭的形成和积累。由此可见，将植物内生真菌接种于特殊中药（一般选取与微生物关系密切的中药），可以提高中药有效成分含量和产量，克服传统中药有效成分含量低的问题和资源不足的限制，是传统中药生产向高质量、高产量的现代中药生产发展的新途径。

二、产生活性物质的内生真菌

表 10-1　内生真菌及其产生的生物活性物质

	活性成分	内生真菌	来源植物
抗菌活性	Cryptocandin	*Cryptosporiopsis cf. Quercina*	*Tripterygium wicfordii*
	3，11，12 - trihydroxycadalene	*Phomopsis cassiae*	*Cassia spectabilis* DC.
	Ecomycins	*Pseudomonas viridiflava*	Hook f
	Pseudomycins	*P. syringae*	—

续表

活性成分	内生菌	来源植物
Neosartorin	*Aspergillus fumigatiaffinis*	*Tribulus terrestris*（Zygophyllaceae）
Anthraquinone 1403C	*Halorosellinia* sp.	*Mangrove*
Camptothecine（Campothecin，CPT）	*Fomitopsis* sp. *P. Karst*（MTCC 10177）*Alternaria alternata*（Fr.）Keissl（MTCC 5477）and *Phomposis* sp.（Sacc.）	*Miquelia denta* Tribulus terrestris. L.（Zygophyllacece）ta（Icacinaceae）
Paclitaxael	*Taxomyces andreanae*	*Taxus brevifolia* Nutt.，*T. yunanensis* Cheng et L. K. Fu， *T. wallachiana* Zucc.
Homonmate	*Hormonema dematioides*	*Pinus massoniana* Lamb.
Nomofungin	—	*Ficus microcarpa* L.
Sequoiatone A－F	*Aspergillus parasiticus*	*Sequoia sempenireus*（D. Don）Endl.
Sequoiamonascins A－D	*Aspergillus parasiticus*	*Sequoia sempenireus*（D. Don）Endl.
Dicerandrol A－C	*Phomopsis longicolla*	*Dicerandra frutescens*
TAN－1813	*Phoma* sp. FL-45510	—
Leucinostatin A	*Acremonium* sp.	*Taxus baccata* L.
Vincristine	*Fusarium* sp.	*Catharanthus roseus*（L.）G. Don
Podophyllotoxin	*Pencillium* sp.	*Sinopodophylum hexandrum*（Royle）Ying
Aviccruin－A	No2533	*Rhizophora chinensis* L.
Chaetoglobosin A	*Cheatomiuglobosum*	*Maytenus hookeri* Loes.

（抗肿瘤）

免疫抑制	Subglutionol A 和 B	*Fusarium subglutinans*	*Tripterygium wilfordii* Hook f
抗氧化	Pestaacin	*P. microspora*	*Terminalia morobensis*
降糖	L－783 和 281	*Pseudo massari* sp.	—
激素	Chactoglobosin A	*Colletotrichum* sp. B501	*Artemisia annual* Linn

抗癌新药紫杉醇（taxol）最早是由美国 Wani 等人于 1971 年自短叶红豆杉（*Taxus brevifolia*）树皮中提取的二萜类生物碱，具有独特的抑制微管解聚和稳定微管的作用，对多种临床恶性肿瘤具有突出的疗效，是近年来发现的最重要的抗肿瘤药物之一。随着紫杉醇的需求量日益增大，野生的红豆杉资源在暴利的驱动下被毁灭殆尽，寻找紫杉醇的新来源已成为当务之急。1993 年，美国 Strobel 等人首次从短叶红豆杉的树皮分离出 200 多种微生物，其中就有一种内生真菌 *Taxomycesan dreanae* 能产生紫杉醇，从而使抗癌药物生产领域出现了另人兴奋的结果，这为微生物发酵法生产紫杉醇以解决紫杉醇药源危机提供了一种新途径。目前国外从红豆杉及近缘植物分离产生紫杉醇的内生真菌的工作已陆续有所报道。我国学者也相继开展了抗癌药用植物内生真菌的研究工作。从云南红豆杉、南方红豆杉中分离出能产生紫杉醇、紫杉烷类化合物的菌株。

抗肿瘤药物长春新碱（vincristine）常用于治疗白血病和恶性淋巴瘤等癌症，鬼臼毒素（podophyllotoxin）是存在于鬼臼类植物中的一类天然的木质素，是合成多种抗癌药物的前体，其中的糖苷衍生物 Etoposide（VP-16）等，因其毒性低，对小细胞肺癌、淋巴癌、白血病、睾丸肿瘤等均有很好的疗效而应用于临床。但由于其来源有限，无法满足市场需求。目前，我国学者分别从抗癌药用植物长春花、鬼臼类植物桃儿七等植株中分别分离到了产抗癌药物长春新碱和鬼臼毒素类似物的内生真菌。

乌拉尔甘草（*Glycrrhiza uralensis* Fisch）为豆科植物甘草的干燥根及根茎，是食药两用的功能性保健食品。乌拉尔甘草具有明显的抗肿瘤、抗病毒、抗溃疡、抗炎、抗菌及抗血栓等作用，现广泛应用于食品和药品领域。研究乌拉尔甘草内生真菌及其次生代谢产物的抑菌活性，旨在获得有良好抑菌活性的菌株，寻找新型抗菌物质。吴桐等以大肠埃希菌、枯草芽孢杆菌、金黄色葡萄球菌、短小芽孢杆菌、铜绿假单孢菌、单增李斯特菌、肺炎克雷伯菌、鲍曼不动杆菌、酿脓链球菌、屎肠球菌、粪肠球菌和白假丝酵母为试验菌株，分别代表革兰阳性细菌、革兰阴性细菌和真菌，对分离的甘草内生真菌及其次生代谢产物溶液进行抑菌试验研究。从乌拉尔甘草中分离到 46 株内生真菌，其中 34 株内生真菌对指示菌表现出不同的抑菌活性，占总分离菌株的 74%；20 株内生真菌的发酵液对指示菌株也有一定的抑制作用，占总分离菌株的 43%。乌拉尔甘草的内生真菌及其次生代谢产物中存在着丰富的抑菌天然活性物质，这可为筛选新型抗菌物质提供资源。

董丽辉等从蛇足石杉［*Huperzia serrata*（Thunb.）Trev.］中共分离得到 94 株内生真菌，有 31 株内生真菌发酵产物显示出乙酰胆碱酯酶抑制活性，其中 18 株具有显著的抑制活性，其抑制率范围在 50.3%~82.78%，分别分离自蛇足石杉茎部（9 株）、叶部（8 株）和根部（1 株）。有 19 株内生真菌发酵产物有清除 DPPH·活性，清除率在 30% 以上。有 5 株内生真菌的发酵物兼有乙酰胆碱酯酶抑制活性和清除 DPPH 活性，以 ITS-rDNA 序列比对法对 5 株菌进行了鉴定，其分别属于 *Arthrinium* sp.、*Podospora* sp.、*Trichoderma* sp.、*Colletotrichum* sp.、*Colletotrichum* sp.。表明中药蛇足石杉植株内存在能产生抑制乙酰胆碱酯酶和抗 DPPH 自由基活性物质的内生真菌。

黑孢霉作为内生真菌已经有许多报道，黑孢霉属（*Nigrospora*）是一种常见的真菌，能够产生多种次生代谢产物，如从红豆杉（*Taxus globosa*）分离的内生黑孢霉菌能产生紫杉醇，从一种蕨类植物分离的稻黑孢霉（*N. oryzae*）产生具有植物毒性、抗细菌活性的 nigrosporins 和蒽醌类化合物卷线孢菌素、除草活性的内酯化合物 nigrosporolide。植物内生真菌能代谢产生多种生物活性物质，王国平等从浙江建德千年古树罗汉松［*Podocarpus macrophyllus*（Thunb.）Sweet］中分离获得 1 株具有抗菌活性的菌株 ZJDH255。通过形态和 ITS rDNA 序列分析，鉴定为稻黑孢霉（*Nigrospora oryzae*）。抑菌活性测试表明，菌株 ZJDH255 发酵粗提物对植物病原真菌灰葡萄孢（*Botrytis cinerea*）和瓜类炭疽菌（*Colletotrichum orbiculare*）具有较强抑制活性。采用正相硅胶和葡聚糖凝胶 Sephadex LH-20 进行柱层析从发酵粗提物中分离获得 3 个具抗真菌活性的化合物，通过质谱和核磁共振波谱技术将其结构鉴定为蜂蜜曲菌素（mellein）、灰黄霉素（griseofulvin）和去氯灰黄霉素（dechlorogriseofulvin）。

第三节　药用植物内生真菌发酵研究

一、药用植物内生真菌发酵生产活性化合物的优点

无论是从生态还是经济的角度来看，利用药用植物内生真菌发酵作为药源是一项不会枯竭的资源。微生物发酵的方法具有以下优点。

（1）微生物作为工业生产的源泉，可以在发酵罐中不断地进行生产；

（2）微生物发酵的方法容易扩大化，利于工业化生产；

（3）微生物的生长仅仅需要一般的培养技术，并可以通过改进培养技术提高产量；

（4）微生物易于通过基因工程等方法筛选高产菌株，提高天然活性化合物的产量；

（5）内生真菌生长迅速，易于培养，应用的培养基相对比较便宜。

由于微生物具有易进行工业化生产；易诱变提高有效产物的含量；发酵产物较植物成分单一，有效成分容易分离等优势。将从内生真菌中提取单体代替以前的从植物中提取单体，可解决许多中药作为资源植物而被大量采伐引起的资源和生态危机，对濒危药用植物的资源保护也起到了积极作用。可见在数量众多的中药中寻找能够产生与宿主具有相同和相似成分或具有相似药理作用成分的内生真菌具有深远意义。发酵工程能为具有巨大潜在价值的新物种创造良好的生长、繁殖条件，并能进行大规模的培养，充分发挥其内在潜力。

二、微生物发酵紫杉醇的研究

下面我们以紫杉醇为例介绍微生物发酵内生真菌的研究。

紫杉醇（paclitaxael，商品名 Taxol）是一种从裸子植物红豆杉的树皮分离提纯的天然次生代谢产物，来源于红豆杉的干燥根、枝叶以及皮。它可以促进微管的聚合，抑制微管的解聚，导致肿瘤细胞的有丝分裂终止并使肿瘤细胞凋亡。经临床验证，具有良好的抗肿瘤作用，特别是对癌症发病率较高的卵巢癌、子宫癌和乳腺癌等有特效。紫杉醇是近年国际市场上最热门的抗癌药物，被认为是人类未来 20 年最有效的抗癌药物之一。

近年来地球人口和癌发率呈暴发性增长，对紫杉醇的需求量亦明显增大。目前临床和科研所需的紫杉醇主要是从红豆杉中直接提取，由于紫杉醇在植物体中的含量相当低（目前公认含量最高的短叶红豆杉树皮中也仅有 0.069%），大约 13.6kg 的树皮才能提出 1g 的紫杉醇，因此造成了对红豆杉的大量砍伐，致使这种珍贵树种已濒临灭绝。加之紫杉本身资源很贫乏，而且红豆杉属植物生长缓慢，这对紫杉醇的进一步开发利用造成了很大的困难。化学合成尽管已完成，但由于需要的条件严格，产量低，经费高，不具有产业意义。现在紫杉醇的半合成方法已比较成熟，被认为是除人工种植外，扩大紫杉醇来源的有效途径。半合成法可以更大限度地利用植物资源，但与直接提取紫杉醇的办法并无本质上区别，需要消耗大量红豆杉树木，仍然不能从根本上解决植物源匮乏的问题。显然从红豆杉植物组织中提取紫杉醇受到极大限制，寻找获取紫杉醇的新途径具有十分重要的意义。

近年来，许多学者都致力于产紫杉醇内生真菌的研究，比如筛选高产紫杉醇的菌株，通过现代生物技术手段改良菌种，通过微生物发酵方法来提高紫杉醇的产量。因为微生物生长迅速、易于培养、容易扩大生产，因此，使用真菌发酵来生产紫杉醇既可以减少成本，又可以通过选择合适的培养基提高紫杉醇的产量，同时可以保护野生的红豆杉资源。无论是从生态还是经济的角度看，植物内生真菌是一类应用前景广阔的资源微生物；用微生物发酵的方法生产紫杉醇，是解决药源问题的有效途径。过去的研究主要集中在产紫杉醇内生真菌的多样性和紫杉醇生物合成途径上，通过现代生物技术手段提高紫杉醇产量的研究尚不多见。

三、产生紫杉醇的内生真菌及其分离

（一）产紫杉醇的内生真菌

产紫杉醇植物内生真菌（表 10 – 2）具有丰富的物种多样性。但目前发现的种类少、数量小、产量低，还有待于研究人员进一步从红豆杉的各个部位，乃至其他植物中分离更多产量更高的内生真菌。

表 10 – 2　已发现的可以产生紫杉醇的植物内生真菌

菌株 Strain	宿主 Host	学名 Latin name	发酵液中紫杉醇含量 Content of taxol in fermenation liquid （μg/L）	参考文献 Reference
	T. brevifolia	Taxomyces andreanae （紫杉酶属）	0.024 ~ 0.050	Stierel 等，1993
Tbp – 2	T. baccata	Monachaetia sp. （盘单毛孢属）	0.102	Stobel 等，1996
Tbp – 9	T. baccata	Fusarium lateritium （镰刀霉属）	0.13	Stobel 等，1996
Ja – 69	T. cuspidata	Alternaria sp. （交链孢属）	0.157	Stobel 等，1996
Ja – 73	T. cuspidata	Pestalotiopsis microspora （盘多拉毛霉属）	0.268	Stobel 等，1996
Ne – 32	T. wallachiana	Pestalotiopsis microspora （盘多拉毛霉属）	0.5	Stobel 等，1996
P – 96	T. Sumatrana	Pithomyces sp.	0.095	Stobel 等，1996
Tbx – 2	T. baccata	Pestalotia bicilia	1.081	Stobel 等，1996
Cp – 4	Taxodium distichum	Pestalotiopsis microspora （盘多拉毛霉属）	0.014 ~ 1.487	Li 等，1996
	T. wallachiana	Pestalotiopsis microspora （盘多拉毛霉属）	60 ~ 70	Stobel 等，1996
W – If – 2	Wollemia nobilis	Pestalotiopsis microspora （盘多拉毛霉属）	0.485	Stobel 等，1977

续表

菌株 Strain	宿主 Host	学名 Latin name	发酵液中紫杉醇含量 Content of taxol in fermenation liquid（μg/L）	参考文献 Reference
	Torreya	*Grandifolia Conia* sp.（黑团孢霉属）	0.3 ~ 0.4	Li 等，1998
YF1	*T. yunnanensis*			邱德友等，1994
QT12	*T. chinesis*		14.2	马天有等，1999
	T. chinensis var mairei	*Cehpalosporium* spp.（头孢霉属）		王伟等，1999
		Martensiomyces spp.（轮柄梳霉属）		
		Mycelia sterlia（无孢类群）		
TF5	*T. chinensis var mairei*	*Tubercularia* sp.（瘤座孢属）	185.4	王建峰等，1999
	T. yunnanensi	*Taxomyces* sp.（紫杉霉属）	2.3	万波等，2001
HQD33	*T. cuspidata*	*Nodulisporium syhiforme*（多节孢属）	51.06 ~ 125.7	周东坡等，2001
HQD48	*T. cuspidata*	*Nodulisporium syhiforme*（多节孢属）		周东坡等，2001
TPF – 1		*Nodulisporium syhiforme*（工程菌株）	448.52	周东坡等，2001
HQD54	*T. cuspidata*	*Pleurocytospora taxi*（侧孢座腔霉属）		周东坡等，2002
HD1353	*T. cuspidata*	*Alternaria Taxi*（链格孢属）		葛菁平等，2003
Tax – 1	*Taxus yunnanensis*	*Rhizoctonia* sp.（丝核菌属）	1.43	陈毅坚等，2003
Tax – X	*Taxus yunnanensis*	*Phoma*（茎点霉菌属）	32.930（平均值）	陈毅坚等，2003
Tax – X	*Taxus yunnanensis*	*Botrytig*（膝葡孢属）	4.092（平均值）	陈毅坚等，2003
Tax – 26	*Taxus yunnanensis*	*Penicillium*（青霉属）	8.24	陈毅坚等，2003
Tax – 23	*Taxus yunnanensis*	*Trichoderma*（木霉属）	19.586	陈毅坚等，2003
Tax – 56	*Taxus yunnanensis*	*Mucor*（毛霉属）	1.08	陈毅坚等，2003
Tax – 60	*Taxus yunnanensis*	*Chaetomium*（毛壳孢属）	21.1	陈毅坚等，2003

（二）产紫杉醇的内生真菌的分离

1. 标准分离法

取植物组织，用70%的乙醇将其表面消毒，然后用灭菌的刀片将外层组织削去，将内部组织削成小片，小心置入水琼脂培养基中，待菌丝长成后，挑取不同菌丝末端置于PDA培养基中，观察生长情况。

2. 平板灌注法

用灭菌的刀片去除外皮层和木质部，用70%的乙醇消毒，无菌水冲洗，将红豆杉样品加入到适量的无菌水中，放入研钵中充分研磨，取匀浆注入融化的PDA培养基中，摇匀，倒平板，25℃培养。

内生真菌一般在PDA或MID培养基中不形成孢子，或者是在灭菌的寄主茎叶中也不形成孢子。然而，这些真菌可以在康乃馨的叶片上形成孢子。康乃馨叶片经过γ射线照射后，置于水琼脂培养基中，将分离得到的内生真菌接种到康乃馨叶片上，23℃下培养1~2星期后，在康乃馨叶片上形成暗色的子实体结构，对于真菌的鉴定具有重要的作用。内生真菌可以在15%的甘油中 – 70℃保存。

（三）内生真菌中紫杉醇的提取分离

紫杉醇的提取分离主要分为两个步骤：内生真菌菌株的发酵培养及其发酵产物的萃取。

（1）将菌株接种在基本的液体培养基上，以保证可以长出足够多的菌丝，一段时间后接种在发酵培养基上使次生代谢产物大量积累。

（2）发酵产物的萃取：发酵液过滤后，滤渣中加入适量乙酸乙酯超声，滤液称量体积。滤液中加入 1/2 滤液体积的乙酸乙酯萃取，下层水层再用乙酸乙酯萃取一次，合并乙酸乙酯，减压蒸馏。用适量甲醇洗涤减压蒸馏得到的固体，再用正己烷洗涤，收集下层甲醇，加入乙酸乙酯和水（1:1，V/V）进行萃取，将收集的乙酸乙酯进行减压蒸馏，用一定量的甲醇洗下固体，0℃密封保存。

此法优点是能够充分萃取出发酵液和菌丝中的紫杉醇，被认为是目前简单而且效率高的提取紫杉醇的方法。综上所述，分离真菌发酵液中的紫杉醇，首先要考虑预处理，然后用相应的萃取方法进行分离，而且要考虑萃取液的种类和减压蒸馏的温度。

（四）提高内生真菌产紫杉醇产量的途径

1. 改变内生真菌生长的条件

内生真菌脱离植物体后，次生代谢停止或延缓，在内生真菌发酵液中添加红豆杉的提取液，提供紫杉醇的诱导物可以提高紫杉醇的产量，启动紫杉醇的合成；而添加浆果赤霉素Ⅲ、醋酸盐、苯基丙氨酸、苯甲酸、亮氨酸等红豆杉内生真菌产生紫杉醇的有效前体，也可以提高产量；植物体中的生长调节剂如 N – 二甲基琥珀酸对内生真菌产紫杉醇也有促进作用；还有研究表明，在真菌不同的发酵时期加入不同的糖类，同样可以提高紫杉醇的产量。故依据内生真菌的生长条件，根据不同的真菌选择合适的培养基，发现最佳发酵条件，提高紫杉醇的产量成为目前研究的热点。

2. 构建工程菌株

红豆杉与内生真菌之间可能存在一种在两种生物体内遗传交换的分子机制，即基因与基因之间相互交换，已经有证据证明这个观点。内生真菌生存在一个竞争的环境中，红豆杉属的内生真菌可以通过生产和耐受紫杉醇，保证自己的竞争优势；红豆杉中有紫杉醇的存在，Strobel 等认为可能与抵抗由根部侵入的真菌相关。依据紫杉醇与内生真菌之间的相互关系，需要进一步研究产生紫杉醇的基因组，紫杉醇的代谢途径以及相关酶类。对能够产生紫杉醇的内生真菌进行遗传改造，构建高产紫杉醇内生真菌的工程菌株，提高紫杉醇的产量。可以利用各种生物工程技术。例如，原生质体融合技术、原生质体的诱变、转化等，对内生真菌进行遗传改造。

第十一章 | 发酵技术与中药炮制

第一节 中药发酵炮制简介

一、中药发酵炮制的概念及现状

（一）中药发酵炮制技术简介

中药发酵炮制是指经净制或处理后的药材或加药材的提取物及辅料，在一定的温度和湿度条件下，通过微生物和酶的催化分解作用，使药物发泡、生衣的方法。

中药发酵的作用机制较为复杂，主要是依靠微生物的生物转化作用实现。中药在发酵过程中，会产生一些具有非常强大的分解转化物质能力的微生物，并能在生长代谢过程中产生纤维素酶、木质素酶、淀粉酶、蛋白酶等多种次生代谢产物，使复杂的生物化学反应在常温常压下迅速完成，比一般物理或化学的炮制手段能更大幅度地增强和调整药性，提高疗效，降低毒副作用，扩大适应证。中药六神曲、半夏曲、红曲；建神曲、淡豆豉、沉香曲等都是通过发酵炮制而成的药物。

发酵炮制应根据药材品种的不同，将药材采用不同的方式进行加工处理后，再置适宜温度和湿度的环境中进行发酵加工。常用的发酵方式有二种：一种是直接用药材进行发酵，另一种是用药材与面粉混合发酵。前者的产品为淡豆豉、百药煎、豆黄等，后者的产品有六神曲、建神曲、半夏曲、沉香曲等。

（二）中药发酵炮制的目的

1. 增效作用

主要通过提高中药有效成分含量（盾叶薯蓣采用预发酵方式，其有效成分薯蓣皂苷元的产量明显增加）和增加有效成分的利用率（将黄芪进行发酵后黄芪多糖最多可达普通水提法的 5 倍）来达到增效作用。

2. 减毒作用

中药发酵主要是通过降低药物毒性成分含量而达到减毒作用，微生物的分解作用可将有毒物质分解，或者对药材中有毒物质的毒性成分进行修饰使其毒性降低或者消失。如对马钱子发酵前后马钱子生物碱含量进行了对比，结果发酵后马钱子碱含量降低，马钱子碱氮氧化物含量增加。又如喜树碱具有较强的抗肿瘤活性，同时又具有严重的胃肠毒性，可抑制骨髓功能和引起出血性膀胱炎等，制约了它在临床上的进一步应用。采用无毒黄曲霉菌株 1100T－419 将喜树碱转化为毒副作用很小的 10－羟基喜树碱，对多种癌症具有显著的疗效，转化率可达 50% 以上。

3. 产生新的活性成分，扩大用药范围

微生物的生命过程中会产生多种酶类以及其他初级、次级代谢产物，在发酵过程中，这些酶及代谢产物会以药材中的有效成分或者非有效成分甚至有害成分为前体，进行生化反应，对这些物质进行分解、转化等，从而产生新的活性物质，为解决中药药效成分人工合成难以及新药开发提供了新的途径。如通过枯草芽孢杆菌对三七须根进行发酵，可得到 5 个新的化合物。

4. 节约药用资源

中药发酵不仅增效解毒，而且采用药渣为原料廉价易得，并节约了药用资源。

（三）中药发酵炮制的特点

中药的发酵炮制实质上都是利用微生物对药材进行的生物转化，其中大部分炮制过程就是以真菌为菌种的固体发酵，因此它具有以下几个特点。

（1）由于固体发酵特别适合生长需水量很少的丝状真菌生长，通常在水分含量较低情况下进行并在发酵过程获得水分，因而它可减少杂菌污染的环节。

（2）发酵炮制不是纯培养，对无菌要求不高，可以是开放式的。

（3）真菌能在酸性条件下也能生长良好，而固体发酵所用基质的 pH 偏低且很难调控，可见真菌的此项特性有利于其进行中药的发酵炮制。

（4）发酵炮制所用原料一般为富含营养物质的药材或药材加农副产品如薯粉、小麦粉、玉米粉、麸皮等，所需原料的成本较为低廉。这些发酵基质常含大分子化合物，如淀粉、纤维素、半纤维素、果胶、木质素、蛋白质和脂质等，真菌常能分泌胞外分解酶而利用这类物质作为生长的碳源和氮源。

（5）营养基质前处理程序较为简单，可根据需要对原料进行粉碎、蒸煮、湿润等预加工以改善发酵生产条件，促进营养物吸收。发酵过程不需要特殊器具，现有中药饮片的生产环境下即可进行操作。

（6）一般真菌具有产孢子的特性，其菌种采集、存放和接种十分方便，工作人员不需要太多训练即能完成对中药发酵炮制的加工。

（7）真菌菌丝顶端延伸并分支产生新的菌丝端，能迅速覆盖固体基质表面而有效利用基质。菌丝生长渗透的力量极强，能形成很高的机械压力，配合尖端分泌的水解酶，使其较易穿入固体基质内部。

（8）相对于中药炮制的其他方法，如炒、煨、炮、煅、炼、烘、焙、烤而言，发酵是在常温、常压等条件下进行的炮制，也是利用微生物生长代谢过程中产生的酶对特定底物进行结构修饰的转化反应。因此它具有反应条件温和、区域和立体选择性强、操作简单、成本较低、公害少等优点，同时能完成一些常规炮制方法难以实现的反应，从而获得一些结构更合理或活性更好的中药成分。

（9）固体发酵完全不需要进行复杂的后期处理，且不存在废弃物的问题，通常是整个发酵过的基质（药材或药材和辅料）仅通过晒干或低温干燥即可被用作药物。

（四）发酵炮制传统工艺与现代工艺

发酵炮制传统工艺是将原料预加工后经蒸煮灭菌，再制成含一定水分的固体物料，然后接入预先培养好的菌种，进行发酵，发酵成熟后适时出料，并进行适当后期处理即可。传统工艺产品的质量与许多因素相关，如发酵菌种，培养基成分，培养条件（如温度、湿度、氧气、pH）等因素。一般发酵最佳温度以 30 ~ 37℃ 为宜，相对湿度控制在 70% ~ 80% 之间，在此培养条件下，适合大多数丝状真菌的生长繁殖。发酵的关键在于温度和湿度的把握，这对其发酵的速度影响很大。温度过低或过分干燥，发酵会慢甚至不能发酵；温度过高，则会杀死真菌，不能发酵。但限于当时低技术水平的程度，温度和湿度的控制往往只能凭经验，例如，混合发酵时以"握之成团，指间可见水迹，放下轻击则碎"为控制指标，因此在传统中药的发酵炮制过程存在较大的主观性，影响了其产品质量的稳定性和重现性。

当然，药材基质对发酵炮制品的质量也有较大的影响，除了对组成基质的药材质量和配比有较严格的要求外，有时还利用不同基质发酵后会产生药性差异的特性来生产不同功效和适应证的药物。如发酵淡豆豉时，若以黑豆拌以桑叶、青蒿煎液后蒸透发酵者，药性则偏寒凉，多用于风热感冒或热病胸中烦闷之症；而以黑豆与麻黄、紫苏发酵组合者，药性则偏辛温，多用于风寒感冒头痛之症，这也是发酵炮制用于中药复方体系配伍过程的范例。

现代发酵炮制则是近年来发酵工程等现代生物技术被运用于传统中药的研发，并从现代科学的角度探索发酵炮制的工艺及其机制，这就极大程度发展了中药的炮制理论。发酵炮制的传统工艺与现代工艺的异同点比较如下。

（1）传统工艺是多菌种混合自然发酵，参加发酵的菌种种类和数量都存在一定的波动。另外，传统工艺采用的完全是固体发酵炮制，整个发酵的过程都是凭主观经验来控制，其炮制品的质量难以得到保障。

（2）现代工艺虽然大部分仍采用固体发酵炮制，但由于在整个发酵过程中较好地融入现代生物技术的元素，可以准确地控制参与发酵的菌种的种类和数量，同时对温度、湿度、酸碱度、通气等工艺因素也能实现良好的动态控制，因而通过现代工艺炮制的发酵品，其质量的可控水平得以较大的提升。

（3）现代工艺基本包含了生物发酵工程的全部环节，如菌种的选育、培养基的配制、灭菌、扩大培养和接种、发酵、产品的分离提纯等过程。

（五）中药发酵研究中的难点与关键问题

（1）中医药自身体系的模糊性及中药成分的复杂性。

（2）发酵理论的发展与完善：发酵工程是在科学实验和生产实践的基础上发展的，通过积累大量经验，总结归纳，逐步上升为理论，指导生产而使发酵工程进一步发展。但目前存在发酵理论相对滞后的问题。这些问题在发酵工程的实际操作和理论研究中仍然需要进一步研究。

（3）中药发酵机制的不明确性：中药化学成分复杂，作用机制不明确，中药的有效成分、一些非有效成分及特殊的基质环境与微生物的相互作用尚待研究。

（4）微生物生长特性的多样性：需要明确微生物的性质及变化工程，建立统一的能应用于大多数中药发酵的通用方法及共性技术体系。

（5）中药发酵炮制如何贯彻中医药理论的指导问题。

（六）中药发酵炮制展望

1. 发酵研究对中药炮制的学术影响

发酵相对于中药炮制的其他技术，具有条件温和、区域和立体选择性强、操作简单、成本低等优点，同时能完成一些常规炮制方法难以实现的反应。由于传统的发酵炮制利用的是自然微生物菌群，也未对微生物进行广泛地筛选，更不能抑制有害杂菌的生长，影响了这一工艺技术在现代中药中的广泛应用；而目前现代的发酵炮制（特别是液体培养法）正在日益受到人们的关注。但是，不管是传统发酵法还是现代发酵法，它们的共同目标都是以中药或其所含活性化合物为基础，以微生物或其他生物体系及其所含的酶为工具，形成新的中药或其有效成分。因此，可以这么说，现代发酵炮制就是集中了传统发酵炮制精髓所在的当代生物技术。在中药开发局限于从现有中药中寻找有效成分的形势下，将被广泛应用于生物制药领域的发酵工程技术引入到中药的炮制研发中，并与高效快速的成分分离和活性筛选手段结合，使得这一研究在未来一定会获得前所未有的发展。

2. 发酵对中药药性理论的发展促进

中药发酵炮制是中药理论体系重要的组成部分，发酵炮制会对中药药性产生一定的影响。中药发酵炮制在微生物学、生物学角度上对中药药性进行改变，随着中药发酵炮制研究的深入，使得数量巨大的中药、复方以及中药渣的资源得到开发利用，必然会对中药药性有进一步的阐释，对中药药性理论的发展产生促进作用。

3. 发酵研究对中药现代化的推进作用

中药发酵活性成分的生物转化促进创新药物的开发，同时有利于产生新的药用资源。

中药发酵制药技术是在继承中药炮制学发酵法的基础上，吸取了微生态学研究成果，结合现代生物工程的发酵技术而形成的高科技中药制药新技术，是从中药（天然药物）制药方面寻找药物的新疗效。传统的中药发酵多在天然的条件下进行的；而现在的中药发酵制药技术是在充分吸收了近代微生态学、生物工程学的研究成果而逐渐形成的，其先进发酵工艺特点是以优选的有益菌群中的一种或几种、一株或几株益生菌作为菌种，加入中药提取液中，再按照现代发酵工艺制成产品。它是一种含有中药活性成分、菌体及其代谢产物的全组分发酵液的新型中药发酵加工制剂。

中药现代化研究已是一个医药、生物等众多学科共同关心的课题。发酵中药是现代生物技术和中药研究的完美结合，在中药生物技术、中药新药研究开发等领域中占有越来越重要的位置。发酵中药也必将在中药现代化进程中表现出强大的生命力，为提高我国中药行业的国际竞争力，使中药走向世界，造福人类作出新的贡献。

4. 中药发酵炮制是现代生物技术与中药研究的结合

为中药新药研究开发提供新途径，拓展更广阔的发展空间，并在中药新药研发中占有越来越重要的地位。提高中药行业的国际竞争力，拓宽重要资源，促进中药资源综合利用。

发酵炮制属边缘学科和新兴学科的技术范畴。

（1）边缘学科：它不是某一专科所能概括的，而是由原有基础学科的中医药学、微生物工程学、有机化学、制剂学、药理学等各专科中的多种专业知识相互交叉和渗透所产生的学科，其重大成果的取得需要使不同学科的方法和对象有机地结合起来并且共同参与完成。

（2）新兴学科：发酵炮制之所以被认为是新兴学科是因为它是近二十多年来，作为一项新兴的、独立的和正在崛起的学科正在我国兴起的缘故。中药本身的复杂性加之发酵体系的更趋复杂性，必然会导致中药的发酵炮制研究难以在短期内取得重大突破。但近年来的研究工作使得发酵炮制成为一个当前毫无疑问的中药生物工程研究的新热点。

二、中药发酵炮制技术

中药发酵炮制技术主要由三个因素构成，即发酵菌种、发酵基质（中药为主，称为药性基质）、发酵条件。发酵菌种和发酵基质两个因素共同构成发酵组合，发酵条件通常为水分、温度、空气等，即用一定的药用菌菌种接种在一定的固体基质上，在一定的环境条件下，经过一定的发酵周期，在特定的质量指标控制下，达到发酵终点，获得中药发酵炮制品，实现中药炮制减毒、增效的作用，有效控制中药发酵炮制饮片的质量。

1. 中药发酵炮制的菌种技术

中药发酵炮制的菌种技术主要包括适合中药发酵炮制生产要求的菌种的分离筛选、菌种选育（包括诱变改良、杂交育种等）、菌种保藏、退化菌种的复壮等内容。

2. 发酵外部条件选择与控制

现代中药发酵炮制，应力求准确地控制发酵成品质量的稳定性，严格控制发酵菌种的种类、数量和浓度（液体发酵），防止杂菌污染，同时对发酵培养基、发酵温度、湿度、酸碱度、通气等工艺因素进行动态控制，使生产菌种处于最佳的产物合成条件下，达到最佳发酵效果，设计合理的发酵工艺，从而获得最高的产品收率。

3. 中药发酵炮制设备及工艺

中药发酵炮制设备包括菌种制备设备、主发酵设备（发酵罐）、辅助设备（无菌空气和培养基制备）、发酵液预处理设备、产品提取与精制设备和废物回收处理设备。其中，发酵罐是中药发酵炮制设备中最重要的设备，是进行生物反应的核心设备。

4. 中药发酵炮制的工业化生产技术

中药发酵炮制的工业化生产技术主要由三个组成部分：上游工程技术、发酵工程技术和下游工程技术。

（1）上游工程技术包括发酵药材的选择、优良种株的选育、诱变，最适发酵条件（培养基、发酵过程最适温度、最佳 pH、溶氧）的确定等。

（2）发酵工程技术主要指在最适发酵条件下，发酵罐中生成大量培养细胞和生产代谢产物的工艺过程。中药发酵炮制的工业化生产，包括固体发酵工程与液体发酵工程。固体发酵终止后成品称为"药用菌质"。这种以得到药用菌质为目的的中药发酵生产工艺即称为固体发酵工程。

研究表明，在猴头菌发酵物中存在着较高含量的腺苷，同时在其浸膏及片剂中均检测到一定含量的猴头菌腺苷，腺苷含量依次为：浸膏＞片剂＞固体发酵物。除以上介绍的品种以外，现代已研制成功的还有白僵蚕、云芝、虫草等药用真菌采用的固体发酵工艺。经成分检测及药理实验证实，应用固体发酵工程技术研制成的菌质及其制品，其活性成分及药理作用并不亚于其他生产工艺的产品。以上述固体发酵工艺研制生产的普通菌质或药用菌质，因其采用纯种（单株）真菌在基质上进行的发酵，现被称为近代生物工程，即第二代生物工程。

中药液体发酵工程技术，是在抗生素工业发展起来以后，逐渐运用到药用真菌的发酵中。我国是在 1958 年开始研究蘑菇、侧耳等的液体发酵，到了 20 世纪 60 年代末，我国才大规模地利用液体发酵生产菌类。70 年代开始研究猪苓、香菇、冬虫夏草、黑木耳、云芝、麦角菌、猴头菌等应用液体发酵工程进行商品化生产菌丝体或其代谢产物。

研究表明，有多种药用真菌液体发酵产物中的蛋白质、氨基酸、核苷类、多糖类及甘露醇等含量，远远高于天然或人工栽培的大型真菌子实体或菌核。

（3）中药发酵下游工程技术是指从发酵产物中分离和纯化产品的技术。包括固液分离技术（沉淀分离、离心分离、过滤分离等工艺），细胞破壁技术（超声、高压剪切、渗透压、表面活性剂、溶壁酶等），蛋白质纯化技术（沉淀法、色谱分离法和超滤法等），产品的包装处理技术（真空干燥和冷冻干燥）等。

第二节　中药发酵炮制学的研究与应用

微生物由于自身存在丰富的酶系而有着在温和条件下分解转化物质的能力。通过微生物与中药共发酵来进行中药炮制可以比一般的物理化学手段更大幅度地改变药性，提高药效，降低毒副作用，扩大适应证。近年利用微生物发酵这一途径来炮制中药已经成为中药研究的新领域。

利用微生物发酵炮制中药古已有之，且是一种相当重要的炮制加工方法之一。从某种意义上讲，虫草是蝙蝠蛾幼虫经虫草菌感染发酵而成，僵蚕是家蚕经白僵菌感染发酵而成。其他如淡豆豉、半夏曲、红曲、麦芽也都是通过发酵而形成的药物。现代发酵工程证实微生物具有酯化、氧化、乙酰化、还原化、甲基化、羟基化和羰基化等多种能力，此外微生物还具有催化立体专一反应和区域专一反应的能力。因此利用微生物发酵炮制中药实际上是一种生物转化反应。

一、微生物发酵炮制何首乌

中药何首乌为蓼科植物何首乌 [*Polygonum multiflorum*（Thunb.）] 的干燥块根，是常用补益中药。中医药认为，何首乌味苦、涩，性温，归肝、心、肾经。具有抗衰老、调节机体免疫功能、降血脂、抗动脉粥样硬化、促进肾上腺皮质功能等作用。其主要成分为二苯乙烯苷类和蒽醌类化合物，而后者被认为是何首乌致泻和肝毒性的主要成分。何首乌传统的炮制方法是经净制、切制后进行炮炙，通常用蒸制、酒制、黑豆黄酒制、黑豆甘草制、黑豆生姜制等。生用解毒消痈，润肠通便；制用补肝肾，益精血，乌须发，强筋骨。

发酵炮制方法：将何首乌饮片 70℃干燥，粉碎过筛，称量三角锥瓶中，加入蒸馏水，制备成首乌粉末混悬液，121℃高压灭菌。将米根霉于无菌环境接入何首乌发酵培养基中。接种完成后放入恒温培养振荡器中，28℃，180r/min 振荡摇瓶培养 5d，得到何首乌发酵液。此法即利用微生物酶的专一性，筛选出只降解何首乌中的蒽醌类化合物而不破坏二苯乙烯苷等有效成分的菌种，建立一种新的何首乌炮制方法。杜晨晖在前期研究的基础上对微生物发酵法炮制何首乌的机制进行了初步探讨，采用 HPLC 考察何首乌微生物发酵前后二苯乙烯苷类和蒽醌类化学成分的变化。为微生物发酵炮制有毒中药新方法的建立提供科学依据。

何首乌经米根霉发酵后，产生了新的蒽醌类成分大黄素 $-6-O-\beta-D-$ 吡喃葡萄糖苷，而二苯乙烯苷类成分无变化。同时药理研究发现，大黄素 $-6-O-\beta-D-$ 吡喃葡萄糖苷对家兔肠平滑肌的收缩作用弱于大黄素。由此推断，在何首乌发酵炮制过程中，米根霉可催化大黄素转化为大黄素 $-6-O-\beta-D-$ 吡喃葡萄糖苷，从而降低何首乌的泻下作用。由此证明通过米根霉的生物发酵可以降低何首乌的泻下作用，即在发酵过程中将蒽醌类成分降解或生成毒性较低的化合物，这恰恰符合了"增效减毒"的中药炮制目的，在一定程度上验证了微生物发酵炮制法的可行性及科学性。

二、中药刺五加的发酵炮制

刺五加 [*Acanthopanax senticosus* (Rupr. Et Maxim.) Harms] 为五加科植物，其根作为药材用于临床历史悠久，最早见于《神农本草经》，被列为上品，具有扶正固本、补肾健脾、益智安神等功效。其作用特点与人参基本相同，具有调节机体紊乱，使之趋于正常的功能，现代研究表明具有补中、益精、强意志、祛风湿、壮筋骨、活血去瘀等功效。目前被《中华人民共和国药典》2010 年版收载。

猴头菌 (*Hericium erinaceus*) 属于担子菌门、猴头菌科，为药食兼用真菌，具有助消化、降血糖及抗氧化等药理活性，其有效成分为多糖，多糖是抗疲劳作用的主要活性成分。

陈丽艳等采用中药发酵炮制技术，用猴头菌发酵炮制中药刺五加，实现了苷类成分的体外转化，以利于人体吸收；发现经发酵后多糖含量大幅提高从而有利于药效增强。刺五加发酵物水提液主要成分为多糖及苷类。刺五加多糖是从刺五加的根、根皮及果实中提取分离的生物活性多糖，它由果糖、葡萄糖、阿拉伯糖等组成，药理作用广泛，参与人体细胞的各种生命过程及生理功能的调节，具有明显抗疲劳作用。采用蒽酮硫酸法检测刺五加发酵前后多糖含量变化，结果刺五加发酵物多糖含量比刺五加原药材提高 133% 。刺五加对照组与刺五加发酵物中剂量组在相同的给药剂量下，刺五加发酵物抗疲劳各项指标显著提高，差异均具有统计学意义。

白海玉发现刺五加经侧耳菌 (*Plewrotus* sp.) 发酵后能够提高小鼠的耐缺氧、抗疲劳、抗高温和抗低温能力，同时与刺五加提取液比较使其抗应激作用增强，表明刺五加经侧耳菌发酵后可使有效成分生物利用度提高，使其药效增强。

三、微生物发酵炮制红花

红花为菊科植物红花 (*Carthamus tinctorius* L.) 的干燥花，在我国已有 2100 多年的栽培与用药历史，为传统常用中药，是活血通络、祛瘀止痛之良药。近年来广泛用于多种瘀血阻滞，血行不畅之症。药理研究表明红花具有降血脂和抗血栓等作用，有报道红花水溶性成分还具有较强的抗氧化作用。红花作为一味活血通络、祛瘀止痛的传统中药在近来的研究中发现其具有较强的抗氧化活性。红花中抗氧化的有效成分是具有酚羟基的黄酮类化合物，如红花黄色素、红花素、槲皮素等。

冯志华等研究地衣芽孢杆菌 C2-13 发酵炮制对红花抗氧化活性的影响。发现红花经 C2-13 发酵炮制其抗氧化功效显著提高。HPLC 分析还观察到红花中一些成分发生了改变。红花中一些有效成分可能是经 C2-13 的生物转化提高了其抗氧化功效。

四、五倍子的发酵炮制

五倍子〔*Melaphis chinensis*（Beii）Baker.〕为倍蚜科昆虫五倍子蚜、倍蛋蚜等若干种蚜虫，在其寄主漆树科落叶灌木或小乔木植物盐肤木、红麸杨、青麸杨等树叶上形成的虫瘿。一般秋季采摘，置沸水中略煮或蒸至表面呈灰色，杀死瘿内蚜虫，干燥，敲开，除去杂质，生用。五倍子含有五倍子鞣质、没食子酸等，有收敛止泻、止血作用。

五倍子的收敛止泻、止血作用主要是来自它所含的鞣酸与细胞中的蛋白质结合成不溶于水的沉淀物，从而抑制了细胞分泌，促进水液的再吸收而发挥收敛作用。但鞣酸在肠道内会遇食物中的蛋白质，并与之结合，因而降低了它的作用。为了克服这一缺点，王和英根据临床酶学的有关理论，采用含有根霉菌和 L‒赖氨酸等物质的酵曲发酵五倍子。五倍子的收敛作用，主要由它所含的鞣酸与细胞中的蛋白质结合成不溶于水的沉淀物，从而抑制了细胞的过度分泌，促进水液的再吸收而发挥收敛作用。但鞣酸在肠道内会先遇到食物中的蛋白质，并与之结合，无形中消耗掉一部分鞣酸，因而降低了它的收敛作用。由于根霉菌能促进 L‒赖氨酸的生成，能促进胃肠道黏膜吸收食物中的蛋白质，有效地避免鞣酸在胃肠道内竞争性消耗，从而提高了五倍子的收敛作用。经临床使用效果较好。

第四篇

生物转化技术及其研究进展

SHENGWUZHUANHUAJISHUJIQIYANJIUJINZHAN

第十二章 | 生物转化技术概述

早在春秋战国时期（公元前400年），我国民间已经学会了将酒酿造成醋的生产方法，但人们还没认识到可以用微生物方法来合成化学物质。1864年巴斯德发现乙酸杆菌能将乙醇氧化为乙酸，使人们能用纯种乙酸杆菌（*Bacteriam xylinum*）将乙醇氧化成乙酸后，人们开始通过微生物方法来合成化学物质。20世纪50年代Murray和Peterson应用了黑根霉（*Rhizopus nigricans*）通过一步将孕酮11位上导入一个α羟基，使孕酮合成皮质酮只需三步，且回收率高达90%；使可的松的工业生产成为现实，体内微量的各类甾体激素广泛应用于临床治疗。现在，微生物转化技术的进一步发展，使其已成为手性药物对映体不对称合成中重要的合成技术之一。

植物细胞培养技术和植物组织培养技术在部分中药活性成分生产中所具有的应用价值被发现之后，植物细胞、组织中的酶系对活性成分的转化能力也逐渐被开发利用。来源于植物的酶能够催化化学合成或微生物很难进行的立体专一和区域专一反应，增加了天然产物的多样性。

本章概要地介绍了生物转化定义和特点、生物转化系统、生物转化中较为常见的反应类型，以及生物转化在中药现代化研究中的应用与前景。

第一节 生物转化的概念及其特点

一、生物转化的概念

生物转化（biotransformation）是指利用生物体系（包括细菌、真菌、植物组织、动物组织培养系）以及它们所产生的酶对外源化合物（exogenous substrate，foreign substrate）进行结构修饰而获得有价值产物的生理生化反应，其本质是利用生物体系本身所产生的酶对外源化合物进行酶促催化反应。由于微生物培养简单、种类繁多、酶系丰富，成为生物转化中最常用的有机体。

二、生物转化的特点

与化学修饰相比，中药活性成分的生物转化具有以下特点。

1. 可进行各种生物转化反应

由于生物体系中酶的种类多种多样，代谢类型丰富，可进行各种生物转化反应，如氧化、还原、酯化、水解、环化等。

2. 对立体结构合成上具有高度的专一选择性

生物转化反应是一种酶的催化反应，对底物作用时，具有高度的立体结构选择性。包括化学结构选择性（chemoselectivity）和非对映异构体选择性（diastereotope selectivity），并且有严格的区域选择性（regioselectivity）、面选择性（face selectivity）和对映异构体选择性（enantiope selectivity）。可顺利完成一般化学合成、修饰难以实现的反应，而对中药活性成分的特定基团或结构进行修饰、改造。

3. 反应条件温和、低能耗、高效率

生物转化大多是在室温、中性环境中作用，无需高压、强热等苛刻条件，减少了产物分解、异构、消旋和重排反应，反应底物不需要基团保护，特别适于不稳定化合物的制备。生物转化反应的本质是酶催化反应，在最适条件下，酶能在一秒钟内使 $10^2 \sim 10^6$ 个底物分子转变为产物。

4. 生物转化可以减少反应步骤

生物反应中本身含有多种酶、复合酶、多酶体系，或通过酶合成基因构建得到的基因工程菌，都可以将几步催化反应在一次反应中完成。

第二节　生物转化系统

在天然药用化学成分的生物转化研究中，用于生物转化的生物体系一般为微生物、植物细胞或组织器官培养物，以及由之而来的纯酶或粗酶制剂。最近，海洋微藻和一些昆虫也开始用于生物转化的研究中。在这些转化体系中，由于微生物具有资源丰富、种类繁多、易于保存、大规模发酵技术成熟等优点而为人们广泛接受，是生物转化研究中最常用的生物体系。

最近，Carvalho 等综述了有关萜类化合物的生物转化研究，表 12-1 为他们根据过去十年中公开发表的论文整理的有关不同生物转化体系与反应器的情况。从表中数据可看出，在萜类化合物的生物转化研究中，生物转化体系以细菌和真菌应用较多，而且反应器多采用小规模的摇瓶进行实验室的研究。

表 12-1　萜类化合物生物转化中所用的不同生物转化体系与反应器

生物转化体系		生物转化反应器	
体系	所占百分比（%）	反应器	所占百分比（%）
细菌（bacteria）	41	摇瓶（shake flask）	48
真菌（酵母除外）（fungi）	33	小规模（small scale）	15
植物（plants）	11	琼脂板（agar plates）	8
酶（enzymes）	7	气升式反应器（airlift reactor）	3
酵母（yeasts）	2	搅拌式反应器（stirred tank reactor）	18
蓝藻（cyanobacteria）	2	膜反应器（membrane reactor）	3
微藻（microalgae）	4	柱反应器（column reactor）	5

一、微生物及其酶制剂

自从 1952 年，美国 Upjohn 公司的 Murray 和 Peterson 利用根霉菌进行黄体酮（progesterone）11α - 羟基化并申请专利以来，微生物转化在药物研究中的重要性开始被人们所认识，关于这方面的研究也因此越来越多。近几年，由于人们对环境的重视加上手性药物的发展，微生物转化就更加被重视。起初人们主要利用丝状真菌作为生物催化剂，而且主要用于甾体化合物的结构修饰研究。后来，微生物催化剂拓宽到酵母、细菌，甚至某些厌氧菌（包括肠内菌）等微生物。值得一提的是肠内菌的生物转化，由于一般用的是人体的肠内菌，故用于天然药物的生物转化不仅可以模拟药物的代谢

途径，而且可以帮助人们弄清何种代谢产物被吸收以及何种代谢产物或药物原形发挥药理作用，对药物的研究以及新药的开发具有重要指导意义，也正因为如此，肠内菌的生物转化渐渐演变成一个独立的研究领域。微生物转化涉及的天然药用化学成分和反应类型很多，上述化合物和反应类型在微生物体系生物转化研究中都有报道，其中以羟基化反应最为普遍。

二、植物细胞或组织器官培养物

与微生物相比，利用植物培养细胞进行药用化学成分的生物转化研究要晚得多，最早可追溯到德国 Reinhard 等关于洋地黄强心苷的羟基化反应的报道。用于生物转化的植物体系除细胞悬浮培养物外，还包括植物的再生根培养物或发状根培养物以及固定化细胞。运用植物培养体系进行生物转化的天然产物的种类也较多，较为常见的为羟基化反应和糖基化反应。利用植物培养体系进行生物转化的优点是植物体系拥有丰富的酶体系，易于所需反应类型的寻找。其缺点是：首先必须建立稳定的植物细胞或器官悬浮培养体系，而其保存困难，工作繁琐；其次是植物培养物的大规模培养工艺较为复杂，不易控制。这些都是制约植物细胞生物转化应用的因素，不过由于分子生物学的发展，利用基因克隆技术可以寻找出相关反应酶的基因，进而重组到易于控制的微生物体系中进行天然产物的生物转化，可从根本上克服上述缺点；这也是此领域将来发展的一种趋势。下面是用于生物转化的几种植物培养体系。

1. 悬浮培养细胞转化系统

悬浮培养细胞转化系统是最早开发的植物生物转化系统，具有直接使用前体、细胞转移限制少等特点。其反应步骤多为一步反应。例如，长春花的悬浮细胞可以将苯磺酰基类化合物氧化成其衍生物；雷公藤（*Tripterygiunm wilfordii*）也可以将去氢松香酸（dehydroabietic acid）转化成异雷酚内酯。但由于植物细胞生长缓慢、易污染，特别是悬浮培养的体细胞克隆容易变异，使生物转化的产物不稳定，并且大规模培养较为困难等因素限制了这一方法的大规模使用。

2. 毛状根转化系统

毛状根具有生长速度快、生物合成能力强、不需要补充外源激素、遗传稳定性好等特点。随着毛状根诱导和培养技术的不断发展，利用毛状根进行生物转化的例子越来越多。表 12 - 2 罗列了利用毛状根进行生物转化的例子。

表 12 - 2　用植物毛状根进行药用活性物质的生物转化

植物名称	底物	产物	反应类型
人参	洋地黄毒苷配基	洋地黄毒苷配基月桂酸酯	酯化
		洋地黄毒苷配基豆蔻酸酯	酯化
		洋地黄毒苷配基棕榈酸酯	酯化
		洋地黄毒苷配基硬脂酸酯	酯化
		洋地黄毒苷配基 β - D - 葡萄糖苷	糖基化
		洋地黄毒苷配基 β - D - sphoroside	糖基化
		洋地黄毒苷配基 β - D - gluxoside	糖基化
人参	（*RS*）- 2 - 苯基丙酸	（*RS*）- 2 - 苯基丙酸 - β - D - 葡萄糖苷	酯化
	2 -（3 - 苯甲酰苯基）- 丙酸	2 -（3 - 苯甲酰苯基）- 丙酸葡萄糖苷	酯化
鬼针草	丁羟基苯酸	二苯乙烯醌二聚体	氧化

3. 固定化培养

从 Reinhard 等在 1980 年利用固定化的毛地黄（*Digitalis lanata*）细胞成功地把 β - 甲基洋地黄毒苷转化为 β - 地高辛，利用固定化培养细胞进行生物转化取得了飞速的发展，现在已有 10 多种固定化植物细胞用于药物的生物转化当中。和传统的悬浮培养细胞相比，固定化细胞生物转化体系具有可以长时间反复利用、保护细胞免受剪切力的影响、容易实现高密度培养等优点。另外，固定化培养的细胞可以提供进行多步生物转化和反复利用重要因子以及协同酶系作用的环境，有利于转化产物的合成。

三、海洋藻类

海洋微藻是光合自养型的生物，不需要任何有机成分作为能源物质，因此微藻的大规模培养理论上要比细菌、酵母及丝状真菌更经济、简单。20 世纪 90 年代，科学家们慢慢开展天然产物的微藻生物转化研究，用于萜类等化合物的结构修饰。这是一个新兴的生物转化体系，已初步显示出了一定的发展潜力。

四、昆虫的幼虫

目前，对于昆虫的幼虫研究只有日本学者 Miyazawa 研究组的一些报道。他们采用鳞翅目昆虫的幼虫进行了萜类化合物和木脂素类化合物的生物转化研究，目的是想获得一些抗昆虫的活性天然产物以及考察一些天然产物在昆虫体内的代谢情况。所用的试验方法为：将底物和食物一起搅拌均匀后喂养昆虫的幼虫，一定时期后收取粪便进行提取分离得到转化产物。作者认为，由于昆虫是一类动物，利用昆虫的幼虫作为生物转化体系除能得到活性化合物外，还可以作为药物的一个代谢模型，模拟药物在动物或人体内的代谢途径，也能为药物的代谢研究提供帮助。

第三节　常见的生物转化反应类型

由于生物体系中酶的种类多种多样，代谢类型丰富，生物转化可进行的反应类型相当丰富，许多化学合成需要的反应都可由生物转化完成，如氧化、还原、水解等反应。同时，生物转化反应的温和条件、立体结构的选择性还能够完成许多化学合成不能进行或难以完成的反应，并且能够将化学合成过程中几步反应一次完成。

一、氧化反应

氧化反应是最常见的微生物转化反应类型之一。

（一）单加氧反应

1. $R—CH_2OH \rightarrow R—CHO$

2. $R—CH_2OH \rightarrow R—COOH$

3. $R—CHO \rightarrow R—COOH$

4. $R_1—CH(OH)R_2 \rightarrow R_1—CO—R_2$

5. $R—CH_3 \rightarrow R—CHO$

6. $R—CH_3 \rightarrow R—COOH$

7. $R—CH_3 \rightarrow R—CO—R'$

（二）羟基化

1. $R—CH_3 \rightarrow R—CH_2OH$ （$R—CHO$）

2. $R—CH_2 \rightarrow R—CH$ （OH） $—R'$

3. $\underset{R_2}{\overset{R_1}{>}}CH \longrightarrow \underset{R_2}{\overset{R_1}{>}}C—OH$

（三）环氧化

$$R_1—CH=CH—R_2 \rightarrow \underset{O}{\overset{R_1 \quad R_2}{\triangle}} \qquad R_1—CH_2—CH_2—R_2 \rightarrow \underset{O}{\overset{R_1 \quad R_2}{\triangle}}$$

（四）氮杂基团的氧化

$R—NH_2 \rightarrow R—NO_2$

（五）硫杂基团的氧化

$$>\!\!=\!\!S\!\!=\!\!< \longrightarrow >\!\!=\!\!\underset{S}{\overset{O}{|}}\!\!=\!\!<$$

（六）β–氧化

$R—CH_2—CH_2—CH_2—COOH \rightarrow R—CH_2—CH$ （OH） $—CH_2—COOH$

（七）脱氢

1. $R_1—CH_2—CH_2—R_2 \rightarrow R_1—CH=CH—R_2$

2. $\underset{R_2}{\overset{R_1}{>}}CH—CH_2—R_3 \longrightarrow \underset{R_2}{\overset{R_1}{>}}C=CH—R_3$

二、还原反应

多种脂肪族、芳香族醛类化合物，饱和或不饱和的羟基取代或卤素取代的醛，以及各种单酮、双酮、三酮，或含羟基、卤素取代的酮类化合物都能被微生物还原成相应的醇。应用微生物转化进行还原时，得到的仲醇都具有光学活性，不必对对映异构体进行拆分，降低了生产成本。

（一）羰基还原

1. $R—CHO \rightarrow R—CH_2OH$

2. $>\!\!CH—CHO \longrightarrow >\!\!CH—CH_2OH$

3. $R_1—CO—R_2 \rightarrow R_1—CH$ （OH） $—R_2$

4.

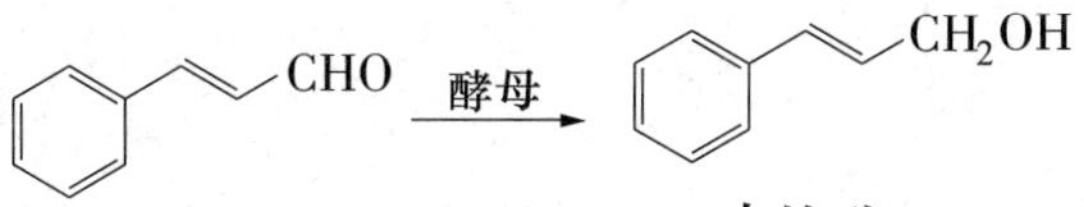

肉桂醇

（二）氮杂基团还原

1. $R-NO \rightarrow R-NH_2$

2. $R-NHOH \rightarrow R-NH_2$

3.

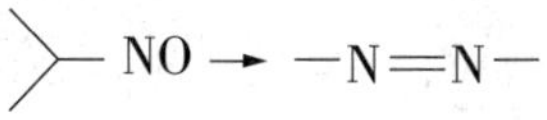

4.

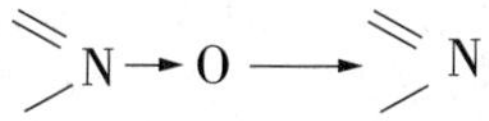

三、水解反应

生物转化广泛地应用于酯、内酯、苷、酰胺和内酰胺等化合物的水解。生物水解具有对映异构体的选择性，故被广泛地应用于光学活性化合物的拆分。

（一）酯和内酯的水解

1.

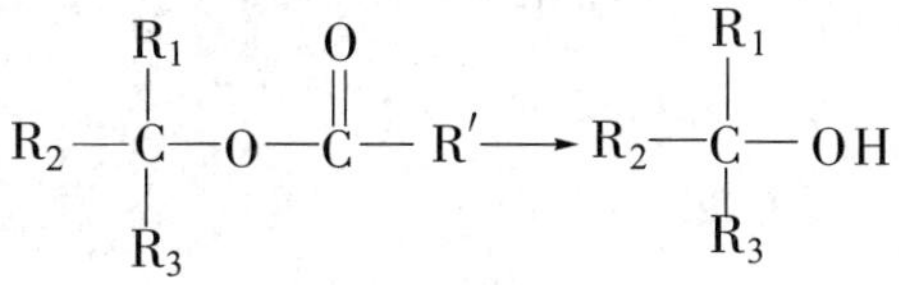

2.

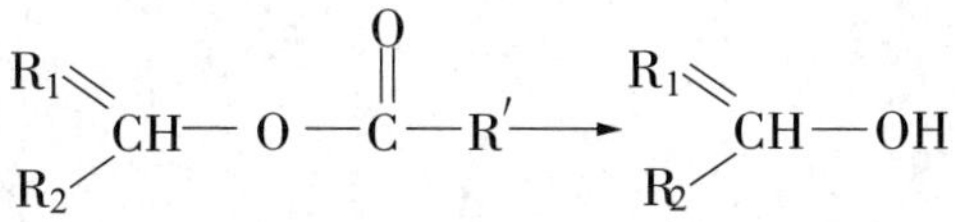

3. $R-CO-O-R' \rightarrow R-COOH$

4. $R-CO-S-R' \rightarrow R-COOH$

5.

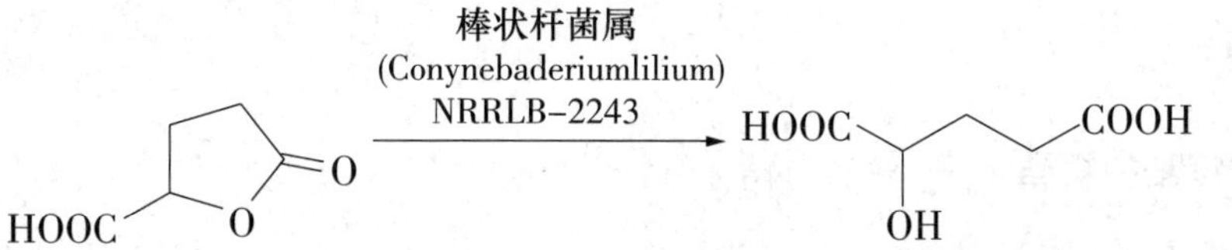

棒状杆菌属
(Conynebaderiumlilium)
NRRLB–2243

(S)-1-羟基戊二酸

（二）醚的水解和开裂

1. 基本反应

（1）

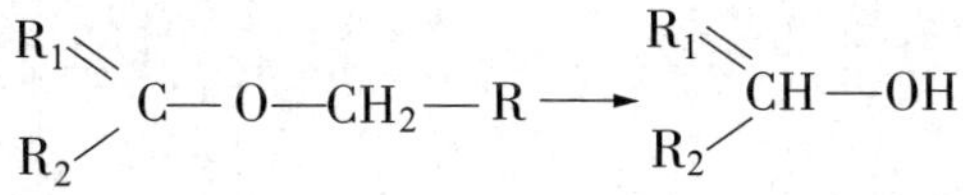

（2）

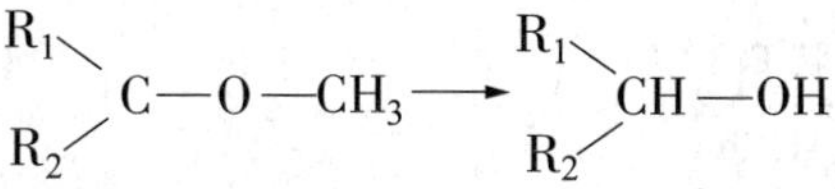

2. 硫醚的水解开裂

（1）

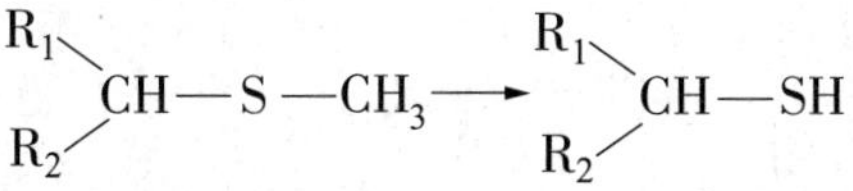

$$(2) \quad \overset{R_1}{\underset{R_2}{\diagdown}}C-S-CH_3 \longrightarrow \overset{R_1}{\underset{R_2}{\diagdown}}C-SH$$

3. 苷的水解

$$(1) \quad \overset{R_1}{\underset{R_2}{\diagdown}}N-糖 \longrightarrow R_1-\overset{H}{\underset{}{N}}-R_2 + 糖$$

$$(2) \quad R_2-\overset{R_1}{\underset{R_3}{\overset{|}{C}}}-O-糖 \longrightarrow R_2-\overset{R_1}{\underset{R_3}{\overset{|}{C}}}-OH + 糖$$

4. 酰胺、内酰胺的水解

$$(1) \quad \overset{R_1}{\underset{R_2}{\diagdown}}CO-NH-R' \longrightarrow \overset{R_1}{\underset{R_2}{\diagdown}}COOH+NH_2-R'$$

$$(2) \quad \underset{\text{（内酰胺环，带 } NH_2\text{）}}{} \xrightarrow[\text{Toray 1007}]{\text{粪户简杆菌}} H_2N-\cdots-\overset{COOH}{\underset{NH_2}{|}}$$

L-赖氨酸

5. 环氧水解开环

$$\overset{R_1 \quad R_2}{\underset{O}{\triangle}} \longrightarrow R_1-\overset{H}{\underset{OH}{\overset{|}{C}}}-\overset{H}{\underset{OH}{\overset{|}{C}}}-R_2$$

6. 水解脱胺

$$\overset{R_1}{\underset{R_2}{\diagdown}}NH_2 \longrightarrow \overset{R_1}{\underset{R_2}{\diagdown}}OH$$

7. 水解胺烷基中烷基

$$\overset{R_1}{\underset{R_2}{\diagdown}}N-R' \longrightarrow R_1-\overset{H}{\underset{}{N}}-R_2$$

四、缩合反应

通过缩合反应，形成新的碳—碳键。

（一）腈醇缩合

$$\overset{OH}{\underset{NC}{\overset{|}{\underset{}{\overset{H \cdots}{\underset{R}{|}}}}}} \xleftarrow[\substack{+HCN \\ R'=H}]{(S)醇腈(醛化)酶} \overset{O}{\underset{R_1 \quad R_2}{||}} \xrightarrow[\substack{+HCN \\ R'=H,CH_3}]{(R)醇腈(醛化)酶} \overset{OH}{\underset{CN}{\overset{|}{\underset{}{\overset{R_1\cdots}{\underset{}{|}}R_2}}}}$$

（二）偶姻缩合

两分子醛间缩合形成不对称的醇酮化合物。

1.

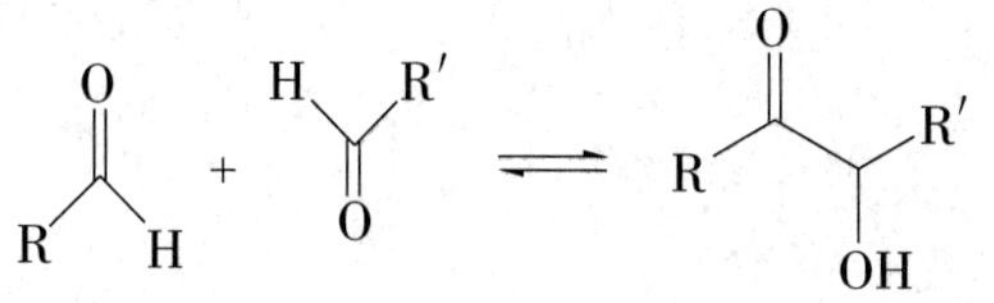

2.

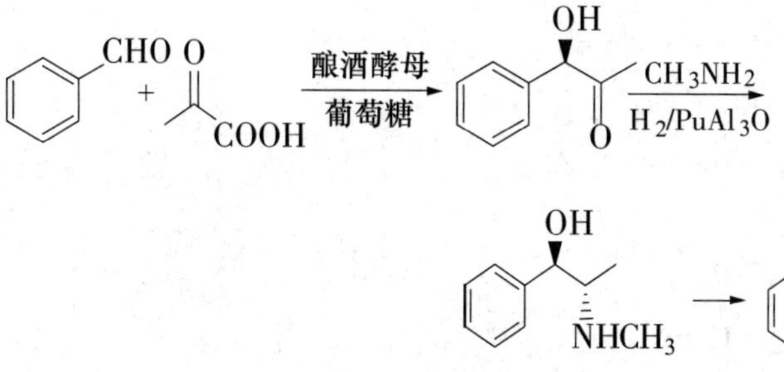

$$(1R,2S)\text{-}麻黄碱\quad (1R,2S)\text{-}麻黄碱$$

五、胺化反应

微生物的胺化转化反应可以从醇基、酮基或羧基基团分别转化为氨基或酰胺。

（一）醇基转化为氨基

1. 仲醇转化为氨基

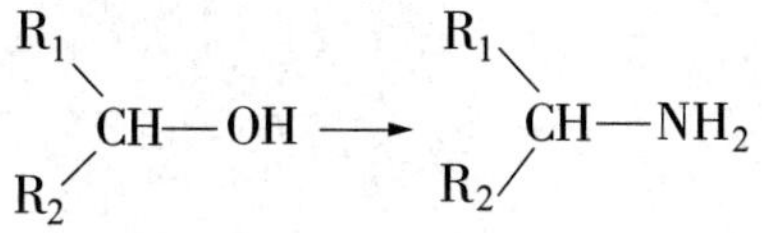

2. 叔醇转化为氨基

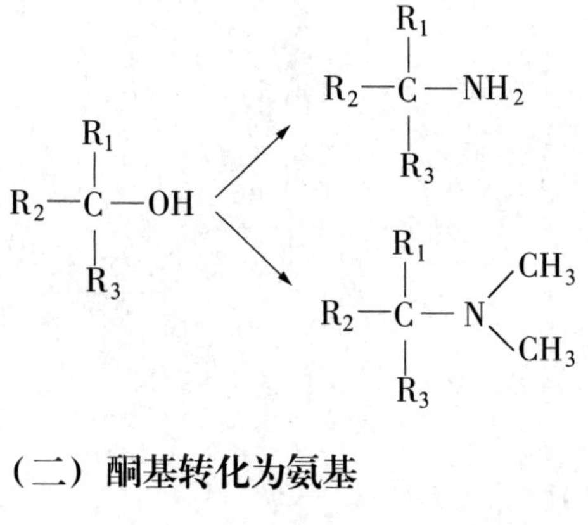

（二）酮基转化为氨基

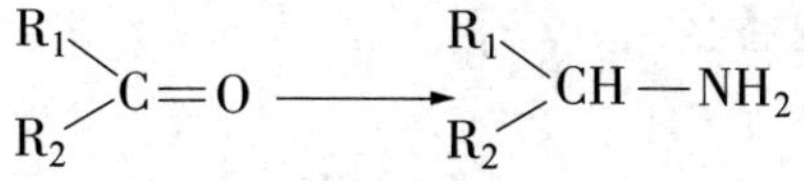

（三）羧基转化为酰胺

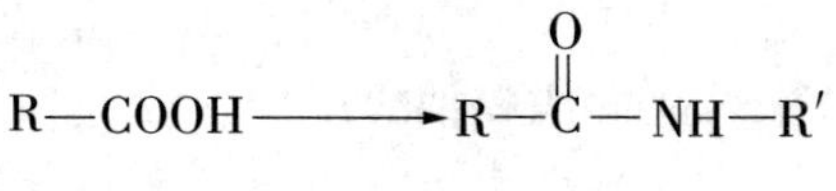

六、酰基化反应

（一）羟基酰基化

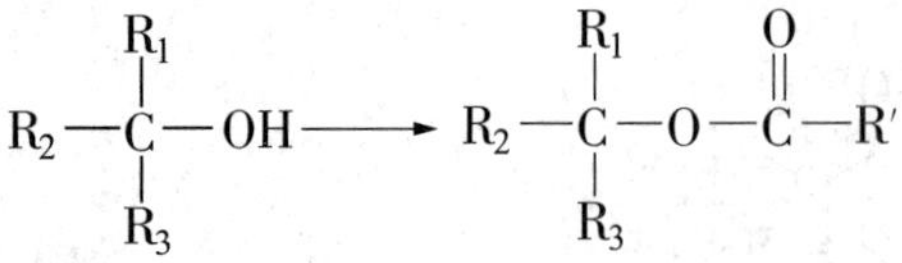

$$R_2-\overset{\overset{R_1}{|}}{\underset{\underset{R_3}{|}}{C}}-OH \longrightarrow R_2-\overset{\overset{R_1}{|}}{\underset{\underset{R_3}{|}}{C}}-O-\overset{\overset{O}{\|}}{C}-R'$$

（二）氨基酰基化

$$1.\ R_2-\overset{\overset{R_1}{|}}{\underset{\underset{R_3}{|}}{C}}-NH_2 \longrightarrow R_2-\overset{\overset{R_1}{|}}{\underset{\underset{R_3}{|}}{C}}-NH-\overset{\overset{O}{\|}}{C}-R'$$

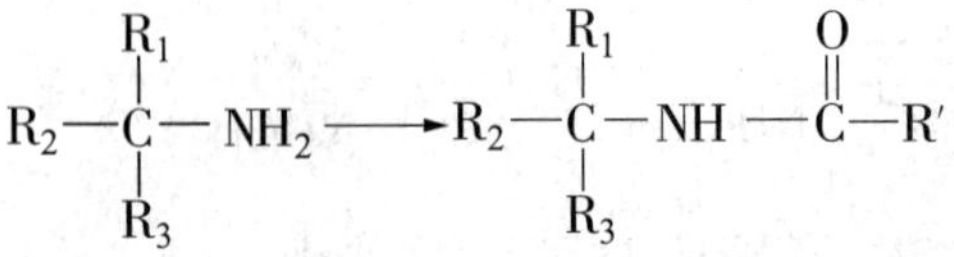

$$2.\ R-NH-NH_2 \longrightarrow R-NH-NH-\overset{\overset{O}{\|}}{C}-R'$$

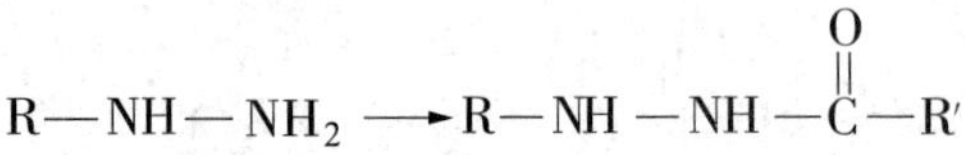

七、降解反应

（一）脱羧反应

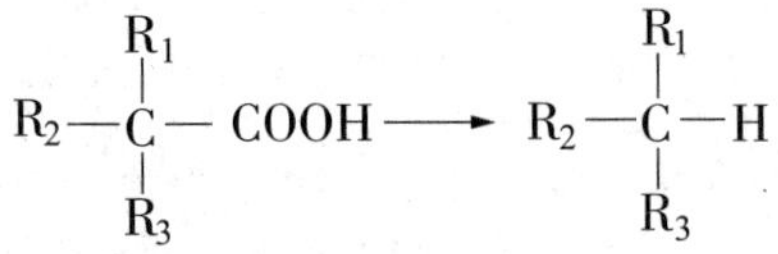

$$R_2-\overset{\overset{R_1}{|}}{\underset{\underset{R_3}{|}}{C}}-COOH \longrightarrow R_2-\overset{\overset{R_1}{|}}{\underset{\underset{R_3}{|}}{C}}-H$$

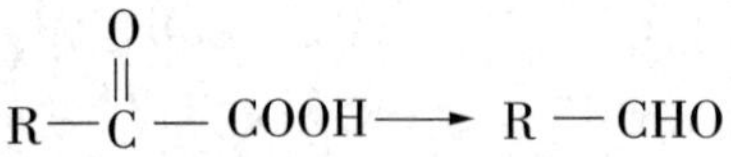

（二）脱羧还原

$$1.\ R-\overset{\overset{O}{\|}}{C}-COOH \longrightarrow R-CHO$$

2.

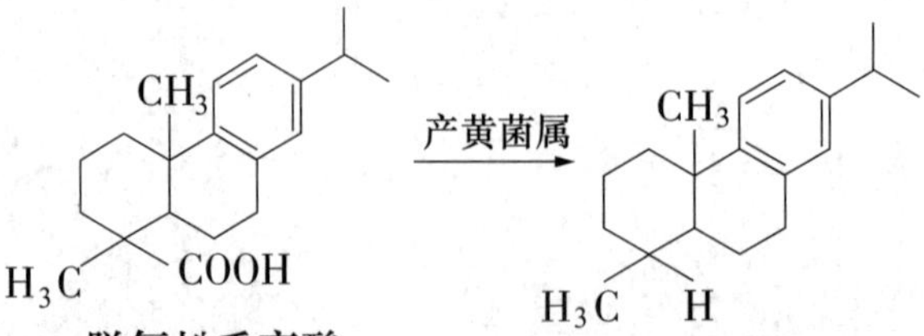

脱氧松香亭酸 　产黄菌属→　脱氧松香亭

3. 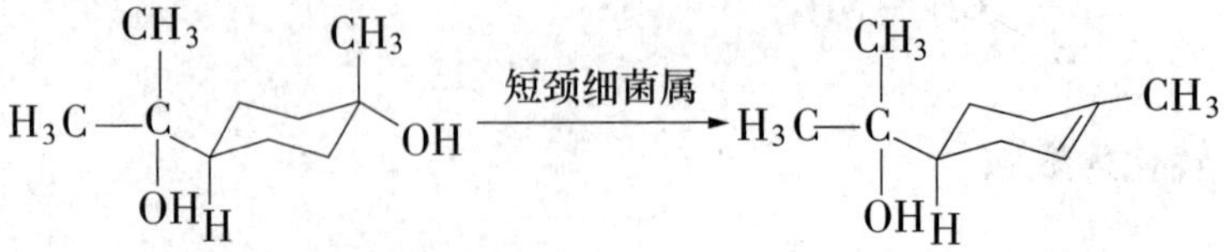 顺式水合萜品 　短颈细菌属→　α-萜品醇(松油醇)

八、脱水反应

$$H-\overset{\displaystyle R_1}{\underset{\displaystyle R_2}{C}}-\overset{\displaystyle R_1'}{\underset{\displaystyle R_2'}{C}}-OH \longrightarrow \overset{\displaystyle R_1}{\underset{\displaystyle R_2}{C}}=\overset{\displaystyle R_1'}{\underset{\displaystyle R_2'}{C}}$$

九、糖基化反应

$$R-OH + UDPG \overset{E_1}{\rightleftharpoons} UDP + R-OG$$

第四节 生物转化技术在中药研究中的应用

以已知的天然活性成分为先导化合物，通过有机合成、结构修饰等方法寻找和开发新的高效低毒药物，是被证实的行之有效的新药开发途径之一。生物转化是创制药物新分子的重要手段之一，是新药研究中一个有用的工具，用生物催化技术来生产药物组分已成为当今生物技术研究的热点方向。中药中部分有效成分由于水溶性不好或稳定性不好，或毒副作用太强等原因，在应用上受到了限制，对这些化合物进行结构改造是非常有必要的。随着药物筛选技术的发展，特别是高通量筛选技术的出现，从现有资源中发现结构新颖，并有药用价值的先导化合物已越来越困难。而用生物转化的方法处理中药，并将其用于复杂天然药物的筛选和研制，通过与高效快速药物筛选手段结合，是发掘具有自主知识产权、具有中国特色新的天然高效活性先导化合物的重要途径。国内外一些研究者对中药中某种单一成分转化的研究较为深入，得到了一些新化合物，部分化合物的活性超过了母体化合物。黄酮类化合物（flavonoids）是广泛存在于自然界的一大类多酚化合物。该类化合物具有抗肿瘤、抗心脑血管疾病、抗炎镇痛、免疫调节、降血糖、治疗骨质疏松、抑菌抗病毒、抗氧化、抗辐射等功效，是新药研发的活性先导物来源的宝库。然而，黄酮类化合物大多与糖类结合，以苷的形式存在于自然界，其溶解度差、生物利用率低，从而导致人体对黄酮类药物吸收慢、药效不显著，极大地限制其临床应用。陈丽艳等研究发现黄芩（*Scutellaria baicalensis Georgi*）经黑曲霉发酵后，黄酮类成分发生变化，其黄芩苷的含量减少，而黄芩素和汉黄芩素的含量分别是黄芩药材的 2.73，5.77 倍，均提高了生物利用度及药理活性。喜树碱（CPT）和 10 - 羟基喜树碱（HCPT）是喜树中含有的天然抗肿瘤活性成分，HCPT 比 CPT 的抗肿瘤效果好，且毒性较低，已上市成为抗癌药物。但 HCPT 在喜树种子内的天然含量仅为十万分之一，如何将 CPT 改造和结构修饰成活性更强的 HCPT 是个难题。郭继强等发现假单胞菌对 CPT 有较高的转化功能，在适宜条件下，CPT 转化成 HCPT 的产率达 19.1%。另有报道，利用大肠埃希菌和脆壁酵母来源的 β - 半乳糖苷酶可以对异紫杉脂素进行修饰，极大提高了异紫杉脂素的水溶性。

传统中药中部分活性成分单体的药理作用及机制已十分明确，已广泛应用于临床。但目前的工业化生产主要依靠从植物中直接提取，某些结构简单的化合物也可通过化学合成获得。从植物中直接提取的方法大都劳动强度大，产量小，污染环境，且容易造成生态环境失衡。而化学合成通常合成条件严格、产物成分复杂，且大多数中药活性成分具有光学异构活性，化学合成得到的消旋体分离困难、成本高。以成本低、简单易得的中间体为底物，通过生物转化生产获得这些活性成分，或得到化学合成中的关键中间体，结合化学合成工艺，生产中药活性成分将可能是解决中药活性成分单体工业生产的理想途径。章海峰等以对羟基苯甲醇为底物，利用黄绿密环菌为转化体系获得麻黄主要活性成分麻黄素。半生物转化法生产麻黄碱用丙酮酸脱羧酶（pyruvate decarboxylase，PDC）使 α – 酮基脱羧，进而与醛类发生聚合反应，生成手性的 1 – 羟基 – 1 – 苯基丙酮（R – PAC），即重要的有机合成中间体，R – PAC 经过还原胺化可制得麻黄碱，进一步反应可以得到伪麻黄碱。

随着生物科学的进一步发展，特别是固定化细胞、固定化酶、原生质体融合、诱变和基因重组等重要生物技术的发展，使生物转化在中药活性成分合成与转化上的应用带来更美好的前景。

第十三章 中药活性成分的微生物转化技术

随着对中药中化学成分及其药理作用的研究日益深入，许多传统中药已经找到了其有效成分，作用机制也十分明了。但其中，许多有效成分也同时存在着毒副作用。微生物培养简单、种类繁多、酶系丰富，具有化学催化剂所没有的许多优点，因此微生物转化技术在药用植物活性成分研究中的运用是中药生物技术研究领域的一个热点内容。微生物转化可以有效地提高已知的天然活性先导化合物的活性、降低毒副作用、改善水溶性和生物利用度，也可以用来生产具有重要应用价值的微量天然活性先导化合物，同时可用于药物代谢机制的研究。

第一节 微生物转化概论

微生物转化是以细菌、霉菌等微生物为体系对外源底物进行结构修饰的化学反应，其实质是利用微生物体内的酶对外源化合物进行催化反应。中药活性成分的微生物转化，是利用微生物中的特定的酶，对来源于中药的某些活性成分进行结构修饰、改造，以降低这些活性成分的毒性或提高其生物活性以及发现新的生物活性物；或以易于得到的化学中间体为底物，通过生物转化生产获得这些活性成分；或以化学合成中的关键中间体，结合化学合成工艺合成中药中的某些活性成分。生物转化法与直接发酵生产的本质是相同的，都是利用微生物的酶催化反应。但发酵法是以获得微生物次生代谢产物为目的，微生物转化法是有针对性地对所加的外源性化合物进行结构上的修饰、改造，产物浓度高，反应副产物少。微生物转化反应可以持续进行，反应量大，设备和原料简单易得，生产成本低于酶合成法，在药物研制中的应用始于 20 世纪 30 年代，50 年代已有大规模的工业生产。现在，微生物转化的应用范围已经拓展到了几乎所有类型的天然产物。常见的微生物转化反应类型有羟化（hydroxylation）、氧化还原（oxi-do-reduction）、异构化（isomerization）以及水解（hydrolysis）等，在天然产物的结构修饰领域已经成为一种重要的催化与合成工具。目前已广泛地应用于生物碱、甾体类皂苷、黄酮、氨基酸的转化。

常用于生物转化的微生物主要有以下类型。

一、细菌、放线菌与真菌

细菌、放线菌和真菌常被用于转化中药组分。如二萜类化合物的转化既可由黑曲霉（*Aspergillus niger*）、产黄青霉（*Penicillium chrysogenum*）和禾谷镰刀菌（*Fusarium-graminearum*）等真菌完成，也可由灰色链霉菌（*Streptomyces griseus*）、淡紫灰链霉菌（*Streptomyces lavendulea*）和诺卡菌（*Nocardia* sp.）等放线菌完成。

二、游离细胞与固定化细胞

中药生物转化一般采用游离细胞，而固定化细胞的应用也越来越多。固定化微生物技术是通过化学或物理的手段将游离微生物细胞或酶定位于限定的空间区域内，使其保持活性并可以反复利用。该技术克服了微生物细胞太小，与水溶液分离困难，难以反复使用的弊端，具有微生物密度高、反应迅速、微生物流失少、产物易分离、反应过程易控制等优点。总三萜类化合物是槲寄生细胞毒活性的有效部位之一，侯晓峰等研究发现，经球形红细菌转化后，槲寄生中总三萜类化合物的含量会提高，并且发现固定化球形红细菌比游离球形红细菌更利于总三萜类化合物的生成。

三、生长细胞与静息细胞

生长状态的细胞酶活性较高，常用于生物转化中药。静息细胞是有生命并保持酶活性，但不分裂或很少分裂的细胞，它的应用正逐渐增多。静息细胞转化法是将菌体培养一定时间后，用离心或过滤方法分离、收集菌体，并悬浮于不完全培养基或缓冲液中，在适当条件下加入底物进行转化的方法。静息细胞转化法的优势在于可自由改变转化体系中底物和菌体比例，提高转化效率。白桦脂酸具有广谱的生物学以及药理学活性，具有抗疟性、抗炎性、抗肿瘤活性和抗艾滋病活性，并且白桦脂酸的体内毒性很小或没有。白桦脂酸的获得多以自然界中丰富的白桦脂醇为前体，刘婧在利用黄绿蜜环菌生物催化白桦脂醇合成白桦脂酸的过程中发现，静息细胞对白桦脂醇的转化率较高，可合成白桦脂酸及其他三萜类衍生物。

四、野生菌和基因工程菌

野生菌催化存在以下问题：底物跨膜的通透性大小影响最终的转化率；副反应导致底物或产物的降解；存在旁路反应和副产物积累等。利用基因工程对天然酶进行定向改造或异源表达重组酶能够克服野生菌弊端，基因工程菌在转化领域正得到迅速应用。彭艳红等从能以 1 - 苯基 - 2 - 甲氨基丙酮为底物专一性转化生成 d - 伪麻黄碱的菌株摩氏摩根菌中分离纯化出调控此生物转化过程的羰基还原酶，并利用基因工程手段使其在枯草芽孢杆菌中进行了高效的表达，成功实现了目标酶的生物转化功能，生成了 d - 伪麻黄碱。

第二节　微生物转化的一般实验方法与转化方式

一、一般实验方法

微生物转化的一般过程

选择菌种→培养好成熟菌丝或孢子→选择适宜的转化方式→转化培养或转化菌丝及孢子悬浮液转化→转化液的提取分离→产品精制。

1. 菌种的选择

菌种的选择是转化反应的关键，要根据转化反应的类型，选择含有能催化该类反应的酶的微生物。

2. 培养基的制备

培养基的配制必须依据转化菌种的培养特征和转化反应需要进行，一般要求培养基的成分能使菌体有丝生长丰满，并富含需要的酶。

3. 转化底物的添加

加底物时有两个同等重要的因素：①选择适当的菌株生长期底物；②选择添加底物的方法（例如固体投料或液体加料）和方式（如连续加料或间歇加料）。

4. 刺激剂或抑制剂的添加

添加刺激剂是为了提高酶活力和增加酶生成量；添加抑制剂的目的是抑制酶副反应或抑制其他对反应不良酶的生长。

5. 整个转化过程中各项影响因素的调控

如开始加底物时间，加入的底物和转化的产物在转化环境中最大稳定的滞留时间，适宜的转化温度、pH 和菌丝浓度等。

6. 转化反应终点的控制

按有关转化反应各种影响因素，控制好转化反应培养终点，使底物转化达到最大反应完全值。当取样分析反映转化培养液中转化产物积累量不再增加时，立刻去除菌丝体（包括转化反应的胞外酶）及培养物来停止转化反应。

7. 分离纯化转化产物

将与转化体系分开的转化产物，按照化学方法分离提纯。

二、微生物转化方法

随着固定化细胞、诱变和基因重组等重要的生物技术的发展，不仅使得微生物转化在天然药物修饰中发挥更重要的作用，使得生物转化成倍地提高转化率，并且使得微生物转化方法更加丰富。现在将几种微生物转化方法简介如下。

1. 分批培养转化

分批培养（batch culture）转化法是在摇瓶和发酵罐中待菌体生长到一定阶段加入底物进行转化的方法。底物加入时间因菌种和底物不同而各异，一般在对数生长期，但也有在延迟期和稳定期加入的。

2. 利用酶进行生物转化

直接从微生物体内或发酵液中将酶提出，在体外对底物进行生物催化。可以经过多步处理得到纯度较高的酶，也可以是粗酶。现在微生物来源的酶已广泛应用于食品、医药、化工及环保等行业。

3. 应用渗透细胞进行生物转化

应用渗透细胞进行生物转化主要是促进底物渗入胞内，与酶充分接触，同时便于转化产物渗出胞外，这种方法更适合于胞内酶作用的生物转化。增大细胞渗透性或改变细胞膜孔，一般采用表面活性剂或有机溶剂，有时也可利用抗生素来增加细胞膜的渗透性，但用量应当控制，以免杀死微生物。

4. 应用孢子进行生物转化

细菌的孢子一般无活性，而真菌的分生孢子和子囊孢子往往有较高的酶活力，与菌丝体比较具有杂质相对少的优点。孢子转化需要注意的是不能让孢子萌芽，否则不能保持稳定的生物转化活力。应用于生物转化的孢子悬浮液和培养基成分与静止细胞转化法相似，也是采用不完全培养基，仅含有缓冲液及葡萄糖等产生能量的碳源。

5. 应用固定化细胞进行生物转化

固定化细胞在适宜的转化条件下进行生物转化能保持细胞相对活力的状态，它的最大优点是可以长期反复使用，有的能维持有效催化达数月之久。另外使用固定化细胞还使得产物提取简单，便于自动化和大规模的工业化生产。目前常用的固定化方法有聚丙烯酰胺聚合法和卡拉胶包埋法。

6. 静息细胞转化法

静息细胞转化法是指将微生物培养至一定阶段后分离出菌丝体，将其重新悬浮于不完全培养基（缺少某种营养物质，如氮源等）中，使其处于不再生长但仍保持原有各种酶活的状态，再加入底物，在适当的温度、pH 和震荡条件下进行转化的方法。它是一种将生长影响减至最小的生物转化方法。

7. 应用干燥细胞进行生物转化

干燥细胞转化法实际上是另一种静息细胞转化法，便于贮备和随时使用。干燥细胞的制备有以下两种常用方法：①冰冻干燥法，将培养好的菌丝液，通过离心或过滤，将洗涤后获得的干净菌丝体重新悬浮于稀的缓冲液或纯水中，冰冻后抽真空，直接升华除去水分，得到蓬松的粉末。这种干燥菌丝体在冰冻保存的条件下可以保持活力达数年之久，适合于大规模的工业化生产。②丙酮干粉制备法，将菌丝体悬浮于 $-20℃$ 的丙酮中处理 3 次，每次获得泥浆状的丙酮液，用抽气过滤进行收集，最后用冷乙醚洗涤，以帮助洗去残余的丙酮。丙酮干粉制剂必须冰冻贮藏，以供随时使用。

第三节　微生物转化的影响因素

影响生长细胞生物转化的因素很多。影响发酵的因素，如培养基的组成、温度、pH、溶氧等在生物转化中都有很重要的影响。某些微生物在转化发酵过程中，培养基的碳源、氮源不同，转化的产物也不一样。例如在用诺卡菌和简单节杆菌混合菌种对 5α，17α-甲基-17β-羟基雄甾-3-酮进行生物转化时，以玉米浆为主要氮源时，转化产物为 Δ'-甲基睾丸素；以酵母膏、蛋白胨为氮源时，其转化产物为 3，17β-二羟基-17α-甲基-9 酮基，9，10 开环-1，3，5（10）雄甾三烯化合物（图 13-1）。转化发酵时提高搅拌速率，可以增加发酵液中的溶解氧，并能使底物均匀地分散于发酵体系中，有利于底物的转化，提高转化效率。在微生物转化的不同阶段对氧的需求也是不一样的。微生物转化的本质是利用微生物细胞中某些酶的催化作用，一般来讲，在酶的诱导生成时所需溶氧浓度较低，酶表达时需要较高的溶氧含量。增加发酵过程中的通气量，可以增加氧气的供给，往往有利于生物转化的进行。

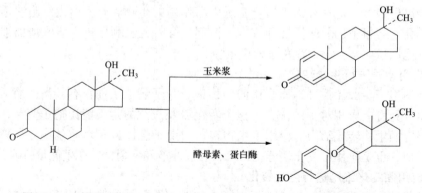

图 13-1　不同氮源对 5α，17α-甲基-17β-羟基雄甾-3-酮转化的影响

此外，底物的添加方法、酶的诱导剂、酶的抑制剂等对微生物转化都有着相当重要的影响。

一、底物的添加方法

在游离细胞的生物转化过程中，底物的物理化学性质，如底物的溶解度、渗透性、稳定性和对微生物的毒性等，决定了底物的投料方式、投入量等。

首先，底物必须与微生物酶相接触，才能进行催化反应。微生物产生的酶可分为胞内酶和胞外酶两类。大多数参与生物转化的微生物酶是胞内酶，底物必须通过细胞壁和细胞膜才能与酶接触，从而进行转化反应。真菌的细胞壁对大多数低分子量有机化合物的透性较好，其生物转化率一般较高。细菌的细胞壁透性较差，其转化率相对较低。一般来说，培养基中底物的浓度与生物转化率呈线性增加关系。但也有例外，例如在微生物氧化性生物转化中，水不溶性底物的转化率反而较高。这是因为催化其生物转化的氧化酶类绝大部分位于细胞膜中，膜脂对疏水性底物具有较高的亲和力，有利于疏水性底物与氧化性酶类接触，从而增加生物转化的效率。

中药活性成分大多数是极性较小的天然产物，而游离细胞转化主要是在培养基或缓冲液中进行的，必须将转化底物"溶解"在培养基或缓冲液体系中才能被微生物酶所催化。在实际转化工程中，通常是将底物溶解在小体积的无毒或毒性较小的有机溶剂，如乙醇、丙酮、DMSO、DMF 或其他低分子量醇中，然后加入培养基或缓冲液中，使底物在培养系统中形成混悬液进行转化反应。尽管 DMSO 和 DMF 对大多数有机物都是良好的溶剂，且能和水混溶，但是由于它们的沸点很高，会影响转化产物的分离与纯化，因此在使用这类溶剂时，应尽可能减少用量。另一种底物的加入方法是向培养基中直接添加固体粉末状底物，同时在培养基中添加无毒的表面活性剂如吐温、曲通等，以促进微生物细胞对底物的吸收。在没有有机溶剂存在的条件下，微生物能耐受较高的底物浓度，因此可适当增加底物的加入量。

其次，很多天然活性物质都有一定的细胞毒性，加入培养基后会影响微生物的生长。对于这类底物，通常在加样时采取少量多次添加的方法，以避免底物对微生物细胞初级代谢产生太大的影响。

对于酸性或碱性的底物，如有机酸、生物碱等，则通常将其转化为盐的形式加入，以避免发酵液 pH 的波动。高挥发性底物则应在密闭的转化体系中进行反应，以减少底物的损失。对于稳定性较差的底物，则应在底物相对稳定的条件下进行转化反应，例如在对光敏感的底物进行转化反应时，应将转化体系置于避光的条件下进行。

二、酶的诱导剂的作用

要增加转化体系中酶的活力，除了增加细胞的总数外，更重要的是诱导细胞内酶的产生。酶的合成在整个细胞生命过程中是根据生理需要严格进行调控的，应用于生物转化中的许多重要的酶平时在没有诱导物的存在下测不出其存在量，这类属于诱导酶，这类酶在对数生长期，即培养早期易被诱导产生，这是加诱导物有效的最佳时期。而通常能被转化的底物都具有该转化酶的诱导活性。所以一般转化实验中，在微生物的生长培养基中加入微量的底物进行诱导。安慰诱导作用（gratuitous induction）是一种由能诱导合成酶的某些化合物所产生的诱导作用，而不是由该酶的天然底物引起的。能起安慰诱导作用的化合物称为安慰诱导剂，它不会被酶破坏。因此在整个转化过程中，都可以添加少量的安慰诱导剂来诱导增加酶的活力。例如，大肠埃希菌在转化过程中，异丙基 β-硫代半乳糖苷是 β-硫代半乳糖苷酶的一种有效的安慰诱导剂。

三、酶的抑制剂的作用

在微生物转化过程中添加酶的抑制剂抑制转化过程的副反应，保证获得转化的目的产物。例如，应用微生物转化降解胆固醇边链的方法来制取甾体激素类药物重要中间体雄甾二醇过程中添加二价铁的螯合剂来抑制开裂甾体母核酶的副反应，使降解边链反应能按人们意志终止在边链与母核相连接的 C17 位上。这是因为甾体母核的氧化开环酶需要二价铁，螯合剂的添加有效地抑制了副反应。

第四节　微生物转化在中药研究中的应用

一、生物碱的微生物转化

生物碱（alkaloid）是天然的含氮有机化合物，但不包括氨基酸、蛋白质、卟啉、胆碱甲胺等开链的简单脂肪胺。一些生物碱具有很强的生理活性，1803 年从鸦片中分离到的吗啡至今仍然在临床上发挥着重要的作用。从金鸡纳树皮中分离到的奎宁是治疗疟疾的特效药，从 17 世纪发现到 20 世纪中叶一直是主要的抗疟药。近几十年来，从印度萝芙木 [Rauwolfia serpentina（Linn.）Benth. et Kurz] 中分离到的主要成分利血平（reserpine），马钱子（Strychnos nux-vomica Linn.）种子中分离到的中枢神经兴奋剂马钱子碱（strychnine）已成为重要的临床用药。在抗肿瘤活性方面，从长春花中分离到的长春花碱（vinblastine），长春新碱（vincristine），从喜树（Camptotheca acuminata Decne.）中发现的喜树碱（camptothecine）、10-羟基喜树碱（10-hydrocamptothecine）已作为抗癌药物用于临床。一些生物碱是乙酰胆碱酯酶抑制剂，在治疗神经疾病方面有良好的应用前景，如从中药千层塔中分离到的石杉碱甲（huperzine A），是一个高选择性、低毒性的乙酰胆碱酯酶抑制剂，比现行的一些治疗老年痴呆症的药物拥有更好的疗效；从雪花莲中分离到的加兰他敏（galanthamine）在治疗老年性痴呆方面也有很好的前景。但生物碱往往毒性也较大，有的具有严重的成瘾性。

生物转化中研究较多的生物碱为喹啉类（quinolines）生物碱，该类化合物中又以吗啡类（morphines）生物碱的微生物转化为研究热点。菌株 Pseudomonas putida M10（图 13-2）通过对吗啡的氧化还原酶作用，得到 dihydromorphine、morphinone、hydromorphone、14-β-hydromorphine、14-β-hydromorphinone、oxycodone 等一系列的产物；利用 Cylindrocarpondidymum didymumb IMI 311186 可转化吗啡生成 2，2'-二聚吗啡，然后又转化生成其他产物（图 13-3）。从反应的类型来看，主要是氧化还原反应。

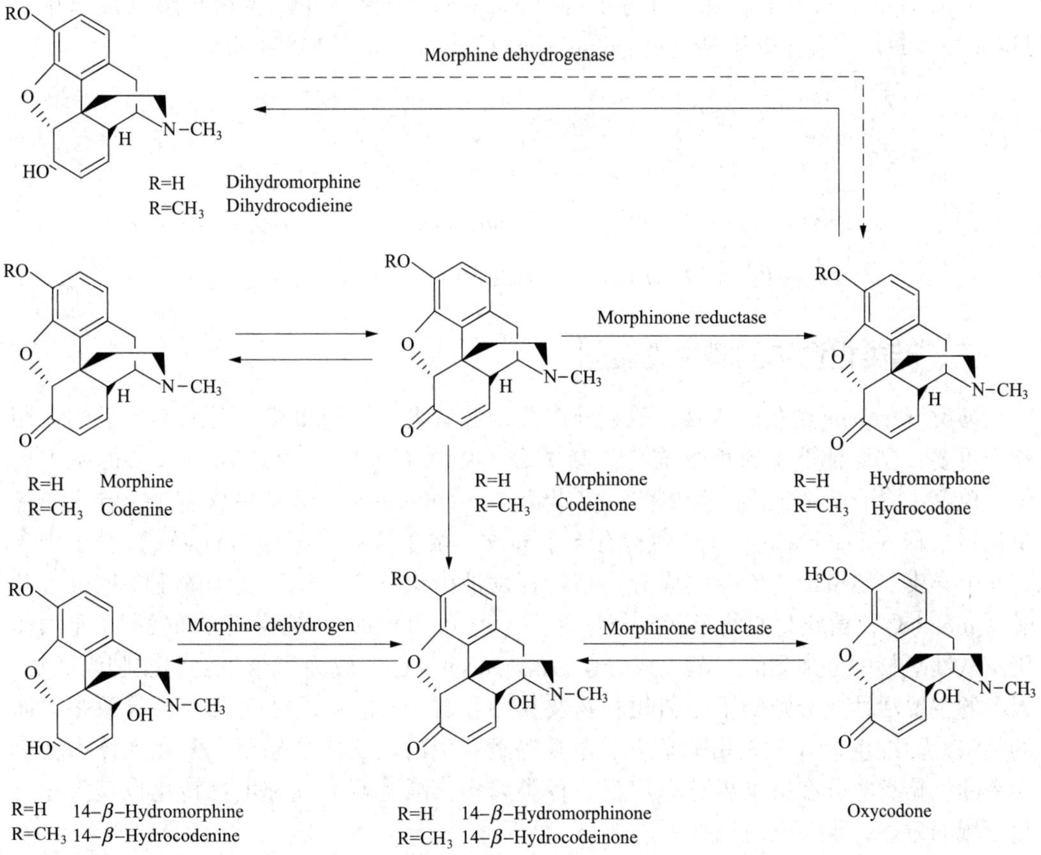

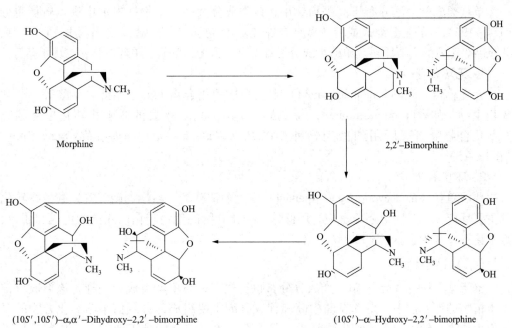

图 13 - 2 *Pseudomonas putida* M10 对吗啡类生物碱的转化

RO—

R=H Dihydromorphine
R=CH₃ Dihydrocodieine

Morphine dehydrogenase

RO—

R=H Morphine
R=CH₃ Codenine

RO—

R=H Morphinone
R=CH₃ Codeinone

Morphinone reductase

RO—

R=H Hydromorphone
R=CH₃ Hydrocodone

RO—

R=H 14-β-Hydromorphine
R=CH₃ 14-β-Hydrocodenine

Morphine dehydrogen

RO—

R=H 14-β-Hydromorphinone
R=CH₃ 14-β-Hydrocodeinone

Morphinone reductase

H₃CO—

Oxycodone

Morphine

2,2′–Bimorphine

(10S′,10S′)–α,α′–Dihydroxy–2,2′–bimorphine

(10S′)–α–Hydroxy–2,2′–bimorphine

图 13 - 3 *C. didymumb* IMI 311186 对吗啡类生物碱的转化

217

Rhodococcus sp. strain MB1 对可卡因（cocaine）转化，可将底物水解生成苯甲酸（benzoic acid）和芽子碱甲酯（ecgonine methyl ester），如图 13 - 4 所示。

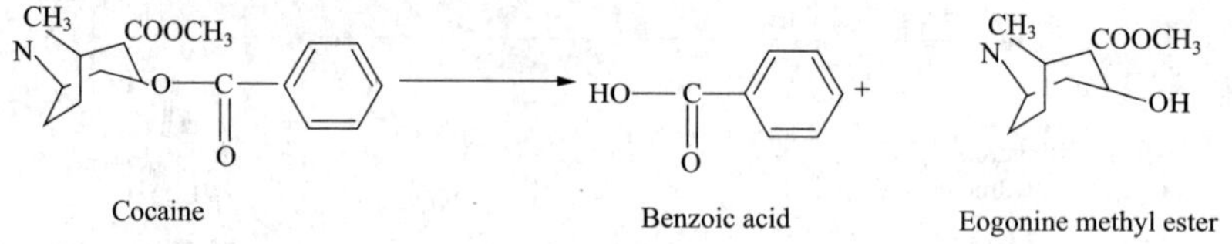

Cocaine　　　　　　　　　　　Benzoic acid　　　+　　Eogonine methyl ester

图 13 - 4　*Rhodococcus* sp. strain MB1 对可卡因进行转化

二、萜类化合物的微生物转化

萜类（terpene）在自然界分布十分广泛，含量大，结构多样，对人类生活的作用相当重要，是一种重要的植物成分。萜类分子中具有异戊二烯（isoprene）的基本单位，单萜中含有 2 个异戊二烯单位；倍半萜（sesquiterpene）分子中含有 3 个异戊二烯单位；二萜（dieterpene）分子中含有 6 个异戊二烯单位；三萜（triterpene）分子中含有 6 个异戊二烯单位。单萜类成分为植物挥发油类组分，如玫瑰油中的主要成分香叶醇（geraniol）；黄花蒿的倍半萜成分青蒿素（artemisinin），在抗疟疾方面发挥了重大作用。从红豆杉中分离到的二萜类成分紫杉醇（taxol）已经成为当今重要的抗肿瘤药物。人参的主要活性成分则属于三萜化合物及其衍生物。人体缺乏维生素 A 会导致多方面的疾病，而维生素 A 就是由胡萝卜、南瓜等蔬菜中的四萜成分胡萝卜素在人体内转化而来的。萜类成分在植物界分布广泛、种类繁多，围绕萜类成分生物转化也是生物转化领域的重点，现分别讨论如下。

（一）单萜

单萜类成分广泛分布于高等植物中，该类成分大多是植物挥发油中沸点较低组分（150~190℃）的主要组成成分，多具有香气，许多具有生理活性，常作为医药、食品、化妆品等工业的主要原料。单萜类成分按骨架可分为无环单萜、单环单萜、二环单萜等。

1. 无环单萜

无环单萜（acyclic monoterpenoid）中代表性的化合物主要是萜醇、萜醛等一些含氧衍生物，如香叶醇（geraniol）、橙花醇（nerol）等，主要的微生物转化也是围绕这些化合物展开。所用的微生物种类以 *Penicillium italicum*、*Aspergillus niger* 为主。（图13 - 5）

2. 环状单萜

环状单萜（monocyclic monoterpenoid）常见的油萜烯、萜酮、萜醇等，微生物转化的主要反应类型是氧化还原反应，因此这一类化合物的生物转化以双键的生成和还原、羟基化等反应为主。（图 13 - 6）

（二）倍半萜

倍半萜（sesquiterpenoid）类成分分布也比较广，与单萜类成分一样，该类成分常见于植物的挥发油中，是挥发油中高沸程成分的主要组成部分。倍半萜类化合物的含氧衍生物多有较强的香味和生物活性，是医药、食品、化妆品工业的重要原料。倍半萜由三分子的异戊二烯构成，这类化合物无论在数目上还是在结构骨架类型上都是萜

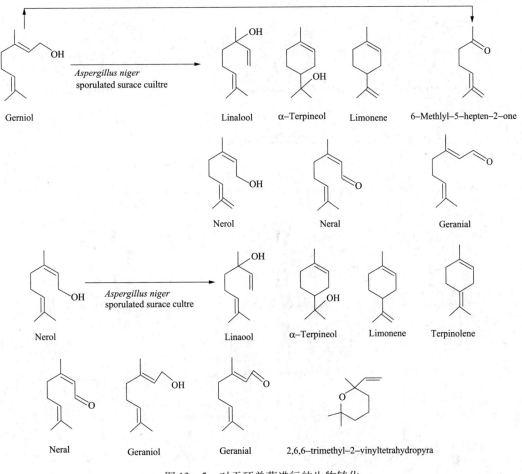

图 13 - 5　对无环单萜进行的生物转化

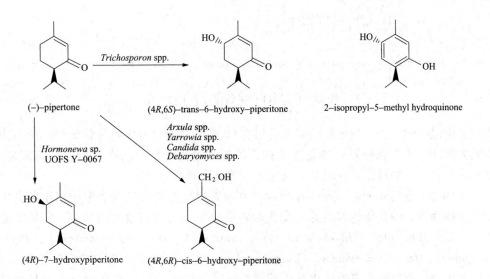

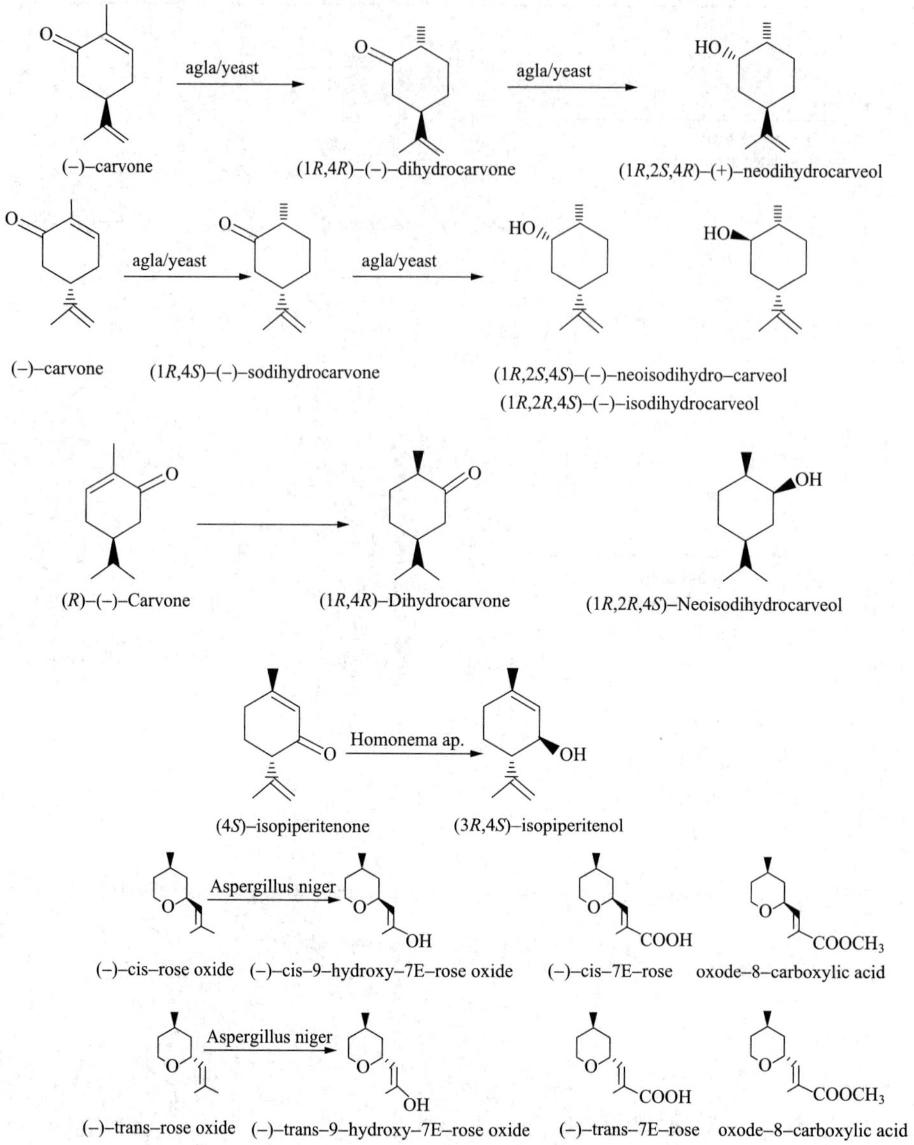

图 13 – 6   对环状单萜进行的生物转化

类成分中最多的一类，倍半萜的基本骨架有 60 多种，如果考虑各种骨架形成的不同类型的内酯环，还有各种复杂的立体结构，倍半萜类化合物的结构类型更是纷繁复杂，该类化合物的生物转化同样也是以氧化还原的反应类型为主。

无环倍半萜（acyclic sesquiterpenoid）在自然界中是合成其他类型的倍半萜类化合物的前体物质，因此从能够对这一类化合物进行生物转化的微生物较多，常见的微生物有：*Aspergillus niger*，*Rhodococcus rubropertinctus*，*Streptomyces cinnamonetsis*，*Diplodia gossypinam*，*Mucor circinelloides*，*Fusarium solani*。由于无环倍半萜中含有不饱和双键，生物催化的反应主要反应类型也就以双键的还原和转移为主，其他的反应就是双键的还原、羟化。比较典型的反应如图 13 – 7 所示。

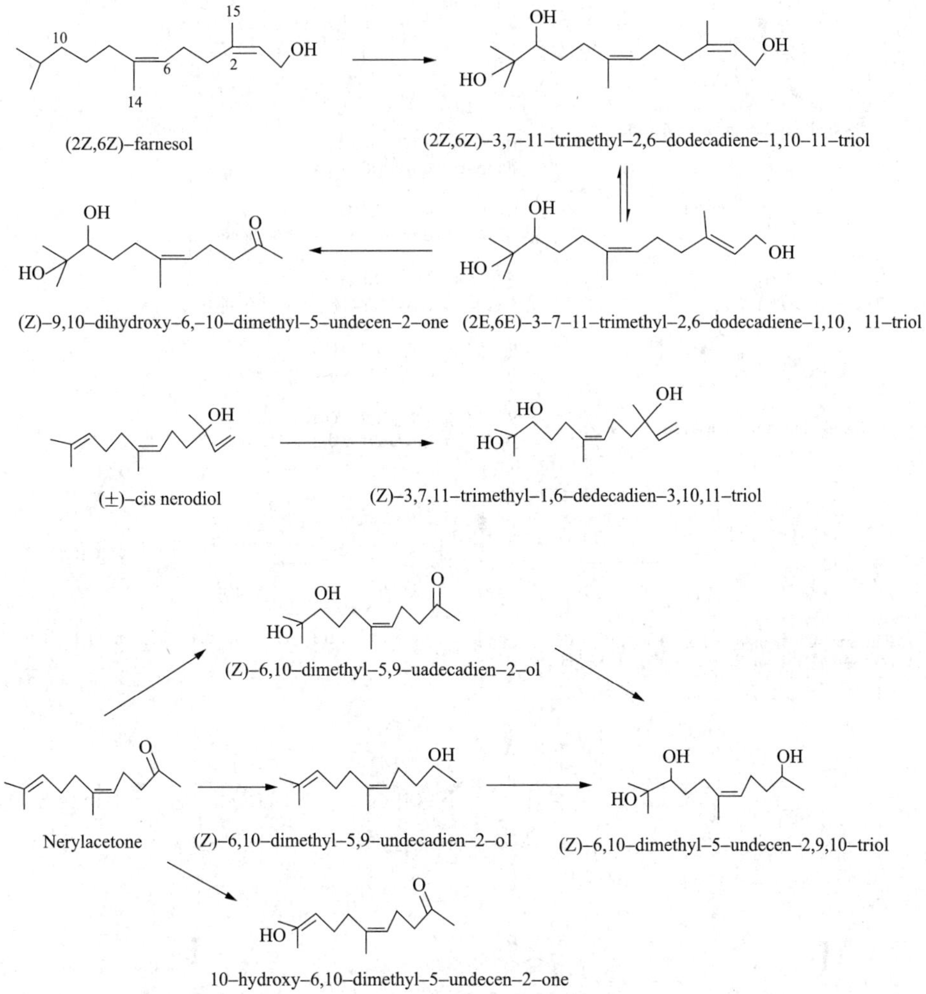

(2Z,6Z)−farnesol

(2Z,6Z)−3,7−11−trimethyl−2,6−dodecadiene−1,10−11−triol

(Z)−9,10−dihydroxy−6,−10−dimethyl−5−undecen−2−one

(2E,6E)−3−7−11−trimethyl−2,6−dodecadiene−1,10，11−triol

(±)−cis nerodiol

(Z)−3,7,11−trimethyl−1,6−dedecadien−3,10,11−triol

(Z)−6,10−dimethyl−5,9−uadecadien−2−ol

Nerylacetone

(Z)−6,10−dimethyl−5,9−undecadien−2−o1

(Z)−6,10−dimethyl−5−undecen−2,9,10−triol

10−hydroxy−6,10−dimethyl−5−undecen−2−one

图 13−7　对倍半萜进行的生物转化

桉烷型双环倍半萜的生物转化是另一类研究较多的化合物类型，常用的微生物有 *Exserohilum halodes*（CECT 2176），*Setosohaeria rutrata*（IMI 76563），*Curvularia lunata*（ATCC 12017），*Rhizopus nigrican*（ATCC 10404）等。（图 13−8）

（三）二萜

二萜类成分可以看成是由 4 个异戊二烯连接而成，在植物中主要由焦磷酸香叶基香叶酯（geranyl geranyl diphosphate，GGPP）转化缩合而成。一些二萜的含氧衍生物如穿心莲内酯、丹参酮、雷公藤内酯等都已成为重要的药物。二萜化合物大多以环状形式存在，根据其分子骨架的碳环数目，可将二萜化合物分为无环二萜、单环二萜、二环二萜大环二萜等。

在劳丹烷型二萜化合物的生物转化的反应中，主要的反应类型还是在分子中引入羟基，由于反应中引入羟基的位点较多，因此，在不同位点羟基化的组合中可以形成一系列数目众多的化合物。（图 13−9）

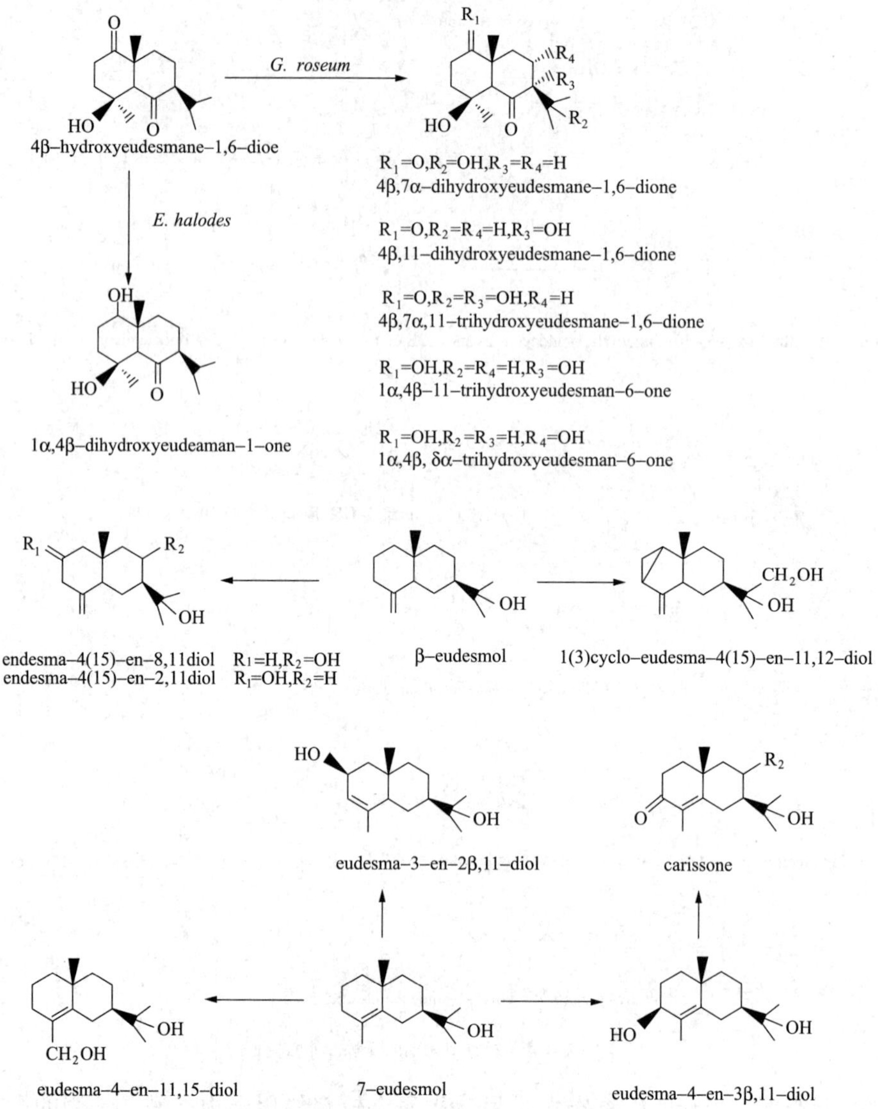

4β–hydroxyeudesmane–1,6–dioe

G. roseum

E. halodes

1α,4β–dihydroxyeudeaman–1–one

R_1=O,R_2=OH,R_3=R_4=H
4β,7α–dihydroxyeudesmane–1,6–dione

R_1=O,R_2=R_4=H,R_3=OH
4β,11–dihydroxyeudesmane–1,6–dione

R_1=O,R_2=R_3=OH,R_4=H
4β,7α,11–trihydroxyeudesmane–1,6–dione

R_1=OH,R_2=R_4=H,R_3=OH
1α,4β–11–trihydroxyeudesman–6–one

R_1=OH,R_2=R_3=H,R_4=OH
1α,4β,δα–trihydroxyeudesman–6–one

endesma–4(15)–en–8,11diol R_1=H,R_2=OH
endesma–4(15)–en–2,11diol R_1=OH,R_2=H

β–eudesmol

1(3)cyclo–eudesma–4(15)–en–11,12–diol

eudesma–3–en–2β,11–diol

carissone

eudesma–4–en–11,15–diol

7–eudesmol

eudesma–4–en–3β,11–diol

图 13 – 8　对双环倍半萜进行的生物转化

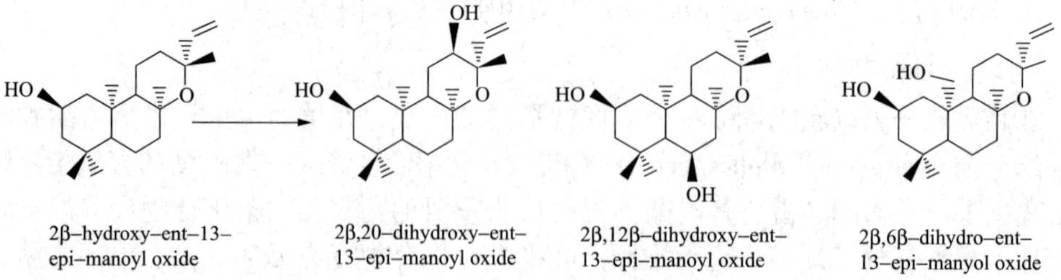

2β–hydroxy–ent–13–
epi–manoyl oxide

2β,20–dihydroxy–ent–
13–epi–manoyl oxide

2β,12–dihydroxy–ent–
13–epi–manoyl oxide

2β,6β–dihydro–ent–
13–epi–manyol oxide

图 13 – 9　2*β*-hydroxy-ent-13-epi-manoyl oxide 的生物转化

　　四环二萜类化合物是普遍存在于植物中的成分，由其在香茶菜属中植物中分布最多，其中又以对应 – 贝壳杉烷（ent – kaurane）类化合物为代表，所以四环二萜类化合物的转化主要围绕该类化合物展开。（图 13 – 10）

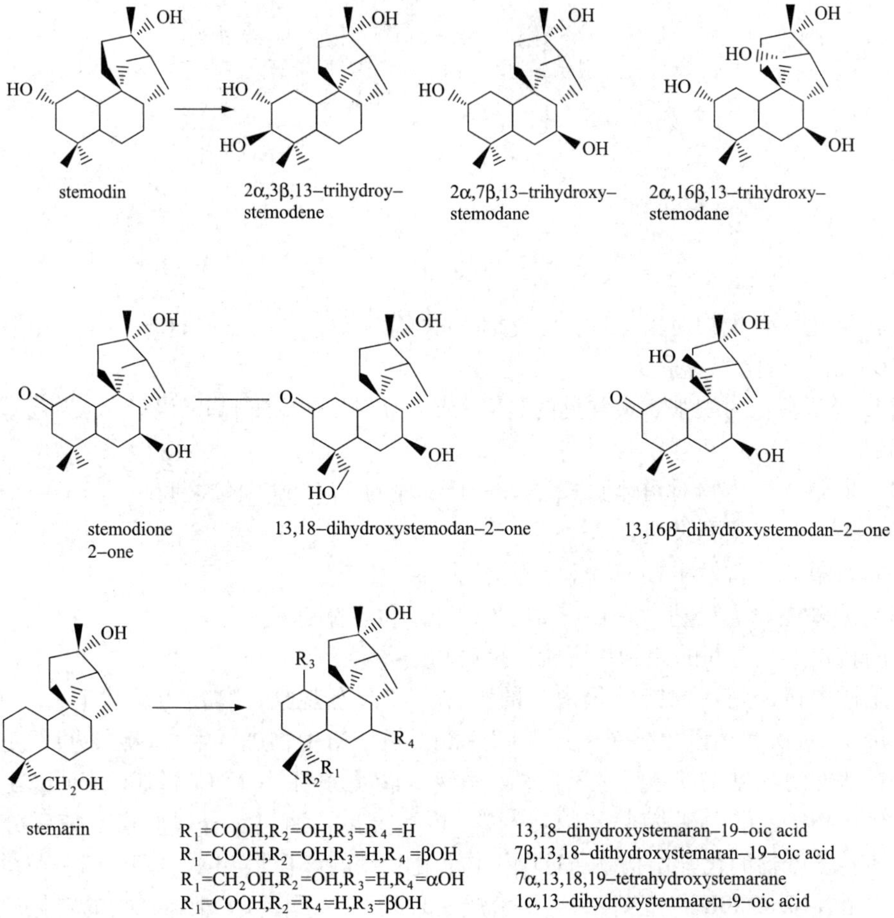

stemodin

2α,3β,13-trihydroy-stemodene

2α,7β,13-trihydroxy-stemodane

2α,16β,13-trihydroxy-stemodane

stemodione 2-one

13,18-dihydroxystemodan-2-one

13,16β-dihydroxystemodan-2-one

stemarin

R_1=COOH,R_2=OH,R_3=R_4=H　　13,18-dihydroxystemaran-19-oic acid
R_1=COOH,R_2=OH,R_3=H,R_4=βOH　　7β,13,18-dithydroxystemaran-19-oic acid
R_1=CH$_2$OH,R_2=OH,R_3=H,R_4=αOH　　7α,13,18,19-tetrahydroxystemarane
R_1=COOH,R_2=R_4=H,R_3=βOH　　1α,13-dihydroxystenmaren-9-oic acid

图 13-10　对四环二萜类化合物进行的生物转化

三、甾体化合物的微生物转化

甾体（steroid）成分在植物界的分布相当广泛，是植物细胞的重要组成部分，它们通常以高级脂肪酸酯或者以甾醇的形式存在，多与油脂类共存于植物种子和花粉粒中，亦可以与糖结合成苷存在于植物的根、根茎等部位。天然的甾体结构中具有环戊烷多氢菲母核，根据甾体植物成分 C-17 侧链的不同可分为 C$_{21}$ 甾体、强心苷类、植物甾醇类等。其中 C$_{21}$ 甾体植物成分，具有重要的生理活性，具有孕甾酮的基本骨架，该类成分多以孕甾酮或其异构体为基本骨架的羟基衍生物。微生物转化最早应用于甾体类化合物。从生物转化的反应类型来看，主要有甾体类母核上的羟化反应、甾醇类化合物的侧链的断裂以及脱氢反应。

微生物几乎对甾体每个位置都能进行转化，其中对甾体药物合成比较重要的位置及反应如图 13-11 所示，主要转化反应如图 13-12、图 13-13、图 13-14 所示。

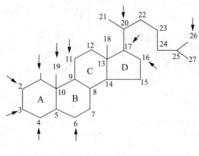

图 13 −11

（1）羟化　微生物对甾体进行羟化时，以 $C_{9\alpha}$、$C_{11\alpha,\beta}$、$C_{16\alpha,\beta}$、C_{17}、C_{19} 角甲基和边链上 C_{26} 上的羟基化较为重要。

（2）羟基转化为酮基　最常见的是 $C_{3\alpha}$ 或 $C_{3\beta}$ 转化为 C_3 酮基，以及 C_{17} 为羟基转化为 C_{17} 酮基。

（3）脱氢　微生物对甾体脱氢常发生于 A 环的 $C_{1,2}$ 和 $C_{4,5}$ 位之间。

（4）芳香化　主要发生在 A 环上。

（5）环氧化　常发生在 $C_{9,11}$ 和 $C_{14,15}$ 之间。

（6）酮基还原为羟基　主要是 C_3、C_{17}、C_{20} 位上酮基还原。

不同转化反应之间的差别在于所选择底物的差异。

从土样中筛选到一株能转化甾体的菌株，经形态观察，鉴定为总状毛霉（Mucor racemosus）。首次利用该菌株对 4 − 烯 −3 −酮类甾体衍生物进行生物转化，目的是合成具有潜在活性的羟基类 4 − 烯 −3 − 酮衍生物。转化条件为 27℃，220r/min 振荡培养 4d。转化产物经乙酸乙酯萃取，用硅胶柱层析法分离，通过红外、质谱和核磁分析确定了甾体转化产物的化学结构。黄体酮生物转化得到的产物是 14α − 羟基 −4 − 孕甾烯 −3，20 − 二酮和 7α，14α 二羟基 −4 − 孕甾烯 −3，20 − 二酮；4 − 雄烯二酮的转化产物是 14α − 羟基 − 雄甾 −4 − 烯 −3，17 − 二酮和 14α，17β − 二羟基 − 雄甾 −4 − 烯 −3 − 酮和 6α，17β − 二羟基 − 雄甾 −4 − 烯 −3 − 酮。研究结果表明总状毛霉具有转化甾体的能力，对 4 − 烯 −3 −酮类甾体进行生物转化的主要产物是 14α − 羟基甾体衍生物。

四、黄酮类化合物的微生物转化

黄酮类化合物（flavonoids）是自然界尤其是植物界分布广泛的一大类天然酚性化合物，是药用植物的活性成分之一。该类化合物生物活性多样，如防治心血管疾病、抗肿瘤、抗自由基、抗氧化等，而且可用作食品、化妆品的天然添加剂，如甜味剂、抗氧化剂、食品色素等，对黄酮类化合物的结构和生物活性的研究一直是研究和开发的热点。黄酮类化合物系色原烷（chromane）或色原酮（chromone）的 2 − 或 3 −苯基衍生物，泛指有两个芳环通过中央三碳键相互连接而形成的一系列化合物，一般具有 C_6—C_3—C_6 的基本骨架特征。

黄酮类化合物生物转化的类型主要是苯环上酚羟基的甲基化（图 13 −15），这个反应对于一般的有机合成来说是很难完成的，同时，天然存在的黄酮类化合物中也含有此类结构，所以，微生物中的酶系与植物中相关酶系比较类似。

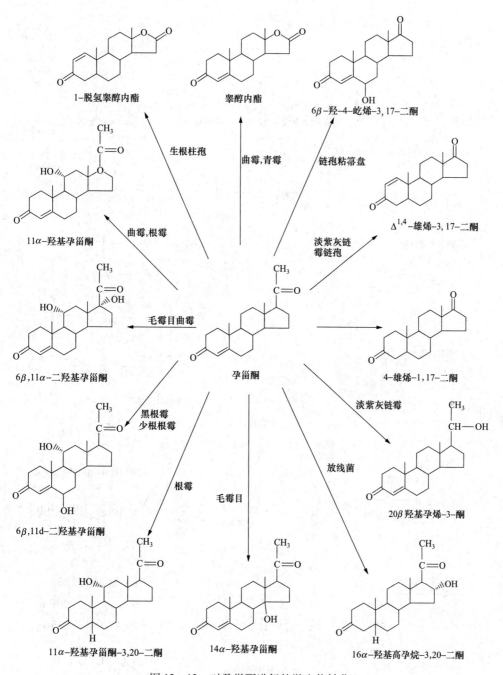

图 13 - 12　对孕甾酮进行的微生物转化

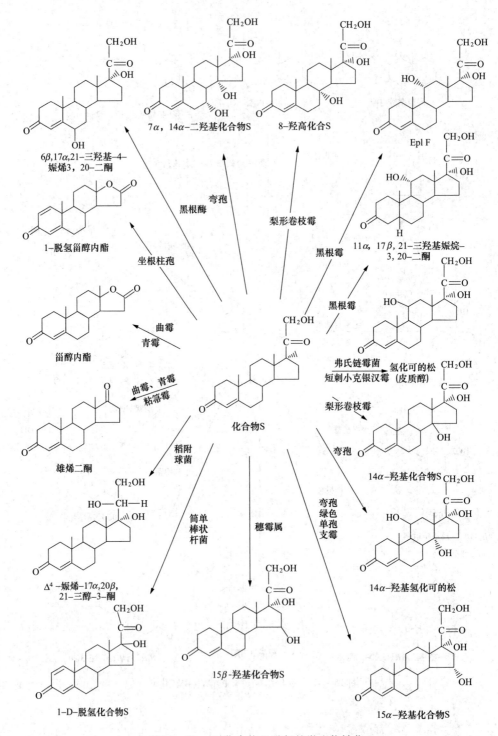

图 13-13　对化合物 S 进行的微生物转化

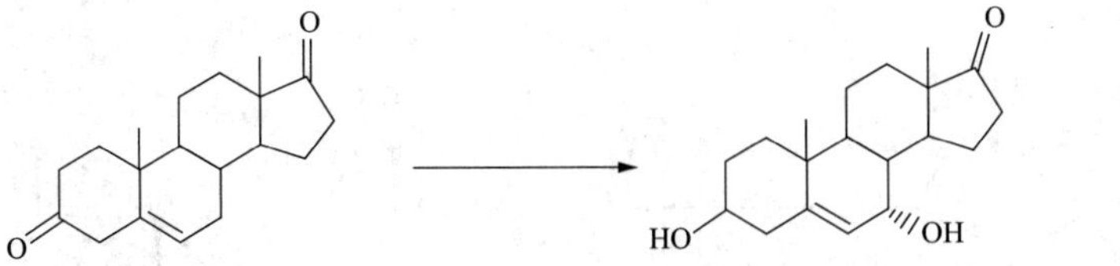

dehydroepiandrosterone

7α–hydroxy–dehydroepiandroseterone

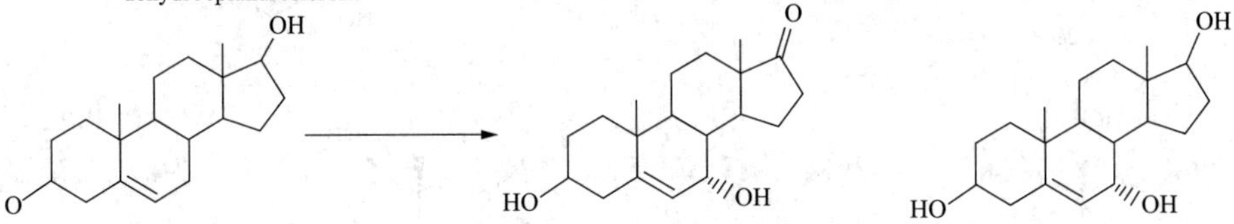

5–androsten–3β,17β-diol

7α–hydroxy–dehydroepiandrosterone

5–androsten–3β,7α,17α–triol

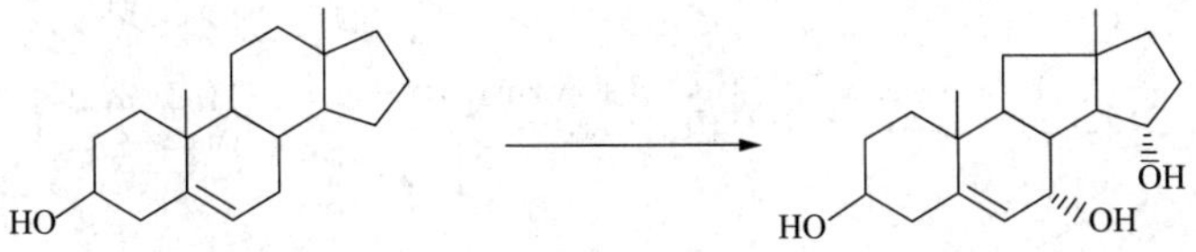

5–androsten–3β–ol

5–androsten–triol

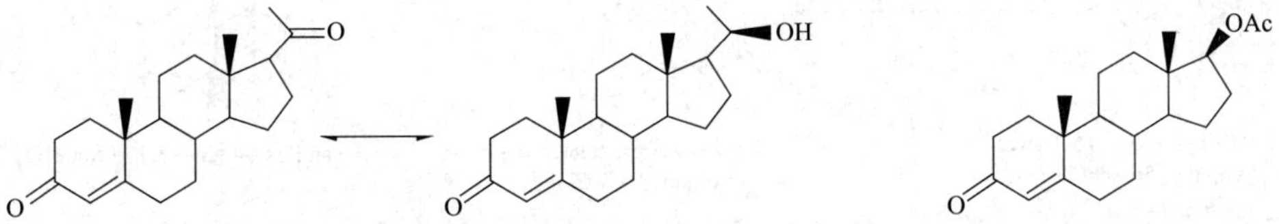

progesterone

20β–hydroxy–4–pregen–3–one

4–androsten–17β–ol–3–one–17–acetate

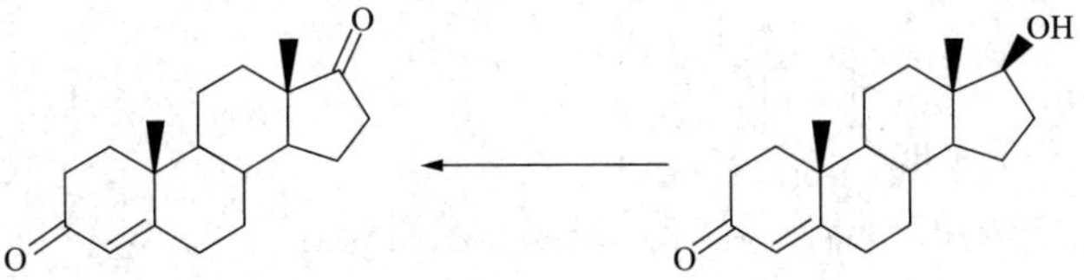

4–androsterene–3,17–dione

testosterone

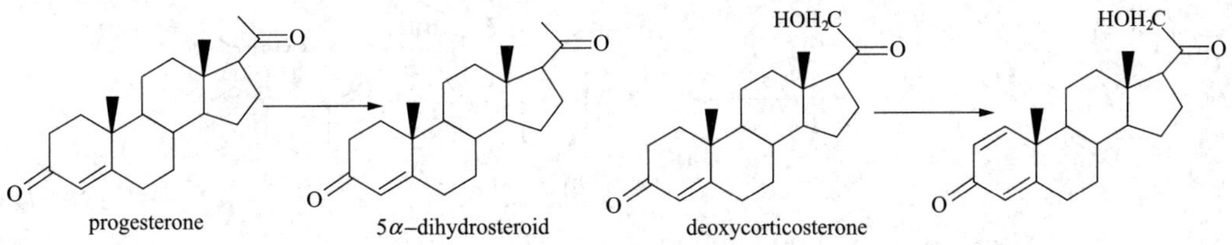

progesterone

5α–dihydrosteroid

deoxycorticosterone

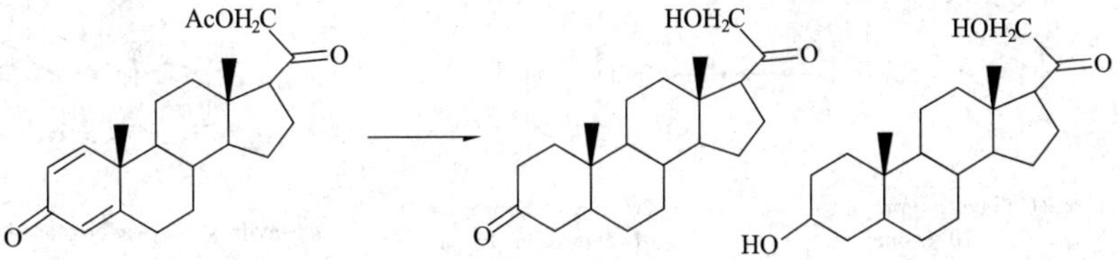

deoxycorticosterone acetate

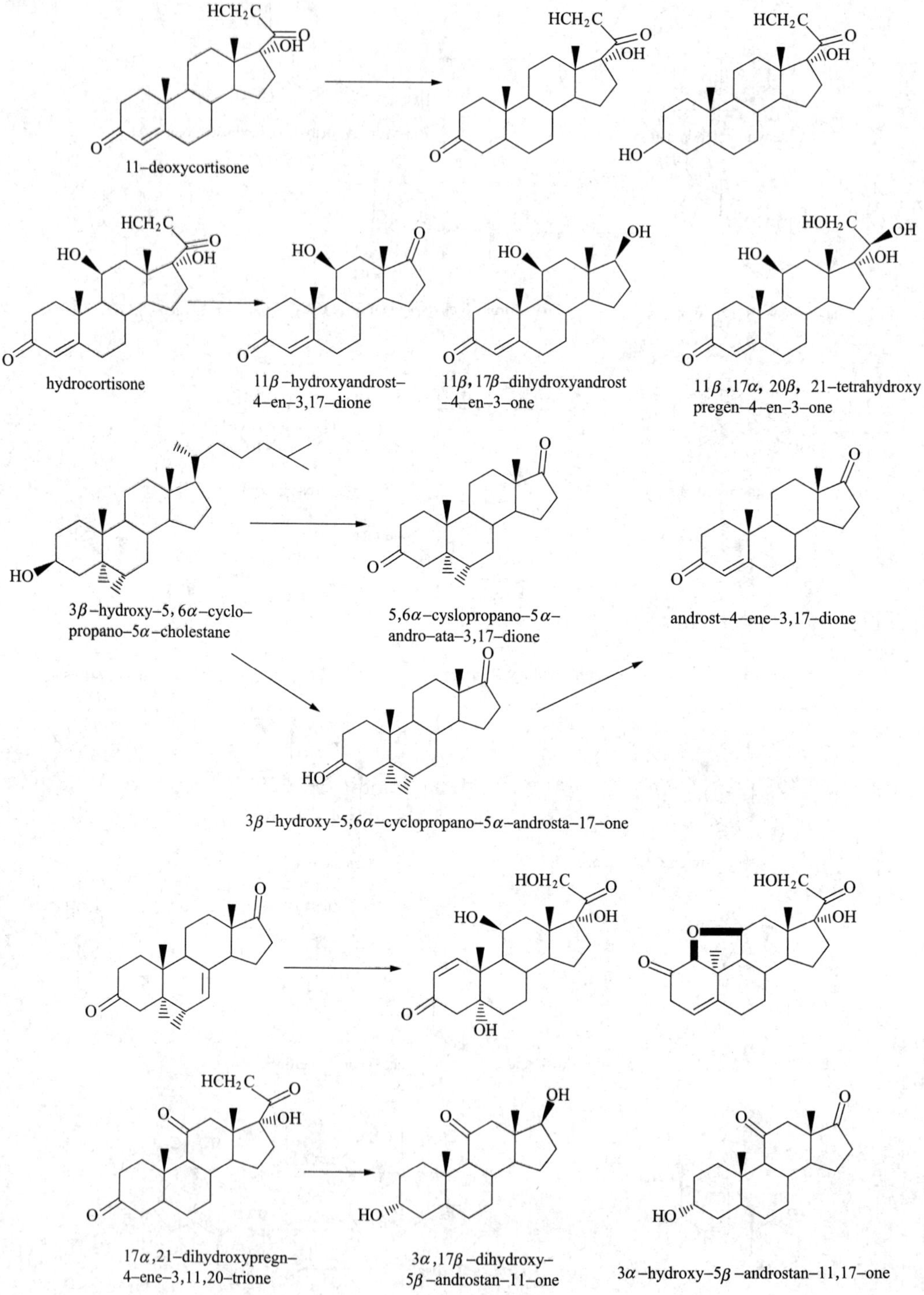
HCH2C
OH
11-deoxycortisone
HO
hydrocortisone
11β-hydroxyandrost-4-en-3,17-dione
11β, 17β-dihydroxyandrost-4-en-3-one
HOH2C
11β ,17α, 20β, 21-tetrahydroxy pregen-4-en-3-one
3β-hydroxy-5, 6α-cyclo-propano-5α-cholestane
5,6α-cyslopropano-5α-andro-ata-3,17-dione
androst-4-ene-3,17-dione
3β-hydroxy-5,6α-cyclopropano-5α-androsta-17-one
17α,21-dihydroxypregn-4-ene-3,11,20-trione
3α,17β-dihydroxy-5β-androstan-11-one
3α-hydroxy-5β-androstan-11,17-one

图 13－14　对甾体化合物进行的微生物转化

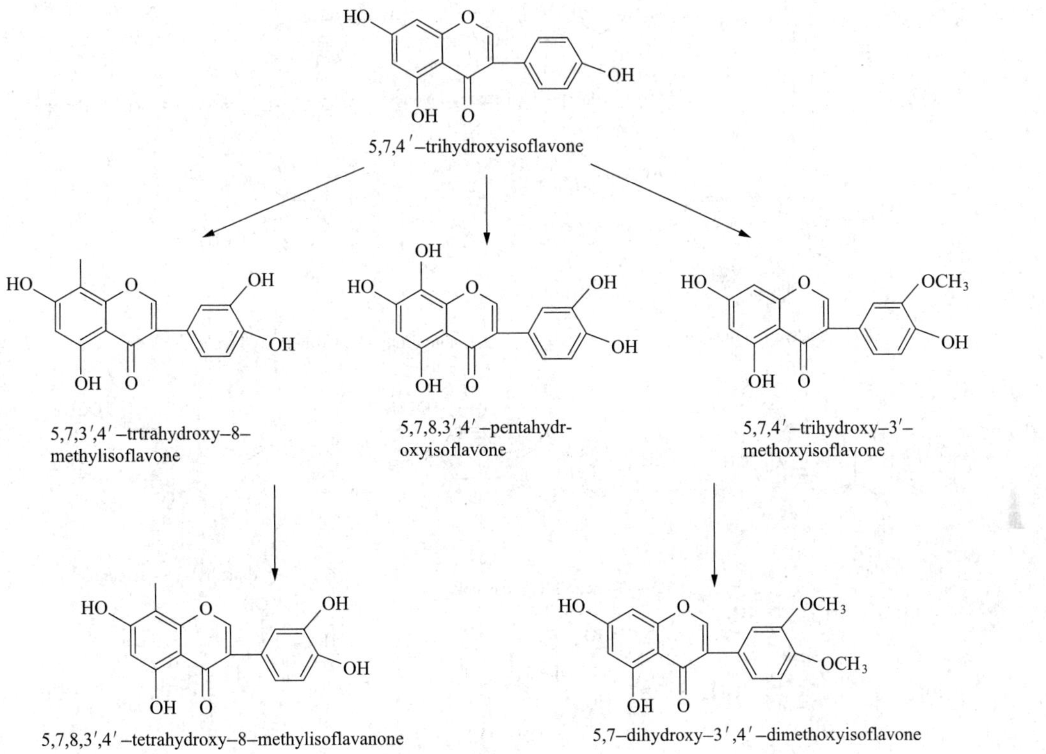

5,7,4′-trihydroxyisoflavone

5,7,3′,4′-trtrahydroxy-8-
methylisoflavone

5,7,8,3′,4′-pentahydr-
oxyisoflavone

5,7,4′-trihydroxy-3′-
methoxyisoflavone

5,7,8,3′,4′-tetrahydroxy-8-methylisoflavanone

5,7-dihydroxy-3′,4′-dimethoxyisoflavone

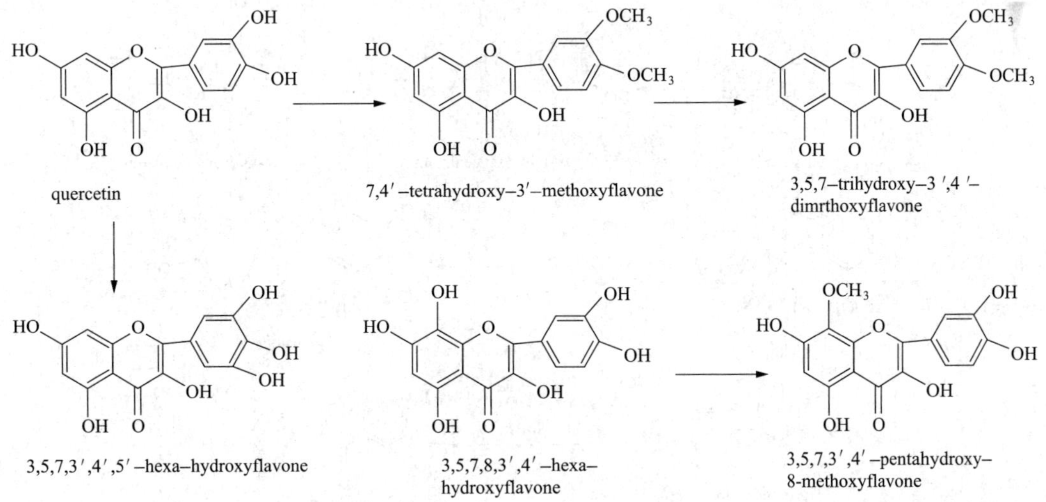

quercetin

7,4′-tetrahydroxy-3′-methoxyflavone

3,5,7-trihydroxy-3′,4′-
dimrthoxyflavone

3,5,7,3′,4′,5′-hexa-hydroxyflavone

3,5,7,8,3′,4′-hexa-
hydroxyflavone

3,5,7,3′,4′-pentahydroxy-
8-methoxyflavone

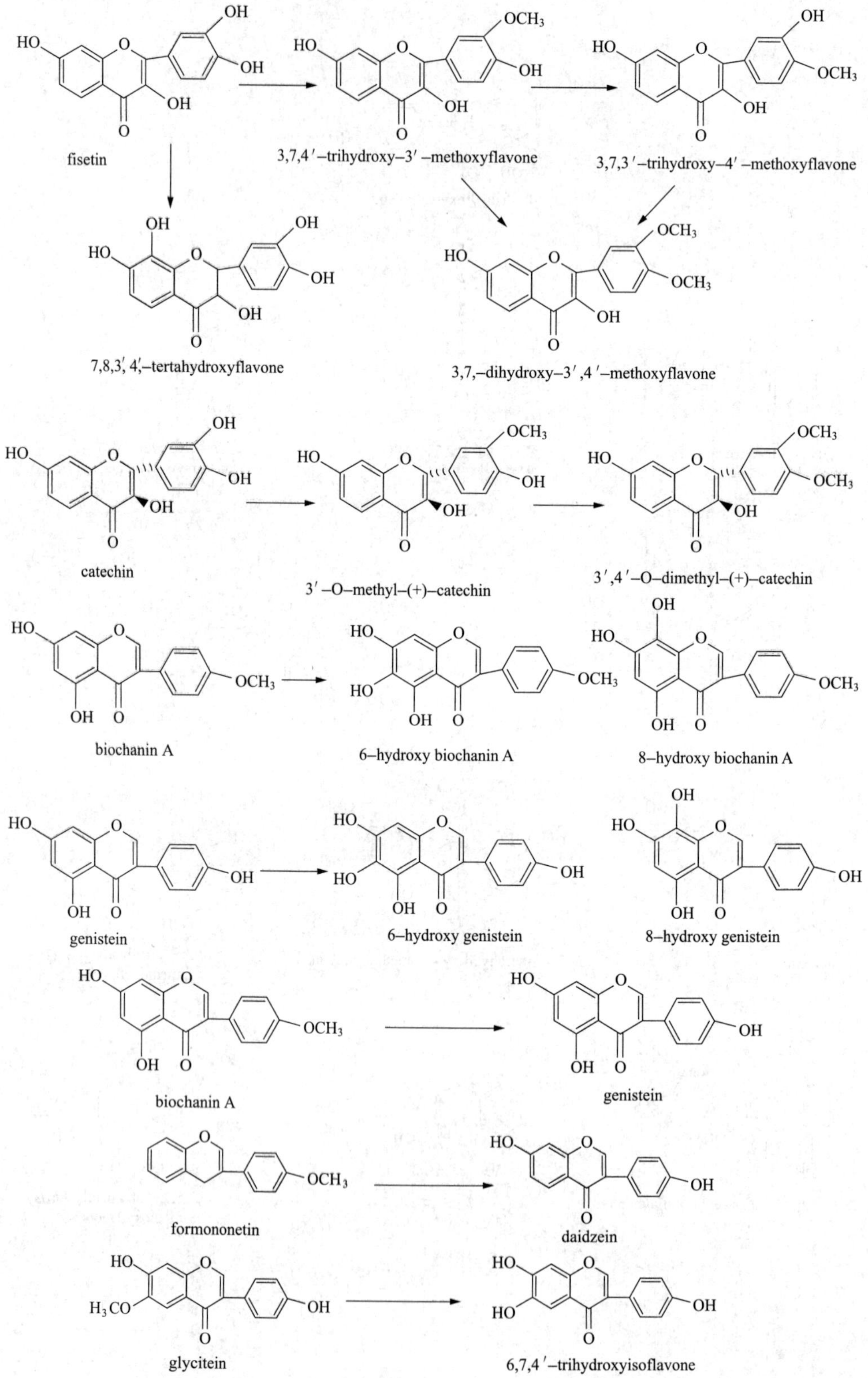

fisetin

3,7,4′–trihydroxy–3′–methoxyflavone

3,7,3′–trihydroxy–4′–methoxyflavone

7,8,3′,4′–tertahydroxyflavone

3,7,–dihydroxy–3′,4′–methoxyflavone

catechin

3′–O–methyl–(+)–catechin

3′,4′–O–dimethyl–(+)–catechin

biochanin A

6–hydroxy biochanin A

8–hydroxy biochanin A

genistein

6–hydroxy genistein

8–hydroxy genistein

biochanin A

genistein

formononetin

daidzein

glycitein

6,7,4′–trihydroxyisoflavone

图 13 – 15　对黄酮类化合物进行的生物转化

第十四章 植物细胞、组织生物转化

植物的次生代谢产物如生物碱、香豆素、芳香类物质、类固醇以及萜类等是药物、香料、色素、农药以及食品添加剂等的重要来源。由于高等植物细胞中的次生代谢产物含量很低且有些产物不能或难于通过化学合成途径得到,因此,人们期望能够充分利用植物细胞培养以及植物酶对外源底物进行生物转化,从而得到目标化合物。此外,它们所能够进行的某些化学合成与微生物转化难以进行的反应,如糖基化反应,使人们对植物细胞、组织转化在中药现代研究中的应用日渐重视。

第一节 概 述

与微生物一样,植物细胞与组织中同样含有丰富的酶系,因此药用植物细胞和组织培养不仅使大规模的生产植物天然产物成为可能,同时也具有转化外源饲喂的化合物的能力,可作为反应器,用于天然化合物的结构修饰或化合物的生物合成。这种利用植物培养细胞为酶源使某种前体化合物转化为相应产物的技术就是植物细胞转化。植物细胞内含有催化酯化、氧化、还原、皂化、羧基化、羟基化、异构化、甲基化、环氧化、葡萄糖基化及去甲基化等反应的酶类。利用植物组织进行转化,则主要是发根农杆菌(*Agrobacterium rhizogenes*)诱导产生的毛状根或冠瘿组织对天然化合物进行结构修饰。

利用植物细胞、组织进行转化,具有微生物转化所没有的一些特点与优势。

首先,植物与微生物虽然同样能催化氧化、还原等一系列的反应,但分属不同的自然分类系统,所含的酶系显然是不同的,代谢途径有明显的差异。而大多数天然活性成分来自于植物,通过饲喂前体物质,可用作研究生物合成途径的模型。这通过微生物转化途径是很难达到的。例如,通过对中国红豆杉悬浮培养细胞进行放射性标记葡萄糖、乙酸饲喂,以及加入不同的外源性代谢中间体,通过对紫杉醇产量的影响,推测出紫杉醇母核的生物合成途径除甲羟戊酸途径外,还有丙酮酸途径。

其次,许多天然活性成分在自然界中含量很低,如红豆杉和长春花中含有的有效成分紫杉醇和长春新碱是抗癌和治疗白血病的有效成分,但原植物中的含量极低,仅有十万或百万分之一。治疗一个癌症患者所需的紫杉醇要砍掉 3 株生长 60 年的红豆杉树方可获取。同时,紫杉醇和长春新碱的化学合成步骤复杂,用现行化学合成方法难以达成。大量的科学家从事红豆杉和长春花组织培养的研究,对紫杉醇和长春新碱在植物中的次生代谢机制研究逐渐深入,细胞培养生产前体物质并与化学合成相结合的方法有望实现最终的工业化。

此外,植物细胞、组织能进行的反应类型有氧化、还原、羟基化、水解等,但与微生物转化反应相比,其最具有特点的是植物的对外源性化合物的糖基化反应,并对所连糖基进行酯化。这是微生物难以进行的。糖基化可视为植物细胞对植物毒素化合物的去毒机制，常常产生糖基化且水溶性的产物。植物培养物糖基化外源化合物具有普遍性，各类培养体系的植物培养物都具有糖基化外源化合物的能力。悬浮培养细胞是最常见的糖基化反应器。例如桉树（*Eucalyptus robusta* Smith）细胞能糖基化对氨基苯甲酸、丁香酚和异丁香酚、托品酸、甘草次酸、单萜类化合物。细胞发酵培养是悬浮培养的放大，不但能大规模合成次生代谢产物而且能大规模糖基化外源化合物，但由于植物细胞生长缓慢，转化率低，易污染，细胞发酵培养糖基化外源化合物成功的例子少。少量固定化培养细胞能糖基化大量外源化合物，转化率高。悬浮培养的人参根合成皂苷的能力和糖基化外源化合物的能力都强于悬浮培养的愈伤组织。Ri 质粒转化的毛状根表现为激素自养、生长迅速、遗传性状稳定、次生代谢产物合成能力强，可作为一种新型的糖基化反应器。其与化学反应合成糖苷相比，有如下特点：①植物的对外源性化合物的糖基化反应是将几步反应连续进行一次完成，副产物少，而后者包括乙酰化、糖基化、去乙酰化几步，副产物多。②植物对外源性化合物进行糖基化具有空间特异性的特点，后者需要使用保护剂，才能糖基化特殊的空间位点。

但利用植物细胞、组织进行转化也有它本身的缺点。如植物细胞系不稳定、产率低、生长速度慢、放大不成功，植物器官培养所用的反应器需要特殊的供气、搅拌和根的剪切等，造成生产成本较高，影响了植物细胞、组织进行转化的工业化。

第二节　一般实验方法与技术要点

一、植物细胞转化

（一）一般实验方法

植物细胞转化实验概要过程：建立细胞株→培养细胞→选择适宜的转化方式→转化培养→转化产物的提取分离→产品精制。

1. 细胞株

细胞株菌种的选择是成功进行转化反应的关键，要根据转化的目的，选择含有能催化该类反应酶的细胞株。

2. 制备培养基

首先要能够使植物细胞充分生长，同时要考虑到转化所需要酶诱导的所需条件。

3. 加转化底物

（1）选择适当的时期加底物。

（2）选择添加底物的方法（例如固体投料或液体加料）和方式（如连续加料或间歇加料）。

4. 调控好整个转化过程中各项影响因素

如开始加底物的时间，加入的底物和转化的产物在转化环境中最大的稳定滞留时间，控制好转化反应终点，防止滞留时间过长，产物及底物被代谢消耗。

（二）植物细胞转化方式

1. 悬浮细胞转化

用液体培养基对保持良好分散状态的单个细胞或小的细胞聚集体于摇床上对外源性化合物进行转化的方法，称为悬浮细胞转化（cell suspension biotransformation）。悬浮细胞转化分为两个阶段：先进行悬浮细胞的培养（悬浮细胞培养的方式及特点见细胞工程的相关内容，此处不再详细叙述）；在细胞培养到一定程度时，再加入底物，或者是前体物质，进入转化阶段。（表 14 - 1）

在实验室小量实验中，通常使用摇床、转床和自旋式培养架等设备进行植物细胞的悬浮培养与转化。而用于植物细胞的大量培养与转化的生物反应器主要有搅拌式生物反应器与气升式生物反应器。

表 14 - 1　常用的药用植物细胞悬浮培养体系

药用植物	底物	转化目标
美洲商陆	羟苯基丁酮	8 位羟基的糖基化及其衍生物
人参	丹皮酚	2 位羟基的糖基化反应及其衍生物
何首乌	大黄素	大黄素 - 8 - o - β - D - 吡喃葡萄糖苷
掌叶大黄	鬼臼毒素	脱水鬼臼毒素
笋瓜	香叶基香叶醇、法尼醇、香叶醇	转化成相应的酸，其中香叶基香叶醇的转化率最高
印楝	蒿甲醚	10 - β - 甲氧基青蒿黄素 I ，12 - β - 甲氧基青蒿黄素 III

2. 固定化细胞转化

植物细胞培养最大的问题是培养中的细胞遗传和生理的高度不稳定以及细胞间的不一致性，导致在培养中高产细胞往往出现低产率和产生其他代谢物的情况；固定化细胞可以在一定程度上克服这种倾向，并且有利于连续培养及转化产物的合成、分泌与积累。

常用的固定化方法有凝胶包埋、表面吸附、网格及泡沫固定、膜固定（包括中空纤维）。固定化反应器有固定床生物反应器、流化床生物反应器、中空纤维反应器与气升式反应器等。Seki 等人比较了红豆杉固定化连续培养与非固定化连续细胞培养对细胞生长和紫杉醇生产的影响，发现固定化的细胞其紫杉产量明显高于非固定化连续培养的细胞。目前固定化培养技术已广泛应用于胡萝卜、长春花、毛地黄、鸟茄、烟草、咖啡、万寿菊等植物的细胞培养中。

3. 两相培养转化法

该方法是在培养体系中加入水溶性或脂溶性的有机物，或者是具有吸附作用的多聚化合物（如大孔树脂），使培养体系形成上下两相，要求增加的一相比水相对转化产物有大得多的溶解度或吸附能力；也就是说在细胞外创造一个储藏转化产物的单元，从而将释放到水相中的转化产物转移到新加的一相中，由此打破产物在胞外水相和胞内的平衡，促使合成更多的产物并释放到胞外水相中，然后被萃取剂萃取或吸附剂吸附，最终达到分离产物的目的。

二、利用植物毛状根进行转化

一般实验步骤：利用发根农杆菌进行感染诱导形成毛状根→毛状根的培养→转化

培养→转化产物的提取分离→产物的精制。

第三节　影响植物细胞、组织转化的因素

一、植物培养物的种类、株系、生长阶段等

植物培养物的种类、株系、生长阶段都将影响特定外源化合物的转化。对于有目的地通过饲喂前体化合物，获得天然活性物质的转化来说，通常直接选用产生该活性物质的外植体，通过诱发愈伤组织、单细胞分离，筛选优良的单细胞无性繁殖系；或通过农杆菌介导的转基因组织（主要是毛状根和冠瘿组织），作为转化反应的反应系统。对于不是以获得次生代谢产物为目的的转化反应，则可根据反应需要选择不同的植物培养体系。例如，天麻素即对羟基甲基苯 $-\beta-D-$ 吡喃葡糖苷（4 - hydroxymethylphenyl $-\beta-D-$ glucopyranoside），为兰科植物天麻（*Gastrodia elata* Bl.）的主要活性成分，有镇静、抗惊厥、抗炎、镇痛及增强机体免疫功能等作用。利用桔梗悬浮培养细胞对天麻素进行生物转化，得到转化产物为对羟基苯甲醇，为天麻素脱去葡萄糖残基的产物。而以对羟基苯甲醇为底物，利用人参毛状根培养体系为反应器，则得到了天麻素。

Bouhouche 发现悬浮培养的积雪草［*Centella asiatica*（L.）Urb.］细胞的生长阶段将影响糖基化产物的产量、含量、糖基化率，认为悬浮培养细胞的对数生长期初期是糖基化外源化合物的最佳期。Toshifumi Hirata 发现不同株系的悬浮培养烟草（*Nicotiana tabacum* L.）细胞的糖基化产物的构型不同，白色烟草细胞的糖基化产物全是 R 构型，绿色烟草细胞的糖基化产物全是 S 构型，原因可能是不同培养条件产生了不同的酶系统。

二、外源化合物的影响

植物细胞、组织转化的本质也是酶催化的转化反应。大部分植物细胞、组织转化所需要的酶如氧化酶、糖基化酶都是胞内酶；因此底物必须与植物细胞充分接触，并且能够进入细胞内，才有可能使转化反应顺利进行。外源化合物的量、理化性质如极性、溶解性、稳定性、分子结构都会影响其植物培养物对底物的转化。外源化合物有细胞毒性，任何一种植物培养物所能转化外源化合物的量都有一个阈值，一旦超过，其生长将被抑制，甚至导致其死亡。例如，利用高山红景天将外源性酪醇转化为红景天苷，培养基中酪醇浓度超过 3mmol/L 时，细胞的正常代谢将受到很大影响，从而引起转化率急剧下降。悬浮培养的人参根对极性越强的外源化合物，糖基化率越低，可能是外源化合物的极性越强，根的吸收率越低。洋地黄毒苷元、甘草次酸、鬼臼毒素等外源化合物溶解度小，难被植物培养物吸收，加入吐温 - 80、环糊精等助溶剂增加其溶解度，使其被吸收而糖基化。Toshifumi Hirata 研究悬浮培养的白色烟草细胞糖基化羟基苯甲酸的三种异构体，发现只有伯醇基被糖基化；且酚羟基的取代位置会影响伯醇基的糖基化率，糖基化率是间位＞对位＞邻位。

三、培养条件

1. 培养基组成的影响

基本培养基的组成将影响植物培养物对外源化合物的转化。Daniela A Casas 通过研究悬浮培养的 *Brugmasia Candida* 的毛状根糖基化外源氢醌时不同碳源的影响，发现蔗糖做碳源时的糖基化率最高，并发现以蔗糖、葡萄糖为碳源时毛状根为浅褐色，以木糖醇、山梨糖醇为碳源时毛状根为黑色。他认为蔗糖、葡萄糖不但是 UDPG 的前体，而且能清除糖基化时产生的自由基，降低外源氢醌的细胞毒性。Tsutomu Furaya 发现悬浮培养的桉树细胞在不含 Fe^{2+} 的 BA1 培养基中对崖柏素的糖基化率是在含 Fe^{2+} 的 BA1 培养基中的 2 倍。Efraim lewinsohn 发现在改良 MT 培养基中（$[Fe^{2+}]$ 降到 $33\mu mol$）悬浮培养的葡萄柚（*Citrus paradisi* Macf.）细胞能糖基化黄酮类化合物。

2. 植物激素的影响

植物激素对植物培养物的生长、对化合物的转化能力有较大影响。常用的植物激素是控制生长的生长素和调节次生代谢产物合成的细胞分裂素。例如 Takashi Kometani 发现悬浮培养的小果咖啡（*Coffea arabica* L.）细胞糖基化外源辣椒碱，加入 $0.5\mu M$ $2,4-D$ 后细胞生长量和糖苷产量是加 $5\mu M$ IAA 后的 2.7 倍，加入 $5\mu M$ $2,4-D$ 和 $0.5\mu M$ Kinetin 后细胞生长量和糖苷产量是加入 $5\mu M$ IAA 后的 318 倍。

3. 其他影响因素

培养基起始 pH、光照、温度等因素对植物培养物生长、次生代谢产物的合成和化合物的转化都有影响。

对于毛状根转化天然活性成分，还有 *A. rhizogenes* Ri 质粒的基因操作的影响，通过设计制作的 Ri 质粒来改造毛状根的基因组 DNA，从而产生新的化合物，将具有巨大的研究潜力。利用这一体系可以通过一种单一的毛状根类型来生产多个化合物。已有实例表明，莨菪碱 6β-羟化酶（H6H）催化莨菪碱的环氧化，是转化为东莨菪碱很重要的一步，通过 H6H 基因从莨菪（*Hyoscyamus niger* L.）引入到颠茄（*Atro belladonna* L.），颠茄的毛状根能够生产高含量的东莨菪碱。

第四节　利用植物细胞、组织转化中药活性成分研究的实例

一、人参毛状根对洋地黄毒苷元转化的研究

人参毛状根培养的实验方法：人参（*Panax ginseng* C. A. Meyer）Pg-3 株系，于 B2K 琼脂培养基（MS 培养基加蔗糖 30g/L、琼脂 9g/L、indole-butyric acid 2mg/L、激动素 0.1mg/L）。25℃避光培养传代。转化时，采用培养 4 周的培养物，每瓶摇瓶（每 1L 瓶中装有 B2K 培养液 250ml，毛状根鲜重 30~40g）中加入 30~40mg 洋地黄毒苷元的 5% Tween-80 悬浮液，转速为 90r/min，孵化 18~20d，温度 25℃。

转化得到了洋地黄毒苷元硬脂酸酯（Ⅱ）、棕榈酯盐（Ⅲ）、肉豆蔻酯（Ⅳ）、月桂酸酯（Ⅴ）、3-表洋地黄毒苷（Ⅵ）（主要转化产物）、杠柳毒苷配基（Ⅶ）、3-表杠柳毒苷配基（Ⅷ）、3-表杠柳毒苷配基-β-D-葡萄糖苷（Ⅸ）、洋地黄毒苷配基-β-D-葡萄糖苷（Ⅹ）、杠柳毒苷配基-β-D-葡萄糖苷（Ⅺ）、洋地黄毒苷配基-β-D-槐糖苷（Ⅻ）、1-β-羟基洋地黄毒苷（Acovenosigenin-A）（ⅩⅢ）、洋地黄毒苷配基-6'-丙二酸酰化葡萄糖苷〔digitoxigenin-3β-O-（6'-O-malonyl-β-D-glucopyranoside）〕（digitoxigenin β-D-glucoside malonyl ester）（ⅩⅣ）等转化产物。其中Ⅵ是主要转化产物，Ⅺ、Ⅻ含量很低，ⅩⅢ、ⅩⅣ是新的转化产物。脂肪酸酰化萜类糖苷与丙二酸酰化糖苷是人参根中的常见成分，糖基化、脂肪酸酰化反应与糖苷丙二酸酰基化转化反应在人参毛状根转化体系中也是比较常见的，由此可见反应体系中的次生代谢途径中对外源性化合物的转化是有影响的。相关图表见表14-2、表14-3与图14-1。

表14-2　MS培养基的配方（mg/L）

化合物	培养基配方用量	化合物	培养基配方用量
硝酸铵（NH_4NO_3）	1650	硫酸锰（$MnSO_4 \cdot 4H_2O$）	22.3
硝酸钾（KNO_3）	1900	硫酸锌（$ZnSO_4 \cdot 7H_2O$）	8.6
磷酸二氢钾（KH_2PO_4）	170	硼酸（H_3BO_3）	6.2
硫酸镁（$MgSO_4$）	370	甘氨酸	2
氯化钙（$CaCl_2$）	440	盐酸硫胺素	0.4
硫酸亚铁（$FeSO_4 \cdot 7H_2O$）	27.8	盐酸吡哆素	0.5
乙二胺四乙酸二钠（$Na_2 \cdot EDTA$）	37.3	烟酸	0.2
钼酸钠（$NaMoO_4 \cdot 2H_2O$）	0.25	肌醇	100
硫酸铜（$CuSO_4 \cdot 5H_2O$）	0.025	蔗糖	30000
氯化钴（$CoCl_2 \cdot 6H_2O$）	0.025	琼脂	10000
碘化钾（KI）	0.83	pH	5.8

表14-3　人参毛状根对洋地黄毒苷元的转化产物

产物		得率 mg（%）	
		细胞	培养基
Digitoxigenin stearate	Ⅱ	28.9 (1.6)	
Digitoxigenin palmitate	Ⅲ	65.5 (3.7)	
Digitoxigenin myristate	Ⅳ	29.0 (1.7)	
Digitoxigenin laurate	Ⅴ	16.0 (1.0)	
3-Epidigitoxigenin	Ⅵ	120.0 (11.2)	72.0 (6.7)
Periplogenin	Ⅶ	20.7 (1.9)	64.3 (5.8)
3-Epiperiplogenin	Ⅷ		18.8 (1.7)
3-Epidigitoxigenin β-D-glucoside	Ⅸ	12.0 (0.8)	
Digitoxigenin β-D-glucoside	Ⅹ	111.5 (7.3)	
Periplogenin β-D-glucoside	Ⅺ		
Digitoxigenin β-D-sorphoroside	Ⅻ		
Acovenosigenin-A	ⅩⅢ		8.0 (0.7)
Digitoxigenin β-D-glucoside Malonyl ester	ⅩⅣ	42.9 (2.4)	

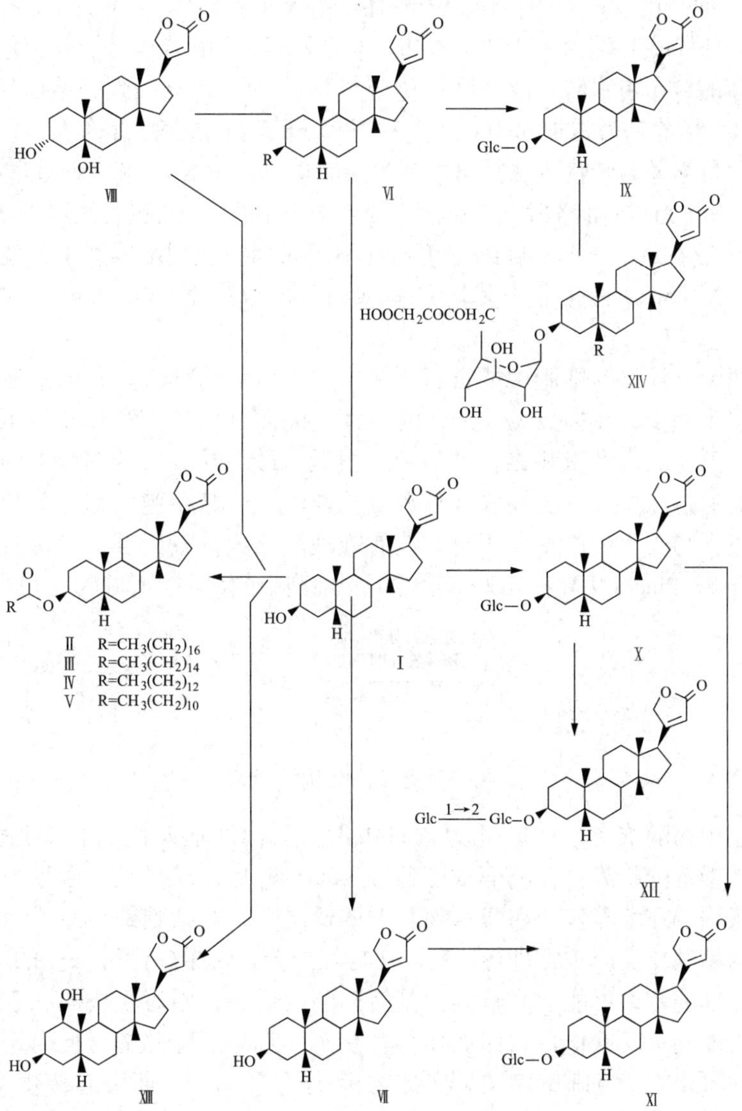

图 14 - 1 人参毛状根对洋地黄毒苷配基的转化

二、高山红景天悬浮细胞将酪醇转化为红景天苷的研究

红景天苷（酪醇 – β – D – 葡萄糖苷）具有抗缺氧、抗寒冷、抗疲劳、抗微波辐射等功能，而且具有延缓机体衰老、防止老年疾病等功效，是一种很有发展前途的药物。红景天苷的来源主要是红景天属植物的地下根茎，但含量甚微。利用其苷元酪醇进行糖基化反应人工合成红景天苷反应过程复杂，收率低。高山红景天细胞培养为红景天苷的生产提供了一条新途径，但产量很低，培养细胞中的红景天苷含量至多只能达到野生植株的水平。利用添加外源性合成中间体酪醇，可以使红景天苷的得率远高于细胞培养的得率。

高山红景天（*Rhodiola sachalinesis* A. Bor.）细胞悬浮培养的建立与继代方法：以海

拔1700m以上的高山红景天的茎作为外植体诱导出愈伤组织。诱导的愈伤组织在含蔗糖3%，并附加1mg/L 2，4－D及1mg/L BA的MS琼脂培养基上培养。将培养20d左右的生长旺盛的愈伤组织转入液体培养（培养基同上），建立细胞悬浮培养体系。每隔10d继代一次，培养基为附加0.3mg/L NAA和3mg/L BA的MS培养基。

生物转化培养基与转化方法：培养基为附加0.3mg/L NAA和3mg/LBA的MS培养基，含3%蔗糖。在添加酪醇时，先将一定量的酪醇溶解在乙醇中，配成浓度为0.1mol/L的溶液，过滤灭菌后在细胞生长的不同时期添加到培养物中，使其达到所需浓度。实验采用250ml三角瓶中装培养基50ml，摇床转速120r/min，室内自然光照，培养温度24℃±1℃。

高山红景天悬浮培养细胞中能自行累积酪醇，但葡萄糖基转移酶的活性与酪醇在胞内的积累量不同步，在指数生长期，酶活性很高而胞内酪醇积累量很低；相反，在静止期，胞内酪醇虽有大量积累，但酶活性很低，最终导致培养细胞中的红景天苷含量较低。但是通过在指数生长期添加外源底物酪醇，使其在胞内酪醇葡萄糖基转移酶的作用下通过生物转化生产红景天苷，能有效地转化成红景天苷，使培养细胞内红景天苷含量达到37.0mg/g DW，几乎是正常培养细胞中的9倍。（图14－2）

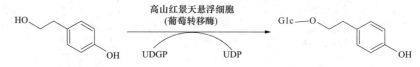

图14－2　酪醇转化为红景天苷

当培养基中酪醇浓度为0.5～3.0mmol/L时，胞内红景天苷含量几乎呈线性升高，而转化率呈缓慢下降趋势。在酪醇浓度超过3mmol/L后，红景天苷含量与转化率都急剧下降。这表明，在培养基中酪醇浓度较低的情况下，对细胞的正常代谢过程影响较小，可使胞内糖基化反应正常进行，所以使得红景天苷含量随酪醇浓度的增加而升高。但胞内酪醇浓度的增大可能会影响到糖基转移酶的活性，同时生成的红景天苷对糖基化反应也有可能起负反馈作用，因而使得转化率一直呈下降趋势。但当培养基中酪醇浓度超过3mmol/L时，细胞的正常代谢将受到很大影响，从而引起转化率急剧下降。因此这里3mmol/L的酪醇浓度是一个转折点。从第7d起连续3d添加较低浓度酪醇，虽然转化率明显降低，但最终红景天苷产量能有明显提高。培养12d时红景天苷的浓度明显下降，有可能被细胞进一步代谢生成其他产物。通过3次连续添加酪醇，在6g/L DW培养细胞密度下，得到红景天苷含量为155mg/g DW，已具有潜在的商业应用价值。

三、利用前体饲喂的方法对紫杉醇母核的生物合成途径进行研究

细胞悬浮培养技术是研究生物碱、萜类等天然产物的生物合成途径及酶学反应机制的有效手段。目前一般的策略是应用同位素饲喂植物体或细胞悬浮培养物，通过核磁共振谱（NMR）分析，或者是控制细胞悬浮体系中相关酶的浓度，使其呈梯度分布，然后分析中间产物的结构。

利用南方红豆杉悬浮细胞饲喂代谢中间体对目的产物紫杉醇产量的影响，推测了

紫杉醇的生物合成途径，具体内容如下。

细胞及培养方法：实验材料为连续培养 6 代以上的南方红豆杉悬浮细胞系。培养基为 B5 ＋NAA（2mg/L）＋KT（0.2mg/L），在 25℃±2℃、黑暗条件下进行培养，摇床速度为 110r/min，30d 继代一次。

生物转化体系：代谢中间产物牻牛儿醇、牻牛儿牻牛儿醇、蒎烯，分别以无水乙醇配制成 10mg/L、5mg/L、10mg/L；甲瓦龙酸与等当量 KOH 混合，终浓度为 100mg/L。加入培养基前以 0.20μm 除菌滤膜除菌，并于培养 0d 加入。

实验结果：在合适的浓度，4 种代谢中间产物对南方红豆杉培养细胞紫杉醇含量的影响不同。其中，牻牛儿醇和牻牛儿牻牛儿醇对紫杉醇含量的促进作用最为明显，分别比空白对照提高了 73% 和 91%，甲瓦龙酸的作用居中（32%），而蒎烯基本没有作用。

紫杉醇是一种双萜化合物，在植物次生代谢中异戊二烯是合成所有萜类化合物的通用前体，它在体内经甲羟戊酸途径生成。因此，根据植物萜类次生代谢物的生源途径，紫杉醇的三环二萜骨架似乎来自甲羟戊酸。但实验结果表明，3 - 羟基 - 3 - 甲基戊二酸还原酶（HMGR）抑制剂 comptin 对南方红豆杉培养细胞的生长和紫杉醇的合成略有抑制，其低剂量（0.01mg/L）时影响不明显，但当剂量为 0.1mg/L 时，使紫杉醇含量降为 0.58mg/L，约为空白对照的 70%。而加入甲瓦龙酸后促进作用不明显。由此推测南方红豆杉细胞中紫杉醇的形成除了通过乙酸/甲羟戊酸外，还可能存在其他形成途径。

此外，Eisenreich 等以 ^{13}C 标记的 [U - $^{13}C_6$] 葡萄糖、[1 - ^{13}C] 葡萄糖和 [1，2 - $^{13}C_2$] 乙酸作前体，对中国红豆杉悬浮培养细胞进行饲喂试验，发现产物 taxuyunnanine C [-2α，5α，10β，14β - 四乙酰氧 - 4（20），11 - 紫杉二烯] 的 4 个异戊二烯单元以完全相同的方式被标记，其中二碳单位和三碳单位均来自葡萄糖，外源乙酸仅标记 taxuyunnanine C 的乙酰基侧链而不标记紫杉烷环骨架。通过远程 ^{13}C - ^{13}C 偶联分析表明，在异戊二烯单元的形成过程中发生了分子内重排。甲羟戊酸途径无法解释源自葡萄糖的三碳单位存在于双萜化合物中和异戊二烯单元中的放射标记分布方式。因此，异戊二烯单元不可能来自经典的甲羟戊酸途径，而是通过葡萄糖的初级代谢产物磷酸丙糖与丙酮酸脱羧产物二碳单位缩合，并发生分子内重排而产生的。然后经过 4 个异戊二烯分子的逐一缩合、环化、及 C1、C2、C5、C7、C9、C10、C13 等位点的修饰，最终形成巴卡亭 Ⅲ，它是合成紫杉醇的直接前体。

四、通过植物细胞培养的橙皮素糖基化的研究

橙皮素有多种药理作用，但其口服后由于低水溶性和低吸收率使它的药理活性开发受到限制。研究了通过甘薯 [*Ipomoea batatas*（L.）Lam] 和桉属植物 *Eucalyptus perriniana* 的细胞培养，对橙皮素进行生物转化。

将 2 个植物的培养细胞每隔 4 周在 MS 固体培养基中于黑暗中进行继代培养，培养基中含 10mmol/L 二氯苯氧基乙酸和 1% 琼脂。再将培养细胞移至含液体培养基的锥形烧瓶（共 10 个）中以建立悬浮培养物。将橙皮素（1）加至这些烧瓶中，于 25℃、暗处振摇培养 5d，滤过。滤液依次用醋酸乙酯和正丁醇提取。培养的细胞用甲醇提取 3

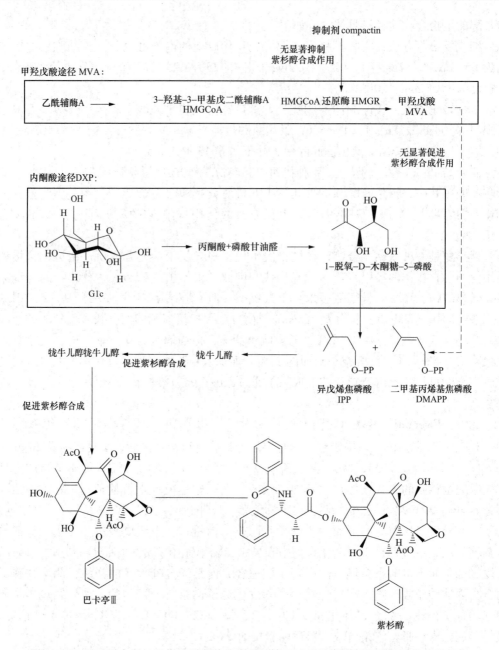

图 14-3 通过对中国红豆杉悬浮培养细胞进行饲喂试验推测紫杉醇母核生物合成途径

次，共 12h，然后超声 5min。甲醇提取物浓缩，用水和醋酸乙酯萃取 3 次，合并醋酸乙酯部分。水部分用 Diaion HP-20 柱色谱分离，先用水洗，再用甲醇洗脱，甲醇洗脱液用于 HPLC 得所需产物。从 *E. perriniana* 细胞培养所得产物中分离、鉴定了 3 个新的生物转化产物，即橙皮素 -3′-O-β-D-吡喃葡糖苷（2），橙皮素 -3′,7-O-β-D-二吡喃葡糖苷（5），橙皮素 -7-O-［6-O-（β-D-吡喃葡糖基）］-β-D-吡喃葡糖苷（6）；还分得 3 个已知的糖苷类化合物橙皮素 -5-O-β-D-吡喃葡糖苷（3），橙皮素 -7-O-β-D-吡喃葡糖苷（4）和橙皮素 -7-O-［6-O-（α-L-

吡喃鼠李糖基）〕 $-\beta-D-$吡喃葡糖苷（7）。从甘薯细胞培养物的甲醇提取物中分得化合物 2、3、4。生物转化研究表明，甘薯培养细胞优先将化合物 1 的 7 - 位酚羟基糖基化，得到化合物 4，100h 后转化减弱；培养 5d 后得到的转化产物有化合物 2 ~ 7。而在 E. perriniana 细胞培养的早期阶段，橙皮素可被转化为化合物 2、3、4；20h 后，化合物 5、6、7 为主要化合物，但量相对较低。以上结果表明，E. perriniana 对橙皮素的糖基化能力和活力明显强于甘薯。

第五篇

酶工程技术与中药现代研究

MEIGONGCHENGJISHUYUZHONGYAOXIANDAIYANJIU

酶工程是生物技术的一个重要组成部分，是指在一定的生物反应器内，利用酶的催化反应进行物质转化，生产人类需要的产品或服务于社会的一门应用技术。其研究内容主要包括各种酶类的开发生产、酶的分离纯化、固定化技术的开发、酶反应器的研制、酶的分子修饰等。近年来、酶工程产业的发展非常迅速，现在酶制剂工业已进入了第三个阶段，适应多种产业需求的各种酶及其制剂，用于基因工程、蛋白质工程、生化分析、临床检测等各种试剂酶的迅猛发展，将给 21 世纪的工农业生产、环境保护以及医药卫生事业带来重大改变。

目前，世界上最大的工业酶制剂生产厂商丹麦诺维信公司的酶制剂约有 80% 是基因工程菌生产的。利用基因工程和蛋白质工程可以改善原有酶的各种性能，如提高酶的产量、增加酶的稳定性、使酶适应不同 pH 和高低温环境、提高酶在有机溶剂中的反应效率、使酶在后提取工艺和应用过程中更容易操作等。也可以将原来由有害的、未经批准的微生物产生酶的基因，或由生长缓慢的动植物产生酶的基因克隆到安全的、生长迅速的、产量高的微生物体内，改由微生物来生产，大大提高酶的生产水平。

特别是近些年来，极端环境微生物资源的研究和开发，结合基因工程和蛋白质工程，为拓宽酶的应用范围和更方便大规模应用创造了条件。酶蛋白的结构与功能关系的研究，为对酶进行再设计与定向加工，发展更优良的新酶或新功能酶奠定了基础。分子酶设计可以采用定点突变和体外分子定向进化两种方式对天然酶分子进行改造。从而使几百万年的自然进化过程在短期内得以实现。采用体外分子定向进化的方法改造酶蛋白已在短短几年内取得了令人瞩目的成就。

蛋白质的结构常常可以允许某个结构域的插入与融合。DNA 重组技术的发展与应用使不同基因或基因片段的融合可以方便地进行，融合蛋白经合适的表达系统表达后，即可获得由不同功能蛋白拼合在一起而形成的新型多功能蛋白。目前，融合蛋白技术已被广泛应用于多功能酶的构建与研究中，并已显现出较高的理论及应用价值。细胞内蛋白质的合成，泛素酶的发现和蛋白质的相互作用研究，以及蛋白质组学的研究使得人们越来越认识到蛋白质之间的相互作用远比我们想象的更为复杂。随着这些重要问题的不断解决，以及基因组、后基因组时代的到来和重组酶生产技术的开发，必将会有大量的、新的酶蛋白被人类发现，会引起酶及其应用的新的突破。酶的高度催化活性以及酶在工业上应用带来的巨大经济效益，促使人们研究化学修饰酶、人工合成的模拟酶，以扩大和提高酶的使用性能。核酸酶和抗体酶的研究近年也取得飞速发展。与模拟酶相比，抗体酶表现出一定程度的底物专一性和立体专一性，抗体酶用于酶作用机制的研究，手性药物的合成和拆分，抗癌药物的制备，其应用前景非常诱人。

第十五章 酶工程基础

第一节 酶工程概述

一、酶的一般概念

酶是一种生物催化剂，与其他的催化剂相比，酶具有催化效率高、专一性强和活性可调节等显著特点。酶只能催化热力学允许的化学反应，缩短达到化学平衡的时间，而不改变平衡点，在化学反应的前后没有质和量的改变。酶和一般催化剂的作用机制都是降低反应的活化能。

根据酶的组成成分不同，可将酶分为单成分酶（单纯酶）、多成分酶（复合酶）；根据酶的结构特点及分子组成形式不同，可分为单体酶、寡聚酶、多酶复合体；根据酶的存在状态不同，可分为胞外酶（分泌型酶）、胞内酶。随着已知酶的种类不断增多，1961 年国际酶学委员会（EC）提出了酶的系统分类法。该系统按照酶催化反应的类型将酶分为氧化还原酶、转移酶、水解酶、裂合酶、异构酶和合成酶这六大类，每个大类再细分为 4~13 亚类，并且规定一套系统命名法。

由于酶促反应的独特优点，酶已经被广泛应用于食品、医药、分析和化工等各个领域。酶的早期来源主要是动物的脏器和植物的种子，但是为了便于酶的提取分离和使用，要求在原料中酶的含量必须丰富，且原料容易得到，因此目前工业上应用的酶大多数来源于微生物。以微生物发酵进行的酶生产，有着其独特的优点：由于微生物的种类繁多，酶谱非常广泛，几乎自然界中存在的所有酶都可以在微生物中找到；微生物中容易获得高产的菌株；微生物的发酵条件容易控制，并能通过诱变育种、基因重组、磁暴融合等现代生物技术手段对菌种进行改良，获得酶的高产菌株。

二、酶的结构

酶是生物大分子，相对分子质量很大，而与酶反应的底物一般是相对分子质量较小的分子；即使是大分子底物时，反应也是逐步进行的，酶仅与大分子底物中的一小部分作用。与底物接触并且发生反应的部位就称为酶的活性中心（active center）。酶的活性中心通常包括两部分：与底物结合的部位称为结合中心，结合中心决定酶的专一性；促进底物发生化学变化的部位称为催化中心，它决定酶所催化反应的性质以及催化的效率。

酶分子中存在着许多功能基团，一般将与酶活性有关的基团称为酶的必需基团（essential group），分为接触残基（contact residue）、辅助残基（auxiliary residue）、结构残基（structure residue）和非贡献残基（noncontribution residue）四种。

三、酶的作用机制

目前关于酶的作用机制有以下几个比较公认的学说：降低反应活化能学说、中间复合物学说和诱导契合学说。

研究表明，酶作用高效率主要受四种因素的影响：底物和酶的趋近效应（approximation）和定向效应（orientation）；张力作用的影响；酸碱催化作用（acid-base catalysis）的影响；共价催化作用（covalent catalysis）的影响。

四、酶促反应动力学

酶促反应动力学（kinetics of enzyme-catalyzed reactions）是研究酶促反应速度及其影响因素的科学。这些因素主要包括酶的浓度、底物的浓度、pH、温度、抑制剂和激活剂等。酶促反应动力学的研究有助于阐明酶的结构与功能的关系，也可为酶作用机制的研究提供数据；有助于寻找最有利的反应条件，以最大限度地发挥酶催化反应的高效率，有助于了解酶在代谢中的作用或某些药物的作用机制等。

第二节 酶的分离纯化及活力测定

酶的提取和分离纯化是指将酶从组织、细胞内或细胞外液中提取出来并使之达到与使用目的相适应的纯度的过程。对酶等生物大分子的研究，首先必须通过分离纯化获得一定纯度的样品。酶的分离纯化是酶工程的重要研究内容，也是酶的生产、应用和酶学研究的主要内容。

由于酶来源的多样性，以及与酶共存于细胞中的生物大分子的复杂性，从混杂于细胞内的千百种生物大分子中纯化出某种酶显然不是一件容易的事。目前还很难有一套适用于一切酶提纯的方法，这必须在工作中通过经验和实践来解决。采用何种分离纯化方法，决定于酶原材料的性质和分离纯化的目的。在符合产品质量的前提下，还应符合操作步骤少、收率高、成本低的要求。

工业用酶制剂一般用量较大，对酶的纯度要求不高。而分析用、药用、生化研究用酶则要求有特别高的纯度，达到接近于单一蛋白的纯度，这就必须采取一系列的精制手段。近年来随着物理、化学和生物科学等学科间的交叉渗透，形成了一系列对酶等生物大分子进行分离纯化及纯度鉴定的技术。

一、酶分离纯化前的预处理

酶分离纯化前的预处理一般包括细胞破碎、酶的抽提和酶液的浓缩三种常见的预处理步骤。

（一）细胞破碎

对分泌到细胞或组织外的酶的提取较为方便，不需要对细胞进行破碎。而从细胞内或细胞结构（细胞膜、细胞骨架）提取酶，则必须根据具体的情况，选用适当的方法破碎细胞后再进行提取。细胞破碎的方法很多，常用的方法有以下几种。

1. 机械法

主要是通过机械的剪切力的作用使细胞破碎的方法，常用的有组织捣碎机、匀浆器、研磨和压榨等。组织捣碎机常用于动物组织、植物肉质种子、柔嫩的叶、芽等材料组织细胞的破碎。匀浆器的研磨杆和玻璃管内壁之间的间隙常保持在十分之几毫米，细胞破碎的程度比组织捣碎机高，常用于少量样品的破碎处理。研磨多用于细菌或其他坚硬植物组织的破碎，在研磨时加入一些研磨剂如氧化铝、硅藻土或石英砂等效果更佳。而细菌磨则是一种改良的研磨器，专用于微生物细胞的破碎。此外，还有一些大型细胞磨碎器，如大型压榨器、匀浆器等。其基本原理是在高压下使细胞通过小孔而被挤碎，适用于微生物发酵工业。也有利用相应原理制成的小型的实验室设备。

2. 物理法

常用的物理破碎方法主要有反复冻融法、渗透压法、超声波处理、冷冻干燥等方法。反复冻融法常用于胞壁易破的细胞的破碎，如动物细胞材料。渗透压法是先将细胞置于高渗溶液（如蔗糖溶液或2%的NaCl溶液）中平衡一段时间后，迅速将其转入低渗缓冲液或水溶液中，细胞壁会因渗透压的突然变化而破碎。这种方法只适用于处理细胞壁比较脆弱的细胞。

超声波处理是利用超声波（$10 \sim 25kHz$，$100 \sim 200W$）的机械振动，产生空化作用导致液体局部瞬间的压力变化引起液体内部流动，旋涡生成与消失时，产生很大的压力使细胞膜破裂。该法多用于微生物材料，对于不同细胞，处理数分钟至数十分钟不等。处理效果和样品浓度及使用功率有关，在处理过程中应注意保持样品低温。

冷冻干燥法适宜于制备不稳定的酶。一般是将制成10%～40%的细胞悬液进行冷冻干燥。冻干后的细胞其细胞壁的渗透性发生很大的改变，有利于对酶的提取。

3. 化学和生物化学方法

常用的化学和生物细胞破碎方法有细胞自溶法、酶解法、溶剂或表面活性剂处理等。细胞自溶法是在一定的pH和温度条件下，利用细胞内自身的酶系统将细胞破碎的方法。根据酶的稳定情况，在0～37℃保温1～24h，由于自溶法需要较长的时间，常添加少量的防腐剂如甲苯、三氯甲烷等防止细菌污染。肝、胰及肠黏膜组织的细胞即使在0℃也能迅速自溶，而微生物细胞常用干燥或加热的方法促使其自溶。

酶解法是利用各种水解酶如溶菌酶、纤维素酶、蜗牛酶、半纤维素酶、几丁质酶和脂酶等专一性地将细胞壁分解，使细胞内含物释放出来。有些细菌对溶菌酶不敏感，可以加入少量巯基试剂或8M尿素处理后，使其对溶菌酶敏感而溶解。

在适当的温度、酸碱度及低离子强度条件下，表面活性剂能与脂蛋白形成微泡，使膜的渗透性改变或使膜溶解。表面活性剂处理对膜结合酶的提取十分有效，但对其他蛋白质则易使其变性。常用的表面活性剂有十二烷基磺酸钠、氯化十二烷基吡啶、去氧胆酸钠等。加入的表面活性剂可采用凝胶层析法除去，以免影响进一步的分离纯化。

利用丙酮、三氯甲烷、甲苯等脂溶性有机溶剂处理细胞，能使细胞膜上的脂质溶解，破坏细胞膜结构。一般是将细胞制成丙酮干粉后，再加提取液抽提细胞内的物质。

在酶的分离纯化过程中，从细胞破碎开始，就应选择适当的缓冲液来悬浮细胞。因为一旦细胞破碎，其原有的细胞体系即被破坏，细胞内的所有酶将混合在一起，目的酶蛋白有可能被其他蛋白酶降解。使用缓冲液可以维持溶液的pH相对恒定，从而使目的酶蛋白始终处于最利于保持其构象和生物活力的条件下。

（二）酶的抽提

抽提是将酶从生物组织或细胞中以溶液状态释放出来，并尽量保持原来的天然状态，不丢失生物活性的过程。抽提的目的是将目的酶从细胞破碎液中最大限度地溶解出来，并尽可能少地带入杂质。一般极性物质易溶于极性溶剂，非极性物质易溶于非极性溶剂；酸性生物大分子易溶于碱性溶剂，碱性大分子物质易溶于酸性溶剂；温度升高时溶解度常增大；在远离酶蛋白等电点 pH 时其溶解度增加；酶分子提取时间越长溶解度越大，而同时杂质溶解度也增大。因此提取条件应综合分析各种影响因素，合理搭配各种提取条件。

（1）稀酸、稀碱溶液提取　某些酶在酸性或碱性条件下的溶解度较大，可以采用远离目的酶蛋白等电点 pH 的稀酸或稀碱抽提，等电点在碱性范围的酶可用稀酸提取，等电点在酸性范围的酶可用稀碱提取。酸碱的浓度一般控制在 $0.05 \sim 0.2 mol/L$，以防止在极端的 pH 条件下酶的失活。

（2）盐溶液提取　在低浓度的中性盐溶液中电解质的溶解度明显增加的现象称为盐溶。盐溶现象是由于盐离子和电解质离子的极性基团之间的静电作用而使溶质的溶解度增加。稀盐抽提一般采用 $0.02 \sim 0.5 mol/L$ 范围的盐浓度，根据需要选用不同 pH 的缓冲液进行提取。

（3）有机溶剂提取　有机溶剂提取常用于一些与脂质结合牢固或分子中含有较多非极性基团的酶。如工业上生产胰岛素，一般先用 63% 的酸性乙醇溶液（pH $2.5 \sim 3.0$）提取，因为它既能提取胰岛素，又可以沉淀大部分的胰蛋白或使其暂时失活，防止了胰岛素的降解，提高了酶的得率。常用于酶蛋白提取的有机溶剂有乙醇、丙酮、丁醇等。通常在 0℃、搅拌下进行。由于有机溶剂往往会使生物活性物发生不可逆失活，甚至完全变性，因此在使用时应尽快将生物活性物质移入适当的缓冲液中，并除去其中的有机溶剂。

（三）酶溶液的浓缩

在酶的抽提液或发酵液中目的酶的浓度一般都很低，在进行纯化前常需要进行酶溶液的浓缩。常用的方法有吸水剂吸水、超滤、减压浓缩等。实验室处理少量样品，可利用干燥的葡聚糖凝胶 G-25、G-50，聚乙二醇等吸水剂吸收酶液中的水分来对酶液进行浓缩。将酶溶液装入透析袋，其外覆盖聚乙二醇等吸水剂，酶液中的水分很快渗出透析膜外被吸收，在短时间内可将酶液浓缩几十倍。

超滤是在加压的情况下让较稀的酶液透过具有一定孔径的半透膜，水分子和小分子物质被选择性透过，大分子的目的酶蛋白被滞留，从而达到浓缩的目的。超滤膜常用醋酸纤维素、硝酸纤维素、尼龙膜等，有用于不同截留分子量的各种规格可供选择。超滤法可用于实验室少量样品的处理，也可以用于大规模工业生产中。

减压浓缩是通过减压装置使酶液置于一定真空度下，在 60℃ 以下进行浓缩的一种方法。由于酶在高温下容易变形失去活性，减压蒸发可以在较低温度下使酶溶液中的部分溶剂蒸发从而达到浓缩的目的。随着冷冻干燥设备的逐渐普及，在该设备生物化学与制药的应用中是不可缺少的。它被用来获得可长时期保存的生物材料，例如微生物培养、酶、血液与药品，除可长期保存的稳定性以外，还保留了其固有的生物活性与结构。为此，冻干被用于准备结构研究（例如电镜研究）的组织样品。冷冻干燥也应用于化学分析中，它能得到干燥态的样品，或者浓缩样品以增加分析敏感度。冻干使样品成分稳定，也不需改变化学组成，是理想的分析辅助手段。

二、酶分离纯化技术

（一）沉淀分离法

细胞经过破碎机抽提浓缩等处理后，得到含有目的酶蛋白的无细胞的粗抽提物。在酶的分离纯化过程中，常先将粗提物通过沉淀技术进行初步的分离。这样既可以将各类不同的生化物质大致区分开，又可以将目的酶蛋白的粗蛋白混合液浓缩至较小体积。

沉淀法是一种古老的分离纯化方法，目前在工业生产和实验室仍广泛应用。凡是能破坏蛋白质分子水化作用或者减弱分子间同性相斥作用的因子，都有可能降低蛋白质在水中的溶解度，使它沉淀下来。根据所加入的沉淀剂的不同，沉淀分离法可分为等电点沉淀法、有机溶剂沉淀法、盐析法、选择性变性沉淀法等。

（二）层析分离技术

层析法也称为色谱法，是一类应用广泛的分离方法。层析的技术尽管多样，但其基本原理都是一致的。所有层析系统都由互不相溶的两相组成，一个是固定相（stationary phase），另一个是流动相（mobile phase）。利用混合物中各组分的物理化学性质（如吸附力、分子的形状和大小、分子极性、分子亲和力、分配系数等）上的差异，使各组分以不同程度分布在两相中，它们以不同的速度移动，最终彼此分开。固定相可以是固体、液体或是固体和液体的混合物，而流动相可以是一种液体或气体。常用的有离子交换层析、凝胶层析、亲和层析等。

1. 离子交换层析

离子交换层析（ion exchange chromatography，IEC）是分析性和制备性的分离、纯化混合物的液－固相层析方法，它基于所分离物质的阴离子或阳离子和相应的离子交换剂间的静电结合，即根据物质酸碱性、极性等差异，通过离子间的吸附和脱吸附而将电解质溶液各组分分开。是从复杂混合物体系中分离性质相似的生物大分子如蛋白质、多糖、核酸、酶和激素等的有效手段之一。

离子交换剂是通过酯化、醚化或氧化等化学反应，在纤维素或 Sephadex 等的分子中引进碱性或酸性离子基团的特殊剂型。当离子交换剂结合阳离子基团时，可置换阴离子样品，称为阴离子交换剂，反之则为阳离子交换剂。离子交换层析包括离子交换剂的平衡、样品的加入和结合、改变条件以产生选择性吸附、取代、洗脱和离子交换剂的再生等步骤。

2. 凝胶层析

凝胶层析（gel chromatography）也称为排阻层析、凝胶过滤和分子筛层析，它是20 世纪 60 年代发展起来的利用凝胶将物质按分子大小不同进行分离的方法。不论是天然的凝胶还是人工合成的凝胶，它们的内部都具有很多细微的多孔网状结构。关于凝胶层析原理有许多假设和理论，目前为人们广泛接受的是分子筛理论。如同过筛那样，它可以把物质按分子大小不同进行分离。

凝胶颗粒在合适溶剂中浸泡，充分吸液膨胀，然后装入层析柱，在加入欲分离的混合物后，再以同一溶剂洗脱。在洗脱过程中，大分子不能进入凝胶内部而沿着凝胶颗粒间的空隙最先流出柱外，而小分子可以进入凝胶颗粒的内部多孔网状结构，受到的阻滞作用大，流程长，流速缓慢，最后流出柱外，从而使样品中分子大小不同的物质得到分离。

目前，凝胶层析中常用的凝胶主要有葡聚糖凝胶、聚丙烯酰胺凝胶、琼脂糖凝胶和由琼脂糖和葡聚糖组成的复合凝胶。

（三）亲和层析法

亲和层析又称功能层析、选择层析和生物专一吸附。它是在一种特制的具有专一吸附能力的吸附剂上进行的层析。生物大分子具有与其相应的专一分子可逆结合的特性，如酶的活性中心或别构中心能通过某些次级键与专一的底物、抑制剂、辅助因子和效应剂结合，并且结合后可在不丧失活性的前提下用物理或化学的方法解离。其他如抗体与抗原、激素与受体、核糖核酸与其互补的脱氧核糖核酸等体系，也都有相似的性质。根据生物分子间亲和吸附和解离的原理而建立的层析方法就称为亲和层析。

亲和层析的基本原理为：将欲分离和可亲和的一对分子的一方作为配基（酶），在不伤害其活性的情况下与不溶性载体结合使固化，装入色谱柱（称亲和柱），然后将欲分离物质的混合液作为流动相，在有利于配基固定相和欲分离物质之间结合的条件下进入亲和柱。此时混合物中只有能与配基形成络合物的物质分子被吸附，不能形成络合物的杂质则直接流出。改变通过亲和柱的溶液，使配基与和它亲和的物质解离，从而释放出亲和物质来。亲和层析中常用的生物体系如下。

酶：基质类似物，抑制剂，辅酶

抗体：抗原，病毒，细胞

外源凝集素：多糖，糖蛋白，细胞表面受体，细胞

核酸：互补碱基序列，组蛋白，核酸聚合酶结合蛋白

激素及维生素：受体载体蛋白

细胞：细胞表面特异蛋白，外源凝集素

亲和层析的特点是在温和条件下操作，且操作简单，效率高。特别对分离含水且含量少又不稳定的活性物质最有效，常能通过一次层析，就能将粗提液中分离物质提纯几百至几千倍。例如分离胰岛素受体时，将胰岛作为配基，偶联于琼脂糖载体上，经亲和色谱，从肝细胞抽提液中纯化率达 8000 倍。

亲和色谱的局限性在于不是任何生物高分子都有特定的配基，针对某一分离对象就要制备专一的配基和选择特定的色谱条件。由于琼脂糖这一理想载体的出现，以及固定化技术的改进，使亲和色谱技术得到越来越广泛的应用。该技术发展十分迅速，目前已有亲和色谱载体及某些亲和色谱材料的商品供应，也可以通过实验室制备特殊的亲和材料。亲和层析技术已成为生物大分子分析中提纯生物活性物质的重要方法之一。

三、酶活力的测定

1. 酶活力的概念

酶活力也称为酶活性，是指酶催化一定化学反应的能力。检查酶的含量及存在，不能直接用重量或体积来表示，常用它催化某一特定反应的能力来表示，即用酶的活力来表示。酶活力的高低是研究酶的特性、进行酶制剂的生产及应用时的一项必不可少的指标。其大小通常用在一定条件下酶催化某一特定化学反应的速度来表示。一定量的酶制剂催化某一化学反应速度快，活力大；反之，活力小。因为反应初期底物过量，底物的减少量不容易测定，而产物从无到有，易测定。

2. 酶的活力单位

酶的活力大小，也就是酶量的大小，用酶的活力单位来度量。

1961 年国际生化协会酶学委员会统一规定，酶的国际单位规定为：在最适反应条件（温度 25℃）下，每分钟内催化一微摩尔底物减少或一个微摩尔产物生成所需的酶量称为 1 标准单位。当底物蛋白质、多糖等含有多个能被酶作用的键或基团时，应采用催化一微摩尔被作用的基团或键的变化来表示酶单位。

1972 年国际生化协会又推荐一种新单位，即 Katal（Kat）单位。规定：在最适温度下，每秒钟能催化 1 摩尔底物转化所需要的酶量定义为 1Kat。

3. 酶的比活力

比活力的大小也就是酶含量的大小，即每毫克蛋白所具有的酶活力。也有时用每克酶制剂或每毫升酶制剂含有多少个活力单位来表示。它是酶学研究及生产中经常使用的数据，可以用来比较每单位重量蛋白的催化能力。对同一种酶来说，比活力愈高，表明酶愈纯。

4. 酶活力的测定方法

（1）分光光度法　产物与适当的化学试剂生成有色物质或产物有紫外吸收的能力可采用此法。

（2）测压法　产物中有气体，测气压增加量。

（3）滴定法　产物中有酸生成，用碱滴定。

（4）荧光法　产物中有荧光物质生成或产物与荧光试剂反应生成荧光产物可用此法。

（5）旋光法　产物中有旋光物质可采用此法。

除了以上方法外，还可根据产物的性质采用其他方法。

四、应用实例

罗磊等在金银花 PPO 提取与纯化时，采用磷酸盐缓冲溶液（phosphate buffered saline，PBS）匀浆浸提金银花 PPO，硫酸铵沉淀法对其进行纯化。挑选金银花 10g，加入 pH 7 的 PBS 溶液 80ml（内含 PVP 1.6g），匀浆 4min，8 层纱布过滤，4℃浸提 1h；于 4℃、9000r/min 离心 15min，收集上清液即为粗 PPO 液；采用硫酸铵分级沉淀除去粗酶液中的其他杂质蛋白，盐析后所得酶液置于 4℃蒸馏水中透析 24h，即为纯化的 PPO

液。在酶活力测定时，使用磷酸盐缓冲溶液配制邻苯二酚为反应底物，室温条件下，将 0.4ml 酶液与 2ml 底物溶液混合均匀后倒入 1cm 比色皿中，420nm 波长处测定吸光度，从酶液加入后开始计时，每 10s 记录一次吸光度，以底物溶液为空白组，通过最初直线段的斜率计算酶活力。

刘颖等针对绿色木霉 AS3.3711 产生的 β - 葡萄糖苷酶组分，先后运用包括乙酸铵沉淀、透析、Sephadex G - 150 葡聚糖凝胶柱层析在内的一系列分离纯化技术对该纤维素酶进行纯化，得到 β - 葡萄糖苷酶纯化组分，并对该酶的酶学性质进行研究。纯化后酶液的蛋白质量浓度为 8.12mg/ml、酶活力为 4.08U/ml，纯化倍数达到 18.48，十二烷基硫酸钠 - 聚丙烯酰胺凝胶电泳（sodium dodecylsulfate polyacrylamide gel electrophoresis，SDS - PAGE）测定分子质量为 66.0kD。绿色木霉 β - 葡萄糖苷酶在酸性条件下稳定性良好，最适 pH 为 5.0；在温度 60~70℃能长时间保持较高酶活力，最适反应温度为 60℃。金属离子中，Ca^{2+}、Mg^{2+}、K^+ 对绿色木霉 AS3.3711 β - 葡萄糖苷酶活力起到促进作用，Ca^{2+} 促进作用最强；而 Zn^{2+}、Fe^{3+} 对该酶有抑制作用，Ag^+、Cu^{2+}、Hg^{2+} 重金属离子使 β - 葡萄糖苷酶几乎丧失了全部活性。

师慧等以黑曲霉发酵液为原料，分离纯化脂肪酶，并研究其酶学性质。方法以硫酸铵沉淀、Q - Sepharose Fast Flow 和 Sephacryl S - 200 凝胶层析等方法分离纯化脂肪酶，利用 SDS - PAGE、PAGE、IEF - PAGE 等方法进行鉴定。结果所得脂肪酶为单一条带，等电点为 3.2，天然分子质量为 43.7kDa。以 p - NPP 为底物，在 pH 6、50℃条件下，$K_m = 15.67mmol/L$；脂肪酶对多种油脂均有水解作用；此酶在 65℃以下，pH 3~12 稳定，在 50℃、pH 4 表现出相对高的酶活性；Ca^{2+}、CO^{2+}、Mn^{2+}、Ni^{2+}、卵磷脂、胆酸钠对脂肪酶活性有激活作用，Hg^{2+} 有抑制作用；PMSF 对此脂肪酶有特异性修饰作用。

第三节　酶工程的发展及应用

一、国际有关发展情况

近代酶制剂工业的发展可划分为三个阶段。

第一阶段是 20 世纪 50 年代末葡萄糖淀粉酶（糖化酶）用于葡萄糖生产，革除了沿用 100 多年的酸水解工艺；60 年代中期欧洲加酶洗衣粉风行，60% 以上洗涤剂加酶，使得碱性蛋白酶的需求量急剧增加，极大地促进了酶制剂工业的大发展。

第二阶段是 1967 年千佃一郎将固定化氨基酸酰化酶用于 DL - 氨基酸拆分，生产 L - 氨基酸；特别是固定化葡萄糖异构酶用于生产果葡糖浆，开创了利用淀粉生产食糖的新途径。果葡糖浆的兴起带动了整个食品工业和社会经济的发展。工业上使用酶带来许多的好处，如节约成本、改善品质、减少环境污染等，因而引起人们的广泛重视。随着新品种酶制剂的开发，以及应用领域的迅速扩展，使得世界范围内出现了酶制剂工业及相应的应用产业蓬勃发展的大好局面。

现在酶制剂工业已进入了第三个阶段，适应多种产业需求的各种酶及其制剂，用于基因工程、蛋白质工程、生化分析、临床检测等各种试剂酶的迅猛发展，将给 21 世纪的工农业生产、环境保护以及医药卫生事业带来重大改变。现代酶制剂工业和相对应的应用产业逐渐形成。限制性内切酶、DNA 聚合酶、DNA 连接酶、外切酶等工具酶的发现和应用，以及实现产业化，为人们实现基因重组、异源表达的基因工程的发展，以及蛋白质工程和代谢工程的发展奠定了牢固基础。

二、我国酶工程的起步阶段

1949 年始，我国相关机构开始了大量的基础研究，如中国科学院微生物研究所（由中国菌种保藏委员会、中国科学院应用真菌研究所、中国科学院北京微生物研究室合并组成），先后分离筛选到不少产淀粉酶和蛋白酶的细菌和霉菌菌种。那时一些药厂还组织了胰酶、胃蛋白酶、麦芽淀粉酶及曲霉淀粉酶生产，作为医用消化剂在临床上使用，胰酶在制革厂用作皮革软化剂和脱灰剂。中国菌种保藏委员会的科技人员对不同的产糖化酶的曲霉菌种进行比较筛选，获得一株优良的曲霉菌株，并推广应用于酿酒工业。

1956~1959 年，上海酒精厂与上海轻工业研究所和轻工业部食品发酵研究所协作，建成了 10000L 发酵罐，用于深层培养黑曲霉 NNRL330 菌株生产糖化酶，作为酒精厂液化淀粉的糖化剂。这是我国第一个将用于抗生素发酵的深层培养技术用于工业实例，是酒精工业的重大革新。

1952 年上海印染二厂在上海轻工业研究所的协作下，建起 3000L 液体发酵罐，生产枯草芽孢杆菌液体淀粉酶，用于棉布退浆。

1959 年，上海市轻工业研究所与上海酒精厂和制革厂合作，采用固体培养法生产栖土曲霉 3.374 蛋白酶，用于皮革脱毛，替代过去脏、累、污染严重的灰碱脱毛法。

1960 年之后，上海市轻工业研究所、成都生物所、轻工业部食品发酵研究所、华南工学院、江苏轻化工厅科研所、轻工业部皮革研究所，以及上海、天津等地的皮革厂、上海溶剂厂等就细菌淀粉酶、蛋白酶、霉菌糖化酶的生产和应用进行了广泛研究，并建立车间自产自用。

为了加快纺织物酶法退浆工艺，轻工业部令江苏省轻化工厅科研所进行细菌 α-淀粉酶产业化研究，北京纺织工业研究所在中国科学院学部委员方心芳教授的指导下，从退浆剂中分离筛选到高活力的 α-淀粉酶生产菌孢杆菌 BF-7658，在江苏省轻化工厅科研所（现在的江苏省食品发酵研究所）和无锡抗生素厂进行中试，确定工艺路线，并投入生产。1964 年通过技术鉴定。此后，在江苏省轻化工厅的支持下，开始在新组建的无锡酶制剂厂工业生产。无锡酶制剂厂是我国最早（1965 年）建设的第一个酶制剂生产厂家，它标志中国酶制剂工业的真正起步。之后该厂不断发展壮大，酶制剂产量不断增加，品种不断完善，逐步成为我国酶制剂科研、生产、应用的综合基地，也培养了一批技术人才。

中国科学院微生物研究所于 1964 年筛选出高产蛋白酶菌株枯草芽孢杆菌 1.398，与江苏省轻化工厅科研所开展合作研究，由无锡酶制剂厂生产。

基于环境保护的需要，20 世纪 60 年代初，中国科学院微生物研究所、上海工业微生物研究所（1966 年成立）等多家院所和大学研究用于皮革生产的蛋白酶和脂肪酶。

到 1976 年，全国陆续建立酶制剂厂近 20 家。投入生产的有脂肪酶 1 种、蛋白酶 10 个品种，其中碱性蛋白酶 3 种，中性蛋白酶 5 种，酸性蛋白酶 2 种。经制造成本、产品性能、应用效果等综合考察和评价，其中 3 个品种（源于枯草芽孢杆菌的 1.398 中性蛋白酶、源于地衣芽孢杆菌的 2709 碱性蛋白酶和源于黑曲霉的 3.350 酸性蛋白酶）获得推广应用。

三、我国酶工程应用的艰难时期

1966 年，我国酶和酶的应用研究获得了难得的机会。中国科学院微生物研究所酶学实验室的研究人员，如张树政院士等，将红曲霉糖化酶成功地用于葡萄糖和衣康酸的生产。同时，实验室内也开展了扩大新酶品种的研究，诸如食品保鲜、机械防锈和临床检测使用的葡萄糖氧化酶、过氧化氢酶，制造干扰素诱导物的多核苷酸磷酸化酶，抗白血病的注射药物 L-天冬酰胺酶，用于生产 L-天冬氨酸的天冬氨酸酶，以及制造高果糖糖浆的葡萄糖异构酶等。在这种情况影响下，有关研究迅速成为新的研究热点。

1969 年中国科学院组织了由北京、山东、新疆等地科技人员参加的纤维素酶的大会战。虽然取得一定程度的进展，但由于该项目技术难度大，涉及的问题复杂，没有取得预想结果。但是，使得人们认识到纤维素转化成糖的复杂性，为以后的深入研究开发奠定了一定基础。与此同时，固定化酶的研究也受到重视。

1970 年，中国科学院上海生物化学研究所的邹承鲁等利用活性染料中间体 591 (SESA) 活化葡聚糖凝胶固定磷酸二酯酶成功，很快在中国科学院的微生物研究所、兰州化物所、药物所等研究单位开展了固定化酶研究。继之在微生物研究所和生物化学研究所首先开展了固定化细胞的研究。之后国内有关研究单位相继也开展了固定化酶和固定化细胞的研究。涉及的酶包括糖化酶、核糖核酸酶、葡萄糖异构酶、青霉素酰化酶、多核苷酸磷酸化酶等。

1978 年中国科学院微生物研究所和上海生物化学研究所研发的固定化产青霉素酰化酶大肠埃希菌细胞生产青霉素母核 6-APA 技术，分别在太原制药厂和上海第三制药厂中试成功，并在天津力生制药厂和苏州制药厂推广应用。继而微生物研究所研究人员又在上海第四制药厂将其扩展到水解重排酸生产头孢霉素母核 7-ADCA 的中试，获得成功。为以后的 β-内酰胺类抗生素的母核生产及半合成的发展奠定了基础。

四、改革开放之初

20 世纪 70 年代末，改革开放政策改变了酶工程的命运。

比如，用于洗涤剂的低温碱性蛋白酶，在酶法生产葡萄糖和以葡萄糖为原料的发酵工业上广泛应用的高温 α-淀粉酶，制造高果糖糖浆的葡萄糖异构酶，生产 β-内酰胺类抗生素母核的青霉素酰化酶，在果汁加工中使用的果胶酶，乳品加工中广泛使用的凝乳酶和乳糖酶，用于制备麦芽糖和麦芽糊精的 β-淀粉酶，用于啤酒、饴糖、麦芽糖浆生产和作为饲料添加剂的 β-葡聚糖酶等。与此同时，国家自然科学基金委员会和中国科学院也将生物催化列为重大基础项目，支持中国科学院的微生物研究所和有机化学研究所开展生物催化手性化合物和手性药物的基础研究，开展了二氢嘧啶酶（海因酶）、氨甲酰基水解酶、醇氰酶、邻氨基羟化酶、环氧化物酶和环氧化物水解酶的研究。开启了国内手性化合物的生物合成研究新领域，为以后的手性化合物在医药、化工、功能材料上的应用和发展奠定了基础。

以我国产量和使用量最大、使用广泛、影响大的糖化酶为例，中国科学院微生物研究所对该酶进行长期的大量研究，选育的糖化酶生产菌株——黑曲霉为全国酶制剂厂广泛使用。到 20 世纪 80 年代，在黑曲霉 UV－11 的基础上选育出新菌种 UV－11－48，其生产性能和产酶能力更强，获得使用单位的欢迎。根据 1983 年的不完全统计，从微生物研究所购买 UV－11 和 UV－11－48 菌种的单位遍布全国 28 个省市，319 个厂，几千株菌种；被广泛应用于白酒、乙醇、酶法葡萄糖生产及有关发酵行业的一千多家企业，其经济和社会效益可想而知。

继固定化产青霉素酰化酶、大肠埃希菌细胞应用于 β－内酰胺类抗生素母核生产之后，在"七五"期间，中国科学院微生物研究所又选育了产胞外青霉素酰化酶的巨大芽孢杆菌菌种，并采用纤维素共价结合的方法将该酶固定化，经中试，在哈尔滨制药厂投入使用。之后继续改进固定化方法，分别将聚丙烯腈纤维和颗粒活化，共价结合制备成固定化青霉素酰化酶，使得酶活性、稳定性和生产性能进一步提高，并且在浙江东阳市海德尔公司实现了产业化。

但是，改革开放使得国际上的大型酶制剂企业的产品进入我国酶制剂市场，由于其产品种类齐全、质量好，在我国的市场份额不断扩大，我国自产的酶制剂遭到巨大挤压，一些小的酶制剂厂纷纷关停，到 2000 年已不到 100 家。继之国际上大的酶制剂企业以合资或建厂的方式进入国内。1992 年江阴酶制剂厂，1993 年无锡酶制剂厂分别与美国星达公司建立合资企业，生产液体糖化酶和高温 α－淀粉酶制剂。1994 年，全球最大的酶制剂供应商，丹麦的诺和诺德在我国天津投资 1.65 亿美元建厂，1998 年正式生产。该公司还与苏州建立合资的苏州宏达制酶有限公司，成为亚洲生产规模最大的企业。无锡酶制剂厂几经合资与终止，1998 年，杰能科国际与无锡酶制剂厂合资组建了无锡杰能科生物工程有限公司，2004 年杰能科国际公司收购中方无锡酶制剂厂全部股份，独资建厂，2006 年投产。这些跨国公司将淀粉糖工业用酶、洗涤剂用酶、饲料用酶、食品工业用酶、纺织工业用酶、皮革工业用酶、啤酒工业用酶、果汁工业用酶等的生产技术和应用技术带入我国，占据了巨大的市场份额。为了与之竞争，也促使我国有关酶制剂企业不断完善更新设备、提高生产水平和产品质量，促进了我国的酶制剂产业和酶制剂应用企业的技术进步。比如，液体的高温 α－淀粉酶和糖化酶制剂的生产使用，使得淀粉液化实现了连续化、自动化，液化更完全；两酶用于淀粉糖生产使得生产水平和产品质量大幅度提高；多层粒状碱性蛋白酶制剂用于洗涤剂，改善了酶的稳定性和洗涤效果。

五、稳步发展期

在 20 世纪 80 年代初期，我国发酵工业和酶制剂行业技术落后的局面已经引起了我国有关部门和人员的警觉。

1965~1980 年间，我国相继开发了中温淀粉酶、糖化酶、1.398 蛋白酶、2709 蛋白酶。"六五"期间，开发了异淀粉酶。"七五"期间开发了洗涤剂用碱性蛋白酶、β-淀粉酶、β-葡聚糖酶、高温 α-淀粉酶、固定化葡萄糖异构酶、凝乳酶（工程菌）、果胶酶。"八五"期间，开发了高转化率糖化酶、常温和低温的碱性脂肪酶。"九五"期间，开发了木聚糖酶、植酸酶（工程菌）、α-乙酰乳酸脱羧酶（工程菌）、酸性纤维素酶。"十五"期间开发中性纤维素酶、碱性纤维素酶、脂化酶、谷氨酰胺转移酶。

植酸酶作为猪、禽类的饲料添加剂，可以促进植酸的水解，增加饲料利用率，减少磷的排放，保护环境、节约资源，获得多重效益。早在 20 世纪 90 年代国内一些大学和研究单位就开始研发，已取得一定进展。其中中国农业科学院饲料研究所在"九五"期间，获得国家"863"计划支持，于 1998 年取得重大突破，在国内率先实现了植酸酶的大规模生产。第二年获得国家生产和应用安全证书，进入产业化生产。2005年植酸酶又有重大进展，开发了新一代的高活性植酸酶。目前我国已经开发了较为完整的系列植酸酶产品，包括禽类、鱼类、猪等专用的植酸酶，并且技术水平持续提高和更新，每年推出换代产品和技术，始终处于国际领先地位。植酸酶是我国第一个实现产业化生产的饲料用酶，是我国酶制剂在饲料上应用的起点，也是个示范。

目前，我国已经有 10 种酶制剂在饲料中使用，并实现了利用基因工程菌进行规模化生产，如黄曲霉毒素解毒酶、木聚糖酶、β-葡聚糖酶、β-甘露聚糖酶、α-半乳糖苷酶和葡萄糖氧化酶等。

暨南大学经过 18 年的研究，对黄曲霉毒素解毒酶开发成功。我国成为国际上第一个开发和生产饲料用霉菌毒素解毒酶的国家。

从 1984 年开始，上海农药研究所和上海生物工程中心经过十余年的不懈努力，微生物法生产丙烯酰胺培养的菌种产酶活力达到了国际水平。1994 年，江苏如皋化肥厂利用原化工部生物化学工程研究中心技术，建成国内第一套生物法生产丙烯酰胺实验装置，建立了我国第一套利用生物催化生产大宗化工原料的工业化装置，开创了我国生物催化在化工行业中应用的先河。

1997 年中国科学院微生物研究所重组的基因工程菌关于 α-乙酰乳酸脱羧酶的研究成功，之后广西大学在"863"计划的支持下开始研发，通过蛋白质工程和基因工程重组构建了工程菌，发酵工艺优化，分离纯化技术攻关，获取突破，在产业化生产中，发酵产酶为国外产品的 5 倍，降低了生产成本，打破了诺维信的市场垄断局面。该酶因此很快受到啤酒行业的欢迎，在国内占据了 50% 的市场，还出口欧美、亚洲，显著提高了我国酶工业的技术水平和地位。

2000 年广西大学在国家"863"计划支持下，开始了嗜热微生物和极端酶研究，成功地筛选了耐高温的海藻糖合成酶系，采用代谢工程方法构建了以木薯淀粉为原料的高产海藻糖的工程菌，对发酵条件和分离纯化技术进行了优化研究，设计和优化了工艺，成功地实现了工业化。使我国继日本之后成为世界上第二个利用酶法转化淀粉，大规模、低成本生产海藻糖的国家。因该产品质量优于国际同类产品，远销亚洲及欧美市场。

六、酶在中药成分提取中的应用

大部分中药材有效成分往往包裹在细胞壁内，植物细胞壁是由纤维素、半纤维素、果胶质、木质素等物质构成的致密结构。在药用植物有效成分提取过程中，当存在于细胞原生质体中的有效成分向提取介质扩散时，必须克服细胞壁及细胞间质的双重阻力。选用适当的酶作用于药用植物材料，如水解纤维素的纤维素酶、水解果胶质的果胶酶等，可以使细胞壁及细胞间质中的纤维素、半纤维素、果胶质等物质降解，破坏细胞壁的致密构造，减小细胞壁、细胞间质等传质屏障对有效成分从胞内向提取介质扩散的传质阻力，从而有利于有效成分的溶出。另一方面，通过选择适当的酶类，可以有效地使中药材中的目标物溶出，同时控制非目标物的溶出，在提高溶出效率的同时，为后续的提取液的精制创造有利条件。如在葛根黄酮的工业提取中就常用淀粉酶水解葛根中含有的大量淀粉。总之，酶法提取过程的实质是通过酶解反应强化传质过程。近年来，酶法已经广泛地应用于中药花粉多糖、药用菌胞内多糖及动物药多糖的提取。

李道荣等研究了蒲黄花粉的酶法破壁条件，得出最佳破壁条件：果胶酶用量300μg，纤维素酶用量120μg，酶解最适温度45℃，酶解时间4h。结果表明，酶解法与一般水提取法相比，蒲黄花粉中多糖提取率由50.50%提高到86.53%以上。

傅博强等为了保持茶多糖的活性，采用低温水提、酶提二次结合法提取茶多糖。酶提最佳工艺参数为55t，茶叶与水的质量比为1:14，纤维素酶用量2.2N/g（以茶叶质量计），反应时间为120mn。相对水提法，酶法的多糖提取率增加了63.3%，粗多糖提取率增加了98.9%。

程俊文等用纤维素酶、果胶酶、木瓜蛋白酶分别对香菇样本进行酶解提取香菇多糖，经正交试验获得各种酶的最佳工艺参数；然后依次分步用纤维素酶、果胶酶和木瓜蛋白酶组合酶解处理香菇子实体提取香菇多糖，并与传统的热水浸提法做对比试验。结果表明，分步酶法提取的香菇粗多糖得率可达14.17%，比传统的热水浸提法粗多糖提取得率提高了128.2%。

聂志勇采用均匀设计法分别考察了不同酶解时间、pH、温度、加酶量、固液比对纤维素酶、果胶酶以及木瓜蛋白酶酶解反应的影响。并研究了3种酶联合使用时不同次序以及超声波协同提取时的最佳条件。

翟为等以海带为原料，复合酶法提取海带多糖。在单因素试验的基础上，采用正交试验及方差分析确定复合酶法提取海带多糖的最佳条件：纤维素酶0.5%、果胶酶1.0%、木瓜蛋白酶1.0%、木聚糖酶1.0%，温度30℃，时间3h，pH 5.0。在此条件下，海带中多糖的提取率为78.9%。使用复合酶前处理工艺，海带多糖产率较传统工艺提高了近3倍。

孙兴权等采用酶制剂（胰匀浆）提取林蛙多糖（TCPS）。结果表明，酶法提取的最佳条件为：酶制剂用量为20%，pH为9.0，水解温度为50℃，水解时间为6h。TCPS粗提物的产率按鲜组织计算约达1.4%，高于其他条件的2~3倍。

杨军宣等通过实验发现在三七提取过程中，用纤维素酶酶解作用破坏细胞壁，提取液固形物含量提高 10% ，三七总皂苷提取率提高 23.5% ，与传统工艺比较差异有显著性，且薄层色谱结果表明，两种方法所提取的成分一致。

七、天然活性成分合成关键酶的生产

药用植物的有效成分大多是属于植物次生代谢产物。次生代谢产物生物合成途径非常复杂，往往有多种酶参与，因而找到形成特定产物的关键酶就成为利用生物技术生产中药有效成分的关键。

Heide 等在辽宁紫草的细胞培养中，研究了与紫草宁生物合成相关的酶类，初步确定了紫草宁生物合成的关键酶是对羟基苯甲酸—牻牛儿基转移酶，将关键酶的基因转移到细菌或真菌细胞中，并使其表达，则可直接通过培养细菌或真菌而有效地产生次生产物。

Okada 等分离出了某种黄连细胞中的编码（S）——四氢小檗碱碱氧化酶的基因，并进行序列分析，克隆质粒 PTVB2，转化到大肠埃希菌 DH5a 中。在培养的大肠埃希菌上清液中，检测到了该酶活性，并进行了此酶的纯化。吲哚生物碱合成过程的关键酶异胡豆首合成酶，它催化次番木鳖素和色胺缩合反应生成异胡豆首。来源于植物的该基因已在大肠埃希菌、昆虫培养细胞及植物中表达。最近报道让色氨酸脱氢酶（TDC）和异胡豆苷合成酶 cDNA 转入烟草培养细胞，虽然转基因细胞中 TDC 活性无明显改变，但该酶活性提高了 2~3 倍。此外，在萜类化合物（如倍半萜合成酶和二萜合成酶）和苯丙基类化合物（如查耳酮合成酶）的基因工程研究也取得了一定的进展。

Yoshida 等报道利用黑曲霉胺氧化酶和大肠埃希菌单胺氧化酶氧化香草胺生产香兰素，这 2 种酶都可以氧化香草胺成香兰素。通过酶促反应的动力学研究，胺氧化酶在香草胺氧化生成香兰素方面更有效；2.7μg/ml 的酶液在 30min 内几乎可以完全氧化 1mol/L 的香草胺，产物经高效液相色谱和气质联用检验为香兰素。Yoshida 等还研究用固定化胺氧化酶连续生产香兰素；并预计不久的将来，黑曲霉胺氧化酶连续生产香兰素的技术将应用于工业生产中。

第十六章　酶与细胞的固定化

酶催化发展到一定程度后就提出了如何使酶固定化，成为易与流体分开，可回收反复使用，便于实现连续生产和自动化控制的工业催化剂的问题。从20世纪60年代开始酶的固定化发展成为一项新技术，目前此方面的研究一直很活跃。与酶的固定化相比，细胞固定化出现较晚，直到1979年，Brodelius首次将高等植物细胞固定化培养以获得目的次级代谢产物。

第一节　酶与细胞固定化概述

一、固定化酶及其特点

酶能在常温常压下高效地催化反应，许多难以进行的有机反应在酶的催化下都能顺利进行。但是由于酶是一种蛋白质，稳定性差，对热、强酸、强碱、有机溶剂等均不够稳定，即使在酶反应最适的条件下，其活力往往也会很快丧失，反应后酶一般都不能回收，只能采用分批法进行生产，并且需经常提取、分离及纯化有关酶类，给工业生产带来麻烦，增加了生产成本，降低了效益。因此酶并不是一种理想的工业催化剂。20世纪50年代对酶的固定化研究，大大拓展了酶在工业中的应用，并迅速发展为酶工程的关键技术之一。

将酶限制或定位于特定空间位置的技术称为酶固定化，被固定的酶称为固定化酶（immobilized enzyme）。酶经固定化后可克服天然酶的主要缺陷。与天然酶相比，固定化酶具有以下优点：①极易将反应后的酶与底物或产物分开，可以在较长时间内进行反复分批或装柱连续反应，酶可长期反复使用。例如将氨基酰化酶吸附于DEAE – Sephadex上制成固定化氨基酰化酶，用于拆分DL – 氨基酸，连续使用半衰期为65d，一般可使用140～150d，因此固定化酶又称为"长寿酶"或"长效酶"。②固定化酶的稳定性一般比天然酶高。③可实现酶促反应连续化，便于自动控制，适合于工业化应用。④反应液无残留酶，简化了提纯工艺。如采用含天冬氨酸酶大肠埃希菌连同发酵液一起转化富马酸为L – 天冬氨酸时，因发酵液含大量色素，给产品纯化带来困难，利用固定化酶转化时，转化液基本无色，也无残留酶，使纯化过程大为简化。⑤有利于提高产品收率，降低成本，提高质量。⑥酶的使用效率提高，成本降低。如以液体葡萄糖为底物生产果葡糖，每公斤葡萄糖异构酶干粉制备的固定化酶可生产2.1吨果葡糖，较相同数量天然酶利用效率高20倍。⑦固定化酶转化工艺中基本无三废排出，酶失活后载体大都可以回收再用，因此人们称固定化酶为"无公害酶"。⑧固定化酶的抗污染能力强，可与溶菌酶共固定化，亦可向反应液中加入抑菌剂，或在反应一定时间后，将固定化酶用杀菌剂处理和洗涤，以达到抗污染作用。使用固定化酶的原因和局限见表16 – 1。

表16－1　使用固定化酶的原因和局限

优点	局限
酶的重复利用	载体和固定化的成本
连续生产过程	传质的限制
生产过程容易控制	辅酶以及再生的问题
低保留时间（最高体积活性）	多酶系统的问题
产量最优化	性质的改变（选择性）
产物容易分离，并且固定化后回收稳定性高	固定化过程中的失活

二、固定化细胞及其特点

1902年，Habedandt在营养液中成功地培育了单个植物细胞，为植物细胞的培养翻开了新的一页。随后，很多科学家对完善植物细胞培养技术展开了研究。1979年，Brodehus首次将高等植物细胞固定化培养以获得目的次级代谢产物。此后，植物细胞的固定化培养得到不断的发展，逐步显示其优势。据不完全统计，有50多种植物细胞已成功地进行了固定化培养。

利用物理或化学的手段将游离的细胞定位于限定的空间区域并使其保持活性和可反复使用的一种技术称之为细胞的固定化，该细胞称固定化细胞。

1. 固定化培养的优点

经过多年的研究发现，与悬浮培养相比，固定化培养具有很多优点：①提高了次生物质的合成、积累；②能长时间保持细胞活力；③可以反复使用；④抗剪切能力强；⑤耐受有毒前体的浓度高；⑥遗传性状较稳定；⑦后处理难度小等特点。目前又发现了固定化培养的新优点：①一般情况下，由于在固定化细胞团中形成了光密度梯度，内部的细胞有了较好的生长，所以固定化有助于植物细胞的光合作用。Kurata等用海藻钙凝胶固定阿拉伯咖啡细胞，发现生物碱产量与光密度的变化一致，而且细胞的生长不被高的光密度抑制。②在固定化培养中，产物和对细胞生长有抑制作用的代谢物可被培养基带走；这样，一方面有利于产物的生成，另一方面也防止了已生成产物的进一步降解转化。实验证明烟草细胞的固定化促进了其产物酚醛塑料（phenolics）的释放。同时还发现包埋的烟草细胞和*Solarium aviculare*，能够将在悬浮培养时不释放的异东莨菪苷（scopolin）释放到培养基中。

2. 固定化细胞的优点

和固定化酶比较，固定化细胞主要具有以下几个优点：①不需要将酶从微生物细胞中提取出来并加以纯化，酶活力损失小，成本低；②细胞生长停滞时间短，细胞多、反应快，抗污染能力强，可以连续发酵，反复使用，应用成本低；③酶处于天然细胞的环境中，稳定性高；④使用固定化细胞反应器，可边进入培养基，边培养出发酵液，能有效地避免反馈抑制和产物消耗；⑤适合于进行多酶顺序连续反应；⑥易于进行辅助因子的再生因而更适合于需要辅助因子的反应，如氧化还原反应，合成反应等。

3. 固定化细胞的缺点

当然，固定化细胞也存在一些缺点，主要表现为：①必须保持菌体的完整，防止菌体的自溶，否则会影响产物的纯度；②必须抑制细胞内蛋白酶的分解作用；③由于细胞内有多种酶存在，往往有副产物形成，为防止副产物必须抑制其他酶活力；④细胞膜或细胞壁会造成底物渗透与扩散的障碍。

4. 固定化细胞的特征

固定化细胞的特征主要为：①固定化细胞多为球形，也可根据固定化方法的不同和反应器的需要制成膜状或其他形状。在球形固定凝胶内，细胞的分布并不均匀，而是接近球的表面，有时会在凝胶内的小空泡繁殖，直到充满整个可利用的空间。②适当的速度生长和繁殖，生长和繁殖过度，容易使细胞泄漏出来，增加扩散障碍，破坏固定细胞的载体或基质。③固定化细胞的微环境对固定化细胞活力的发挥有很大的影响；固定化细胞的呼吸、生长、扩散和代谢作用等将随着细胞浓度的增加而降低，而其抗拒外界不良环境的能力通常比游离细胞高。

第二节　酶与细胞的固定方法

自20世纪60年代以来，人们对固定化技术进行大量研究，迄今具体固定化方法已达百种以上，概括来讲可分为吸附法、包埋法、共价结合法和交联法等（图16-1），但至今还没有一种固定化方法可以普遍地适用于每一种酶或细胞。对于酶而言，其催化作用主要由其活性中心完成，酶蛋白的构象也与酶的活性密切相关，因此在制备固定化酶时，必须要注意酶活性中心的氨基酸残基不发生变化，并避免高温、强酸、强碱等能导致酶蛋白高级结构破坏的操作，固定化过程应尽量在温和的条件下进行；对于细胞而言，其固定化的方法与酶的原理类似，但应考虑到底物和产物是否通过细胞膜，胞内是否存在产物分解系统和其他副反应系统，或者说虽有这两种系统，但是否可事先用热处理或酸碱处理等简单方法使之失效。

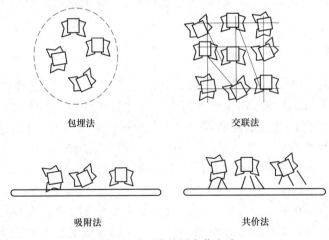

包埋法　　　　　　　　　交联法

吸附法　　　　　　　　　共价法

图16-1　酶的固定化方法

一、吸附法

吸附法是利用吸引力（范德华力、离子键和氢键）、物理吸附等方法，将酶或细胞固定在纤维素、琼脂糖等多糖类或多孔玻璃、离子交换树脂等载体上的固定方式。包括离子吸附法和物理吸附法。工艺简便及条件温和是其显著特点。

供吸附细胞用的载体，多为多孔性物质，主要有高岭土、多孔硅、聚氯乙烯碎片、活性炭、木屑、离子交换树脂、多孔玻璃等。供吸附酶的常用载体有：①有机载体，如面筋、淀粉等；②无机载体，如氧化铝、活性炭、皂土、白土、高岭土、多孔玻璃、硅胶、二氧化钛等；③阴离子交换剂，如二乙氨基乙基（DEAE）－纤维素、混合胺类（ECTEOLA）－纤维素、四乙氨基乙基（TEAE）－纤维素、DEAE－葡聚糖凝胶、Amberlite IRA－93、IRA－410、IRA－900等；④阳离子交换剂，如羧甲基（CM）－纤维素、纤维素－枸橼酸盐、Amberhte CG－50、IRC－50、IRC－120、IRC－200、Dowex－50等。吸附过程可同时达到纯化和固定化；酶失活后可重新活化，载体可以再生。吸附法也有许多不足，如酶（细胞）量的选择全凭经验，pH、离子强度、温度、时间的选择对每一种酶（细胞）和载体都不同，酶（细胞）和载体之间结合力不强易导致催化活力的丧失和玷污反应产物等。因此，其应用受到限制。

迄今为止，已有许多酶及细胞利用吸附法进行固定，如用 DEAE－Sephedex 吸附法制备固定化氨基酰化酶，其基本操作为：首先用 pH 7.0，0.1M 磷酸缓冲液平衡的 DEAE－Sephadex A－25 溶液 1000L 于 35℃下与 1100～1700L 氨基酰化酶（总活力为 334×10^4U）溶液混合，搅拌 10h，过滤，滤饼用水和 0.2mol/L 乙酰－DL 蛋氨酸溶液洗涤，得 167×10^3～200.4×10^3U/L 的固定化酶，活力回收率为 50%～60%，2000L 固定化酶连续操作 32d，月产 L－氨基酸 20 吨，酶半衰期为 65d。酵母用聚氯乙烯碎片和多孔砖等固形载体进行固定化，每克载体可以固定 80mg 酵母。也可固定哺乳动物细胞，生产生化药物。此外还可利用专一的亲和力来固定细胞，例如伴刀豆球蛋白 A 与 α－甘露聚糖具有亲和力，而酿酒酵母细胞壁上含有 α－甘露聚糖，故可将伴刀豆球蛋白 A 先连接到载体上，然后把酵母连接到活化了的伴刀豆球蛋白上。有的微生物不具有吸附能力，可通过改变细胞或载体表面的理化性质使微生物细胞以离子引力或借助化学键吸附到载体上。

二、包埋法

包埋法是将酶（细胞）包埋于凝胶或其他聚合体格子内，这种结构可以防止酶（细胞）渗出，但是底物能渗入格子内与酶（细胞）相接触。此法的优点是适用范围广，许多种酶（细胞）都可用此法固定，工艺简便，酶（细胞）仅仅是被包埋起来，固定化过程中酶（细胞）未参与化学反应，故可得到活力较高的固定化酶（细胞）。将酶（细胞）包埋在高分子凝胶细微网格中的称为网格型；将酶（细胞）包埋在高分子半透膜中的称为微囊型。

包埋法常用载体有卡拉胶（K－角菜叉胶）、海藻酸钙、聚丙烯酰胺凝胶、三醋酸纤维素、甲壳素、淀粉、硅胶、血纤维、胶原、丙烯酸高聚物、大豆蛋白、琼脂及琼脂糖等。例如以卡拉胶包埋法制备固定化延胡索酸酶块，其基本操作为：将 3t 黄色短杆茵悬浮于 8L 45℃生理盐水中，另取 2kg 卡拉胶溶于 34L 水中，两者于 50℃混合均匀，分散装于搪瓷盘中使成 3～4cm 厚度，冷却至 10℃，维持 30min，浸泡于 0.3mol/L KCl 溶液中 4h，切成 0.5cm 立方小块，于 0.3% 猪胆汁酸溶液中 37℃保温（含 1mol/L 延胡索酸，pH 7.5）18～20h，即得固定化延胡索酸酶块，酶活力回收率 70% 左右；用于生产 L－苹果酸，于 37℃操作，转化半衰期为 160d，使用期限可达一年。如使用丙烯酰胺作为单体，用 N，N′-甲叉双丙烯酰胺作为双功能交联剂，制成了固定化细胞。此法适用于生产 L-天冬氨酸，L-谷氨酸等代谢产物。据报道，从皱波角叉菜的海藻中，分离出的 K-角叉菜糖或称 K-卡拉胶，能与金属离子（如 K^+、Ca^{2+}、Al^{3+} 等）、脂肪胺、芳香胺、氨基酸衍生物以及可与水相混溶的有机溶剂（如甲醇、乙醇、丙醇等），很容易形成卡拉凝胶；将细胞悬浮与一定浓度的海藻酸钙溶液相混合，再与适当浓度的氯化钙溶液相接触，则形成海藻酸钙凝胶，用于生产乙醇、啤酒、抗生素、有机酸、酶制剂等各种代谢产物。

三、共价结合法

这是酶或细胞表面的反应基团（氨基、羧基、羟基、巯基、咪唑基等）以共价键结合于载体的固定方法。一般是将载体的有关基团活化，然后与酶（细胞）的有关基团发生偶联反应，或者是在载体上接一个双功能试剂，然后将酶（细胞）与载体偶联。

共价结合法的优点是酶（细胞）与载体结合牢固，酶（细胞）不易从载体上脱落。但固定化过程中反应条件苛刻，操作复杂。由于采用了比较激烈的反应条件，会引起酶蛋白高级结构的变化，破坏部分活性中心，酶损失量大，活力回收率低，产生修饰效应及位阻效应，对于细胞而言，则容易造成细胞死亡。工业化过程很少应用该技术，大多在实验室研究中应用。

共价结合法常用载体有纤维素、琼脂糖、淀粉、苯胺多孔玻璃、间氨基苯甲酰甲基纤维素、对氨基苯纤维素及氨基苯随酰乙基纤维素等。在固定化过程中需根据以下原则选择载体或基质：①固定化过程不引起酶变性或细胞失活；②对酸度及温度具有一定耐受性；③有一定亲水性；④有一定机械强度；⑤有良好稳定性；⑥颗粒均匀，有一定疏松网状结构；⑦在共价结合时具有可活化基团；⑧有耐受酶及微生物能力；⑨廉价易得。

共价结合固定化酶的方法有很多，常用的有重氮法、溴化氰法、烷化法、交联法等。如通过氯三嗪法固定胰蛋白酶，其基本操作为：2g Sepharose-4B，在 0℃ 下加入 2ml 0.1mol/L NaOH，搅拌 15min，加入 1g 三聚氯氰，不断滴加 10% Na_2CO_3 维持 pH 7~8，反应 1h。依次用丙酮、水洗，加入 4ml 酶瓶，搅动过夜。贮存在 4℃ 的 0.05mol/L、pH 8.0 的 Tris 缓冲液中。固定化酶的蛋白回收达到了 93%，活力回收为 38%。

四、交联法

交联法是用多功能试剂进行酶（细胞）之间的交联，是酶分子或细胞表面的反应基团（如氨基、巯基、咪唑基、酚羟基等）和多功能试剂之间形成共价键，得到三向的交联网架结构，除了分子之间发生交联外，还存在着一定的分子内交联。根据使用条件和添加材料的不同，还能够产生不同物理性质的固定化酶。常用交联试剂有戊二醛、双重氮联苯胺-2，2′-二磺酸、1，5-二氟-2，4-二硝基苯、己二酰亚胺酸二甲酯等。交联剂一般价格昂贵，此法也很少单独使用。科研工作者一般都将其作为其他固定化方法的辅助手段，以达到更好的固定效果。

五、定向固定法

酶在固定化以后活性部分失去，甚至全部失去。一般认为，酶活性的失去是由于酶蛋白通过几种氨基酸残基在固定化载体上的附着（attachment）造成的。这些氨基酸残基主要有：赖氨酸的 ε - 氨基和 N - 末端氨基，半胱氨酸的疏基，天门冬氨酸和谷氨酸的羧基和 C - 末端氨基，酪氨酸的苯甲基以及组氨酸的咪唑基。由于酶蛋白多点附着在载体上，引起了固定化酶蛋白无序的定向和结构变形的增加。传统的酶固定化方法如图 16 - 2 所示，酶是在随意位点和载体进行连接，通常的连接位点是一个 ε - 氨基酸，一般是赖氨酸，因为酶通常含有多个赖氨酸，所以酶会和载体在许多位点进行反应，这样，有些位点的反应就会阻碍底物进入到酶的活性位点。另外，当酶随意固定化在载体上时一般是发生多位点的结合，这样就会降低酶的固定化量。通过不同的方法，把酶和载体在酶的特定位点上连接起来，使酶在载体表面按一定的方向排列，使它的活性位点面朝固体表面的外侧排列（图 16 - 2），有利于底物进入到酶的活性位点里去，能够显著提高固定化酶的活性。

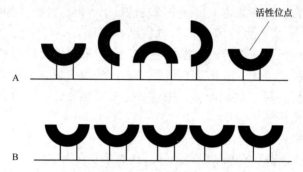

图 16 - 2　传统酶固定化方法与定向酶固定化方法

A. 传统酶固定化；B. 定向酶固定化

酶的定向化固定化技术具有以下一些优点：①每一个酶蛋白分子通过其一个特定的位点以可重复的方式进行固定化；②蛋白质的定向固定化技术有利于进一步研究蛋白质结构；③这种固定化技术可以借助一个与酶蛋白的酶活性无关或影响很小的氨基酸来实现。

目前研究中涉及的定向固定化方法有如下几种：①借助化学方法的位点专一性固定化；②磷蛋白的位点专一性固定化；③糖蛋白的位点专一性固定化；④抗体（免疫球蛋白）的位点专一性固定化；⑤利用基因工程的位点专一性固定化。这种有序的、定向固定化技术已经用于生物芯片、生物传感器、生物反应器、临床诊断、药物设计、亲和层析以及蛋白质结构和功能的研究。

六、其他固定方法

1. 多孔物质包络法

此法介于吸附法和包埋法之间，利用一些能够使细胞渗透入空隙，并在其中形成很大细胞群体的多孔物质来制备。常用的多孔物质有棉布或尼龙布、金属丝网及各种类型的海绵和泡沫塑料。

2. 超过滤法

利用超滤膜（即半透膜）也可以将细胞固定起来。底物与产物可以自由进出超过滤膜，而位于膜内的细胞却不能流出来。该法常用于制备生物传感器和膜反应系统。

3. 多种固定化方法的联用

目的在于平衡传统单一固定化方法使用中的优缺点（表 16 - 2），如 Mansfeld Yam-aushi 等采用吸附 - 交联法，即先将细胞吸附在树脂上再用交联剂交联，提高了细胞的活性与稳定性。除此以外还有包埋 - 交联法、PVA 包埋 - 吸附法、细胞聚集 - 交联法、包埋 - 共价结合法等。

表 16 - 2　各种固定化方法的优缺点比较

固定化方法	物理吸附法	离子吸附法	包埋法	共价结合法	交联法	定向固定
制备难易	易	易	较难	难	较难	较难
结合程度	弱	中等	强	强	强	强
酶活力回收率	高，但酶易流失	高	高	低	中等	高
再生	可能	可能	不可能	不可能	不可能	可能
费用	低	低	低	高	中等	高
对底物的专一性	不变	不变	不变	可变	可变	不变

固定化酶所用的相关基质的性质要求见表 16 - 3 所示。

表 16 - 3　固定化酶所用的相关基质的性质要示

性　　质	要　　求
化学性质	
·亲水/疏水	
·膨胀系数	低
·化学稳定性	高
·微生物稳定性	好
形态学性质	
·粒径、粒度分布	0.2 ~ 1mm/分布窄
·孔径	30 ~ 60nm
·吸附或者交联的内表面积	大
机械性质	
·耐压性/可压缩性	高、低
·弹性	足够（不会被搅拌器磨损）
普遍要求	食品级（用于食品工业）
	低成本

第三节　酶生物反应器

生物反应器是利用生物催化进行化学反应的设备，按照所使用的生物催化剂可分为酶反应器和细胞反应器，是生物化工中的关键设备。它为活细胞提供了适宜的环境，以达到增殖细胞、进行生化反应和生成产物的目的。好的生化反应器应有良好的动量、质量和热量的传递性能，能耗低、结构简单，易于消毒、维持无杂菌状态及易于操作控制等优点。随着生物品种及其生产规模的扩大，人们对生化反应器的要求也越来越严格，因此生化反应器有了更大的发展空间，近几年以来已经有了搅拌式、固定床式、流化床式、多管式、转框式、中空纤维式、气升式、自吸式、塔式、膜反应器以及微型生化反应器（反相胶束微反应器、聚合物微反应器）等生化反应器。针对动植物细胞的特性和对剪切力的敏感性，又有附壁式、微载体、微胶囊反应器等。此外，还有供光合作用、新能源（氢或生物电池）、细菌冶金等各种反应器。

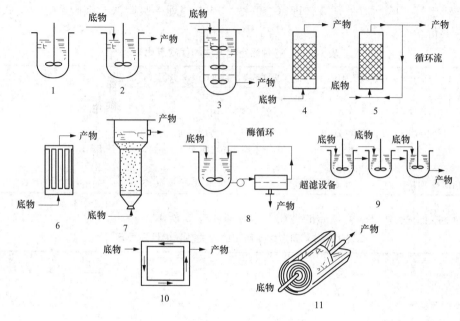

图 16 - 3　酶反应器的类型

1. 间歇式搅拌罐；2. 连续式搅拌罐；3. 多级连续搅拌罐；4. 填充床（固定床）；
5. 带循环的固定床；6. 列管式固定床；7. 流化床；8. 搅拌罐 - 超滤器联合装置；
9. 多釜串联；10. 环流反应器；11. 螺旋卷式生物膜反应器

一、搅拌罐型反应器

　　无论是分批式还是连续流混合罐型的反应器，都具有结构简单、温度和 pH 易控制、能处理胶体底物和不溶性底物及催化剂更换方便等优点，因而常被用于饮料和食品加工工业；但也存在缺点，即催化剂颗粒容易被搅拌桨叶的剪切力所破坏。在连续流搅拌罐的液体出口处设置过滤器，可以把催化剂颗粒保存在反应器内，或直接选用磁性固定化酶，借助磁场吸力固定。此外，可将催化剂颗粒装在用丝网制成的扁平筐内，作为搅拌桨叶及挡板，以改善粒子与流体间的界面阻力，同时也保证了反应器中的酶颗粒不致流失。

二、固定床型反应器

　　把催化剂填充在固定床（填充床）中的反应器叫作固定床型反应器。这是一种使用得最广泛的固定化酶反应器，它具有单位体积的催化剂负荷量高、结构简单、容易放大、剪切力小、催化效率高等优点，特别适合于存在底物抑制的催化反应。但也存在下列缺点：①温度和 pH 难控制；②底物和产物会产生轴向分布，易引起相应的酶失活程度也呈轴向分布；③更换部分催化剂相当麻烦；④柱内压降相当大，底物必须加压后才能进入。固定化床反应器的操作方式主要有两种，一是底物溶液从底部进入而由顶部排出的上升流动方式；另一种则是上进下出的下降流动方式。

三、流化床型反应器

流化床型反应器是一种装有较小颗粒的垂直塔式反应器。底物以一定的流速从下向上流过，使固定化酶颗粒在流体中维持悬浮状态并进行反应，这时的固定化颗粒和流体可以被看作是均匀混合的流体。流化床反应器具有传热与传质特性好、不堵塞、能处理粉状底物、压降较小等优点，也很适合于需要排气供气的反应，但它需要较高的流速才能维持粒子的充分流态化，而且放大较困难。目前，流化床型反应器主要被用来处理一些黏度高的液体和颗粒细小的底物，如用于水解牛乳中的蛋白质。

四、膜反应器

据文献报道，膜反应器最早应用于微生物培养方面。1958 年 Stem 用透析培养装置培养出了牛痘苗细胞，1968 年 Blatt 首次提出膜反应器的概念。酶膜反应器将酶促反应的高效率与膜的选择透过性有机结合，可以提高速率。近年来，酶膜反应器在生物、医药、食品、化工、环境等领域得到了日益广泛的应用。随着基因工程、材料科学特别是高分子材料科学的发展，随着高效固定化技术的开发以及过程设计的不断优化，酶膜反应器的应用效率将会逐步提高，其应用领域也将会越来越广泛。

1. 定义及特点

膜反应器是利用选择性的半透膜分离催化剂和产物（或底物）的生产或实验设备，是反应与分离耦合的装置。当反应体系中催化剂是生物酶时，则称之为酶膜反应器。

酶膜反应器一方面使酶或细胞重复使用以使反应体系维持较高的酶浓度和细胞浓度，另一方面又可以把产物不断地从反应体系中分离出来以减少产物对反应体系的抑制作用。酶膜反应器生产能力基于选择性的半透膜，利用膜两侧的推动力，将可渗透的溶液从反应体系中分离出来。半透膜起分离和界面催化剂支撑体的双重作用。酶膜反应器进行连续操作的首要条件是实现酶的完全截留。在酶膜反应器中酶常以 2 种形式存在，溶于或不溶于膜表面及存在于膜相的微孔或膜基质中游离态的酶，可以由静电斥力、分子筛或以化学和物理作用使酶固定于某种媒介上（惰性蛋白、凝胶、脂质体），将酶限制在膜的一侧。将酶固定在膜上可采用静电吸引、物理吸附或化学结合法。

酶膜反应器要求催化反应产物能在浓度梯度或压力差下扩散透过膜，使产物从反应体系中得到分离。如果产物是低溶解度的或易产生沉积作用，采用酶膜反应器可达到更高的得率。超滤膜孔径分布范围是 1 ~ 100nm，平均截留分子量 500 ~ 10000 道尔顿，通常酶的分子量范围是 1000 ~ 10000 道尔顿，可见采用适当超滤膜反应器就能截留酶分子。应根据酶的分子大小、底物、产物的特性以及膜本身的性质来选择酶膜反应器的超滤膜。该膜对反应物的截留率应为零，使产物完全透过；而对酶的截留率应为 100%，将酶完全限制在反应体系内。

大部分超滤膜具有不对称结构。例如在某一方向上其孔径连续变化。位于一多孔层次上的膜表面是一超薄层，这种独特的结构使膜不易堵塞，使酶膜反应器具有较高的流动透过率且易于清洗。用于制造超滤膜的材料大多是合成聚合物和某些瓷质材料。

酶膜反应器较传统反应器具有无可比拟的优点：

（1）和传统的间歇反应器相比，可实现连续操作。

（2）酶可重复利用，有利于降低生产成本，提高生产效率和经济效益。

（3）对有产物抑制的反应系统，通过反应与分离耦合，可降低反应液中产物浓度。若反应可逆，可促进平衡向产物方向转化，提高原料的转化率和反应器的生产能力。

（4）有效地富集产物浓度，降低产品在下游加工中分离纯化的费用。

（5）适当选择膜的分子截流率，可控制水解分子的质量，提高小分子产物透过膜的浓度。

（6）对油水等多相反应系统，酶膜反应器为它提供充分的接触反应界面，并在反应完后对油水进行即时分离，不会带来传统反应器产生的乳化问题。

（7）在固定床与流化床反应器中，质量传递多受分子扩散的控制，极大地阻碍了反应进程；而在酶膜反应器中，可通过对流扩散消除这种控制，加快传质速率，提高反应速度。

（8）在实验研究中，超滤酶膜反应器是研究反应动力学、产物抑制、底物抑制、酶失活的一种强有力的手段。

2. 分类

生化反应器是利用生物催化剂进行生化反应的设备，可以从多个角度对其进行分类；因此根据酶膜反应器的不同特征，可进行如下分类。

（1）根据酶的存在状态，可将酶膜反应器分为游离态和固定化酶膜反应器。前者酶均匀地分布于反应物相中，酶促反应在接近本征动力学的状态下进行，但酶易发生剪切失活或泡沫变性，装置性能受浓差极化和膜污染的显著影响。固定化酶膜反应器中，酶通过吸附、交联、包埋、化学键合等方式被"束缚"在膜上，酶装填密度高，反应器稳定性和生产能力高，产品纯度和质量好，废物量少。但酶往往分布不均匀，传质阻力也较大。

（2）根据液相数目的不同，可将酶膜反应器分为单液相（超滤式）和双液相酶膜反应器。单液相酶膜反应器多用于底物分子量比产物大得多，产物和底物能够溶于同一种溶剂的场合。双液相酶膜反应器多用于酶促反应涉及两种或两种以上的底物，而底物之间或底物与产物之间的溶解行为差别较大的场合。

（3）根据膜组件形式的不同，可将酶膜反应器分为板框式、螺旋卷式、管式和中空纤维式酶膜反应器4种。其差别在于结构复杂性、装填密度、膜的更换、抗污染能力、清洗、料液要求、成本等方面有所不同。

（4）根据膜材料种类的不同，可将酶膜反应器分为高分子酶膜反应器和无机酶膜反应器。高分子膜材料种类多、制作方便、成本低，因而应用较多。

（5）根据膜材料特性的不同，可分为微滤酶膜反应器、反渗透酶膜反应器、超滤酶膜反应器（图16-4）、纳滤酶膜反应器和透析酶膜反应器。

（6）根据膜材料的对称性，可分为对称和非对称酶膜反应器。

（7）根据反应与分离耦合的方式不同，可将酶膜反应器分为一体式和循环式酶膜反应器。在前一种应用方式中，系统通常包含一个搅拌槽式反应器加上一个膜分离单元。在后种应用方式中，膜既作为酶的载体，同时又构成分离单元。

（8）根据传质推动力的不同，可将酶膜反应器分为压差驱动、浓差驱动、电位差驱动的酶膜反应器。

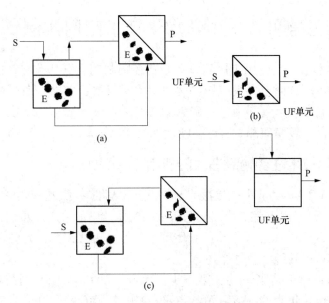

图 16 - 4　超滤式酶膜反应釜典型形式

S. 底物；P. 产物；E. 酶

（9）根据结构和流体力学特征，可分为连续搅拌罐式和活塞流式酶膜反应器。

（10）以酶和底物的接触机制，分为直接接触式酶膜反应器、扩散型酶膜反应器（图 16 - 5）和多相酶膜反应器。

（11）根据亲水性不同，可分为亲水和疏水酶膜反应器。

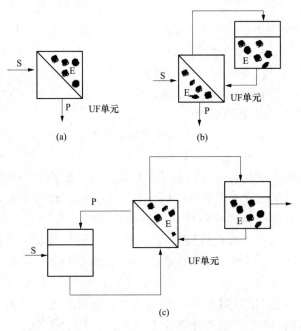

图 16 - 5　扩散型酶膜反应器的几种形式

S. 底物；P. 产物；E. 酶

第四节 酶固定化技术应用实例

固定化酶技术已广泛应用于医药行业，在药物制造、氨基酸、有机酸的工业化生产、医学诊断和治疗方面已大量应用。这种技术不仅能稳定酶，改变酶的专一性，提高酶的活力，而且可以重复利用，且避免了与产物、底物分离的不便。这些优势使固定化酶技术在食品、环境监测、临床诊断、工业催化等方面得到广泛的应用。

一、固定化技术在药物制造上的应用

（1）7－ACA（7－氨基头孢烷酸）和7－ADCA（7－氨基脱乙酰氧基头孢烷酸）的酶法生产7－ACA。以上都是合成头孢菌素的前体，以前采用一步化学法和一步酶法生产，工艺复杂，产物收率低，并且对环境不友好。现在采用固定化酶技术，进行两步酶法反应，即可得到纯度高的产物。

两步酶法的具体工艺如下述：第一步，用D－AOD酶（D－氨基酸氧化酶）将CPC（头孢烷酸）转化为GL－7－ACA（戊二酰－7－ACA）。这一步实际上由两步组成，首先，CPC被酶促进转化为酮基－7－ACA，然后，在过氧化氢存在下，通过氧化脱羧转化为GL－7－ACA，过氧化氢可以在反应中自己产生。反应时间为60~90min，酶半衰期为138个反应批次，这一步的收率为88%。第二步，由GL－酰化酶将GL－7－ACA转化为7－ACA，收率97.5%，反应时间为60min，酶半衰期为172个反应批次。

7－ADCA也是合成头孢菌素的前提，可由青霉素扩环制备。目前采用固定化酶进行扩环，代替先前的化学扩环。固定化酶技术及其在医药上应用的新工艺，使成本降低。

（2）利用固定化酶制备单一对映体药物2－芳基丙酸（2－APA）类非甾体抗炎药的（S）－构型的生理活性或药理作用远大于（R）－构型。采用固定化酶Novzym435进行布洛芬消旋体的外消旋转换，得到光活性的（S）－布洛芬，其对映体量比可达97.5%。Goto等为了增大固定化酶的活性，减少酶用量，用表面活性剂处理固定化酶，使酶活性大幅度提高，最多的达100倍。

磷霉素 [（－）－(1R, 2S)－1, 2－环氧丙烯磷酸，（－）－(1R, 2S)－1, 2－epoxypropylphosphonic acid, fosfomycin, phosphonomycin, FOM)] 是一种小分子的广谱抗生素，对革兰阳性菌和革兰阴性菌均有杀灭作用。由于磷霉素分子结构简单，目前工业生产仍使用早期发明的化学合成法，但该方法生产的总收率不足35%，且产物为外消旋体，其中有与左旋磷霉素等量的无活性的右旋磷霉素，无法加以利用。姜平等，选用沙门柏干酪青霉2221，发现其能将右旋磷霉素手性转化成左旋磷霉素的沙门柏干酪青霉（Penicillium camemberti）2221。将细胞中的酶进行粗提之后，其酶固定化的最优条件为：37℃，$CaCl_2$浓度为3%，海藻酸钠浓度为3%，酶提取液体积与海藻酸钠溶液体积比为1:2，固定化时间为6h。经研究发现这种酶是一种胞外酶，粗酶易于分离；且生产菌为真菌，0.3%底物浓度下对其无生长抑制作用，培养简便，生产成本低，并具有直接将右旋磷霉素转化为左旋磷霉素的作用，避免右旋磷霉素工业污染，可变废为宝，更具有工业应用前景。

二、固定化技术在医学诊断和治疗上的应用

（1）溶胶凝胶固定化酶测定人体血清中的胆固醇。Hu 等用硅溶胶凝胶固定胆固醇氧化酶制备成酶反应柱，以鲁米诺－2－过氧化氢－二高碘酸合铜Ⅲ金属螯合物为发光体系，测定血清样品中游离的胆固醇。Chamoin 等根据游离胆固醇的测定原理，建立了胆固醇氧化酶－过氧化物酶－鲁米诺化学发光体系，其灵敏度高达 54pmol。这些方法的建立给血清中胆固醇的临床检测带来了极大的方便。

（2）固定化葡萄糖氧化酶进行临床血糖检测。用聚丙烯酰胺包埋葡萄糖氧化酶与氧电极组装成酶电极，也可用来进行临床的血糖检测，血糖线性范围为 $0 \sim 300mg/dl$，并且可连续测定 1000 次血糖样品，酶样低温存放 180d 仍可保持 90% 的原酶活力。

（3）葡聚糖磁性毫微粒固定化。L－天冬酰胺酶治疗急性淋巴白血病葡聚糖磁性毫微粒在一定浓度的 $NaIO_4$ 溶液（如不特别说明，浓度为 4mmol/L）中室温氧化 60min，氧化后在 0.08mol/L 硼酸缓冲液（pH 8.5）中透析过夜，0.5ml 带醛基葡聚糖磁性毫微粒（$2 \sim 5mg/ml$）加 1ml L－天冬酸胺酶（$0.6 \sim 0.7mg/ml$），反应一定时间后用 100μl 0.25mol/L 的 $NaBH_4$ 还原 30min，并用磁场分离出固定化酶。固定化酶可通过注射治疗急性淋巴白血病。

三、固定化技术在生产氨基酸上的应用

（1）固定化基因工程菌 CTB2 生产 L－苯丙氨酸。L－苯丙氨酸广泛应用于医药和食品行业，是输液氨基酸和二肽甜味剂的重要原料。张玉彬等将基因工程菌 CTB2 湿菌体与卡拉胶按 5∶1 质量比包埋，在 30℃、pH 7.0 转化，底物为含 20mg/ml 苯丙酮酸钠、50mg/ml L－天冬氨酸、0.167mmol/L 5－磷酸吡哆醛、0.083% CTAB 的混合溶液，酶活始终保持 98% 以上。

（2）固定化 L－谷氨酸脱羧酶（GAD）生产 γ－氨基丁酸（GABA）。γ－氨基丁酸（GABA）是一种天然存在的功能性氨基酸，具有治疗帕金森症、癫痫、高血压，防止动脉硬化、调节心律失常、镇痛等重要的医疗保健作用。陈蔚青等人采用海藻酸钠与明胶协同作用固定 L－谷氨酸脱羧酶（GAD），确定以下为最优生产 GABA 条件：海藻酸钠与明胶浓度分别为 2.5%、1.0%，$CaCl_2$ 溶液浓度为 3.0%，硬化处理 4h，再以 0.3% 浓度戊二醛交联处理 2h，倾去溶液，顺序用水、0.2mol/L 醋酸缓冲液（pH 4.7）洗涤酶珠至滤液中无酶活存在为止。以此条件制备 IGAD 5 批，测定 IGAD 平均酶活力为 214U/g，酶活回收率达到 65.3%。

四、固定化技术在生产有机酸上的应用

（1）固定化黄色短杆菌、大肠埃希菌生产苹果酸。L－苹果酸是人体中一种必要的有机酸，在三羧酸循环中起重要作用，广泛应用于医药和食品行业。张玉彬等以 1.5mol/L 的延胡索酸铵（含 1.0mmol/$MgCl_2$，pH 7.0）的底物溶液通过串联的固定化延胡索酸酶反应柱和固定化 L－天冬氨酸酶反应柱，37℃连续转化。转化液用盐酸调至 pH 2.78，4℃放置 6h，过滤，烘干可得 L－天冬氨酸，含量平均为 99.7%。过滤 L－天冬氨酸的滤液中加入氢氧化钙使苹果酸成为钙盐沉淀，再经硫酸酸化、过滤、离子交

换、浓缩、结晶和烘干可得纯品 L - 苹果酸，质量分数为 99.7%。

（2）固定化 β - 葡萄糖醛酸苷酶生产甘草次酸（GAMG）。甘草的主要有效成分是甘草酸（GL）、甘草次酸（GAMG）。与 GL 相比，GAMG 在体液中具有更好的溶解度和跨膜转运能力，药物作用起效更快，并且动物实验研究证明，GAMG 的 LD_{50} 为 5000mg/kg 远远大于 GL 的 LD_{50}（805mg/kg），无致畸变作用。张斌等通过实验，确定海藻酸钠浓度为 35g/L，酶量 1600U/g 载体，戊二醛体积分数 0.20%，氯化钙浓度为 20g/L，交联时间 2h、固化时间 2h，酶活回收率可达 71.66%，为工业化生产甘草次酸打下良好基础。

第十七章 有机相酶促催化及其应用

酶反应通常在以水为介质的系统中进行，酶的研究及酶的催化反应一般都在水溶液中完成。有机溶剂往往被认为会引起酶的失活。但是近年来，有关酶在非水介质中进行催化的报道迅速增加。1984年以来，美国麻省理工学院以 Zaks 和 Klibanov 教授为首的研究小组，一直从事非水系统内酶反应的研究，取得了引人注目的成果，并由此产生了一个全新的分支学科——非水酶学。

第一节 有机催化的作用特点

酶在有机介质中由于能够基本保持其完整的结构和活性中心的空间构象，因而能够发挥其催化功能。然而，酶在有机介质中起催化作用是由于有机溶剂的极性与水有很大的差别，对酶的表面结构、活性中心的结合部位和底物性质都会产生一定的影响，从而影响酶的底物特异性、立体选择性、区域选择性、键选择性和热稳定性等，而显示出与水相介质中不同的催化特性。

1. 底物特异性

酶在水溶液中进行催化反应时，具有高度的底物特异性，或称为底物专一性，是酶催化反应的显著特点之一。

在有机介质中，由于酶分子活性中心的结合部位与底物之间的结合状态发生某些变化，使酶的底物特异性会发生改变。例如，胰蛋白酶等蛋白酶在催化 N-乙酰-L-丝氨酸乙酯和 N-乙酰-L-苯丙氨酸乙酯的水解反应时，由于苯丙氨酸的疏水性比丝氨酸强，所以，酶在水溶液中催化苯丙氨酸酯水解的速度比在同等条件下催化丝氨酸酯水解的速度快10000倍；而在辛烷介质中，催化丝氨酸酯水解的速度却比苯丙氨酸酯水解的速度快20倍。这是由于在水溶液中，底物与酶分子活性中心的结合主要依靠疏水作用，所以疏水性较高的底物容易与活性中心部位结合，催化反应的速度较高；而在有机介质中，疏水性较强的底物容易受到有机溶剂的作用，反而影响其与酶分子活性中心的结合。

不同的有机溶剂具有不用的极性，所以在不同的有机介质中，酶的底物专一性也不一样。一般说来，在极性较强的有机溶剂中，疏水性较强的底物容易反应；而在极性较弱的有机溶剂中，疏水性较弱的底物容易反应。例如，枯草芽孢杆菌蛋白酶催化 N-乙酰-L-丝氨酸乙酯和 N-乙酰-L-苯丙氨酸乙酯与丙醇的转酯反应，在极性较弱的二氯甲烷或者在苯介质中，含丝氨酸的底物优先反应；而在极性较强的吡啶或季丁醇介质中，则含苯丙氨酸的底物首先发生转酯反应。

2. 对映体选择性

酶的对映体选择性（enantioselectivity）又称为立体选择性或立体异构专一性，是酶在对称的外消旋化合物中识别一种异构体能力的指标。

酶立体选择性的强弱可以用立体选择系数（K_{LD}）的大小来衡量。立体选择系数与酶对 L – 型和 D – 型两种异构体的酶转换数（K_{cat}）和米氏常数（K_m）有关。即

$$K_{LD} = \frac{(K_{cat}/K_m)_L}{(K_{cat}/K_m)_D}$$

式中，K_{LD} 为立体选择系数；L 为 L – 型异构体；D 为 D – 型异构体；K_m 为米氏常数，即酶催化反应速度达到最大反应速度时的底物浓度；K_{cat} 为酶的转换数，是酶催化效率的一个指标，指每个酶分子每分钟催化底物转化的分子数。立体选择系数越大，表明酶催化的对映体选择性越强。

比较酶在有机介质中催化与在水溶液中催化可发现，由于介质的特性发生改变，可引起酶的对映体选择性也发生改变。例如，胰蛋白酶、枯草杆菌蛋白酶、胰凝乳蛋白酶等蛋白酶在有机介质中催化 N – 乙酰丙氨酸氯乙酯（N – AC – Ala – O – EtCl）水解的立体选择系数 $K_{LD} < 10$，而在水溶液中 $K_{LD} = 1000 \sim 10000$，相差 $100 \sim 1000$ 倍。

酶在水溶液中催化的立体选择性较强，而在疏水性强的有机介质中，酶的立体选择性较差。例如，蛋白酶在水溶液中只对含有 L – 氨基酸的蛋白质起作用，水解产生 L – 氨基酸。而在有机介质中，某些蛋白酶可以用 D – 氨基酸为底物合成由 D – 氨基酸组成的多肽等。这在手性药物中的制造中，有重要应用。

3. 区域选择性

酶在有机介质中进行催化时，具有区域选择性（regioselectivity），即酶能够选择底物分子中某一区域的集团优先进行反应。

酶区域选择性的强弱可以用区域选择系数 K_{rs} 的大小来衡量。区域选择系数与立方选择系数相似，只是以底物分子的区域位置 1，2 代替易构体的构型 L，D。即

$$K_{1,2} = (K_{cat}/K_m)_1/(K_{cat}/K_m)_2$$

例如，用脂肪酶催化 1，4 – 二丁酰基 – 2 – 辛基苯与丁醇之间的转酯反应，在甲苯介质中，区域选择系数 $K_{4,1} = 2$，表明酶优先作用于底物 C – 4 位上的酰基；而在乙腈介质中，区域选择系数 $K_{4,1} = 0.5$，则表明酶优先作用于底物 C – 1 位上的酰基。从中可以看到，在两种不同的介质中，区域选择系数相差 4 倍。

4. 键选择性

酶在有机介质中进行催化的另一个显著特点是具有化学键选择性，即在同一底物分子中有 2 种以上的化学键都可以与酶反应时，酶对其中一种化学键优先进行反应。键选择性与酶的来源和有机介质的种类有关。

例如，脂肪酶催化 6 – 氨基 – 1 – 己醇的酰化反应，底物分子中的氨基和羟基都可能被酰化，分别生成肽键和酯键。当采用黑曲霉脂肪酶进行催化时，羟基的酰化占绝对优势；而采用毛霉脂肪酶催化时，则优先使氨基酰化。研究表明，在不同的有机介质中，氨基的酰化与羟基的酰化程度也有所不同。

5. 热稳定性

许多酶在有机介质中的热稳定性比在水溶液中的热稳定性更好。例如，胰脂肪酶在水溶液中，100℃时很快失活；而在有机介质中，在相同的温度条件下，半衰期却长达数小时。胰凝乳蛋白酶在无水辛烷中，于 20℃保持 5 个月仍然可以保持其活性；而在水溶液中，其半衰期却只有几天。

酶在有机介质中的热稳定性还与介质中的水含量有关。通常情况下，随着介质中

水含量的增加，其热稳定性降低。例如，核糖核酸酶在有机介质中的水含量从 0.06g/g 蛋白质增加到 0.2g/g 蛋白质时，酶的半衰期从 120min 减少到 45min。细胞色素氧化酶在甲苯中的水含量从 1.3% 降低到 0.3% 时，半衰期从 1.7min 增加到 4h。

在有机介质中，酶的热稳定性之所以增强，可能是由于有机介质中缺少可引起酶分子变形失活的水分子所致。因为水分子会引起酶分子中天冬酰胺和谷氨酰胺的脱氨基作用，还可能会引起天冬氨酸肽键的水解、半胱氨酸的氧化、二硫键的破坏等；所以，酶分子在水溶液中热稳定性较差，而在含水量低的有机介质中，酶分子的热稳定性显著提高。（表 17 – 1）

表 17 – 1　某些酶在有机介质与水溶液中的热稳定性

酶	介质条件	热稳定性
猪胰脂肪酶	三丁酸甘油酯	$t_{1/2} < 26h$
	水，pH 7.0	$t_{1/2} < 2min$
酵母脂肪酶	三丁酸甘油酯/庚醇	$t_{1/2} = 1.5h$
	水，pH 7.0	$t_{1/2} < 2min$
脂蛋白脂肪酶	甲苯，90℃，400h	活力剩余 40%
胰凝乳蛋白酶	正辛烷，100℃	$t_{1/2} = 80min$
	水，pH 8.0，55℃	$t_{1/2} = 15min$
枯草杆菌蛋白酶	正辛烷，110℃	$t_{1/2} = 80min$
核糖核酸酶	壬烷，110℃，6h	活力剩余 95%
	水，pH 8.0，90℃	$t_{1/2} < 10min$
酸性磷酸酶	正十六烷，80℃	$t_{1/2} = 8min$
	水，70℃	$t_{1/2} = 1min$
腺苷三磷酸酶（F1 – ATPase）	甲苯，70℃	$t_{1/2} > 24h$
	水，60℃	$t_{1/2} < 10min$
限制性核酸内切酶（Hind Ⅲ）	正庚烷，55℃，30d	活力不降低
β – 葡萄糖苷酶	2 – 丙醇，50℃，30h	活力剩余 80%
溶菌酶	环己烷，110℃	$t_{1/2} = 140min$
	水	$t_{1/2} = 10min$
酪氨酸酶	三氯甲烷，50℃	$t_{1/2} = 90min$
	水，50℃	$t_{1/2} = 10min$
醇脱氢酶	正庚烷，55℃	$t_{1/2} > 50d$
细胞色素氧化酶	甲苯，0.3% 水	$t_{1/2} = 4.0h$
	甲苯，1.3% 水	$t_{1/2} = 1.7min$

6. pH 印记

在水溶液中，pH 是影响酶催化的重要因素。因为在水溶液中，缓冲液的 pH 决定了酶分子活性中心基团的解离状态和底物分子的解离状态，从而影响酶与底物的结合和催化反应。而在有机溶剂中，不存在质子获得或者丢失的条件，那么，在有机介质中，pH 是如何影响催化反应？研究结果表明，在有机介质反应中，酶所处的 pH 环境与酶在冻干或吸附到载体上之前所使用的缓冲液 pH 相同。这种现象称之为 pH 印记或称为 pH 记忆。因为酶在冻干或吸附到载体之前，先置于一定 pH 的缓冲液中，缓冲液的 pH 决定了酶分子活性中心基团的解离状态。当酶分子从水溶液转移到有机介质时，酶分子保留了原有的 pH 印记，原有的解离状态保持不变，即是说酶分子在缓冲液中所处的 pH 状态仍然被保持在有机介质中。

酶在有机介质中催化反应的最适 pH 通常与酶在水溶液中的反应最适 pH 接近或者相同。利用酶的这种 pH 印记特性，可以通过控制缓冲液中 pH 的方法，达到控制有机介质中酶催化反应的最适 pH。有些研究也发现，有些酶在有机介质中催化的最适 pH 与水溶液中催化的最适 pH 有较大的差别，需要在实际应用时加以调节控制。

然而也有研究表明，在含有微量水的有机介质中，某些疏水性的酸与其对应的盐组成的混合物，或者某些疏水性的碱与其对应的盐组成的混合物，可以作为有机相缓冲液使用。它们以中性或者离子对的形式溶解于有机溶剂中，这两种存在形式的比例控制着有机介质中酶的解离状态。采用有机相缓冲液时，酶分子的 pH 印记特性不再起作用，就是说，酶在冷冻干燥前缓冲液的 pH 状态对酶在有机介质中的催化活性没有什么影响，而主要受到有机相缓冲液的影响。

第二节　有机相中酶促反应的主要影响因素

一、溶剂对非水介质中酶促反应的影响

1. 水对非水介质中酶促反应的影响

水对酶活力绝对必要。酶分子的催化功能和活性构象、结构的维系都有赖于水参与非共价键，直接或间接地参与静电、氢键、范德华力、疏水键。研究表明，酶在有机溶剂中的活力与水浓度密切相关。酶完全干燥时没有活力，随着系统中水浓度的增加，酶活力开始出现，并逐渐升高，至一个最适水量；过量的水则使酶活力下降。这一最适水量即酶蛋白的水合层，也称必需水；必需水决定于酶蛋白的结构刚性和热力学稳定性之间的平衡。因此可以把有机溶剂中酶的大环境理解为非水相，而酶的微环境则是微水相。

在非水系统内，酶的稳定性将会得到提高。水溶性更高、亲水性更强的酶与疏水性更强、常常与脂肪和膜结合的酶（如脂肪酶等）相比，稳定性的提高更为明显。亲水性酶的活性的完整性和稳定性，似乎取决于微环境内存在水的薄层，大约几个水分子厚。水的数量非常微少。每个酶分子需要 50 ~ 500 个水分子。如果酶结合的水被除去，或被易于与水混溶的有机溶剂稀释，则酶一般会失去活性。

在不发生失活的条件下，只要有极微量的水以及与之有关的水的活度降低，就会大大降低酶热失活的速度。这一现象可以用于绝大多数酶。例如，猪胰脏脂肪酶在含有 0.02% 水的三丁酸甘油酯内，100℃ 时的半衰期为 12h；当水分为 0.8% 时，半衰期下降到 12min。而在 100% 的水中，酶将立即失活。此外，在水 - 有机溶剂两相系统内，水的冰点下降，这样，就可以在非常低的温度下，使用对热特别不稳定的酶。降低水的活度可以使酶分子更具有刚性，这就可能影响到酶的 K_m 和 K_{max}。在极端情况下，可能引起酶的催化功能的改变。例如，在水活度低的水 - 有机溶剂两相系统内，猪胰脏脂肪酶不再能催化转酯基反应。（图 17 - 1）

酶在几乎完全无水的状态下起催化作用时，在这样微小的、不含游离氢离子的环

境中的 pH 是无法直接测量和控制的。然而，酶有一种"记忆"功能，当酶从水溶液中向有机溶剂中转移时，似乎能够"记住"，即保留住它最后所处环境中的 pH 以及在该 pH 中的功能。

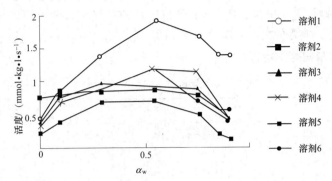

图 17－1　脂肪酶活性与水活度的关系
1. 己烷；2. 甲苯；3. 异丙醚；4.3－戊烷；
5. 三氯乙烷；6. 十二烷酸:十二烷醇 = 10:1

2. 有机溶剂的影响

有机溶剂与酶分子间的直接作用，在酶和水互溶溶剂系统和两相系统中，主要在于破坏酶分子的氢键和疏水键，从而导致酶活力和稳定性的变化；而在酶的单相非极性溶剂中，有机溶剂会影响酶微环境中的必需水。高极性溶剂能夺取酶用于维持构象的必需水，从而导致酶的失活。另外，有机溶剂还影响反应的底物和产物，如三氯甲烷是酚氧自由基的熄灭剂，因此三氯甲烷会显著减低过氧化物酶氧化酚的活力。

对于非水相酶促反应中有机溶剂的选择，必须注意以下问题：①必须考虑溶剂与反应的相容性；②溶剂对反应来说必须是惰性的；③在不影响底物溶解度的前提下，应尽可能选择疏水性较强的溶剂；④选择具有一定的密度、表面张力、毒性低、可燃性小、污物便于处理及成本较低的溶剂。

由有机溶剂引起酶的稳定作用和失活作用的最重要因子，是有机溶剂的极性。极性越低的溶剂（即亲水性强的溶剂），对酶牢固结合水分子所需要结构的破坏较少。有机溶剂极性的最好的量度是该溶剂在 n－辛醇和水中分配系数的对数（logP），常用有机溶剂的 logP 值见表 17－2。logP 越高，该溶剂的极性（亲水性）越低。进一步的研究发现，酶在水－有机溶剂两相系统内的催化活性与该溶剂的 logP 之间表现出明显的相关关系，呈现出 S 形的曲线。Laane 等报道了溶剂疏水性和酶活力之间的定量相关性。当 logP < 2（短链醇、酯、醚等）时，酶通常会失活，但它不能解释猪胰脂肪酶在吡啶中和枯草杆菌蛋白酶在 DMF 中的高活力；当 logP > 4（癸醇、十六烷、苯二酸酯等）时，酶活性很少受溶剂的影响。而当 logP 在 2~4 之间时，酶活性的变化就很难预测。对一些最常用的溶剂，情况也是如此。例如，三氯甲烷的 logP 为 2.2，可能适合于某些酶，但却能对另一些酶产生有害的失活作用。当然，在选择有机溶剂时，还需要考虑溶剂的成本，是否易于回收，以及易燃性等。有时，即使溶剂的 logP 很小，又很易于与水混溶，其对酶的失活作用也可以由平衡常数的改变来补偿。例如，葡萄糖异构酶可以在水－乙醇系统内生产高果糖玉米糖浆。在 30℃ 含 80% 乙醇的水中，反应平衡时果糖的浓度可以提高 10%，达到 55%。即使与没有乙醇时相比，酶活性下降了

10%，在经济上也还是可行的。在选择溶剂方面，目前还处于经验积累时期，酶在有机溶剂中活力的控制因素还未明确。

根据核磁共振、X-射线衍射和傅立叶变换红外光谱的研究表明，在非水相中，酶分子结构中 α-螺旋含量减少，β-折叠含量增加，二级结构的有序性增加，因而，提高了酶的稳定性。如果在冻干过程中加入 KCl，则其 α-螺旋和 β-折叠结构变化不大，这说明 KCl 对酶结构有稳定作用。

表 17-2　常用有机溶剂的 logP 值

溶剂	logP	溶剂	logP
DMSO	-1.3	乙酸戊酯	2.2
DMF	-1.0	甲苯	2.5
乙醇	0.24	辛醇	2.9
丙酮	-0.23	二丁醚	2.5
四氢呋喃	0.49	四氧化碳	3.0
乙酸乙酯	0.68	环己烷	3.2
乙酸丙酯	1.2	己烷	2.5
乙酸丁酯	1.7	辛烷	4.5
三氯甲烷	2.0	十二烷	6.6

二、反应温度的影响

反应温度对酶的立体选择性有显著影响。Kwon 等用脂肪酶催化合成（S）-2-甲基丁酸甲酯时，研究了温度与立体选择性的关系。发现在 15~20℃时，酶的立体选择性较高，但随着温度升高，选择性有所下降。这是因为酶的立体选择性通常依赖于活性中心的结构与构象。当温度升高时，酶的活性中心构象易发生变化，因此降低了它的立体选择性。但是，并非所有情况都是如此。例如朱洁等用脂肪酶在有机溶剂中催化（R，S）-2-辛醇的动力学拆分，并研究了反应温度对酶选择性的影响。实验结果表明，随着温度的升高，酶的立体选择性也逐步提高。对此比较反常的结果，作者认为温度升高，对快反应即（R）-醇的酰化反应速度影响较小，但使慢反应即（S）-醇的酰化反应速度大幅度降低，从而导致快慢反应速度的差别增大，因此酶表现较高的立体选择性。Nigam 等用脂肪酶在不同温度（20~50℃）下催化（R，S）-丙谷酰胺与不同醇的酯化反应。研究结果表明，不同的醇参与的酯化反应的立体选择性均有一个最佳反应温度范围，多数溶剂在 30~35℃具有较高的立体选择性，然后随着温度进一步升高，立体选择性降低。其中，（R，S）-丙谷酰胺与丁醇反应得到 S 构型的产物，与己醇反应得到 R 构型的产物；在 30℃时，两个反应的立体选择性最高（分别为 97% 和 93%）。

三、溶剂 pH 的影响

有机溶剂中进行的酶催化反应也依赖于酶周围的吸附水层（必需水）。酶分子活性中心周围的离子基团只有在特定的酸碱度条件下才具有酶催化反应的最佳离子态，而且此必需水的最佳 pH 与在水溶液中反应时的最适 pH 是一致的。所以酶在有机溶剂中反应前，需先溶于最适 pH 的水溶液中，再冷冻干燥，酶基团的最适 pH 离子态就保存在此干状态中，这被称为酶的"pH 记忆"。这样处理后可增加酶的反应速率，有时可增加一个数量级，从最适 pH 水溶液中沉淀的酶在有机溶剂介质中也表现出较高的酶活性。

四、物理因素的影响

酶促反应所处的物理条件会影响酶的催化活性。在非水相酶促合成癸酸偏甘油酯的实验中，将酶粒抽干溶剂后在真空干燥箱中常温下干燥 2h，重复使用 5 次后 Candidaantarictica 脂肪酶仍表现出较好的稳定性。实验发现酶粒粒度渐次减小，自第 3 次起的反应现象提示酯合成酶活的降低可能与载体脱落有关。用研钵将未使用过的酶颗粒研碎并筛分，取不同目数的酶粒进行催化反应，反应时间为 8h。在酶促反应合成蔗糖棕榈酸酯的研究中也发现摇床速度对转化率的影响。一些实验表明，许多酶促反应在有机溶剂中进行时如果在其上加以超声作用，反应速率明显增加。Vulfson 等人报道了超声对有机溶剂中枯草杆菌蛋白酶催化 N－苯丙氨酸乙酯（APAEE）转酯反应的影响。实验表明，在几种不同的醇溶液（丁醇、己醇、辛醇）中，超声处理对转酯反应的速率都有大幅的提高，而且有机溶剂碳链越长，处理效果越显著。如在丁醇中反应速率约提高 50%，而在辛醇中反应速率可提高 6~8 倍。超声处理能提高有机溶剂中酶活力，其原因可能有：①超声作用使酶的有效表面积增加；②持续的超声作用会导致有机溶剂中少量水分子的重新分布，阻止了酶分子周围水膜的形成。

另外，研究发现猪脂肪酶、胰凝乳蛋白酶、萜类环合酶、ATP 酶等在有机溶剂中的热稳定性比在水中的稳定性好。有机溶剂能增加酶构象的刚性，尤其是在低水含量的疏水性有机溶剂中，从而提供酶的热稳定性。

五、不同反应试剂的影响

在酶促反应中，不同的反应试剂也对酶的催化活性有显著影响。在酶促酰化反应中，酰化试剂的结构对酶的立体选择性有明显的影响。实验结果表明，不同的饱和直链脂肪酸对脂肪酶 PSL（*Pseudomona* ssp. Lipase）催化的 2－辛醇酰化反应的立体选择性有显著影响。在正己烷、甲苯和环己烷中，随着酰化试剂（脂肪酸）链长的增加酶的活性和立体选择性都呈现一个由低到高、再由高到低的变化趋势。

六、"分子记忆"的影响

在水溶液中，酶的行为不会因为溶液的制备而改变，然而在有机介质中，酶的属性依赖于之前的介质。例如，将被冻干的 α－胰凝乳蛋白酶首先溶解在水中，然后以戊醇稀释 100 倍，则其活性远远高于直接溶解在含有 1% 水的溶剂中的胰凝乳蛋白酶。另外，当枯草杆菌蛋白酶从含有各种竞争性抑制剂的溶液中冻干时，其在无水溶剂中的活性高于在无配基溶液中冻干的活性，而且显示了独特的底物特异性及稳定性。但是当酶重新溶解在水中时，这种由配基引起的酶记忆消失。造成这种现象的原因是配基引起了酶活性位点构型的改变，而且在配基移除后，在无水存在时酶的刚性造成配基产生的印记仍存在。

第三节　有机相酶促反应的应用

1. 有机相酶促反应用于手性化合物的拆分与制备

非水介质中的酶促酯化或转酯反应过程中，根据热力学原理，反应物醇或酸的一种对映体容易参与反应，而另一种对映体的醇或酸不容易参与反应从而实现光学拆分。

2-氨基丙醇是合成左旋氧氟沙星的中间体，其（S）（+）型异构体才具有药理活性。韦丽红等先用 $ClCO_2Et$ 对氨基进行保护，然后在乙酸乙酯中利用胰脂酶作为催化剂进行转酯反应，控制反应使 R 型异构体的酯交换速率远远大于 S 型异构体，最后经处理得到（S）（+）2-氨基丙醇，收率达97%。无论是从经济角度还是从实用角度来讲，这一结果都非常可观，是化学催化剂不可比拟的。Tsai 等利用脂肪酶在有机溶剂中通过立体选择性酯化反应得到了光学纯的2-芳基丙酸，从而进一步得到高效的非甾体消炎药。Vantol 等在有机溶剂中采用猪胰脂肪酶水解2，3-环氧丙醇丁酸酯，得到了单一对映体的环氧丙醇。环氧丙醇是合成一种 β 受体阻断剂类药物的中间体。普萘洛尔的 S 型异构体可用于治疗高血压和心肌梗死，其合成中间体为（±）1-氯-3-（1萘氯）-2-丙醇，即萘氧氯丙醇。Bevinakatti 等先制备了消旋的萘氧氯丙醇酯，再利用脂肪酶在有机溶剂中水解外消旋的萘氧氯丙醇酯，得到了对映体过量值（大于95%）的 R 酯，而 S 酯水解得到了酸和醇。最后由光学纯的萘氧氯丙醇制备了 S 构型普萘洛尔。

王博通过酶作用下的动力学拆分得到光学纯度很高的 S 构型的手性醇和富手性 R 构型的手性酯，然后将得到的手性酯在 CALB 作用和氨气作为拆分试剂的情况下于有机溶剂中进行脱酰反应。富手性的 R 构型手性酯脱酰后转化为相应的 R 构型手性醇。转酯化步骤中采用两种酶进行拆分，一种是酯酶 *E. coli* BioH esterase（手性选择性一般），一种是脂肪酶 CALB（具有非常好的手性选择性）。转酯化步骤中同时选择两种酶的目的是为了说明不论转酯化步骤中得到的转酯类产物的光学纯度是否足够高，在进一步的酶催化下的胺解/氨解反应后，都将得到近理想光学纯度的手性醇。在进行酶催化下的氨解脱酰反应时，选用的是脂肪酶 CALB，当氨解/胺解反应中使用 *E. coli* BioH esterase 时，其活性与 CALB 相比较大大降低。为了能在短时间内完成脱酰反应，在脱酰步骤中选用脂肪酶 CALB 为催化剂。

2. 有机相酶促反应用于酯合成

脂肪酶在以水为介质的反应体系中催化酯的水解，但是在有机溶剂中，则催化酯的合成和转酯反应。

含脂肪酶的真丝体悬于棕榈酸或油酸的醇中，进行脂肪酸的酯化，产率>70%。反应起始，加入的干菌丝在酯化反应过程中逐渐水合，导致水解反应的停止。当加入分子筛后可得较高转化率，在柱反应器上大量制备脂肪酸酯和甘油三酯。酶柱连续运转30d，酶活性略有下降。*Pseudomomas fragi* 脂肪酶经 PEG 修饰后能溶解于苯中，可在25℃有效催化萜烯醇香料（香茅醇、香叶醇、金合欢醇、檀醇）和短链羧酸（2～5碳酸）的酯化反应，产率为80%～95%。类似的脂肪酶也用于合成乙酸薄荷酯和乳化剂，固定化多孔硅胶的单宁酶用于合成有效的抗氧化剂倍酸丙酯等。

高度有效的酯化反应是转酯反应。利用酰基供体上的一种良好的离子基团，通过转酯反应可得高产率的糖脂合成。酶催化转酯反应已经用于合成一系列乙二醇的区域选择性酰化。这些二醇包括像丁二醇那样相对简单的酯族二醇到复杂的、含有大量游离羟基的寡糖。如猪胰脂肪酶悬浮于含1，2-丁二醇的乙酸乙酯，催化生成2-乙酸羟丁酯。猪胰脂肪酶还可用于糖脂的合成，将酶悬浮于吡啶中，在有活性酰基供体羧酸三氯乙酸酯存在下，可进行区域选择性酰化葡萄糖、半乳糖、甘露糖和果糖，合成6-O-酰基糖。枯草杆菌蛋白酶也可催化区域选择性酰化二糖和寡糖，反应介质是无水DMF。出乎意料的是，酶在DMF中并未失活，而DMF又是寡糖极好的溶剂。在外消旋10-羟基十一烷酸甲酯存在条件下，假丝酵母脂肪酶PS和猪胰脂肪酶PS能在若干有机溶剂中进行分子内转酯，立体专一合成大环内酯。在疏水溶剂中催化酸和二醇之间的缩合，发现在55~75℃时，产物单内酯的产率为23%~38%；当温度<45℃，内酯产率<4%，而寡聚酯成为主要产物，这表明内酯化比聚合需要更多的活化能。PEG-脂蛋白脂肪酶在有机溶剂中能催化合成聚 β-羟基脂肪酸酯，黑曲霉脂肪酶在无水三氯甲烷中能催化外消旋双酯与无手性二醇之间的缩聚，以及无手性双酯与外消旋二醇之间的缩聚，形成二醇和酸相间的三聚和五聚体。

石萌等利用酶促方法合成阿魏酸葡糖酯，对酶和有机溶剂进行了比较和筛选，并对影响阿魏酸葡糖酯产率的因素（酶量、反应时间、反应温度、底物比）进行了研究。结果表明，葡萄糖和阿魏酸乙烯酯（摩尔比4:1）分别加入到体积比2:1的无水吡啶和叔丁醇中，20g/L Novozym 435 脂肪酶，在220r/min 的空气振荡器中50℃反应72h，产率能达到80.9%。

3. 有机相酶促反应用于合成高分子聚合物

鉴于高分子聚合物的水不溶性，非水介质中的酶促聚合反应显示了其优越性。辣根过氧化物酶（HRP）可以催化酚类物质的聚合反应。最初，HRP 催化酚类的聚合只得到低分子量的聚合物，主要是因为水介质对有机物尤其是高聚物的溶解度太低。近年来研究发现，在乙酸盐缓冲液和二氧六环的混合溶剂中利用 HRP/H_2O_2 催化酚类的聚合反应，结果聚合物的分子量大大提高，所得聚酚类化合物可用作光电功能的高分子材料。Hu 等在有机溶剂中进行了槐糖内酯的酶聚合反应。反应过程是先生成槐糖内酯单体，然后转化成聚合体，聚合方式是开环后聚合。分别采用了猪胰脂肪酶、固定化脂肪酶、冻干的南极假丝酵母脂肪酶及冻干的假单胞菌脂肪酶作为催化剂。通过比较极性不同的多种溶剂，发现异丙醚和甲苯的效果最好。非水相酶促反应的效果优于水相反应效果。

4. 固定化技术在有机相酶促反应中的应用

甾体激素广泛用作药物和饲料添加剂，传统的生产过程是用微生物将前手性化合物直接转化为一系列光学纯度高的甾体化合物。早在20世纪70年代，福井等将 *Nocardir rhodochrous* 细胞用不同疏水程度的聚氨基甲酸酯凝胶包埋，并采用在非极性溶剂水饱和的苯-己烷中，氧化高度疏水的胆甾醇。发现转化胆甾烯酮的速度随载体疏水程度的增加而增加，以亲水性载体包埋的细胞不能在此介质中催化胆甾醇的氧化。但是亲水胶固定化细胞在极性较高的水饱和三氯甲烷-己烷系统中，能催化脱氢表雄酮（比胆甾醇稍亲水）的氧化。然而随着凝胶亲水性的提高，固定化细胞的催化活力和稳定性均有所减。*N. rhocochrous* 细胞还能催化 3β，17β - 羟甾醇和甾体脱氢，在这些反应中，选择疏水性载体包埋和在低极性溶剂中催化，固定化细胞的活力和稳定性均很高。

周涛等将葡萄糖氧化酶（GOD）在最适 pH 条件下冻干后，以戊二醛活化的壳聚糖为载体，分别在传统水相和 1，4 - 二氧六环、乙醚、乙醇三种不同的有机相中进行共价固定化。通过比较水相固定化酶和有机相固定化酶的酶比活力、酶学性质及酶动力学参数，考察酶在有机相中的刚性特质对酶在共价固定化过程中保持酶活力的影响。结果表明，戊二醛浓度为 0.1%、加酶量/载体为 80mg/1g、含水 1.6% 的 1，4 - 二氧六环有机相固定化 GOD 与水相共价固定化 GOD 相比，酶活力提高 2.9 倍，有效酶活回收率提高 3 倍；在连续使用 7 次后，1，4 - 二氧六环有机相固定化 GOD 的酶活力仍为相应水相固定化酶的 3 倍。在酶动力学参数方面，不论是表观米氏常数，最大反应速度还是转换数，1，4 - 二氧六环有机相固定化的 GOD $[K_m^{app} = 5.63\text{mmol/L}$，$V_{max} = 1.70\mu\text{mol/(min·mgGOD)}$，$K_{cat} = 0.304\text{s}^{-1}]$ 都优于水相共价固定化 GOD $[K_m^{app} = 7.33\text{mmol/L}$，$V_{max} = 1.02\mu\text{mol/(min·mg GOD)}$，$K_{cat} = 0.221\text{s}^{-1}]$。

在非水介质中进行酶催化反应极大地拓展了酶作为催化剂的应用范围。随着非水酶学的不断发展，酶的应用将逐步扩展到多种有机合成反应。一方面可以弥补化学催化剂的不足，如反应条件苛刻、转化率不高、专一性不强等；另一方面可以代替某些传统的昂贵催化剂。随着非水介质中酶促反应在有机合成中应用的逐步扩大，它必将在医药中间体、功能高分子材料、食品等领域展示出更加广阔的发展前景。

第六篇

中药现代研究中的其他技术方法

ZHONGYAOXIANDAIYANJIUZHONGDEQITAJISHUFANGFA

第十八章 抗体技术及其在中药研究中的应用

由于抗原-抗体反应具有高度特异性,可以用已知抗原检测未知抗体,也可用已知抗体检测未知抗原。抗原与抗体在体外结合时,可因抗原的物理性状不同或参与反应的成分不同而出现各种反应。可根据抗原与抗体结合反应快速测定标本中的抗原或抗体,如将中药阿胶与人丙种球蛋白结合,制成全抗原,然后免疫动物得到抗血清,再利用对流免疫电泳来鉴别真伪阿胶。

免疫检测技术对难以用分析仪器检测的动物类中药种属蛋白的鉴别及含量测定有独到的好处,可用于动物类中成药的内在质量控制。对于其他由于分析仪器难以分离检测的微量中药成分的定量研究及生物样本中中药成分浓度的分析,只要能制备符合要求的抗体,免疫标记技术往往能满足要求。

但是,仅利用抗原-抗体反应产生的各种沉淀、凝集等现象来对待检样品中抗原或抗体进行定量往往没有明确的量化指标,即使有,其灵敏度大多不合要求。因此,如能将已知抗体或抗原标记上易显示物质,如放射性物质、酶、化学发光物质等,通过检测标记物,观察有无抗原-抗体反应,以及抗原-抗体反应的多少,从而可以间接测出微量的抗原或抗体;这种将抗原-抗体反应与标记技术结合起来用于检测抗原或抗体的技术称免疫标记技术。根据标记物种类的不同,免疫标记法可分为放射免疫分析法、免疫酶标记法、免疫荧光法、免疫 PCR 等等。本章将简单介绍免疫化学法及免疫标记法的基本原理以及它们在中药研究中的应用。

第一节 抗原-抗体反应

抗原-抗体反应(antigen-antibody reaction)是指抗原物质刺激机体产生抗体后,两者在体内或体外发生的特异性结合反应。抗原-抗体结合反应是抗原决定簇和抗体分子超变区之间的相互作用,是一种分子表面的特异的可逆的弱结合力。这种弱结合力只能在极短距离内才能发生效应。因此抗原-抗体结合反应的最重要的先决条件是抗原与抗体间的特定部位的空间必须相互吻合,具有互补性;其次,抗原决定簇与抗体超变区必须紧密接触,才能有足够的结合力,使抗原-抗体充分结合在一起。抗原-抗体反应可发生于体内(in vivo),也可发生于体外(in vitro)。体内反应可介导吞噬、溶菌、杀菌、中和毒素等作用;体外反应则根据抗原的物理性状、抗体的类型及参与反应的介质(例如电解质、补体、固相载体等)不同,可出现可溶性抗原与相应抗体结合所产生的沉淀反应(precipitation)、颗粒性抗原与相应抗体结合所发生的凝集反应(agglutination)、抗原与抗体结合后激活补体所致的细胞溶解反应(cytolysis)、细菌外毒素或病毒与相应抗体结合所致的中和反应(neutralization)、免疫标记的抗原-抗体反应等 5 种类型。因抗体主要存在于血清中,在抗原或抗体的检测中多采用血清做试验,所以体外抗原-抗体反应亦称为血清反应(serologic reaction)。

一、抗原－抗体反应的特点

1. 高度特异性

抗原与抗体的结合具有高度特异性，即抗体分子的 V 区必须与相应抗原的决定簇紧密配合，如配合发生变动就会妨碍结合。但两种不同的抗原分子上如有相同的抗原决定簇，则与抗体结合时可出现交叉反应。

2. 表面的结合

抗原与抗体之间是以静电力、氢键以及范德华力相结合，是在分子表面的结合，这种结合是可逆的。其可逆程度与抗体 Fab 部位和其特异性抗原决定簇立体结构吻合程度有关。抗原与抗体的结合还受到 pH、离子强度及带电状态等因素的影响。

3. 最适比例

在体外抗原－抗体反应中，抗原与抗体只有在合适的比例下才能出现可见的反应。因为抗原是多价的，即抗原分子表面有多个抗原决定簇，而抗体一般是双价的，所以只有两者分子比例适合时才出现可见反应。如果比例不当，则不能形成较大的复合物。图 18－1 曲线的高峰部分是抗原与抗体比例最合适的范围，称为等价带（zone of equivalence）。在等价带前后分别为抗体过剩带和抗原过剩带。如果抗原或抗体极度过剩，则无沉淀物形成，在免疫测定中称为带现象（zone phenomenon）。抗体过量称为前带（prezone），抗原过量称为后带（postzone）。在用免疫学方法测定抗原时，应使反应系统中有足够的抗体量，否则测得的量会小于实际含量，甚至出现假阴性。

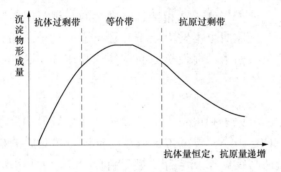

图 18－1　抗原－抗体示意图

4. 结合反应分两个阶段

抗原与抗体在结合时可分为两个阶段，第一阶段为抗原－抗体的特异性结合，其反应快，在几秒钟至几分钟内就可完成，该阶段不出现肉眼可见的反应。第二阶段为可见反应阶段，抗原－抗体复合物凝聚和形成网架，发生可见反应，如沉淀反应、凝集反应、细胞溶解反应等，故所需时间长。实际上，这两个阶段往往是重叠的。

二、影响体外抗原－抗体反应的因素

1. 电解质

在抗原－抗体反应中，应有适量的电解质参与反应，否则将不出现可见反应。特异性抗体与相应的抗原间有相应的极性基，当两者的极性基相互对应而结合后，就由亲水性变为疏水性，此时若有适量的电解质存在，就容易降低或消除抗原与抗体上的电荷，促进它们相互凝集，因而可出现明显的凝集或沉淀。

2. 温度

抗原–抗体反应中，特别是在结合的第二阶段受温度的影响更大。在较高温度下，由于抗原–抗体复合物的碰撞机会增多，反应速率加快，反应现象加速出现；但温度过高（大于56℃），抗原、抗体将会变性或被破坏，故抗原–抗体反应一般将在37℃进行。

3. pH

合适的 pH 是抗原–抗体反应的必要条件之一，pH 过高或过低均可直接影响抗原或抗体的理化性质，从而影响它们之间的结合。

三、抗原–抗体结合力

有 4 种分子间引力参与并促进抗原–抗体间的特异性结合。

1. 电荷引力（库伦引力或静电引力）

这是抗原–抗体分子带有相反电荷的氨基和羧基基团之间相互吸引的力。例如，一方为赖氨酸离解层带阳离子化的氨基残基（—NH$_3^+$），另一方为天门冬氨酸电离后带有阴离子化的羧基（—COO$^-$）时，即可产生静电引力，两者相互吸引，可促进结合。这种引力和两电荷间距离的平方成反比。两个电荷越接近，静电引力越强；反之，这种引力便很微弱。

2. 范德华引力

这是原子与原子、分子与分子互相接近时发生的一种吸引力，实际上也是电荷引起的引力。由于抗原与抗体两个不同大分子外层轨道上电子之间相互作用，使得两者电子云中的偶极矩产生吸引力，促使抗原与抗体相互结合。这种引力的能量小于静电引力。

3. 氢键结合力

氢键是由分子中的氢原子和电负性大的原子如氮、氧等相互吸引而形成的。当具有亲水基团（例如—OH，—NH$_2$ 及—COOH）的抗体与相对应的抗原彼此接近时，可形成氢键桥梁，使抗原与抗体相互结合。氢键结合力较范德华引力强，并更具有特异性，因为它需要有供氢体和受氢体才能实现氢键结合。

4. 疏水作用

抗原–抗体分子侧链上的非极性氨基酸（如亮氨酸、缬氨酸和苯丙氨酸）在水溶液中与水分子间不形成氢键。当抗原与抗体结合点靠近时，相互间正、负极性消失，由于静电引力形成的亲水层也立即失去，排斥了两者之间的水分子，从而促进抗原与抗体间的相互吸引而结合。这种疏水结合对于抗原与抗体的结合是很重要的，提供的作用力最大。

第二节 抗原–抗体反应测定方法

近年来，随着免疫化学、细胞生物学和分子生物学的新进展以及各种现代高新技术在免疫学中的应用，使各种抗原物质和生物活性分子的分离、纯化与鉴定、特异性抗体和标记抗体的制备等方面取得了突破性进展，建立了许多微量、快速、高度特异和灵敏并能进行自动化检测和数据分析处理的新方法。不断更新和充实的以抗原－抗体反应为基础的现代免疫学实验技术，已成为当今生命科学各个领域中实验研究的重要手段。

一、放射免疫法

放射免疫分析（radio immuno assay，RIA）是将核素分析的高灵敏度和抗原－抗体反应的特异性相结合，以放射性核素作为示踪物的标记免疫测定方法。有以下 3 种主要类型。

（1）以放射性核素标记的抗原和检品中待测抗原与特异性抗体竞争结合的经典 RIA 法。

（2）以放射性核素标记的过量抗体与检品中待测抗原直接结合，然后用固相抗原免疫吸附剂分离游离标记抗体的免疫放射测定（immunoradiometric assay，IRMA）。

（3）以放射性核素标记的配基（如激素）与细胞膜表面及组织中的相应受体特异结合，从而进行测定的放射受体分析（radio receptor assay，RRA）。

放射免疫分析技术自创立以来，由于其测定的灵敏度、特异性强、精密度好，而且可对抗原和半抗原测定以及仪器设备条件要求不高，因而广泛用于生物医学检验，常用于各种激素、微量蛋白质、肿瘤标志物、药物和受体等微量物质的测定。但由于放射污染和危害，常用核素半衰期短，试剂盒稳定期不长，以及具有不易快速、灵活地自动化分析等诸多不足，特别是近年来因非放射标记免疫测定技术及其自动化分析的飞速发展和普及，故放射免疫分析将逐渐会被这些优秀的标记免疫分析方法所取代。

二、酶联免疫吸附法

酶联免疫吸附法（enzyme linked immunosorbent assay，ELISA）是将抗原和抗体的免疫反应和酶的催化反应相结合而建立的一种新技术。其基本原理是先将已知的抗体或抗原结合在某种固相载体上，并保持其免疫活性。测定时，将待检样本和酶标抗原或抗体按不同步骤与固相载体表面吸附的抗体或抗原发生反应。用洗涤的方法分离抗原－抗体复合物和游离成分，然后加入酶的作用底物催化显色，进行定性或定量测定。目前用于临床检验的 ELISA 主要有以下几种类型。

1. 双抗体夹心法测抗原

双抗体夹心法是检测抗原最常用的方法，适用于测定二价或二价以上的大分子抗原，在临床检验中常用于检验各种蛋白质等大分子抗原。本法不适用于测定半抗原及小分子单价抗原，因其不能形成两位点夹心。操作步骤：将特异性抗体与固相载体连结，形成固相抗体。洗涤除去未结合的抗体及杂质；加受检标本，保温反应。标本中的抗原与固相抗体结合，形成固相抗原－抗体复合物，洗涤除去其他未结合物质；加酶标抗体，保温反应。固相免疫复合物上的抗原与酶标抗体结合，彻底洗涤未结合的酶标抗体，此时固相载体上带有的酶量与标本中受检抗原的量相关；加底物显色。固相上的酶催化底物成为有色产物。通过比色，测知标本中抗原的量（图 18－2）。

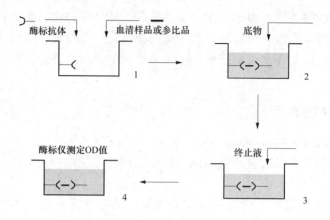

图 18 - 2　双抗体夹心法测抗原

2. 双抗原夹心法测抗体

反应模式与双抗体夹心法类似。用特异性抗原进行包被和制备酶结合物，以检测相应的抗体。与间接法测抗体的不同之处为以酶标抗原代替酶标抗体。此法中受检标本不需稀释，可直接用于测定，因此其敏感度相对高于间接法。本法关键在于酶标抗原的制备，应根据抗原结构的不同，寻找合适的标记方法。

3. 间接法测抗体

间接法是检测抗体常用的方法。间接法的优点是只要变换包被抗原就可利用同一酶标抗体建立检测相应抗体的方法。间接法成功的关键在于抗原的纯度。虽然有时用粗提抗原包被也能取得实际有效的结果，但应尽可能予以纯化，以提高试验的特异性。其原理为利用酶标记的抗体检测与固相抗原结合的受检抗体，故称为间接法。操作步骤：将特异性抗原与固相载体连结，形成固相抗原，洗涤除去未结合的抗原及杂质；加稀释的受检血清，保温反应。血清中的特异抗体与固相抗原结合，形成固相抗原－抗体复合物。经洗涤后，固相载体上只留下特异性抗体，血清中的其他成分在洗涤过程中被洗去；加酶标抗体，固相免疫复合物中的抗体与酶标抗体结合，从而间接地标记上酶。洗涤后，固相载体上的酶量与标本中受检抗体的量正相关；加底物显色（图 18 - 3）。

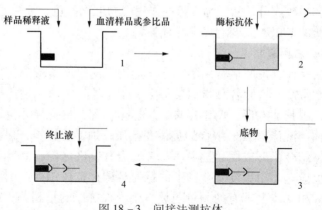

图 18 - 3　间接法测抗体

4. 竞争法测抗体

当抗原材料中的干扰物质不易除去，或不易得到足够的纯化抗原时，可用此法检测特异性抗体。其原理为标本中的抗体和一定量的酶标抗体竞争与固相抗原结合。标本中抗体量越多，结合在固相上的酶标抗体越少，因此阳性反应呈色浅于阴性反应。如抗原为高纯度的，可直接包被固相（图 18 - 4）。如抗原中会有干扰物质，直接包被不易成功，可采用捕获包被法，即先包被与固相抗原相应的抗体，然后加入抗原，形成固相抗原。洗涤除去抗原中的杂质，然后再加标本和酶标抗体进行竞争结合反应。竞争法测抗体有多种模式，可将标本和酶标抗体与固相抗原竞争结合。另一种模式为将标本与抗原一起加入到固相抗体中进行竞争结合，洗涤后再加入酶标抗体，与结合在固相上的抗原反应（图 18 - 5）。

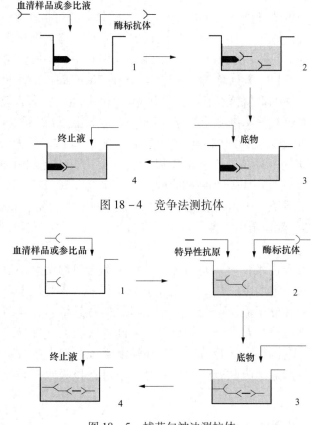

图 18 - 4　竞争法测抗体

图 18 - 5　捕获包被法测抗体

5. 竞争法测抗原

小分子抗原或半抗原因缺乏可作夹心法的两个以上的位点，因此不能用双抗体夹心法进行测定，可以采用竞争法模式。其原理是标本中的抗原和一定量的酶标抗原竞争与固相抗体结合。标本中抗原量含量愈多，结合在固相上的酶标抗原愈少，最后的显色也愈浅。小分子激素、药物等 ELISA 测定多用此法。

ELISA 法由于测定灵敏、特异、操作简便、酶标记试剂比较稳定、易于自动化、无放射性污染，且易与其他相关技术偶联，使其成为目前应用最广而且发展最快的一种免疫测定技术。市场上各种符合质量要求的商品试剂盒和自动或半自动检测仪不断研究发明问世，极大地促进了 ELISA 测定技术的普及。该技术应用非常广泛，几乎所有的可溶性抗原－抗体系统均可用于检测。

三、免疫荧光法

免疫荧光分析（immunofluorescence assay，IFA）是将抗原－抗体反应的特异性和敏感性与显微示踪的精确性相结合，经荧光物质作为标记物与已知的抗体（或抗原，较少用）结合，但不影响其他免疫学特性，然后将荧光素标记的抗体作为标准试剂，用于检测和鉴定未知的抗原。在荧光显微镜下，可以直接观察呈现特异荧光的抗原－抗体复合物及其存在部位。免疫荧光技术分为两大类：一类是用荧光素标记的抗体对细胞、组织切片或其他标本中的抗原进行鉴定和定位检测，可在荧光显微镜下直接观察实验结果或是应用流式细胞仪（flow cytometer，FCM）进行自动化分析检测；另一类方法是以荧光素标记抗原或抗体，用于体液标本中抗原或抗体的测定，称为荧光免疫测定（fluorescence immuno assay，FIA）。在实际工作中，由于用荧光素标记抗体检查抗原的方法较为常用，所以一般通称为荧光抗体技术（fluorescent antibody technique）。

近年来，随着一系列新仪器和新方法的建立，FIA 技术有了很大改进和发展。荧光偏振免疫分析技术和荧光激活细胞分类仪（FACS）的日益推广以及应用稀土元素镧系铕（Eu^{3+}）作为标记物建立的时间分辨荧光免疫分析（TrFIA）等方法使 FIA 技术的标准化、定量化和自动化进入了一个新的发展阶段。自从 1983 年 Pettereson 等和 Eskola 等相继报道应用 TrFIA 测定 HCG 和胰磷脂酶以来，在短短 20 多年内，在国外 TrFIA 已成功地应用于内分泌系统、生殖系统及血液系统的各种激素和酶、肿瘤标志物、药物、各种病原、抗体、β－微球蛋白、黄曲霉毒素等数十种物质的研究和定量测定，并已生产出多种商品试剂盒。

然而，所有的荧光技术都有一定的局限性：①荧光对温度和黏度敏感，因此反应条件必须严格控制在一定的范围内。②多数生物样品中所含物质能产生自然荧光。血清或血浆中的蛋白质和分子能产生荧光而形成显著的背景信号，这时需进行质量控制或数据校正以将阳性物信号与背景信号分开。时间淬灭荧光法能减少干扰，但并不能彻底解决这些问题。③内部滤光片效应。如果检测系统中存在吸收荧光物质发射的荧光分子时，由于生物制品多吸收较短的可见光，故可选择吸收较长波长荧光的荧光标记物以减少此效应。

四、免疫组织化学技术

免疫组织化学技术（immunohistochemistry technique，IHCT）又称免疫细胞化学技术，是指在组织细胞原位通过抗原－抗体反应和组织化学的显色反应，借助可见的标记物，对相应抗原或抗体进行定位、定性和定量检测的一种免疫检测方法。它把免疫反应的特异性、组织化学的可见性巧妙地结合，借助显微镜（荧光显微镜、电子显微镜）的显像和放大作用，在细胞、亚细胞水平检测各种抗原或抗体物质，并可在原位显示相应的基因和基因表达产物。

免疫组织化学技术检测的标本为各种细胞涂片、印片和组织切片；检测成分包括各种组织、蛋白质、酶类、自身抗体、补体、免疫复合物、激素、肿瘤标志物及细菌、病毒、寄生虫等病原体，即组织、细胞中凡能发生抗原－抗体反应的物质均可用免疫组化方法进行检测。常用检测技术有荧光免疫组化技术、酶免疫组化技术、胶体金、铁蛋白标记组织化学技术和免疫电镜技术等。免疫组织化学技术广泛应用于生物学、组织学和病理学等学科的基础研究和临床诊断中。

五、免疫印迹法

印迹技术是 20 世纪分子生物学领域三大发现之一，它与内切酶的发现和 PCR 基因扩增技术一起给人类生物工程带来了革命性的进展。印迹法的原理是将生物大分子物质（如核酸或蛋白质）通过不同的途径转移到固相载体上，转移后的固相载体经淬灭试剂处理后，用适当的溶液漂洗，置于含底物或探针的溶液中孵育，可与相应的探针反应，即显出谱带。自从 1975 年建立印迹法以来，目前比较成熟的有 4 种印迹方法已被广为采用，其中 3 种分别称为 Southern、Northern、Western 印迹法，分别用于检测 DNA、RNA 和蛋白质。1982 年，Reinhart 将其建立的双向蛋白质印迹法自称为 Eastern 印迹法，而 Western 印迹法（Western blot，WBT）又称为免疫印迹（immunoblot，IBT）。

免疫印迹法可以分为斑点印迹法和电泳转移印迹法。前者是将样品用抽滤或直接吸附于固相载体上，而后者是将样品先经过电泳再转移到固相载体表面上。它的基本原理是将凝胶电泳与固相免疫结合起来。其主要的操作过程分三个步骤：①将抗原物质经凝胶电泳分离；②将分离的组分从凝胶上转移到固相基质上，如硝酸纤维膜（NC膜）等；③对转移后的组分进行免疫法测定显出蛋白组分区带。

免疫印迹法综合了电泳技术分辨力强与免疫反应特异性和敏感性高的特点，已成为分子生物学、生物化学和免疫学研究中的重要手段之一。此法不仅广泛应用于分析抗原组分及其免疫活性，并为疾病的诊断、治疗和了解疾病的病理提供了有效的工具。抗原经过电泳转移在 NC 膜上后，将膜切成小条，配合酶标抗体及显色底物制成的商品试剂盒可方便地供实验室检测用。免疫印迹用于临床检测的优点：①从分子水平上检测标本中对应不同分子量多肽抗原成分的抗体，可以使实验者识别交叉反应，以保证检测结果的高度特异性；②可以观察患者血清学反应的全貌，预测疾病的类型和严重程度及转移等；③高度敏感性，可以检出最小蛋白质量达 1pg；④抗原制备质量稳定，实验重复性好；⑤实验操作简便、快速，结果判断不受主观因素影响；⑥检测结果可以保存，结果便于比较。

六、免疫沉淀法

沉淀反应（precipitation）是可溶性抗原与相应抗体在适当条件下发生特异性结合所出现的沉淀现象。根据实验中使用的介质和检测方法不同，免疫沉淀反应可分为液体内沉淀反应和凝胶内沉淀反应两种类型。

免疫沉淀法早期主要用于血清、尿和脑脊液中蛋白质含量的测定。近几十年来，随着现代科学技术的不断发展，各种医学分析仪器应运而生，使免疫沉淀法在科研与临床检测中得到了广泛应用。免疫沉淀法现已广泛应用于各种免疫球蛋白、补体组分、循环免疫复合物及其他血浆蛋白的定量测定，并用于临床治疗药物的监测。特别是近年来各种尖端分析仪器的研制成功和应用，使得检测精度大大提高。免疫沉淀法的最大优点是校正曲线比较稳定，简便快速，易于自动化，无放射性核素污染，也适合于大批量标本的检测。其缺点是特异性稍差，灵敏度不如可见光与紫外光谱分析等方法高，特别是对于单克隆蛋白和多态性蛋白的检测准确度稍差，容易受血脂的影响，尤其是低稀释时，脂蛋白的小颗粒可以形成浊度，造成假阳性升高。抗体的质量还有许多待改进的事项，如抗血清的亲和力、抗体的多样性等都待解决。

七、免疫电泳技术

免疫电泳技术是将琼脂内电泳与免疫扩散相结合的一种常用的免疫学实验方法，由 Gradar 与 Williams 于 1953 年创立并用于临床检测。该技术具有抗原－抗体反应的高度特异性，电泳分离技术的快速、灵敏和高分辨力等特性，一直是免疫分析的基础技术。

免疫电泳（immunoelectrophoresis，IEP）是将区带电泳与双向免疫扩散相结合的一种免疫化学分析技术。先将待检抗原在琼脂凝胶板内进行电泳，使不同的抗原成分因所带电荷、分子量及构型不同，电泳迁移率各异而彼此分离。然后在与电泳方向平行的琼脂槽内加入相应抗体进行双向免疫扩散。已分离成区带的各种抗原成分与相应抗体在琼脂中扩散后相遇，在两者比例合适处形成肉眼可见的弧形沉淀线，根据沉淀线的数量、位置和形状，与已知的标准抗原、抗体形成的沉淀线比较，即可对样品中所含成分及其性质进行分析、鉴定。随着实验要求和目的不同，免疫电泳技术逐渐发展为对流免疫电泳（counter immuneelectrophoresis，CIEP）、火箭电泳（rocket immunoelectrophoresis，RIEP）、交叉免疫电泳（crossed immunoelectrophoresis，CIEP）及免疫固定电泳（immunofixation electrophoresis，IFEP）和免疫转印技术等多项实验技术，都已广泛应用于科学研究和临床实验诊断。

八、免疫微粒技术

免疫微粒技术是利用高分子材料合成一定粒度大小的固相微粒作为载体，包被上具有特异性亲和力的各种免疫活性物质（抗原、抗体或配件），使其致敏为免疫颗粒，用于免疫学及其他生物学检测与分离的一项技术。作为载体的微粒通常是以某种高分子有机单体为原料，经过乳液聚合、悬浮聚合及辐照聚合方法制备而成。由于制备材料及工艺不同，微粒的种类繁多，现已制成惰性微粒（如聚苯乙烯胶乳微粒）、活性微粒（如羧化聚苯乙烯微粒）、磁性微粒、脂质体以及标记微粒（用核素、荧光素或酶标记）五大类微粒，数量多达数十种。将制备好的微粒与抗原（或抗体）以物理吸附、化学偶联及生物素－抗生物素蛋白桥联法等致敏方法形成免疫微粒，广泛应用于各种可溶性大分子物质的检测、分离与纯化、细胞标记与识别等。近年来，微粒技术在核酸分子杂交、DNA 与 RNA 的分离及 PCR 等研究领域显出广阔的应用前景。

九、免疫 PCR 技术

PCR 具有很强的放大能力，可以定量检测 DNA 和 RNA。免疫 PCR 是将抗原－抗体的特异反应与 PCR 结合在一起构成的一种技术，因而具有极高的敏感性和特异性，能检测浓度低至几百个分子的抗原物质。免疫 PCR 的原理与 ELISA 基本相似，不同的是其标记物不是酶，而是 DNA 片断。在免疫 PCR 中，连接分子可以同时专一结合 DNA 和特异抗体，它把 DNA 分子（标记物）和抗原－抗体复合物专一地结合在一起，形成抗原－抗体 DNA 复合物，标记 DNA 可以通过合适的引物扩增，如果存在特异 DNA 的 PCR 产物，就证明标记 DNA 结合上了抗原－抗体复合物，反应即为阳性。

一般的免疫 PCR 反应的基本程序：首先将待测抗原吸附于固相，经封闭和冲洗后，加入生物素化的特异性抗体，孵育及冲洗后加入作为连接分子的亲和素，再孵育及冲洗后加入生物素化的 DNA，孵育和冲洗除去游离的 DNA 分子，然后进行 PCR 扩增，放大结合于固相的 DNA，用琼脂凝胶电泳检测放大的 PCR 产物，经溴化乙锭染色，照相记录 PCR 产物的量，即代表固相上吸附的待测抗原的量，将其与标准抗原制备的标准曲线进行比较，就可以准确得出待测抗原的实际量。由于免疫 PCR 的高敏感性和高特异性，使其有着广泛的应用前景，在微量检测的一些领域逐渐开展应用。但由于目前可以提供的配套试剂还不多，其在微量中药成分分析中的应用不多见。

第三节　抗体技术在中药中的应用

一、单克隆抗体药物

细胞毒性抗肿瘤药物主要通过抑制细胞 DNA 或蛋白质合成、干扰破坏细胞核酸或蛋白质功能、抑制细胞有丝分裂等方式来杀伤肿瘤细胞，客观上造成了这些药物对增殖旺盛细胞的"选择性杀伤"，极大地限制了这类药物的进一步应用和发展。将细胞毒性药物通过化学、生物方法与单抗偶联，利用抗原－抗体特异性结合的能力，将其"精确地"运送到靶细胞，有效地提高了肿瘤局部的药物浓度，极大地降低了体内其他组织、器官的药物浓度，从而达到增效减毒的作用。

抗肿瘤抗生素 calicheamicin 对肿瘤细胞的杀伤能力是多柔比星的 1000 倍左右，但其巨大的毒性也严重限制了它的临床应用。Mylotarg 是人源化重组的抗 CD_{33} 单抗与 calicheamicin 的免疫偶联物。这种偶联有效地降低了 calicheamicin 的系统毒性，保留了强力的抗肿瘤效应，已被 FDA 批准用于复发和耐药的急性髓性白血病的治疗。SAFAVY 等将紫杉醇与抗表皮生长因子受体单抗 Erbitux（C225）相偶联后作用于细胞系 A431，偶联药物对肿瘤细胞的细胞毒性强于单纯的紫杉醇，单抗以及单抗与紫杉醇的简单混合物（对照组），诱导出了 25.2% 左右的凋亡，而对照组几乎未见凋亡发生。而且这种共价偶联既不影响紫杉醇本身的抗肿瘤效应，也不降低单克隆抗体的抗原结合能力及其原有的生物学功能。可以与单抗偶联的药物还有多柔比星、长春花碱等。

1. 单抗药物的抗肿瘤作用

（1）单抗导向药物对肿瘤细胞的选择性杀伤作用　体外试验结果表明，单抗与药物偶联物或与毒素偶联物对肿瘤靶细胞显示选择性杀伤作用，对表达有关抗原的肿瘤细胞作用强，对抗原性无关细胞的作用弱或无作用，这种选择性杀伤作用是单抗偶联物用于导向治疗的重要基础。研究还表明，单抗药物偶联物对肿瘤细胞的杀伤活性比无关抗体偶联物的活性强，药物与单抗偶联后对肿瘤靶细胞的活性比游离药物强。

（2）单抗导向药物对肿瘤细胞的特异性结合和内化　研究已证明，单抗偶联物可结合到细胞表面，经过受体介导的内化过程进入细胞；偶联物结合到肿瘤靶细胞表面的数量多，到非靶细胞内的数量少；偶联物进入靶细胞内的数量多，进入非靶细胞内的数量少。这种特异性结合和内化进一步阐明了单抗偶联物对靶细胞选择性杀伤作用的机制。

（3）单抗导向药物在动物体内的特异性分布　单抗作为导向载体的可行性，其关键在于体内分布的特异性。放射性同位素标记实验证明，静脉注射抗肿瘤单抗，在肿瘤部位的浓度较高，显示特异性定位。单抗与药物的偶联物通常仍保留原来单抗的分布特征，在靶肿瘤的浓度较高。如同时注射未标记的单抗，则特异性定位被抵消。据报告，单抗的 Fab 或 F（ab'）$_2$ 片段在体内分布的特异性比完整抗体更高。就药物来说，与单抗偶联后到达靶肿瘤的药物量增高，有关生物分布的研究说明，单抗偶联物在体内具有靶向性。

2. 抗体药物的类型

目前，抗肿瘤单抗导向药物一般可包括两类：一类是以抗肿瘤单抗为治疗剂；二是抗肿瘤单抗偶联物，或称免疫偶联物。免疫偶联物分子由单抗与"弹头"药物两部分构成。这些单抗所针对的靶标通常为肿瘤细胞表面的肿瘤相关抗原或特定的受体。用作"弹头"的物质主要有三类，即放射性核素、药物和毒素。单抗与"弹头"物质连接而成的产物称免疫偶联物（immunoconjugate），其中与放射性核素连接者称放射免疫偶联物（radioimmunoconjugate），与药物连接者称化学免疫偶联物（chemoimmuno-conjugate），与毒素连接者称免疫毒素（immunotoxin）。

3. 免疫偶联物的制备

偶联物所采用的抗体，通常为通过淋巴细胞杂交瘤技术或基因工程技术制备的单克隆抗体。"单抗"作用的靶点通常为肿瘤细胞表面的相关抗原或特定的受体。免疫偶联物发展到今天，制备方法分为三类，即药物与抗体直接偶联，药物通过小分子交联剂与抗体连接及药物通过大分子载体与抗体偶联。研究表明，直接偶联或者通过小分子交联剂得到的免疫偶联物具有化学操作少、抗体分子改变小的优点。但是，由于每个抗体所能提供的结合基因有限，导致偶联物的药/抗比（即药物和抗体的物质的量）比较小；虽然在某条件下可得到较高的药/抗比，但是偶联物的稳定性尤其是抗体活性迅速下降，甚至完全消失。为了提高偶联物药物的选择性和药效，可以采用两种方法：一种方法是采用更加强效的药物与抗体偶联，这样只需少量的药物即可杀死肿瘤细胞。但是由于这些药物毒性太高，临床应用存在困难。另一种方法是在药物和抗体之间引入大分子载体，将较多的药物与聚合物大分子连接，再与单抗偶联，这样可以减少抗体用量的同时，既保证了较高的抗体活性又降低了抗体的免疫反应。

目前，用于单抗药物免疫偶联物的大分子载体主要有葡聚糖、聚赖氨酸、聚谷氨酸、合成多肽、人血清白蛋白等。对这些大分子聚合物作为单抗药物免疫偶联物的要求是：①聚合物的官能团能与药物和抗体有效结合；②生物相容性好，无毒，非免疫原；③生物降解性好，能水解、酶解或可以排泄掉；④转运过程中稳定性好，保证药物在到达靶部位之前不解离；⑤聚合物具有亲水性，以保证偶联的水溶解度；⑥如果是溶酶体药物，则应能保证偶联物通过内化进入溶酶体，活性药物要能穿过溶酶体膜到达靶部位发挥药理作用。

单抗药物是当前生物技术药物甚为活跃的部分。针对特定的分子靶点（抗原），单抗有高度特异性。针对各种不同的抗原，可以制备为数众多的、各不相同的单抗；因此，作为药物来源，单抗又具有高度多样性。由于其特异性和多样性，研制单抗药物有巨大的潜力。基因组和蛋白质组研究的发展将为研制单抗药物提供与治疗肿瘤相关的新分子靶点；随着抗癌药物研究的发展，包括抗肿瘤抗生素在内的可供利用的新型"弹头"物质将不断出现。针对新靶点，利用新型抗体与新型"弹头"药物，将可构建针对各种癌症的抗肿瘤单抗药物，抗肿瘤单抗药物将在肿瘤治疗中发挥重要作用。

二、免疫亲和纯化技术

亲和纯化层析技术是纯化各种生物大分子最有效的方法之一。最早是将抗体作为一种结合剂用于免疫亲和纯化，根据其自身交联产生大量多聚体和不溶性基质收集抗原。随后，利用抗体与惰性的微珠共价结合。虽然这种反应是一种简单的结合，但抗体的许多反应因缺乏定位作用或抗体的过量结合而丧失。通过研究发现，抗体与蛋白A或蛋白G微珠共价连接后更容易与抗原接合。将具有良好抗原结合特性且来源广泛的各种单克隆抗体制成免疫亲和层析柱，已成为一种最适用的有效的纯化方法。

免疫亲和纯化的特点：①抗体与其相应抗原结合具有高度亲和力和特异性，能大量分离天然状态或近似天然状态的抗原；②不是所有的抗体都适用于免疫亲和纯化，但一旦获得一种性能良好的抗体，纯化过程就简单、快速而且可靠；③可按照不同规模进行，半天内即可完成，而且可以获得其他层析法不可比拟的纯化效果；④经过简单的改进，免疫亲和法也可用于纯化针对不同抗原的特异性抗体。

免疫亲和层析是一种既简单又非常有效的分离抗原技术。即将抗体共价结合到一种惰性的微珠上，然后将微珠与含有待纯化抗原的溶液混合。当抗原被交联在微珠上的抗体捕获后，通过洗涤去除无关的抗原，然后用洗脱缓冲液处理微珠，结合的抗原被洗脱，从而得到纯化的抗原。在条件合适的情况下，应用免疫亲和纯化法通常只需一次就可以达到 $1000 \sim 10000$ 倍的纯化效果。使用性能特别优良的抗体或在洗脱条件掌握相当好时，也可以达到 10000 倍以上的纯化效果。

Noriko Fukuda 等用抗人参皂苷 Rb_1 单克隆抗体与 Affi – Gel Hz 酰肼胶连接制成免疫亲和层析柱。研究表明，所得的亲和层析柱可以把 Rb_1 从含有人参皂苷 Rg_1、Re、Rd、Rc、Rb_1 和绞股蓝皂苷Ⅳ的混合物中分离，并且还成功地从未知含有人参皂苷的植物刺楸中分离出了人参皂苷 Rb_1。此外，这种方法也曾用于人参组织培养的育种程序，结果在植株中产生了较高浓度的人参皂苷 Rb_1。这种方法对人参皂苷 Rb_1 快速、简便的纯化是有效的，而其他皂苷可接受的一步分离方法尚未研制出来；因此，为了分离以人参三醇或人参二醇皂苷元为基础的人参总皂苷，可以设计出广泛交叉反应的人参皂苷的单克隆抗体。朱丽荔等用一种已知的抗表皮生长因子受体抑制剂（piceatannol）作为半抗原与载体牛血清白蛋白（BSA）连接后免疫制备相应的多克隆抗体。利用该多克隆抗体来模拟酶制成亲和色谱柱，从一种藏药粗提物中将包括该半抗原在内的几种结构不同的抗表皮生长因子受体识别出来。研究采用前沿亲和色谱 – 质谱联用技术对样品进行分析，可以直接从中药复杂体系中识别出有效成分并进行鉴定，实现中药有效成分的筛选与鉴定一体化技术。

三、中药有效成分的检测

自 1971 年 Engvall 等建立了检测可溶性物质的酶联免疫吸附实验和 1972 年 Ruben-stein 等建立了均相酶联免疫测定（即酶放大免疫实验，简称 EMIT）以来，酶联免疫检测方法进展很快，目前已成为一类较为成熟的方法；但随着其在各个领域的广泛应用，仍不断有所改进。酶联免疫检测方法具有微量、特异、高效、经济、方便和安全等特点，广泛应用于生物学和医学的许多领域，在理论研究和实际工作中都发挥了重要的作用。尽管植物类中药的有效成分可以通过化学和仪器分析的方法进行测定，但当有效成分的含量甚微，特别是要测定生物样品中极微量的有效成分时，这些方法有时也会显得无能为力；而且往往有许多的中药有效成分不具有共轭的多烯或 π 键体系，使得利用现有的光谱、色谱方法检测存在很多困难。因此利用抗体技术，建立通过生物学方法检测此类化合物的方法体系，为没有紫外吸收或只有末端吸收的物质的测定开辟新的途径，构筑抗体技术检测及分离中药活性成分的技术平台十分必要。

在动物类中药材的质量研究中，以前多测定蛋白质含量，因此测定方法缺乏专属性，不利于该类中药材及其制剂的质量控制；后来有人采用免疫化学的方法对该类中药材进行质量研究，如利用免疫电泳、免疫化学方法分别对虎骨、阿胶进行监控，虽然取得一些进展，但用于含量测定尚有一定的距离。如果能确证并提取动物类中药材的特征蛋白质（抗原），并由此制备相应抗体以及符合质量标准要求的对照品，即可利用 ELISA 法进行内在质量控制。对濒临灭绝的某些野生动物的猎取严加限制后，对特定动物药的检测定量法显得尤为重要。白钢等将超声波粉碎的牛黄、地龙粉末加入等量弗氏完全佐剂，每 2 周于家兔背部皮下加强免疫，得到高效价的抗牛黄、抗地龙的抗血清。经以蛋白质印迹法及凝胶色谱法精制后，存在于动物药中的抗原成分被鉴定为高分子的蛋白成分与糖成分。运用对特异性抗原成分的抗血清免疫测定法，可从中药中检测特定的动物药，并进行定量。

在中药有效成分上，有关抗体技术应用的研究也在不断地深入。槲皮素是存在于银杏等植物中的一种重要的黄苷元，具有对抗自由基，抑制癌细胞生长，改善心脑血管循环等重要药理作用。近 30 年来，植物细胞、组织以及发状根培养生产次生代谢物已成为珍贵药用植物资源开发利用的一条新途径。姜玲等采用混合酸酐法将槲皮素与牛血清白蛋白偶联制成人工抗原，并用所得的人工抗原免疫家兔，制备了针对槲皮素的特异性抗体，为银杏组织、细胞培养和天然植物资源的筛选建立一种快速、精确、廉价、处理样品量大的 ELISA 检测方法提供依据。柴胡皂苷具有抗炎、抗肿瘤等广泛的生物活性，但药物药代动力学的研究通常由于特异性和灵敏度的问题而不能被广泛应用，因此建立药物体内分布的微量检测方法是非常必要的。Jung DW 等采用高碘酸盐氧化法将柴胡皂苷（saikosaponin）与牛血清白蛋白偶联制成人工抗原，并用所得的人工抗原免疫家兔，制备了针对柴胡皂苷的特异性抗体；ELISA 测定结果表明，其测定浓度范围为 50pg/ml ~ 20ng/ml；并与 HPLC 作了相关性研究，结果表明 ELISA 与 HPLC 具有良好的相关性。

　　为了检测红豆杉细胞中微量紫杉醇的浓度，以筛选高产细胞株，梅兴国等用化学方法将紫杉醇与牛血清白蛋白偶联制成全抗原 Taxol－BSA，以 Taxol－BSA 免疫家兔，制备了针对紫杉醇的特异性抗血清，纯化抗体经免疫双扩散鉴定其滴度为1:64。ELISA 测定结果表明，可测定红豆杉细胞中的紫杉醇浓度范围为 0.625~40.0ng/ml。

　　采用碳二亚胺法将甘草酸二铵与牛血清白蛋白偶联制成人工抗原，免疫家兔制备了针对甘草酸二铵的特异性抗体；间接 ELISA 测定表明，其线性范围为 5ng/ml~25μg/ml，与 HPLC 方法的比较显示有良好的相关性。而且运用所建立的 ELISA 方法，可以对甘草酸及其铵盐的体内代谢、甘草复方制剂中甘草酸的含量进行测定，测定结果与文献报道的相一致。表明 ELISA 的方法特异性强，灵敏度高，能够克服 HPLC 测定中其他成分干扰的局限，可以用于中药复方的体内药代动力学研究及中药复杂体系中有效成分的定量测定。

四、中药材质量控制中的应用

　　中药材采集后不及时干燥或储存不当以及在加工过程中处理不善，可能污染各种霉菌，并产生真菌毒素，其中黄曲霉素 B_1（aflatoxin B_1，$AFTB_1$）毒性最大，致癌力最强。文献报道，我国中药材及中成药中 $AFTB_1$ 的检出率均很高，因此对于中药材及中成药中 $AFTB_1$ 的测定显得十分必要。

　　20 世纪 70 年代测定黄曲霉毒素主要采用薄层层析法、液相层析法、柯达灰色光度片半定量法、超微量分析法等进行，随着免疫检测技术的发展，间接 ELISA 法测定中药及中成药中 $AFTB_1$ 含量的报道越来越多，而 $AFTB_1$ 单克隆抗体也已研制成功。李延生等用间接 ELISA 检测中药材和中成药中的 $AFTB_1$ 含量，结果表明该方法准确可靠、简便经济。有研究者比较了薄层层析法和 ELISA 法的结果，发现薄层层析法的结果明显低于 ELISA 测得值，可能原因是薄层层析法在提取、展开和洗脱过程中造成一定量的损失。也有研究者观察到按药品卫生学检验合格的样品中，仍然检测到较高的 $AFTB_1$，提示卫生学检验并不能代替 $AFTB_1$ 的测定。

五、抗体的解毒作用

　　对药物或动物毒素中毒者，免疫治疗是较为安全而有效的办法。免疫治疗即是应用抗该药物或毒素特异性抗体或其片断尤其是亲和力高的单克隆抗体或其片段将结合在细胞膜受体上的药物取代下来，形成抗体－药物复合物，改变了药物或毒素的药物动力学，以便能迅速从体内排除出去。

　　地高辛既属于强心苷类，又属于类固醇类。临床医学已经用地高辛治疗充血性心力衰竭，它的中毒剂量与有效剂量极为接近。在长期应用洋地黄药物的患者中，约有 10%~20% 观察到中毒现象，严重中毒者有时可因严重心律不齐而死亡。抗心律失常药物往往由于对心肌抑制作用在应用上受到限制，而且效果也不理想。而免疫治疗在解救强心苷类药物中毒上已经取得了明显疗效。

　　心肌肌膜上有强心苷受体，由于地高辛对特异抗体的亲和力大大高于对受体的亲和力，使地高辛从受体转移到抗体而失去作用。抗地高辛 IgG 经木瓜蛋白酶裂解、分离纯化后得到 Fab 片段；因该片段的免疫原性比完整抗体弱，不能固定补体，分子量小通透性好，不致于因免疫复合物而对肾脏产生毒性；Fab – 地高辛复合物能使地高辛以肝内分解代谢途径转为以肾脏排泄为主的途径，加速代谢排泄。地高辛在人体内的正常半衰期为 3~5d，使用 Fab 明显加速地高辛的排除，使其半衰期降至 12h 左右。

也有人将地高辛抗体以胃蛋白酶消化分解制得特异性 F（ab′）$_2$ 片段，在治疗地高辛中毒的动物实验及临床实验中均取得了满意的疗效。从血清分别测定游离和结合的地高辛浓度可知，经过抗体片段治疗后，血中地高辛大多呈结合状态，游离地高辛浓度很低甚至消失。在动物实验中如果预先给予抗体片段，再静脉注射地高辛，由于抗原 – 抗体结合，直接阻断地高辛向细胞内外的扩散，血清中地高辛浓度比未给予抗体片段的动物高出 30 倍。

这种医疗技术也可用于其他许多药物或毒素的中和解毒。如已证实用相应的单克隆抗体可对响尾蛇毒素、河豚毒素、蓖麻毒素、海洋蓝 – 绿藻毒素等可中和其致死性毒素，起到急救中毒的作用。基因工程抗体对百枯草及蛇毒中毒的患者也有一定的作用，但对秋水仙素中毒的疗效有待进一步肯定。特异性 Fab 片段的安全性及有效性使这种解毒过程完全可以向其他毒素扩展。

随着人们对化学药毒副作用的不断认识，世界疾病谱的改变，医学模式的转变，一个人类回归大自然，重新重视天然药物的热潮正在逐步形成。然而，在新的时代条件下，人们对中药也提出了新的要求。利用现代科学技术研究中药作用的物质基础，从物质、分子水平解释中药作用的根源，是中药现代化、国际化的重要环节，而进行此项研究的基础和关键在于中药有效成分的分离与检测。

传统中药有效成分的分离不仅步骤繁多、费时费力，而且效率极低，大大阻碍了中药现代化研究的进程。利用抗体技术进行中药有效成分的分离，建立简便、易行的方法体系，快速、高效地分离中药中的活性成分，将对上述的研究产生无法估量的推动作用。

中药有效成分中很多不具有共轭的多烯或 π 键体系，使得它们只有弱的末端吸收，这为检测带来不便。由于抗原 – 抗体反应可以间接进行测定，因此可避免中药有效成分没有紫外吸收的困难，从而为中药有效成分提供一种新的生物学检测方法。

总之，免疫学技术因其自身的优点，已广泛应用于医学、生物学等各个领域，在中药有效成分分析中也得到了初步应用，随着对其深入研究，必将有更加广阔的应用前景。

第十九章

芯片技术及其在中药研究中的应用

第一节 生物芯片概述

一、生物芯片概念

生物芯片是20世纪90年代中期发展起来的一项新技术，是高密度固定在固相支持介质上的生物信息分子（如寡核苷酸、基因片段、cDNA片段或多肽、蛋白质）的微阵列。阵列中每个分子的序列及位置是预先设定好的序列点阵。生物芯片微型化能够并行处理大规模的信息，即依据生物信息分子相互识别特点（核酸分子杂交的特异性及蛋白、多肽分子相互作用的专一性），固定在生物芯片上的探针与被标记的待检分子（靶分子）杂交后，杂交信号由特殊位置检出，输入计算机分析。如果是荧光标记物产生的荧光信号可通过激光共聚焦扫描或电荷偶联摄像机检测，从而达到对杂交结果的量化分析。与常规技术相比，生物芯片技术的突出特点是高度并行性、多样性、微型化及自动化。

芯片分析的实质是在面积不大的基片表面上以有序的点阵排列了一系列固定于一定位置的可寻址的识别分子。结合或反应在相同条件下进行，反应结果用同位素法、化学荧光法、化学发光法或酶标法显示，然后用精密的扫描仪或CCD摄像技术记录。通过计算机软件分析，综合成可读的IC总信息（图19-1）。芯片分析实际上也是传感器分析的组合。芯片点阵中的每一个单元微点都是一个传感器的探头，所以传感技术的精髓往往都被应用于芯片的发展，阵列检测可以大大提高检测的效率，减少工作量，

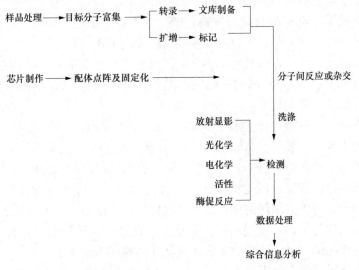

图19-1 DNA芯片分析步骤

增加可比性。

二、生物芯片的类型

生物芯片根据芯片上的探针不同，可分为蛋白芯片和基因芯片。如果芯片上固定的是肽或蛋白，则称为肽芯片或蛋白芯片。如果芯片上固定的分子是寡核苷酸探针或靶 DNA，则称为基因芯片。基因芯片的制备可将靶 DNA 固定于支持物上，对大量不同靶 DNA 进行分析，或将大量探针分子固定于支持物上，对同一靶 DNA 进行不同探针序列的分析。

第二节　基因芯片的制备

一、基因芯片的类型和制作

1. 分类

目前的 DNA 芯片有两大类：

（1）片上原位合成寡核苷酸点阵芯片（ONA）

（2）用微量点样技术制作 cDNA 点阵芯片（CDNA）

2. 制作

虽然 ONA 可以按常规方法先合成寡核苷酸，再点加于阵列的方法来制作，但应用原位合成已证明是更成功的途径。这一技术中采用了多项先进的工艺，例如：

利用组合化学的原理安排各寡核苷酸的位点，使制成的芯片在反应后容易寻址。

用表面化学的方法处理及衍生化基片（玻璃片、硅片或尼龙片）表面，使核苷酸能固定在其上，并耐受合成循环中某些试剂的侵蚀。

用光导向平板印刷技术，使芯片表面可用屏蔽物的选择性使不同位点受光照脱保护，从而可以定点合成寡核苷酸中的各个碱基。

最后还应用了自动核酸合成的方法，经过脱保护、活化、偶联、戴帽和氧化等步骤逐个地连接上各个核苷酸，与玻片连接的是核苷酸的 3′ 端。

用就位合成法已经可以从最初的 100 个位点合成八核苷酸到目前的在 $1.6cm^2$ 上的 40 万个位点合成 20 个核苷酸阵列。将来，把人类基因组 3×10^9 个碱基全部集成于一块芯片上的理想是可以实现的。

在另一方面，机械微点样技术制作 CDA 芯片则主要归功于物理学。精密机械手将带有多个滴加头的点样装置，从 96 孔或 384 孔板上将 cDNA 克隆迅速而定量地滴加至已衍生化处理的基片上，每点 1nl。用此法接上的核苷酸长度可为 500～5000 个核苷酸。所以杂交配错的可能性，也就是选择性，有较大的改善，可以逐句破译序列密码而不是逐字阅读序列。另外点加法的优点是可以制作各种生物芯片，不局限于 DNA 芯片。

机械滴加法的另一种方式是喷墨点加法，在此法中，进行滴加的样品吸入微型喷嘴，喷嘴由压电晶体驱动，压缩喷嘴定量地将样品喷点于玻片上。

机械点样法可以制成每平方米含 10000 个点的阵列芯片，每天可制成 100 片左右。

其中，ONA 芯片与 CDNA 芯片制作和应用的比较列于表 19－1。

表 19 - 1　ONA 芯片与 CDNA 芯片制作和应用的比较

项目	就位合成法制作 ONA	微量点样法制作 CDNA
芯片密度	高密度	中等密度
核酸长度	< 25mer	500~5000mer
主要制作成本	遮蔽网的投资大	仪器投资
随意性	局限于 ONA	DNA，抗原-抗体，受体药物
扫描寻址	较易有序测读，但要求分辨率高	测读软件较复杂，易做对比分析
测度可靠性	字读，易有漏读、错读	句读，错读较少
最佳适用范围	再测序，查明点突变	比较分析

二、杂交与检测方法

根据 Watson 和 Crick 提出的 DNA 双螺旋原理发展来的核酸链间分子杂交技术，对于 ONA 或 CDNA 来说都是芯片检测的关键一步，在此步中发生靶样品核酸与探针之间的选择性反应。反应双方总有一方固定在芯片上，另一方则在标记后通过流路或加样至芯片上，芯片杂交中固定在芯片上的往往是成千上万的探针，而与之杂交的是经过标记（同位素或荧光）的样品核酸，此靶标样品核酸往往需经过 PCR 扩增或克隆或逆转录（mR-NA），然后打碎成文库，同位素或荧光标记则在扩增或逆转录过程中进行，标记的靶标与固定探针在经过试验确定的严谨条件下进行分子杂交。芯片杂交属于固-液相杂交，与膜上杂交相似。已有不少学者对芯片上杂交反应的物理化学进行过研究。影响异源杂交双链形成的因素包括靶标浓度、探针浓度、杂交双方的序列组成、盐浓度及温度。选择的条件要使成千上万的杂交反应中的最大多数处于最佳状态中，也就是说，要使尽可能多的正确配对物不能遗漏（假阴性尽可能少），有错配的杂交降低至最低（假阳性尽量少）。

当杂交混合物中靶浓度约 10 倍于互补分子时出现假一级反应动力学，此时杂交速率主要取决于探针浓度。探针浓度提高 1 倍，信号也增强 1 倍。假一级反应在结果定量中大大有利于减轻制作点阵芯片中各单元点因靶标浓度不准确所导致的微小差异。这一点对于平行分析尤为重要。

当靶浓度等于或低于探针浓度时则出现二级反应动力学，此时，固定的 DNA（靶标）浓度的微小差异将对杂交速率和信号绝对值产生较大的影响。目前合成技术能制造出高浓度的靶标芯片，所以，可以在较宽的样品浓度中出现假一级动力学。大部分发表的 ONA 和 CDNA 分析的论文中应用的芯片都含有过剩的固定化靶标 DNA（与探针而言）。

一价阳离子如 Na^+ 的存在可以提高异源杂交双链生成的速度。其原理是 Na^+ 可以掩蔽带负电磷酸根骨架，其可影响靶标与探针分子间碱基配对的互相作用。通常在 ONA 和 CDNA 芯片杂交时应用的 Na^+ 浓度为 1mol/L。肽核酸探针杂交几乎不受盐浓度的影响。倘若杂交温度显著地低于异源杂交物的熔点时，温度对杂交速度有正效应。一般情况下，ONA 和 CDNA 试验中杂交温度分别为 25~42℃ 及 55~70℃。最佳的盐浓度和杂交温度需通过试验来判定。

序列组成是最不能控制的参数，对 ONA 的影响要大于 CDNA。G:C 间形成 3 个氢键，而 A:T 间形成 2 个氢键，所以富 GC 区杂交双链的稳定性较好。当这些稳定区长度达到约 50 个碱基时可以产生"成核"区，异源双链由此延伸。考虑到在一次芯片杂交中将会形成成千上万个异源杂交物，所以必须要选择出一个最协调的杂交条件，使信噪比对尽可能多的异源双链为最佳。这一条件可引入适当的阳性和阴性对照序列加至芯片，也可以在一些阳性对照中用添加法试验出来。

总的来说，杂交特异性和交叉杂交是重要而复杂的，不论在 ONA 或 CDNA 芯片中都要认真考虑。ONA 和 CDNA 两种类型的基因芯片典型制作方法和操作流程见图 19 - 2 和图 19 - 3。

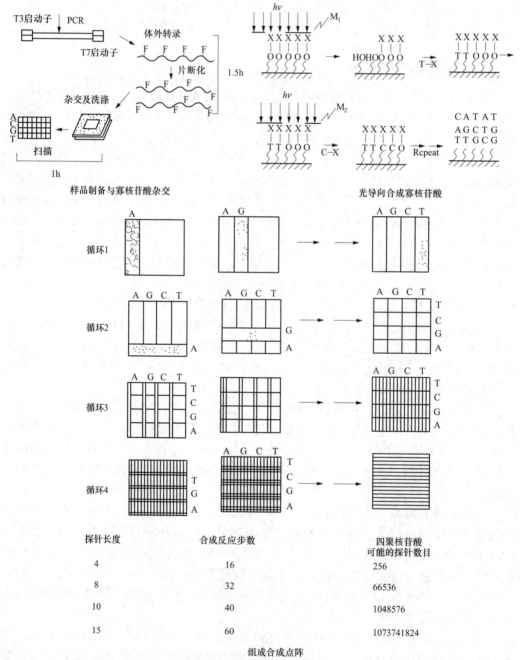

探针长度	合成反应步数	四聚核苷酸可能的探针数目
4	16	256
8	32	66536
10	40	1048576
15	60	1073741824

组成合成点阵

图 19 - 2　ONA 芯片的合成与杂交

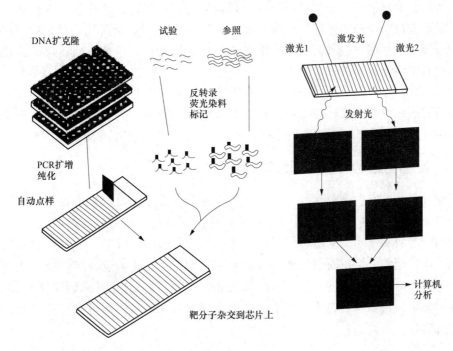

图 19 - 3　CDNA 芯片的合成与杂交

第三节　基因芯片技术在中药研究中的应用

目前基因芯片技术在中药研究中的应用主要有以下几个方面：①功能基因组学；②单核苷酸多态性和定点突变；③DNA 测序（或重新测序）；④不同选择压力下突变群体的特征分析；⑤诊断和遗传图谱；⑥蛋白质组学；⑦农业生物技术。

中药主要由动物性、植物药和矿物性基源组成，其疗效通过长期的临床实践得到了肯定，但在国际市场上无法与西药抗衡，其主要原因在于：①中药的作用机制无法用现代医学知识作为其理论基础，缺乏一个可以量化的现代生物学指针，如在蛋白质水平和基因表达水平方面的量化指针等。②如何分离和鉴定中药的有效成分是目前中药产业的第二个瓶颈。中药是各种成分的混合制剂，其有效成分定量不明确、个体反应差异较大、缺乏现代医学科学理论支持，在市场推广方面受到限制。传统的整体动物试验和离体器官试验虽然能够筛选其有效组分，但因为其规模庞大、工作量繁琐等因素，几乎没有人或单位涉足于中药筛选的领域。③在中医新药开发的研究方法方面也存在着障碍，如可选择的靶分子数量有限，需要对生理过程有较详细的了解才能将药物与靶分子联系起来。基因芯片技术是解决上述问题的重要手段，基因芯片技术的出现与发展，为上述问题的探讨提出了一个契机。

一、运用基因芯片技术研究中药作用机制

中药成分复杂，可作用于机体多环节、多靶点，相对不稳定且量效关系复杂，因而，以往的药理研究很难从整体深入到细胞及蛋白质水平来全面探讨。基因芯片技术

的出现为研究者提供了一个从基因层次全面探讨中药作用机制的契机。现代药理学分子水平的研究已明确药物作用都有其"靶基因"，而我们可以通过比较分析中药作用前后组织、细胞的基因表达谱，在基因水平了解中药的作用靶点及方式、代谢途径。国内外已经有学者开展了这方面的研究。

Ruey-Shyang Chen 等人使用 DNA 芯片技术考察两种中药复方 TCHYS、LDSGT 对肝癌和膀胱癌细胞基因表达的影响，发现 TCHYS 治疗后有 29 组基因上调 28 组基因下调，LDSGT 治疗后有 54 组基因上调。

二、应用基因芯片技术筛选中药有效成分

如何分离和鉴定中药的有效成分是目前中药开发遇到的重大障碍，基因芯片技术是解决这一障碍的有效手段，它能使新药筛选高度并行、高通量、微型化、自动化，大大提高新药研制速度。基因芯片可用来比较中药用药前后组织（细胞）中基因表达的变化，所发现的一组基因很可能是药物作用的靶点，可作为进一步药物筛选或验证的靶点。据报道，香港科技大学生物技术研究所利用基因芯片已筛选到知母的 23 种有效成分，如果再从 cDNA 表达文库中得到的肽库制作肽芯片，则可以从众多的药物成分中筛选到起作用的部分物质。

三、基因芯片技术与中药品种鉴定

传统的中药品种鉴定主要是从来源、性状、显微及理化方法等方面进行的。但以上方法对于一些局部入药的动物药材或经过多道工序炮制加工的药材或是道地药材难以达成效果，这是因为有的失去原本性状而难辨真伪，有的难以分辨品质优劣，而出现以假乱真、以次充好的现象，阻碍中药的发展。另外，中药材多系天然产物，其形态和质量因产地、生长环境和收获季节等不同而有很大的差异，这与药材种群的遗传性状有关；这种遗传差异造成道地药材与非道地药材的差异。从分子生物学的角度来看，道地药材之间的遗传距离较小，道地与非道地药材之间的遗传距离大于道地药材之间的遗传距离。因此，利用基因芯片技术从理论上可以鉴别道地药材和非道地药材。使用基因芯片对中药进行鉴别的前提是找出标准品的特定基因排列方式，然后用这些特定基因在硅片基上制作"基因探针"，如果在中药供试品中存在与之互补的特定基因，"基因探针"可能把它测试出来，从而达到鉴别的目的。有学者提取来自多种贝母根茎的基因组 DNA，26s DNA 基因与 D2 和 D3 的多态性片段进行直接测序，将针对不同种属多态性片段特异性寡核苷探针点制于经多聚赖氨酸处理包被的芯片；然后设计特定引物，用来自不同种属贝母的 PCR 产物与固定的寡核苷探针进行杂交。在 PCR 反应过程中用荧光素标记的 ddNTPs，不同贝母种属可在芯片不同位置分型以达到中药鉴别的目的。这表明基因芯片技术可为植物种属的验证与质量控制提供一种快速、高通量的检测工具。

值得注意的是：基因芯片是从遗传学的角度来鉴别中药的物种，但中药药效的作用成分大多为次生代谢产物；因此基因芯片鉴定的是中药的真伪，而不是针对中药的优劣而进行鉴定。它并不能取代中药化学成分指纹图谱等鉴定方法。

四、基因芯片技术对中药的安全性评价

1992年比利时发现服用含有防己和厚朴的减肥中药可引起肾衰，而其中马兜铃科植物广防己（含有汉防己甲素、马兜铃酸）和汉防己2种药材的混用则是导致马兜铃酸致肾衰竭的主要原因，因而停止进口此类减肥中药。这一事件提示我们进一步关注中药的安全性问题。同时某些中药的毒性成分又是有效成分，因此了解其剂量与毒副作用之间的关系十分重要。观察服用药物后细胞、组织和器官基因表达的差异，可以对药物的毒性程度及代谢特点有初步的了解。

如何确定有毒中药、中药中的毒性成分、中药的有毒部位？为此，基因芯片技术在中药领域的应用将为我们提供有效的手段。毒理学研究的芯片称作"Toxchip"或"Toxblot"，包括了含有可能受毒性物质影响的上千个基因，由凋亡、细胞周期调控、药物转化和代谢、DNA复制和修复、热休克、氧化应激反应等相关的基因制备成基因芯片，从动物或暴露于药物的培养组织中提取的相匹配遗传物质与芯片上的探针结合，根据检测到的信息分析药物中的有毒成分，从而采取防护措施，控制剂量范围，寻找拮抗药物等，以避免毒副作用的发生。

由于中药（尤其是复方）成分复杂，应用传统的方法全面开展中药的毒性评价十分困难，中药的毒性评价涉及到急性和慢性毒性、生殖毒性、遗传毒性、免疫毒性、毒代动力学评价等，而借助基因表达图谱检测技术研究中药的毒性就能够在基因转录表达水平上进行准确、快速、高效的筛选与安全性评价，使得我们从分子水平了解中药毒性的作用靶点及方式、代谢途径等。同时，药物作用后，组织、器官蛋白质组的表达变化，特别是肝脏药物代谢酶系的表达变化是药物毒、副作用的敏感指标。目前，借助基因表达图谱检测技术研究中药的毒性已经逐渐成为是国际上中药复方研究的热点。

五、基因芯片与中药给药个体化

由于DNA的插入和缺失、DNA重复序列数量的差异以及单核苷酸多态性导致了人类基因的多态性，这种多态性决定了药物相关的受体、新陈代谢酶、细胞信号转导和药物分布，从而影响机体对药物的反应，出现个体间药物效能、剂量和毒性上的差异。例如P450细胞色素酶系统参与许多药物的代谢，该酶系统存在广泛的变异，使得药物在不同个体间的代谢也不同。因此，检测患者的P450细胞色素酶系统就可能预测相关的药物安全性和确定药物剂量以控制其代谢率。CYP_2C_{19}酶存在着广泛的变异，它的活性决定着胃溃疡药物阿莫西林和奥美拉唑的疗效以及幽门螺旋杆菌的感染程度。高活性的CYP_2C_{19}可加速药物代谢，降低药物的疗效。但是，药物中添加了甲基红霉素（clarithromycin）后，高活性的CYP_2C_{19}可减轻幽门螺旋杆菌的感染程度。因此，了解该酶的活性有助于胃溃疡患者的临床治疗。中医治病讲究个体差异，必须采用新的研究手段发展中药的个体化给药，而基因芯片具有高通量、高效率的优势，可以作为发展中药给药个体化的有力手段。一方面，在治疗前，可将与中药反应相关的基因制成芯片，检测患者相关基因的变异情况，了解机体对药物的反应程度，可以精确中药用药方案，提高药物疗效，避免某些毒副作用的发生。另一方面，在中药治疗开始后，

将表达上可能发生改变的基因制成基因芯片，监测病情的变化，及时调整用药，减少药物滥用，防止耐药性的发生。

六、运用基因芯片技术的中药理论现代研究

利用基因芯片技术，比较方剂中不同药物及其组合对基因芯片上基因表达谱的改变情况，从而探索方剂组方原则与配伍规律，结合"君、臣、佐、使"等方剂理论，分析中药方剂理论和基因的关系。

1. 用于中药复方相关研究的数据库的建立

中药化学数据库可提供中草药所含成分化学结构、理化性质、生物活性、药理活性以及文献来源等信息。中国科学院建立的中国天然产物数据库能为中药复方的研究提供天然产物、生物活性数据、原植物来源等信息。以及研究者们建立的用于中药复方研究的计算机系统，对于研究复方组分间相互作用和复方成分可能形成复合物的三维结构，确定复方有效成分及其中药组分在体内的代谢过程提供了大量数据信息。

2. 中药代谢物组学研究

代谢物组学通过代谢物图谱直接认识生理、生化状态，并通过信息学分析方法确定内源性物质和外源性物质相互作用的复杂关系，其在中药复方成分筛选中能够评价动物的整体药理反应，弥补了体外高通量筛选技术只能在分子和细胞水平评价化合物生物活性的缺陷。柳长凤等采用代谢组学技术，以代谢物组的整体变化作为评价指标，研究黄连解毒汤对热病证候整体代谢的影响，探讨其干预热病证候的作用机制。发现黄连解毒汤对两个热病证候均具良好干预作用，基于代谢组学整体表征了黄连解毒汤对不同原因诱导的热病证候具有良好的治疗作用。

3. 在中药复方配伍规律研究中的应用

为探讨基因芯片技术在中药药理研究中应用的可能性和目前的局限性，以黄连解毒汤及其成分黄芩苷和盐酸小檗碱灌胃 LPS 造模的 Balb/c 小鼠，采用上海联合基因公司小鼠基因表达谱芯片，检测中药对小鼠脾细胞基因表达的影响。结果显示用药后，使 Balb/c 小鼠的 62 个基因表达增强，61 个基因表达减弱，并且复方的作用明显优于有效成分的作用。说明基因芯片技术可以用于中药作用机制的研究。

吕琳星等采用基因芯片技术研究了中药新双龙方及其有效组分人参总皂苷和丹参总酚酸治疗急性心肌梗死（AMI）大鼠的作用机制。大鼠全基因组表达谱芯片分别筛选出 AMI 大鼠给药前及新双龙方与组分给药后的差异表达基因。结果表明新双龙方与两种有效组分对心梗大鼠基因表达的影响不同。复方在调控心梗大鼠基因上具有更加积极的作用。此研究从分子调控角度证实了复方新双龙方优于单一活性成分的配伍优势。

【例 19 – 1】　基因芯片与活血化瘀药的研究

活血化瘀是中医药理论体系中重要的组成部分。《本草纲目》收载的 1892 种中药中具有活血化瘀作用的约 420 余种。自 20 世纪 70 年代以来，活血化瘀方药研究一直是中医药学中十分活跃的领域。在传统经验的基础上，运用现代科学研究手段和方法，对各种活血化瘀中药的作用机制、环节、部位等方面进行了系统研究，证明活血化瘀方药具有扩张血管、改善微循环、抗血小板活化和血栓形成、抑制结缔组织增生、促

进炎症吸收、调节生物活性因子水平、诱导平滑肌细胞（SMC）凋亡等作用；且从分子基因水平进行了作用机制的探索，表明活血化瘀方药对许多疾病环节的基因和蛋白质表达皆有一定的调控作用。显然，活血化瘀方药的干预方式和西药的单靶点或几个靶点的作用方式有所不同，具有多靶点、多环节整合调节特点；而如何阐释这种复杂的作用机制，进而如何指导临床应用，显然基因芯片技术为一有力的研究工具和方法。

（1）应用基因芯片技术，探讨活血化瘀方药多层次、多靶点的作用机制。活血化瘀方药是一个复杂的巨系统，其作用具有多效性，量效关系复杂，哪些成分在起主要作用，哪些成分在起次要作用，成分之间的相互作用如何皆需深入研究。Scherf 等利用基因芯片技术建立了 60 种细胞系基因表达模式与药物反应的关系，为大规模研究基因表达与分子药理作用的联系提供了样例。美国 Incyte pharmaceuticals 、Synteni 、Nanogen 等公司也采用基因芯片技术进行新药筛选，以期从天然产物和化学合成物中筛选与基因相关的药物。基因芯片技术自动、快速，同时可检测成千上万个基因表达，此技术用于活血化瘀方药药效机制的研究，可使我们在分子水平了解活血化瘀中药及其复方整合作用的靶向及其作用方式，进而为提高活血化瘀方药的针对性和筛选有效药物奠定基础。

（2）筛选活血化瘀方药的作用靶标。活血化瘀方药治疗许多慢性多基因疾病显示有较好的疗效，如冠心病、卒中、风湿病、糖尿病、肾病等，其作用机制的探索采用以往原位杂交和斑点杂交等方法，往往能阐释一方面或单个靶向的作用机制。显然，更新研究方法已成为科学研究活血化瘀方药的必然。基因芯片技术可以从疾病及药物两个角度对生物体的多个参量同时进行研究，通过比较不同个体以及同一个体在正常和疾病状态下大量基因表达的变化，发现与疾病相关的基因，寻找新药靶标。Heller 等通过 DNA 芯片比较了类风湿关节炎（RA）和感染性腹部疾病组织基因表达谱，发现金属蛋白酶 1（MCP21）、铁蛋白轻链和锰超氧化物歧化酶基因在 RA 表达，分泌的调节性基因及基质金属弹性蛋白酶基因（HME）可能是 RA 的主要致病基因或相关基因。因此，将 MCP21、HME 等基因作为药物抗 RA 的靶基因，筛选有效药物，可收到较好疗效。从基因水平筛选活血化瘀方药作用靶标，针对靶标设计出特异性强、效率高的活血化瘀方物，将成为今后活血化瘀方药防治疾病研究的重点方向。

（3）进一步筛选活血化瘀方药的有效成分或组分。建立以药物作用靶标为基础的药物筛选体系，开展针对不同作用机制的药物研究在国外已经成为主流。随着基因芯片技术对各种疾病病理机制研究的日益深入，高血压、中风、糖尿病等多基因疾病基因谱表达相对清楚，新的作用靶标筛选不断出现，根据其发病机制，有针对性地建立活血化瘀方药的筛选体系，如保护内皮细胞（EC）损伤，抑制 SMC 增殖，抗血小板黏附聚集，抑制血管生成等体系，进而筛选出作用部位、作用机制明确的高效低毒的活血化瘀方药成分或组分，对今后新药的研究可提供有价值的导向。

（4）为活血化瘀方药的用药个体化提供依据。随着基因芯片技术的普及和基因组学的深入研究，人们将会发现每个人对药物敏感的基因、耐药基因以及各种抗病基因等的表达各不相同。原发性高血压是多因素诱发的疾病，涉及到的相关基因已经超过 70 多个，不同的基因导致的药物疗效对高血压患者有明显差别。通过基因芯片技术对高血压相关基因进行多态性分析，有助于揭示原发性高血压的病理机制，为临床个体针对性治疗提供依据。活血化瘀方药可以治疗许多慢性多基因疾病，诸如冠心病、中风、糖尿病、肾病等，基因芯片技术可以根据不同的基因表型探索和开发具有个体特异性的药物，提供活血化瘀方药的用药个体化，实现最佳治疗效果。

生物学研究极大地推动了医学的发展，基因克隆、生物芯片等技术已广泛应用于医药学领域，中医学也不能排除在外。活血化瘀方药研究正向多元化、多学科发展。利用基因芯片技术研究活血化瘀方药，将是中医药学研究的热点和焦点。

第二十章

中药谱效相关研究与中药质量控制

第一节 中药谱效关系

指纹图谱具有整体、宏观和模糊分析的特点，特别适合于中医药传统理论的研究需要，是目前能够被国内外广泛接受的一种中药质量评价模式。但其同样存在一定的局限性：与药理作用相关性并不明确，无法从指纹图谱中解析某一峰或者某一段峰所代表的药理作用。因此，李戎等提出在对方剂物质群整体进行控制的中药指纹图谱基础上对应药效结果，指出只有将标示物质群特征峰的中药指纹图谱与药效结果相对应起来，将中药指纹图谱中化学成分的变化与中药药效结果联系起来，建立起有实际意义的中药"谱效"关系学，才能建立中药产品与其疗效基本一致的反映产品内在质量的质量标准，从而对我国中医药现代化起到促进作用。

中药谱效学为近几年才提出的名词，又称"谱效学"、"中药谱效关系学"、"组效学"、"药效谱物质基础"等。以前提出的"定量组效关系"（quantitative composition - activity relationship，QCAR），即一种定量研究多组分药物的化学组成与其生物活性之间关系的方法。

一、构建谱效关系的基础

1. 指纹图谱

中药指纹图谱是借用法医学中的指纹图谱这一概念，将中药材或中成药经过适当的处理之后，运用现代信息采集技术及质量分析手段，获得所测样品的图谱及数据信息，在对中药成分系统研究的基础上，构建中药指纹图谱。目前获得中药指纹图谱的方法有光谱法和色谱法，比较常用的分析方法主要有薄层色谱法、高效液相色谱法、气相色谱、红外光谱、色质联用技术、毛细管电泳技术、分子生物学技术等。

（1）高效液相色谱法 高效液相色谱法（HPLC）有高效能、高准确度、快速检测等优点，配备不同的检测器后，能满足对不同性质的样品的测定，且稳定性和重现性都较好。

（2）气相色谱法 气相色谱法主要用来分析中药材或中成药中的挥发性成分，具有良好的分离效能和分离速度，封闭的色谱系统使其拥有较好的稳定性，特别适用于含有挥发性成分的药材和制剂的指纹图谱的研究。

（3）色质联用技术 色质联用技术是指将色谱仪器与质谱联合使用的一种技术，在对物质进行分离的基础上，通过质谱提供各指纹峰更多的信息，方便对指纹峰成分的鉴定。主要包括气质联用（GC - MS）和液质联用（HPLC - MS）。

2. 药效学数据

药效学数据可通过进行科学合理的药理学实验获得。目前中药药理学实验研究方法大致分为在体实验和离体实验。

二、谱效关系研究思路

目前中药谱效关系学主要应用于单味药材的质量评价和中药复方的药效物质基础两方面。其根本的思路都是建立指纹图谱，进行药效学实验，然后通过数学软件和计算机技术将二者联系起来，即将"谱"与"效"联系起来，建立更加合理全面的、符合中医中药理论体系的质量评价体系。

1. 单味中药材研究

对于单味中药材，可以根据研究目的的不同，选取不同产地、不同品种、不同提取部位或是不同炮制方法的样品建立指纹图谱和进行药效学实验，从而分析中药材中哪些成分与药效显著相关，为进一步建立评价药材质量的指纹图谱进行指导。

2. 中药复方研究

中药复方成分比单味药材更加复杂，为研究其药效物质基础，通常将原方进行拆方。拆方的思路和方法主要有单味药研究法、撤药分析法、分组研究法、据有效部位或成分的分组研究法和应用数理原理指导拆方研究等。实际应用中，应该根据实际需要，对不同拆方方法所得组别进行指纹图谱和药效数据的采集，进行谱效关系的分析。

第二节　谱效关系在中药质量控制中的应用

一、中药谱效学的应用

1. 在中药材研究中的作用

谭鹏等就谱效关系应用于中药炮制原理研究的可行性和科学意义进行探讨，认为今后需要对多成分、多指标的变化进行对比研究，揭示炮制前后成分的变化与药效变化的关系，才能真正解释药物的炮制原理。炮制原理研究清楚，可以指导炮制工艺的优选，通过科学合理的实验设计，确定简单、可控、适于工业化生产的工艺参数，既能保证生产饮片的质量稳定，又可制定能够反映饮片毒性大小和药效强弱的可行、先进、合理的质量综合评价体系，以保证临床用药的安全和有效。孙毅坤对川楝子不同炮制品指纹图谱与药效之间的谱效学进行研究，揭示中药指纹图谱中的药效相关组分、无关组分和负相关组分，从而为中药复杂体系中药效相关组分的辨识、分离、中药药效的提高提供了有力的方法，为预测中药相应的药效提供了可能。王凤云利用"谱效结合"方法对绵茵陈大孔树脂精制工艺进行研究，运用 HPLC 指纹图谱中多成分保留率和药效相结合的评价方法，从化学成分和药效角度探讨绵茵陈提取液大孔吸附树脂精制工艺的合理性。苏薇薇对沙田柚指纹图谱特征与其药效学关系进行研究，采用灰度联度分析技术，寻找指纹图谱特征所代表的化学成分对药效贡献的大小。

2. 在中药复方研究中的作用

宁黎丽等通过对吴茱萸汤进行组方药量变化，在原方基础上按正交试验法组成 9 个不同配比的处方，同时对其进行 HPLC 分析和镇痛与止呕两个指标的药理实验，对所得化学数据和药理数据进行逐步回归分析，并确定吴茱萸的药效物质基础，为复方中药的质量标准化进行了有意义的尝试。

3. 在中药制剂研究中的应用

卢红梅等对鱼腥草注射液质量控制中的谱效学进行初步探讨，以抗炎效果为例，为中药的指纹图谱建立提供新的思路。薛飞群等通过对中药复方 TF2103 提取物抗球虫活性的测定和建立相关的指纹图谱，利用数理统计学手段研究中药复方化学指纹图谱中所含信息与药效之间的关系。结果显示指纹图谱中某些特征峰与其抗球虫活性之间存在着显著的相关性。

二、目前谱效关系研究的不足之处

谱效关系的研究仍处于初级阶段，因此还存在着一些问题：

（1）药材本身质量的控制问题　由于植物药的次生代谢产物随外界环境变化要发生很大的改变，它的化学指纹图谱也就具有无法精密度量的模糊性。相同品种中药样品间存在的个体差异在其内在特性上将会有所反映，这些差异必然会导致色谱图的差异，因而指纹图谱强调的是色谱的完整面貌而不是精确的细微差别，反映的质量信息是综合的结果。而怎样在众多潜在不稳定因素存在的情况下测得稳定的指纹图谱又是要解决的首要难题。

（2）新技术不能普及　对于中药这样一个复杂体系，采用单一分离模式或单一色谱技术容易丢失大量信息，不利于中药及中成药质量的真实反映。解决这些问题的一个方法是运用联用技术。

（3）指纹图谱与实验条件的不一致　在应用已建立的谱效关系的时候，必须保证实验条件的一致，否则将出现一定的误差。但是由于实验仪器的差异，色谱柱效的影响，以及实验人员的操作误差，使得即使建立了一套指纹图谱，在不同实验条件下，色谱图中各成分的相对保留时间，会出现一定的偏差，因而在一定程度上影响了谱效关系的应用。

参考文献

[1] 张献龙. 植物生物技术 [M]. 第2版. 北京：科学出版社，2012.

[2] 陈士林. 中药DNA条形码分子鉴定 [M]. 北京：人民卫生出版社，2012.

[3] 谢从华，柳俊. 植物细胞工程 [M]. 北京：高等教育出版社，2011.

[4] 殷红. 细胞工程 [M]. 第2版. 北京：化学工业出版社，2013.

[5] 吴敬，殷幼平. 酶工程 [M]. 北京：科学出版社，2013.

[6] 袁勤生. 酶与酶工程 [M]. 第2版. 上海：华东理工大学出版社，2012.

[7] 钱世钧，候炳炎. 新中国工业生物技术发展史 [M]. 北京：化学工业出版社，2013.

[8] 张瑾. "聚合酶链反应（PCR）原理"的教学设计 [J]. 生物学通报，2013，48（11）：29-31.

[9] 孙稚颖，陈士林，姚辉，等. 基于ITS2序列的羌活及其混伪品的DNA条形码鉴定 [J]. 中草药，2012，43（3）：568-571.

[10] 张晓芹，刘春生，闫兴丽，等. 多基原药材大黄叶绿体 matK 基因序列分析及鉴定研究 [J]. 药学学报，2013，48（11）：1722-1728.

[11] 王娟，高文远，尹双双，等. 药用植物细胞悬浮培养的研究进展 [J]. 中国中药杂志，2012，37（24）：3680-3683.

[12] 李恒，黎尼平，缪兆瑞，等. 常见药用植物脱毒技术的研究进展 [J]. 安徽农业科学，2014，12：3530-3532，3572.

[13] 许传俊，黄珺梅，曾碧玉，等. 植物组织培养脱毒技术研究进展 [J]. 安徽农业科学，2011，39（3）：1318-1320，1335.

[14] 张金鹏，杨晶，等. 植物体细胞杂交的研究进展 [J]. 北方园艺，2014（01）：192-195.

[15] 张雪，白宁宁. 三叶半夏花药培养及单倍体植株的获得 [J]. 科技通报，2011，4（27）：536-545.

[16] 杨福红，何志成. 多倍体在中药材育种中的应用综述 [J]. 甘肃农业科技，2013，10：60-61.

[17] 刘露颖，等. 秋水仙碱诱导药用植物多倍体的研究进展 [J]. 江苏农业科学，2014，42（4）：178-181.

[18] 闫志刚，白隆华，马小军，等. 不同秋水仙碱处理方法对罗汉果植株变异的影响 [J]. 种子，2012，31（2）：97-98，101.

[19] 王真，陈道明，李春燕，等. 半枝莲多倍体诱导的初步研究及鉴定 [J]. 广东农业科学，2010，37（8）：74-77.

[20] 王惠利，赵晓明. 金银花多倍体诱变及早期形态鉴定 [J]. 山西农业科学，2012，

40（12）：1240 - 1242，1253.

[21] 康喜亮，郝秀英，刘敏，等. 秋水仙碱诱导天山雪莲四倍体的研究 [J]. 西北植物学报，2011，31（1）：180 - 185.

[22] 房翠萍. 丹参多倍体诱导毛状根培养及其丹参酮产量提高的研究 [J]. 合肥：安徽农业大学，2011.

[23] 林美珍，巫庆珍，等. 巴戟天的组织培养和多倍体诱导 [J]. 中国中药杂志，2011，36（17）：2325 - 2328.

[24] 袁小亚，王阿丽，等. 多倍体连翘外植体初代培养 [J]. 林业科技开发，2014，28（2）：119 - 121.

[25] 高宁，王强，程玉鹏，等. 狭叶柴胡内生真菌分布特征的研究 [J]. 中国林副特产，2012，27（1）：10 - 11.

[26] 李瑾，张慧茹，刘诺阳，等. 金银花内生真菌的分离鉴定及抑菌活性研究 [J]. 中国抗生素杂志，2010，35（3）：3.

[27] 吴桐，白长胜，谭佳音，等. 乌拉尔甘草内生真菌的分离及其抑菌活性研究 [J]. 中国食品学报，2014（2）：154 - 60.

[28] 董丽辉，范三微，凌庆枝，等. 蛇足石杉内生真菌清除 DPPH· 与抑制乙酰胆碱酯酶活性研究 [J]. 湖北农业科学，2014，4（53）：888 - 893.

[29] 杜晨晖，海青山，闫艳，等. 微生物发酵炮制何首乌机理的初步研究 [J]. 天然产物研究与开发，2012，24（2）：212 - 215.

[30] 陈丽艳，金爽，张迎，等. 猴头菌发酵炮制中药刺五加对小鼠抗疲劳作用的影响 [J]. 中国实验方剂学杂志，2011，17（4）：102 - 104.

[31] 白海玉，张树明，王伟明. 刺五加经发酵炮制后对小鼠抗应激作用的对比研究 [J]. 中华中医药学刊，2012，30（7）：1572 - 1573.

[32] 田浩，陆露，王剑文. 活性黄酮类成分生物转化的研究进展 [J]. 抗感染药学，2013，10（4）：246 - 250.

[33] 牛红军，王芃，杨官娥. 微生物转化技术在中药研究中的应用 [J]. 中国实验方剂学杂志，2013，19（18）：346 - 349.

[34] 高宁，程玉鹏，毕珊珊，等. 微生物转化在中药活性成分研究中的应用 [J]. 中医药信息，2011，28（5）：18 - 20.

[35] 邱海龙，陈建伟，李祥. 生物转化技术在中药研究中的应用 [J]. 中国现代中药，2012，14（2）：2 - 7.

[36] 牛红军，王芃，杨官娥. 微生物转化技术在中药研究中的应用 [J]. 中国实验方剂学杂志，2013，19（18）：346 - 349.

[37] 高超，储智勇，黄宝康. 药用植物细胞悬浮培养体系生物转化的研究进展 [J]. 药学服务与研究，2013，13（3）：166 - 169.

[38] 罗磊，周燕燕，刘云宏，等. 响应面法优化金银花多酚氧化酶提取工艺 [J]. 食品科学，2014，35（03）：117 - 121.

[39] 刘颖，韩春然，张帅，等. 绿色木霉 β - 葡萄糖苷酶的分离纯化及酶学性质 [J]. 食品科学，2014，35：150 - 155.

[40] 师慧，孟尧，范翔，等. 黑曲霉脂肪酶的分离纯化及酶学性质的研究 [J]. 华西药学杂志，2014，29（1）：47 - 50.

[41] 孙万儒. 我国酶与酶工程及其相关产业发展的回顾 [J]. 微生物学通报，2014，41（3）：466 - 475.

[42] 翟为，张美双，张莉霞. 复合酶法提取海带多糖工艺优化 [J]. 食品科学，2012，33（18）：6 - 10.

[43] 杨杰，张玉彬，吴梧桐. 固定化酶技术及其在医药上的应用新进展 [J]. 药物生物技术，2013，20（4）：553 - 556.

[44] 姜平，孙杨，孙东阳，等. 固定化酶法手性转化右旋磷霉素的初步研究 [J]. 微生物学杂志，2011，31（1）：51.

[45] 张斌，孙倩，任延鹏，等. 海藻酸钠固定化 β - 葡萄糖醛酸苷酶的研究 [J]. 中国食品添加剂，2011，1：110.

[46] 石萌，孙衍，聂华丽，等. 有机相酶促合成阿魏酸糖酯 [J]. 精细化工，2014，（31）4：475 - 479.

[47] 周涛，朱雄军，苏建华，等. 葡萄糖氧化酶的有机相共价固定化 [J]. 生物工程学报，2012，28（4）：476 - 487.

[48] 薛峰，李蕾，等. 基因芯片在中药复方研究中的应用 [J]. 中华中医药学刊，2014，32（10）：2345 - 2347.

[49] 柳长凤，汪娜，等. 黄连解毒汤干预热病证候的代谢组学研究 [J]. 山东中医药大学学报，2011，35（1）：60 - 63.

[50] 吕琳星，范雪梅，梁琼麟，等. 基因芯片用于组分中药新双龙方的配伍机制研究 [J]. 高等学校化学学报，2012，33（11）：2397 - 2404.

[51] 谭振鹏，夏英杰，王柳萍，等. 中药谱效关系研究进展 [J]. 中国民族民间医药，2013，2：20 - 22.

[52] 张颖. 中药谱效关系在中药研究中的现状与展望 [J]. 黑龙江医药，2010，23（5）：755 - 755.

[53] 申庆荣，李刚. 中药谱效关系研究进展 [J]. 右江民族医学院学报，2010，32（3）：412 - 413.

[54] 李玉珠. 苜蓿与百脉根原生质体培养及体细胞杂交的研究 [D]. 兰州：甘肃农业大学，2012.

[55] 羿德磊. 桑树原生质体分离及融合的研究 [D]. 泰安：山东农业大学，2012.

[56] 武恒. 微流控芯片内植物原生质体的培养及其化学融合 [D]. 杨凌：西北农林科技大学，2010.

[57] 李静夜. 白芷花药离体培养技术研究 [D]. 雅安：四川农业大学，2013.

[58] 雷秀娟. 人参花药、杂种胚培养及基于皂苷含量的特性评价 [D]. 北京：中国农业科学院，2013.

[59] 胡彦. 中国紫苏属植物种源评价及紫苏多倍体育种的初步研究 [D]. 北京：北京林业大学，2010.

[60] 王建军. 怀地黄四倍体诱导及生物学特性研究 [D]. 新乡：河南师范大

学，2012.

［61］钟淑梅. 蒲公英人工加倍及其应用价值研究［D］. 武汉：华中农业大学，2010.

［62］章海锋. 黄绿密环菌生物转化合成天麻素的研究［D］. 杭州：浙江大学，2010.

［63］王博. 具有手性选择性酯酶/脂肪酶的筛选、催化特点及应用研究［D］. 杭州：浙江大学，2011.

［64］Wu Y X，Yang F H，Zhao X M，et al. Identification of tetraploid mutants of Platycodon randiflorus by colchicine induction［J］. Caryologia，2011，64（3）：343 – 349.

［65］Hu N，Yang J，Joo S W，et al. Cell electrofusion in microfluidic devices：A review［J］. Sensors and Actuators B，2013，178：65 – 65.

［66］Lin H，Jian M，Liang L Y，et al. Production of polyploids from cultured shoot tips of Eucalyptus globulus Labill by treatment with colchicine［J］. African Journal of Biotechnology，2010，9（15）：2252 – 2255.

［67］Sarathum S，Hegele M，Tantiviwat S，et al. Effect of concentration and duration of colchicine treatment on polyploidy induction in Dendrobium scabrilingue L［J］. European Journal of Horticultural Science，2010，75（3）：123 – 127.

［68］Xiong ZQ，Yang YY，Zhao N，et al. Diversity of endophytic fungi and screening of fungal paclitaxel producer from Anglojap yew，Taxus x media［J］. BMC Microbiology，2013，13：71.

［69］RS Chen，MC Lu，et al. Two Chinese Herbal Regimens Safe for the Elderly on Inhibiting Liver and Bladder Tumor Cell Growth and Regulating Gene Expression［J］. International Journal of Gerontology，2011，5（1）：30 – 40.